Deutsche Gesellschaft für Chirurgie

Chirurgisches Forum 2001, Band 30

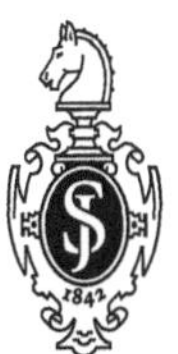

Springer-Verlag Berlin Heidelberg GmbH

Chirurgisches Forum 2001

für experimentelle und klinische Forschung

118. Kongreß der Deutschen Gesellschaft für Chirurgie
München, 01.05. – 05.05. 2001

Herausgeber

K. Schönleben
Präsident des 118. Kongresses
der Deutschen Gesellschaft für Chirurgie

E. Neugebauer
Vorsitzender der Sektion Chirurgische Forschung

W. Hartel
Generalsekretär der Deutschen Gesellschaft für Chirurgie

Schriftleitung

M. D. Menger unter Mitarbeit von
B. Bersal und M. Laschke

Forum-Ausschuß:

K. Schönleben, Ludwigshafen
(Vorsitzender)
W. Hartel, Berlin
E. Neugebauer, Köln
J. R. Siewert, München

M. D. Menger, Homburg/Saar
(Vorsitzender des
Wissenschaftlichen Beirates)
M. W. Büchler, Bern
V. Bühren, Murnau
U. T. Hopt, Rostock
K. Meßmer, München
R. Rieger, Linz
H. K. Schackert, Dresden
L. Sunder-Plassmann, Ulm
B. Vollmar, Homburg/Saar

Herausgeber:

Prof. Dr. K. Schönleben
Direktor der Chirurgischen Klinik
Klinikum der Stadt Ludwigshafen
Bremserstraße 79, 67063 Ludwigshafen

Prof. Dr. E. Neugebauer
Leiter der Biochemischen
und Experimentellen Abteilung
II. Chirurgischer Lehrstuhl Universität zu Köln
Ostmerheimer Straße 200, 51109 Köln

Professor Dr. W. Hartel
Generalsekretär
der Deutschen Gesellschaft für Chirurgie
Luisenstraße 58/59, 10117 Berlin

Schriftleitung:

Prof. Dr. M. D. Menger
Direktor der Abteilung
für Klinisch-Experimentelle Chirurgie
Universität des Saarlandes
66421 Homburg/Saar

Mitarbeiter der Schriftleitung:

B. Bersal
M. Laschke
Abteilung für
Klinisch-Experimentelle Chirurgie
Universität des Saarlandes
66421 Homburg/Saar

Mit 41 Abbildungen und 43 Tabellen

ISBN 978-3-540-41718-7

Die Deutsche Bibliothek – CIP-Einheitsaufnahme
Chirurgisches Forum 2001 für Experimentelle und Klinische Forschung /
Hrsg.: K. Schönleben … Unter Mitarb. von B. Bersal ; M. Laschke. –
Berlin ; Heidelberg ; New York ; Barcelona ; Hongkong ; London ;
Mailand ; Paris ; Singapur ; Tokio : Springer, 2001
  (Forumband… / Deutsche Gesellschaft für Chirurgie ; Bd. 30)
  ISBN 978-3-540-41718-7   ISBN 978-3-642-56698-1 (eBook)
  DOI 10.1007/978-3-642-56698-1

Herstellung: PRO EDIT GmbH, 69126 Heidelberg
Satz: Konrad Triltsch, Print und digitale Medien GmbH, 97199 Ochsenfurt-Hohestadt
SPIN-Nr. 10830740   24/3130hs   5 4 3 2 1 0

VI

Thoraxchirurgie:
D. Branscheid, Großhansdorf
H. Dienemann, Heidelberg
A. Hirner, Bonn
L. Sunder-Plassmann, Ulm
H. Toomes, Gerlingen

Herzchirurgie:
F. Beyersdorf, Freiburg
A. Haverich, Hannover
F. W. Hehrlein, Gießen
R. Hetzer, Berlin
H. R. Zerkowski, Basel

Thoraxchirurgie:
D. Branscheid, Großhansdorf
H. Dienemann, Heidelberg
A. Hirner, Bonn
L. Sunder-Plassmann, Ulm
H. Toomes, Gerlingen

Herzchirurgie:
F. Beyersdorf, Freiburg
A. Haverich, Hannover
F. W. Hehrlein, Gießen
R. Hetzer, Berlin
H. R. Zerkowski, Basel

In Memoriam:
Prof. Dr. med. Dr. h. c. Hans Jürgen Bretschneider 1922 – 1993

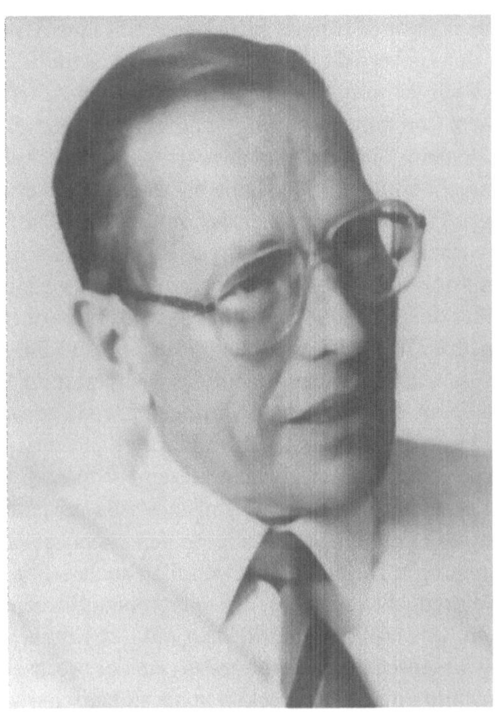

In der Abteilung für Biochemische und Experimentelle Chirurgie des II. Lehrstuhls für Chirurgie der Universität zu Köln in Köln-Merheim hängt neben den Bildern ihrer Gründer Georg Heberer und Hans Jürgen Bretschneider eine Tafel, die an den Beginn der experimentellen Chirurgie in Deutschland erinnert. Sie war 1992 im Rahmen eines Symposions angebracht worden, zu dem Prof. Dr. med. Dr. h. c. H. Troidl, der Direktor der II. Chirurgischen Klinik, und Prof. Dr. rer. nat. E. Neugebauer, der Leiter der Biochemischen und Experimentellen Chirurgie, eingeladen hatten, als das neue Forschungshaus an die Stelle der einstigen Funkerzentrale und späteren Experimentellen Chirurgie trat. Die Tafel trägt ein frühes Zitat von Georg Heberer: „Eine zeitgemäße Chirurgie mit hohem Leistungsstandard ist nur in enger Verzahnung zwischen klinischer und experimenteller Forschung durchführbar." Um dieser Überzeugung eine Struktur zu geben, hatte Heberer erstmals in Deutschland 1960 eine Experimentelle Chirurgie etabliert und den damals 38-jährigen Facharzt für Innere Medizin mit venia legendi für Pathologische Physiologie, Dr. med. Hans Jürgen Bretschneider als ihren Leiter berufen.

Bretschneider war am 30. Juli 1922 als Sohn eines Allgemeinarztes in Neubrandenburg geboren. Er hatte dort das humanistische Gymnasium besucht, hatte 1939–1945, unterbrochen durch zwei Semester Schiffsbaustudium Dienst in der Kriegsmarine getan und war 1946 aus englischer Kriegsgefangenschaft entlassen worden. Er hatte an der Universität Göttingen Mathematik und Medizin studiert, hatte 1952 das medizinische Staatsexamen abgelegt und war mit der Arbeit „Anwendung der Varianzanalyse in der experimentellen Medizin" promoviert worden. Sein Doktorvater war der damalige Direktor des Physiologischen Instituts der Universität Göttingen, Prof. Dr. med. Hermann Rein. Bretschneider wurde wissenschaftlicher Assistent bei Hermann Rein und wechselte mit ihm 1953 an das Max-Planck-Institut für Medizinische Forschung in Heidelberg. Noch 1953, nach Reins Tod, kehrte er nach Göttingen zurück und trat eine Assistentenstelle an der Medizinischen Klinik der Universität unter Prof. Dr. med. Rudolf Schön an. 1958 habilitierte er sich für das Fach Pathologische Physiologie mit der Arbeit „Über den Mechanismus der hypoxischen Coronarerweiterung" und erwarb 1960 die Anerkennung als Facharzt für Innere Medizin. 1993, als ihn die Medizinische Fakultät der Universität Göttingen mit der Albrecht-von-Haller-Medaille ehrte, erinnerte er an „seine Göttinger Lehrer, den Physiologen Rein, den Internisten Schön und den Pharmakologen Lendle": „Sie waren Vorbilder – wohl auch in ihrer methodischen Meisterschaft – vor allem aber als Persönlichkeiten mit universitärer Gesinnung und Haltung auch in schweren Zeiten". 1960 folgte Bretschneider dem Angebot des damaligen Direktors der Chirurgischen Universitätsklinik zu Köln, Prof. Dr. med. Dr. h. c. Georg Heberer, in Köln eine Experimentelle Chirurgie aufzubauen. 1968 nahm er den Ruf auf das Ordinariat für Vegetative Physiologie und Pathophysiologie an der Universität Göttingen an. Als er 1980 den Ruf auf den Lehrstuhl für Physiologie an der Universität Düsseldorf erhielt, entschied er sich für Göttingen. Er wurde 1990 emeritiert und starb am 9. Dezember 1993.

Hans Jürgen Bretschneider hat ein ungewöhnliches wissenschaftliches Werk hinterlassen. Ungewöhnlich, weil es auf eine organübergreifend zentrale physiologisch-pathophysiologische Fragestellung zurückgeht. Ungewöhnlich auch, weil es zahlreiche methodische Entwicklungen einschließt, die heute zum selbstverständlichen auch klinischen Instrumentarium gehören. Ungewöhnlich schließlich, weil es Kranken Hilfe brachte und bringt. Sein zentrales wissenschaftliches Interesse galt der wechselseitigen Beziehung zwischen Durchblutung und Energiestoffwechsel in physiologischerweise aerob arbeitenden Organen. Diese Frage findet sich bereits im Titel seiner Habilitationsschrift und verrät den Lehrer Hermann Rein und dessen Mitarbeiter und späteren Nachfolger in Göttingen Erich Opitz. In den 50er und frühen 60er Jahren stand zunächst die Coronardurchblutung, ihre Regulation und pharmakologische Beeinflußbarkeit im Vordergrund. Das methodische Rüstzeug, das diese und spätere Untersuchungen ermöglichte, hatte Bretschneider wesentlich selbst entwickelt. So den ersten Druck-Differenz-Katheter, dessen Platzierung im sinus coronarius des Herzens es ihm ermöglichte, bei geschlossenem Thorax die coronare Durchblutung des Herzens kontinuierlich und mit einer zeitlichen Auflösung von Schlag zu Schlag zu messen, und dessen parallele Platzierung in der vena renalis die Möglichkeit der vergleichenden Untersuchung der Coronar- und Nierendurchblutung eröffnete. So die Argon-Fremdgas-Methode, die die Messung der Organdurchblutung auch beim Menschen erlaubte. So auch, unabhängig und etwa zeitgleich mit FEGLER, die Methode der Thermodilution zur experimentellen und klinischen Bestimmung des Herz-Zeit-Volumens. Bretschneider untersuchte – anhand der arterio-coronarvenösen Laktatdifferenz – den kritischen Sauerstoffpartialdruck im coronarvenösen Blut unter verschiedenen Arbeits- und Hypoxiebedingungen des Herzens und konnte zeigen, daß die Schwelle der hypoxischen Coronarerweiterung deutlich über dem so ermittelten kritischen Sauerstoffpartialdruck liegt. Er führte den ersten Nachweis der coronardilatierenden Wirkung von Adenosin sowie der den Adenosineffekt potenzierenden Wirkung von Dipyridamol. Seine Entdeckung der vasokonstringierenden Wirkung von Adenosin in der Nierenstrombahn führte ihn zur Formulierung einer indirekten Adenosinhypothese der lokal metabolischen Gefäßregulation. Er untersuchte den Einfluß der Herzmechanik auf die Coronardurchblutung und konnte erstmals zeigen, daß sich der Coronarwiderstand aus einer vasalen Komponente, dem eigentlichen Gefäßwiderstand, und einer myokardialen Komponente, bedingt durch den Kontraktionsablauf des Herzmuskels, zusammensetzt; daß die myokardiale Komponente des Coronarwiderstands im gesunden Herzen gegen Null geht, daß Sauerstoffmangel des Herzens die myokardiale Komponente des Coronarwiderstands erhöht, und daß Nitroglycerin in geringer Dosierung diese Wirkung aufzuheben vermag.

Im Verlauf der 6oer Jahre traten für Hans Jürgen Bretschneider zunehmend Fragen der myokardialen Energetik unter Anaerobiose in den Vordergrund. Er konzipierte und validierte die Quantifizierung des myokardialen Energiebedarfs aus hämodynamischen Determinanten auf der Grundlage des dem elementaren Vorgang am kontraktilen Apparat entsprechenden Kraftstoßes anstelle der äußeren oder inneren Herzarbeit. Er postulierte, daß die Toleranz des Herzens gegenüber Ischämie durch Unterbrechung der Coronardurchblutung zuerst eine Frage des myokardialen Energiebedarfs darstellt, und konnte zeigen, daß eine präischämische Minimierung des myokardialen Energiebedarfs durch künstlichen Herzstillstand die myokardiale Ischämietoleranz von normalerweise im Mittel 15 min auf annähernd eine Stunde verlängert. Eine der ersten Veröffentlichungen zum Thema künstlicher Herzstillstand war 1955 im LANCET erschienen: „Elective cardiac arrest: Preliminary communication" (D. MELROSE). Auch wenn sich die dort beschriebene Methode der Applikation von Kaliumcitratlösung in die Aortenwurzel als schwer steuerbar und gelegentlich irreversibel erwies, so war sie doch – insbesondere vor dem Hintergrund der neuen Herz-Lungen-Maschinen-Technik und der Chirurgie am offenen Herzen – Auslöser vielfältiger experimenteller Bemühungen. Bretschneider formulierte 1964 sein Elektrolytkonzept einer Kardioplegie durch Reduktion des extrazellulären Natrium- und Calciumspiegels auf etwa cytosolische Werte. Seine begriffliche Genauigkeit ließ ihn jedoch zwischen Ischämie im Sinne der Unterbrechung der Durchblutung und somit nicht nur der Sauerstoffversorgung sondern auch des Abtransports der Metabolite der Anaerobiose und Hypoxie oder Anoxie im Sinne der partiellen oder vollständigen Anaerobiose bei mehr oder weniger erhaltener Spülfunktion der Durchblutung unterscheiden. Diese Unterscheidung führte zunächst zu der Erkenntnis, daß Anaerobiose bei erhaltener Spülfunktion erheblich besser toleriert wird als Ischämie und über viele vergebliche Bemühungen schließlich 1978 zur Erweiterung und Optimierung der kardioplegischen Lösung durch künstliche Pufferung unter Verwendung des Aminosäurepuffers Histidin/Histidin-HCl. Die Pufferung der Lösung verdoppelte die Ischämietoleranz des Herzens noch einmal von 60 Minuten auf rund zwei Stunden in Normothermie; gleichzeitige Hypothermie – z. B. von 25 °C – ermöglichte im Experiment eine problemlose Wiederbelebung des Herzens selbst nach fünf Stunden Ischämie. Die Wirkung des Histidinpuffers erwies sich jedoch als nur teilweise energetisch bedingt; „zur anderen Hälfte dürfte sie" – um mit Bretschneiders Worten zu sprechen – „auf eine spezifische strukturprotektive Wirkung des Histidins zurückzuführen sein". Denn die immer parallele Analyse des Stoffwechsels, der Feinstruktur und der Wiederbelebbarkeit zeigte, daß die Korrelation zwischen Energiestatus und Wiederbelebbarkeit, die im rein ischämischen Herzen sehr eng erschienen war, unter bestimmten Kardioplegiebedingungen deutlich variiert. Bretschneiders Anregung, das Reizbildungs- und Reizleitungssystem des Herzens in die Analyse der Ischämietoleranz und Protektion mit einzubeziehen, führte darüber hinaus zu dem überraschenden Ergebnis, daß diese spezifischen Gewebe des Herzens in Abweichung von der tradierten Überzeugung zumindest feinstrukturell deutlich ischämieempfindlicher sind als das umgebende Arbeitsmyokard.

Ab 1980 begann – in echter Kooperation mit klinischen Partnern und mit wachsendem Erfolg – die Einführung der gepufferten kardioplegischen Lösung HTK zunächst in die Herzchirurgie. Darauf folgte die experimentelle und klinische Prüfung der Übertragbarkeit des Konservierungskonzepts auf die Niere; eine klinische Vergleichsstudie durch Euro-Transplant führte daraufhin zur Ablösung des bislang etablierten Verfahrens der Nierenkonservierung, Euro Collins. Seit 1988 steht die einstmals kardioplegische, heute organkonservierende Lösung HTK nach Bretschneider in der klinischen Anwendung auch zur Leber- und Pankreaskonservierung. 1989 verlieh die Deutsche Gesellschaft für Chirurgie ihrem Mitglied Professor Dr. med. Dr. med. h. c. Hans Jürgen Bretschneider den Erich-Lexer-Preis. Die Urkunde lautete: „Sie ehrt damit seine besonderen Verdienste auf dem Gebiet der Organprotektion im Rahmen der Transplantationschirurgie."

Es charakterisiert das wissenschaftliche Werk, aber auch den akademischen Lehrer Hans Jürgen Bretschneider, daß unter seiner Führung in Köln und Göttingen 32 Habilitationen entstanden. Sie betrafen die Fächer Anästhesie, Allgemeinchirurgie, Herzchirurgie und Urologie, Innere Medizin und Physiologie. 12 seiner Habilitanden vertraten oder vertreten Abteilungen und Lehrstühle der Anästhesie, der Inneren Medizin, der Allgemeinchirurgie, der Herzchirurgie, der Experimentellen Chirurgie und der Physiologie. Bretschneider selbst sagte hierzu (vor der Westdeutschen Rektorenkonferenz 1987 in Göttingen): „Da Wahrheit – insbesondere die ganze Wahrheit – stets heilsam ist und frei macht, gehören der Dienst an der Wahrheitsfindung und der Dienst an der Krankheitsheilung für jede medizinisch-naturwissenschaftliche Forschung von der Wurzel her zusammen". Und anläßlich der Ehrenpromotion in Essen 1988: „Mein Anteil war wohl im Wesentlichen, eine einfache, aber weitreichende Fragestellung über lange Zeit zu verfolgen, methodische Entwicklungen stets der Fragestellung unterzuordnen und Mitarbeiter verschiedener Disziplinen zusammenzuführen".

Hans Jürgen Bretschneider war – gemäß dem Titel, den er seiner Göttinger Universitätsrede in Bursfelde 1989 vorangestellt hatte – Arzt und Naturwissenschaftler. „Naturwissenschaftliche und technische Grundlagenforschung sind", wie er im Rahmen eines Vortrages im September 1993 in Bonn-Bad Godesberg ausführte, „sich selbst genug und rechtfertigen sich – heutzutage – durch ihren Neuigkeitsgehalt und die Breite der Anwendbarkeit neuer Gesetzmäßigkeiten oder Methoden. Diese Forschung behält auch dann ihr Recht, wenn das Forschungsobjekt unter anderen Eingriffen und Methoden andere Eigenschaften zeigt. Ein Zwang, das Ganze der Naturerscheinung – insbesondere eines Lebewesens oder einer Krankheit – in den Blick zu bekommen oder es wenigstens näherungsweise durch ein vielfältiges methodisches Spektrum zu erfassen, besteht nicht. Naturwissenschaftliche Forschung im allgemeinen ist somit zwar nicht ziellos, aber doch in einem gewissen Sinn zentrifugal. Klinische Forschung wird hingegen durch den Willen zu helfen immer wieder aufs neue auf den Kranken und seine Krankheit hin zentriert. Klinische Forschung muß bestehen auf

1. einem Vorrang der Fragestellung vor der Methodik, mag sie noch so verführerisch sein, in Konsequenz davon
2. einem Vorrang von Ziel und Fragestellung vor institutionellen Grenzen von klinischen Fächern und theoretischen Disziplinen,

3. einen Vorrang des Gesamtorganismus und seiner Funktionskreise vor Organen, Zellen und Subsystemen, und nicht zuletzt
4. einem Vorrang der Würde der Person vor ihren somatischen Manifestationen und Grundlagen.

Die Bewahrung und Verteidigung einer Rangfolge degradiert niedere Schichten nicht zu unwesentlichen Stufen. Ein Beispiel bietet die Architektur: Wir differenzieren zwischen den Bausteinen … dem Mörtel…, der Statik…, der Untergrundtragfähigkeit, der inneren und äußeren Raumnutzung, dem ästhetischen Wert und dem symbolischen Ausdruck. Wer Architektur auf Bausteinkunde reduziert, wird zu Recht nicht ernst genommen, obgleich kein Bau ohne Bausteinkunde auszuführen ist. … Die klinische Forschung steht daher unter der von Werner Heisenberg für die Physik so eindrucksvoll herausgestellten Spannung zwischen dem Teil und dem Ganzen."

In diesem Verantwortungsbewußtsein gründete und leitete Hans Jürgen Bretschneider zwei große Sonderforschungsbereiche, „Kardiologie" 1979–1986 und „Organprotektion" 1987–1993. In diesem Verantwortungsbewußtsein übernahm er bis zuletzt zahlreiche Ämter und Aufgaben in der Medizinischen Fakultät und der Universität Göttingen, in wissenschaftlichen Kuratorien und in Einrichtungen der Forschungsförderung. In diesem Verantwortungsbewußtsein war er Ratgeber und Helfer, wo immer er gefragt wurde.

Hans Jürgen Bretschneider erfuhr als Arzt, als Wissenschaftler und als Persönlichkeit zahlreiche Ehrungen: Neben anderen die Aufnahme in die Akademie der Wissenschaften zu Göttingen, den Ernst-Jung-Preis, die Ehrenmitgliedschaft in der Deutschen Gesellschaft für Anästhesiologie und Intensivmedizin, die Ehrenmitgliedschaft in der Deutschen Gesellschaft für Thorax-, Herz- und Gefäßchirurgie, den Erich-Lexer-Preis der Deutschen Gesellschaft für Chirurgie, die Aufnahme in die Deutsche Akademie für Naturforscher Leopoldina, die Ehrenmitgliedschaft in der Deutschen Gesellschaft für Herz- und Kreislaufforschung und die Gerlach-Adolf-von-Münchhausen-Medaille der Georg-August-Universität zu Göttingen. Er freute sich, „weil eine bestimmte – nicht allzu häufige und sicherlich nicht modische – Form der Forschung in Gestalt einer engen Verbindung von Grundlagenforschung und angewandter Forschung Anerkennung fand". Er dankte seinen Schülern: „Der Ausdruck Schüler trifft ein geglücktes Verhältnis des Lernenden zum Lehrenden nicht vollständig. Ich habe sicherlich von ihnen ebenso viel gelernt, wie sie von mir." Er dankte „allen alten und jungen Mitarbeiterinnen und Mitarbeitern", ohne deren „Treue und Einsatz des Durchhaltens bis zu greifbaren Erfolgen das meiste unmöglich gewesen wäre". Und er zitierte aus dem Neuen Testament (1. Kor. 4,7): „Was hast Du, das Du nicht empfangen hast? Was rühmst Du dich, als ob Du es nicht empfangen hättest?"

Martha-Maria Gebhard, Heidelberg

Inhaltsverzeichnis

IV. Onkologie: Ösophagus und Lunge

V. Onkologie: Kolon und Rektum

VI. Onkologie: Leber

VII. Onkologie: Pankreas

VIII. Entzündliche Darmerkrankungen

X. Leber – Galle – Pankreas

XI. Transplantation

XII. Transplantations-Immunologie 1

XIII. Transplantations-Immunologie 2

XIV. Perioperative Pathophysiologie 1

XV. Perioperative Pathophysiologie 2

XVI. Sepsis 1

XVII. Sepsis 2

XVIII. Traumatologie 1

XIX. Traumatologie 2

XXI. Herz-Thorax-Gefäße

XXII. Endokrine Chirurgie

XXIV. Laparoskopische Chirurgie

XXVI. Klinische Studien 2

In vivo Analyse der Mikrozirkulation im Stromgebiet der A. carotis int. bei gefäßchirurgischen Rekonstruktionen

In vivo analysis of conjunctival microcirculation during carotid artery surgery

K.-D. Schaser[1], G. Puhl[2], T. Mittlmeier[1], N. Haas[1], Zhang, Li[1], M. D. Menger[3], B. Vollmar[3], P. Neuhaus[2] und U. Settmacher[2]

[1] Klinik für Unfall- und Wiederherstellungschirurgie
[2] Klinik für Allgemein-, Viszeral- und Transplantationschirurgie, Charité Campus Virchow-Klinikum, Medizinische Fakultät der Humboldt-Universität zu Berlin
[3] Institut für Klinisch-Experimentelle Chirurgie, Universität des Saarlandes, Homburg/Saar

Abstract

Introduction: Hemodynamically relevant stenosis of the internal carotid artery is predicted to increase the risk of cerebral ischemic stroke significantly. Using non-invasive orthogonal polarized spectral (OPS) imaging, the aim of this study was to visualize and quantitatively assess microcirculation in the terminal vascular bed of the internal carotid artery (ICA) during ICA surgery. *Material and Methods:* Twenty patients with hemodynamically relevant stenosis (measured from arteriograms by NASCET score) of the ICA undergoing endarterectomy were studied. In all patients application of intraluminal shunts during endarterectomy was used. Intraoperative in vivo microscopy of the ipsi- and contralateral bulbar conjunctiva (ICA capillary bed) was sequentially performed using OPS imaging at baseline (I), following clamping of ECA (II), and ICA (III), during intraluminal shunt perfusion (IV), following re-clamping of the ICA for shunt removal (V), after reperfusion of ECA (VI), and ICA (VII), and 15 min following final reperfusion (VIII). Microhemodynamic analysis included determination of capillary diameter (KD), functional capillary density (FCD), and red blood cell velocity (RBCV). *Results:* During sequential clamping of the ECA and ICA conjunctival capillary perfusion (FCD) was found markedly impaired ($p < 0.05$) by 35 and 50% of preischemic baseline, accompanied by a significant decrease in KD and RBCV. ICA reperfusion through the shunt caused a complete restitution of these microcirculatory deteriorations. Re-clamping of the ICA for shunt removal was associated with a significant reduction in FCD, KD and RBCV, which was significantly less pronounced compared with the first ICA clamping and effectively restored to baseline following final reperfusion. The individual degree of ICA stenosis was inversely correlated with the extent of conjunctival perfusion deficit following the first ICA clamping. *Conclusion:* Short clamping of the ICA leads directly to ischemic microvascular dysfunction, which is completely restored by intraluminal shunt reperfusion. Inversed correlation of the degree of stenosis with extent of microcirculatory impairment following ICA ischemia appears to result from sufficient compensation of the ipsilateral ICA territory, suggesting stenosis-dependent adaption of capillary perfusion. The finding of less pronounced microcirculatory disturbances during the second ICA clamping may be partly explained by ischemic preconditioning of the ICA vascular bed. Maintenance of ICA perfusion using the shunt leads to reduction of microvascular dysfunction. The use of OPS imaging during carotid-artery reconstruction enables continuous monitoring of both microcirculation in the territory of the ICA and efficient shunt perfusion, thereby allowing corrective therapeutic measures to be taken to reduce the likelihood of intra-operative strokes.

Einleitung

Voraussetzung für eine effektive operative Apoplexprophylaxe ist die Gewährleistung einer niedrigen perioperativen Apoplexrate. Ziel des intraoperativen Monitoring während Rekonstruktionen der A. carotis int. (ACI) ist die frühe Erfassung einer zerebralen Minderdurchblutung. Bisherige Monitoringverfahren umfassen neben der transkraniellen Dopplersonographie der A. cerebri media und der Messung des Carotisstumpfdruckes vor allem die intraoperative Ableitung somatosensorisch evozierter Potentiale oder eines EEG [1, 2]. Mit Hilfe dieser Verfahren ist nur die sekundäre Erfassung postischämischer makrohämodynamischer und elektroneurophysiologischer Veränderungen möglich. Initiale ischämie-induzierte Beeinträchtigungen der Mikrozirkulation im terminalen ACI-Stromgebiet mit kapillarer Stase, Vasokonstriktion und mikrovaskulärer Permeabilitätsstörung (Perfusionsversagen) können nicht erfaßt werden. In der Pathogenese intraoperativer zerebraler Komplikationen kommt der gestörten nutritiven Kapillarperfusion durch Ischämie während der Abklemmphase und möglicher Mikroembolisierung während der Präparation oder nach Wiederfreigabe des Blutstromes eine entscheidende Bedeutung zu. Ziel war daher die quantitative Analyse der Mikrozirkulation im Stromgebiet der ACI während temporärer Ischämie und Reperfusion bei Patienten mit hämodynamisch relevanter ACI-Stenose. Ferner sollte die klinische Anwendbarkeit der orthogonalen Reflex-Spektrophotometrie (CYTOSCAN™ A/R, OPS-imaging) zum intravitalmikroskopischen Mikrozirkulationsmonitoring im Endstromgebiet der ACI hinsichtlich der Visualisierung und quantitativen Analyse von ischämie-/reperfusionsbedingten Mikrozirkulationsveränderungen evaluiert werden.

Methodik

Intraoperativ wurde bei 20 Patienten (64 ± 8 Jahre; m/w: 10/10) mit ACI-Stenosen (NASCET: 71% ± 15) die mikrovaskuläre Perfusion der Konjunktiva (Aa. ciliares, conjunctiviales und episclerales: Äste der A. ophthalmica aus der ACI) mittels orthogonaler Reflex-Spektrophotometrie [CYTOSCAN™ A/R, OPS-imaging] visualisiert und quantitativ analysiert [3]. Gemessen wurden funktionelle Kapillardichte (FCD in cm^{-1}), kapilläre Durchmesser (KD in μm) und Erythrozytenfließgeschwindigkeit (RBCV in $\mu m/sec$) in der Konjunktiva des zur ACI-Stenose ipsi- und kontralateralen Bulbus oculi jeweils unter (*I*) Ausgangsbedingungen; während ACE (*II*)- und ACI (*III*)-Ischämie; während Shuntperfusion (*IV*) u. Shuntentfernung (ACI-Ischämie, *V*); nach Reperfusion der ACE (*VI*) und ACI (*VII*) und 20 min nach Reperfusion (*VIII*).

Ergebnisse

Unter Ausgangsbedingungen fand sich eine homogene kapilläre Perfusion ohne Anzeichen einer mikrovaskulären Dysfunktion. Kurzzeitige sequentielle Ischämie der ACE und ACI verursachte sofort eine deutliche Verschlechterung der okulären Mikrozirkulation, typischerweise gekennzeichnet durch kapilläre Stase, oszillierenden Fluß, massive Reduktion der RBCV und Vasokonstriktion. Nach Freigabe des Blutstromes, d.h. während Reperfusion sowohl durch den Shunt als auch nach Shuntentfernung, zeigte sich eine komplette Restitution der in der kurzzeitigen Ischämie gestörten Mikrohämodynamik (Abb. 1).

Verglichen mit den Ausgangswerten (*I*) bewirkte die ACE- u. ACI- Ischämie während der Shunteinlage (*III*) eine signifikante Reduktion der okulären Kapillarperfusion um >50%. Weiterhin war die kurzzeitige ACI-Ischämie mit einer signifikanten Abnahme der KD assoziiert. Dagegen war die postischämische Shuntperfusion (*IV*) und Reperfusion der ACI (*VII* und *VIII*) durch einen signifikanten Anstieg (p < 0,05) sowohl der FCD, der KD als auch der RBCV im Vgl. zu (*III*) und (*V*) gekennzeichnet. Im Gegensatz zur Shunteinlage (*III*) führte die erneute ACI-Ischämie während Shuntentfernung (*V*) zu ähnlichen, jedoch signifikant (p < 0,05) reduzierten Perfusionsdefiziten (Tab. 1). Die verglichen zu den Ausgangswerten individuell beobachtete Reduktion der Kapillarperfusion [ΔFCD = (*I*) – (*III*)] während ACI-Ischämie (*I*) zeigte eine inverse, signifikante Korrelation (r = – 0,61; p < 0,01) zum Stenosegrad.

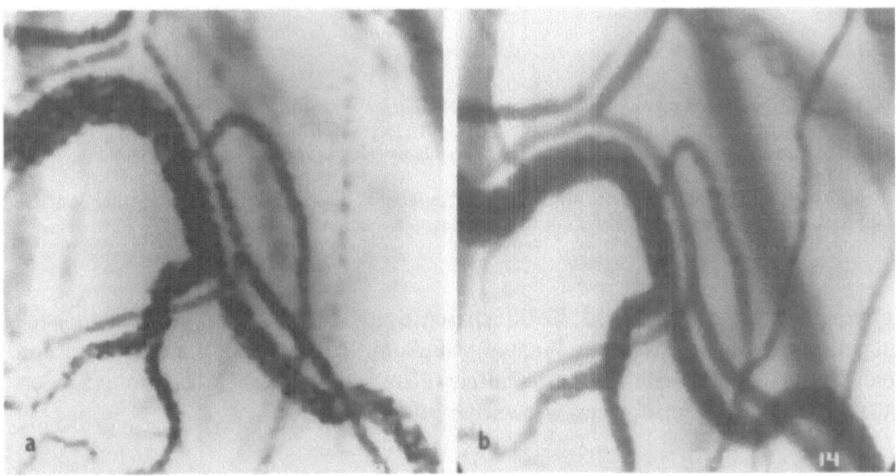

Abb. 1a, b. Intraoperative in vivo-mikroskopische Darstellung (OPS-imaging) der konjunktivalen Mikrozirkulation während Ischämie (*a*) und Reperfusion (*b*) der Art. carotis int. im identischen Kapillarnetzwerk: Beachte die im Vergleich zur Reperfusion (intraluminaler Shunt; b) deutliche mikrovaskuläre Stase und Vasokonstriktion während kurzer Ischämie (ACI-Klemmung; a)

Tabelle 1. FCD, KD u. RBCV der ipsi- (-i) und kontralat. (-k) konjunktivalen Mikrozirkulation während Rekonstruktionen der Arteria carotis int. [a]$p < 0,05$ vs. *I*, [b]$p < 0,05$ vs. *III*, [c]$p < 0,05$ vs. *V*

	I	*II*	*III*	*IV*	*V*	*VI*	*VII*	*VIII*
FCD-i	101,5±7,9	65,8±17,3[a]	49,0±14,8[a]	98,8±16,7[c]	66,4±16,0[a,b]	85,7±22,1[a]	95,37±17,4	102,8±13,0
FCD-k	98,9±14,9	–	–	92,34±14,8	–	–	90,8±17,1	101,2±16,5
KD-i	8,3±0,78	6,97±0,99[a]	6,47±0,88[a]	8,28±1,32[c]	6,84±1,38[a]	7,71±1,46	8,73±1,16	9,02±0,87
KD-k	8,56±0,92	–	–	8,77±1,29	–	–	8,72±0,96	9,06±0,85
RBCV-I	570±74	358±53[a]	256±52[a]	573±63[c]	235±54[a]	427±50	536±58	641±77[a]
RBCV-k	585±77	–	–	593±64	–	–	574±65	616±51

Schlussfolgerung

OPS-imaging ermöglicht die quantitative in vivo Analyse okulärer Mikrozirkulation. Es erlaubt ein non-invasives Monitoring der ischämie- und reperfusionsbedingten Mikrozirkulationsveränderungen während Rekonstruktionen der ACI. Ferner erlaubt es eine sichere Beurteilung der Effektivität der Shuntperfusion. Mögliche shuntbedingte Komplikationen mit konsekutiver Ischämie wie Kinking, Dislokation oder Okklusion des intraluminalen Shunts können sofort und zuverlässig erkannt werden. Die bereits während kurzer ACI-Ischämie auftretenden Mikrozirkulationsstörungen sprechen für eine schnelle Manifestation einer ischämie-induzierten mikrovaskulären Dysfunktion im terminalen Stromgebiet. Diese ist in ihrem Ausmaß stenosegradabhängig und wird bei kompensierter hochgradiger ACI-Stenose funktionell weniger relevant. Ferner läßt die signifikant verbesserte Perfusion während der zweiten ACI-Ischämie eine ischämische Prekonditionierung der terminalen ACI-Strombahn annehmen. Die intraoperative Aufrechterhaltung einer adäquaten ACI-Perfusion während der Rekonstruktion führt zu einer Reduktion der mikrovaskulären Dysfunktion im terminalen ACI-Stromgebiet.

Literatur

1. Courbier R (1993) Cerebral monitoring during carotid surgery. Eur J Vasc Surg [Suppl A] (7): 39
2. North American Symptomatic Carotid Endarterectomy Trial Collaborators. NASCET (1991) Beneficial effect of carotid endartectomy in symptomatic patients with high-grade carotid stenosis. N Engl J Med (325): 445
3. Groner W., Winkelmann JW, Harris AG, Bouma GJ, Messmer K, Nadeau RG (1999) Orthogonal Polarized Spectral Imaging: A new method for study of the microcirculation. Nat Med (5): 1209]

Korrespondenzadresse: Dr. med. K.-D. Schaser, Klinik für Unfall- und Wiederherstellungschirurgie, Charité Campus Virchow Klinikum, Medizinische Fakultät der Humboldt-Universität zu Berlin, Augustenburger Platz 1, 13353 Berlin, Tel. 030-450 52098, FAX: 030-450 52958, e-mail: klaus-dieter.schaser@charite.de

Selektive Endothelin-A-Rezeptorblockade reduziert das Wachstum von rezeptorpositiven Pankreaskarzinomen in-vitro und in-vivo

Selective blockade of Endothelin-A receptors reduces growth of receptor-positive pancreatic carcinomas in vitro and in vivo

H. G. Hotz[1], T. Foitzik[1], B. Hotz[1], O. J. Hines[2], H. A. Reber[2] und H. J. Buhr[1]

[1] Chirurgische Klinik I, Universitätsklinikum Benjamin Franklin, Freie Universität Berlin und
[2] Dept. of Surgery, University of California Los Angeles, USA

Abstract

This study evaluated the role of the polyfunctional cytokine Endothelin-1 (ET-1) and its receptors A and B (ET_RA, ET_RB) in exocrine pancreatic cancer. Expression of mRNA for ET-1 was detected in all tested human cell lines (Capan-1, AsPC-1, MIAPaCa-2, PANC-1). All but one cell line (PANC-1) expressed mRNA for ET_RA. None of the cell lines expressed ET_RB mRNA. In vitro proliferation of ET_RA positive cell lines was significantly reduced by selective ET_RA blockade with LU-302146. Proliferation of ET_RA negative PANC-1 cells was not influenced by LU-302146. In vivo, treatment with LU-302146 reduced primary tumors, metastasis, and ascites in an orthotopic nude mouse model of ET_RA positive MIAPaCa-2 und AsPC-1 tumors, resulting in a tendency towards increased survival. ET-1 seems to modulate the proliferation of pancreatic cancer cells via ET_RA. Selective ET_RA blockade may provide a novel therapy option for ET_RA-positive pancreatic cancers.

Einleitung

Das Karzinom des exokrinen Pankreas ist eine der bösartigsten Krebserkrankungen mit einer 5-Jahres-Überlebensrate von unter 5% [1]. Die Mehrzahl der Patienten ist bereits bei Diagnosestellung inoperabel. Für diese Patientengruppe gibt es bislang keine effektive Therapie. Darüber hinaus fehlen lebensverlängernde adjuvante Behandlungskonzepte für chirurgisch resezierte Patienten. Das polyfunktionelle Zytokin Endothelin-1 (ET-1) wird von einer Reihe von Karzinomzellen produziert und moduliert möglicherweise Zellproliferation und Angiogenese in Tumoren [2, 3]. Die Rolle des Endothelin-Systems beim Pankreaskarzinom ist nicht bekannt. Ziel der Studie war es, die Expression von ET-1 und der Endothelin-Rezeptoren A und B (ET_RA, ET_RB) in Pankreaskarzinom-Zellen zu bestimmen, sowie den Effekt einer selektiven Endothelin-Rezeptorblockade auf das Wachstum des Pankreaskarzinoms in-vitro und in-vivo in einem orthotopen Nacktmausmodell zu evaluieren.

Methodik

In-vitro: Vier unterschiedlich differenzierte humane Pankreaskarzinom-Zellinien (Capan-1, AsPC-1, MIAPaCa-2, PANC-1) wurden mittels RT-PCR auf die Expression von ET-1, ET_RA und ET_RB mRNA untersucht. Humane Endothel-Zellen (HUVEC) dienten als Positivkontrolle. Die Pankreaskarzinom-Zellen wurden für 72 Stunden steigenden Konzentrationen (10^{-9}–10^{-6} M) des selektiven ET_RA-Antagonisten LU-302146 (Knoll AG, Ludwigshafen) ausgesetzt. Die Zellproliferation wurde mittels Zellzählung in einem Hämozytometer und des MTT-Assays bestimmt. In-vivo: Je 5×10^6 Zellen der Pankreaskarzinom-Zellinien MIAPaCa-2 und AsPC-1 wurden subkutan in Nacktmäuse injiziert. Nach 4 Wochen wurden 1 mm^3 große Fragmente der resultierenden Tumore unter Narkose mit Pentobarbital und Ketanest orthotop in das Pankreas von Empfängermäusen implantiert. Die Empfängertiere erhielten ab dem dritten Tag nach Tumorimplantation entweder den ET_RA-Antagonisten LU-302146 (30 mg/kg KG) oder die Trägersubstanz (0.9% NaCl) täglich per Schlundsonde über 14 Wochen, bzw. bis zum Tod der Tiere. Das Volumen des Primärtumors wurde bei der Autopsie gemessen. Darüber hinaus wurden lokale Tumorinfiltration und Fernmetastasierung makro- und mikroskopisch bestimmt und quantifiziert (Metastasenindex), sowie die Aszitesbildung erfaßt.

Ergebnisse

In-vitro: ET-1 mRNA fand sich in allen Pankreaskarzinom-Zellinien. ET_RA-mRNA wurden in allen Zellen außer PANC-1 exprimiert. Keine der Zellinien exprimierte mRNA für den ET_RB. HUVEC exprimierten als Positivkontrolle alle drei RNA-Transkripte. Die Proliferation der ET_RA positiven Zellinien Capan-1, AsPC-1 und MIAPaCa-2 wurde durch LU-302146 dosisabhängig signifikant um bis zu 70% reduziert. Die Proliferation der ET_RA-negativen Zellinie PANC-1 wurde durch LU-302146 nicht beeinflußt. In-vivo (Tabelle 1): Therapie mit LU-302146 reduzierte das Volumen der Primärtumore signifikant in der MIAPaCa-2 Gruppe und tendenziell in der AsPC-1 Gruppe. Lokale Infiltration und Fernmetastasierung waren in beiden Gruppen signifikant vermindert. Aufgrund der beschränkten Tierzahl (n = 8 pro Gruppe) war der Effekt bezüglich des Überlebens nicht statistisch signifikant. Gabe von LU-302146 resultierte in einer verminderten Bildung von Aszites; dieser Effekt war bei Tieren mit MIAPaCa-2 Tumoren besonders deutlich ausgeprägt.

Tabelle 1. In-vivo Effekt der selektiven ET_RA-Blockade mit LU-302146 auf Primärtumor-Volumen, Metastasierung, 14-Wochen-Überleben und Aszitesbildung

In-vivo:	*MIAPaCa-2*		*AsPC-1*	
	Kontrolle	LU-302146	Kontrolle	LU-302146
Tumorvolumen (mm^3)	3676 ± 285	482 ± 247*	1733 ± 213	1248 ± 152
Metastasenindex (Pkt.)	13,3 ± 1,4	0,6 ± 0,5*	16,9 ± 1,3	12,1 ± 1,3*
Überleben (n / n)	3 / 8	7 / 8	1 / 8	5 / 8
Aszites (n / n)	8 / 8	1 / 8*	4 / 8	2 / 8
Aszites (ml Volumen)	5,8 ± 1,5	0,5	3,0 ± 1,1	2,3 ± 0,8

* = p < 0.05 vs. Kontrolle

Diskussion und Schlussfolgerung

Von Tumorzellen produziertes Endothelin-1 moduliert die Proliferation von humanen Pankreaskarzinom-Zellen. Dieser Effekt wird über den Endothelin-Rezeptor A vermittelt, dessen selektive Blockade die Proliferation von rezeptorpositiven Zellen in-vitro und in-vivo vermindert. Hingegen wurde die Proliferation einer ET_RA-negativen Zelllinie in-vitro nicht beeinflußt. Der Endothelin-B-Rezeptor scheint bei den untersuchten Zelllinien keine Rolle zu spielen. Selektive Blockade des Endothelin-A-Rezeptors stellt ein neues Therapiekonzept für rezeptorpositive Pankreaskarzinome dar, dessen Effektivität durch Kombination mit anderen Therapeutika möglicherweise gesteigert werden kann.

Literatur

1. Warshaw AL, Fernandez-del Castillo C (1992) Pancreatic carcinoma. N Engl J Med 326: 455–465
2. Ali H, Loizidou M, Dashwood M, Savage F, Sheard C, Taylor I (2000) Stimulation of colorectal cancer cell line growth by ET-1 and its inhibition by ETA antagonists. Gut 47: 685–688
3. Asham EH, Loizidou M, Taylor I (1998) Endothelin-1 and tumor development. Eur J Surg Oncol 24: 57–58

Korrespondenzadresse: Dr. H. G. Hotz, Chirurgische Klinik I, Universitätsklinikum Benjamin Franklin, FU Berlin, Hindenburgdamm 30, 12200 Berlin, Tel.: 030/8445-2541, Fax: 030/8445-2740, e-mail: hotz@ukbf.fu-berlin.de

IFN-γ spielt eine entscheidende Rolle bei aktiv-spezifischer Tumortherapie, jedoch nicht bei Tumorregression nach adoptiven T-Zell Transfer

IFN-γ is crucial in active-specific antitumor immunity, but not in adoptive immunotherapy

H. Winter[1], H.-M. Hu[2], R. Hatz[1], F. W. Schildberg[1] und B. A. Fox[2]

[1] Chirurgische Klinik und Poliklinik Klinikum Großhadern, LMU München
[2] Laboratory of Molecular and Tumor Immunology, Robert W. Franz Cancer Research Center, Earle A. Chiles Research Institute, Providence Portland Medical Center 4805 N. E. Glisan St. Portland OR, 97213

Abstract

Introduction: The adoptive transfer of tumor-specific T cells from tumor vaccine draining lymph nodes (TVDLN) can result in complete regression of solid tumor. The tumor-specific release of IFN-γ, a type 1 cytokine, has been associated with therapeutic efficacy of adoptively transferred lymphocytes. The goal of the study was to evaluate the role of IFN-γ in adoptive immunotherapy and active-specific immunotherapy in a B16BL6-D5 (D5) murine melanoma model. *Methods:* Wild-type (wt) and IFN-γ k/o (GKO) mice were vaccinated s.c. with 1×10^7 irradiated D5-G6 cells, a stable GM-CSF transfected subclone of D5 to induce active-specific immunity. The mice were rechallenged 14 days after vaccination with 2×10^4 D5 and the tumor growth determined by measurement of two perpendicular diameters using a caliper. To generate tumor-specific T cells from TVDLN, wt and GKO mice were vaccinated s.c. with 1×10^6 D5-G6. TVDLN cells were activated in vitro with anti-CD3, expanded with IL-2 and adoptively transferred into wt, GKO and IFN-γ receptor k/o (GRKO) mice with established pulmonary metastases of D5 tumor. The number of pulmonary metastases was determined 10 days after adoptive transfer. The tumor-specific cytokine release of the effector T cells was determined in vitro by ELISA; tumor-specific cytotoxicity was determined in a 6-h ^{51}Cr release assay. *Results:* Induction of active-specific immunity by D5-G6 a GM-CSF secreting tumor vaccine induces significant tumor protection in wt ($p < 0.01$), but not in GKO mice. In contrast, adoptively transferred D5-G6 TVDLN cells from wt and GKO mice induced significant tumor regression in wt, GKO and GRKO mice ($p < 0.01$), cured 100% of GKO mice and induced long-term antitumor immunity. One hundred percent of the cured GKO mice that survived longer than 100 days rejected D5 after a s.c. rechallenge with native tumor. Seventy-five percent of the wt and 40% of the GKO mice developed vitiligo after rechallenge. CD8$^+$ wt and GKO D5-G6 TVDLN cells are tumor-specifically cytotoxic for D5. *Conclusion:* The results show an interesting dichotomy in the requirement for IFN-γ: Antitumor immunity induced by active-specific immunotherapy (vaccination) required IFN-γ while adoptive immunotherapy did not.

Einleitung

INF-γ wird eine zentrale Rolle bei der Immunabwehr von Tumoren zugeschrieben. Kürzlich veröffentlichte klinische Studien, wie auch unsere eigenen Ergebnisse in einem murinen Melanom-Modell, deuten darauf hin, dass T-Zell-vermittelte Tumorregression nicht von T-Zell-vermittelter Zytotoxizität, sondern von tumorspezifischer IFN-γ Freisetzung abhängt [1–5]. Die anti-Tumor Effekte können u.a. sowohl durch eine direkte Hemmung des Tumorzellwachstums, als auch indirekt durch 1) die Aktivierung von NK Zellen, Neutrophilen und Makrophagen, 2) die Induktion der Antigen-Aufarbeitung und -Präsentation über MHC-I und MHC-II in Tumorzellen und antigenpräsentierenden Zellen, sowie 3) über eine indirekte Hemmung der Angiogenese erklärt werden. Das Ziel der Studie war die Bedeutung von IFN-γ bei T-Zell vermittelter Tumorregression nach adoptivem Immuntransfer, sowie bei aktiv spezifischer Immuntherapie anhand des etablierten murinen Melanom Models B16BL/6 D5 (D5) zu untersuchen und zu vergleichen.

Methodik

Mäuse: 8–12 Wochen alte, weibliche C57BL/6 (wt), GRKO (129/SV-IFNγR$^{\text{tm1}}$), sowie GKO (C57BL/6-Ifng$^{\text{tm1Ts}}$) Mäuse wurden von Jackson Laboratory (Bar Harbor, ME) bezogen und in spezieller pathogenfreier Umgebung nach den Richtlinien des National Research Council (USA) von 1996 gehalten. *Tumor Zellinien:* D5 ist ein Subklon des spontan entstandenen murinen B16BL6-Melanoms. D5-G6 ist ein stabiler, GM-CSF transduzierter D5-Klon. *Kulturbedingungen:* Lymphozyten sowie Tumorzellen wurden in modifiziertem RPMI 1640 kultiviert [1]. *Tumor Vakzinierung:* D5-G6 Zellen wurden trypsiniert, gewaschen und in HBSS mit 2×10^7 Zellen/ml resuspendiert. Anschließend wurden 1×10^6 Zellen s.c. in vier Flanken der wt oder GKO-Mäuse injiziert. Acht Tage nach der Inokulation wurden die TVDLK entnommen, die Lymphozyten geerntet, 2×10^6 Zellen/ml in 24-well Platten in CM resuspendiert und mit α-CD3 aktiviert. Nach zwei Tagen wurden die Zellen mit HBSS gewaschen, in CM resuspendiert (15×10^4 Zellen/ml) und für drei Tage mit 60 IU rhIL-2/ml stimuliert [1]. *Adoptiver Immuntransfer:* Pulmonale D5-Metastasen wurden durch i.v. Injektion von 2×10^5 D5 Tumorzellen in wt, GKO und GRKO Mäusen induziert. Drei Tage nach der Inokulation wurden 35×10^6 GKO T-Zellen adoptiv übertragen und 90,000 IU IL-2/d für 3 Tage i.p. appliziert. Dreizehn Tage später wurden die Mäuse durch CO_2 Narkose getötet und die Anzahl pulmonaler Metastasen bestimmt. *Induktion aktiv-spezifischer Immunität:* wt und GKO Mäuse wurden s.c. mit 10×10^6 bestrahlten D5-G6 Tumorzellen (10 000 rad) injiziert und 14 Tage später mit 2×10^4 vitalen Tumorzellen s.c. inokuliert (= $10 \times$ TD$_{100}$ für D5). Die Tumorgröße wurde mit einer Schublehre durch Ermittlung zweier senkrecht stehender Tumordurchmesser bestimmt. *Reagentien:* α-CD3 (hybridoma 145-2C11) wurde von J. A. Bluestone Univ. of Chicago IL, rekombinantes IL-2 von Chiron Corp. Emeryville Ca. zur Verfügung gestellt. *Statistik:* Die Unterschiede in der Anzahl pulmonaler Metastasen zwischen den einzelnen Gruppen wurde mittels Wilcoxon Rank Test bestimmt. Als statistisch signifikant wurden p Werte < 0,05 erachtet. Jedes Experiment bestand aus fünf Mäusen. Die Anzahl pulmonaler Metastasen wurde blind von einem unabhängigen Mitarbeiter bestimmt. Bei mehr als 250 Metastasen wurde ein Wert von 250 angegeben.

Ergebnisse und Diskussion

Aktiv spezifische Immunisierung mit D5-G6 induziert protektive Immunität in wt (9/10), jedoch nicht in GKO Mäusen (0/10). Im Gegensatz hierzu induziert der adoptive Transfer D5-G6 drainierender TVDLK-Zellen von wt und GKO-Mäusen eine signifikante Tumorremission in wt, GKO und GRKO Mäusen (p < 0,01), verlängert signifikant das Überleben behandelter Tiere (p < 0.01) und induziert eine lang anhaltende Immunität gegen D5 (p < 0,01). Der Verlust einer induzierbaren aktiv-spezifischen Immunität in GKO Mäusen kann nicht durch eine verminderte oder aufgehobene T-Zell Aktivierung in den TVDLK erklärt werden, da der prozentuale Anteil aktivierter TVDLK Zellen (CD69$^+$/CD4$^+$; CD69$^+$/CD8$^+$) sich nicht zwischen wt und GKO Mäusen unterschied. Wt und GKO CD8$^+$ TVDLK Zellen wiesen eine vergleichbare D5-spezifische lytische Aktivität auf. Da IFN-γ entscheidend für die Entwicklung einer Typ-I Antwort angesehen wird, scheint es verwunderlich, dass in Abwesenheit von IFN-γ D5-G6 TVDLK Zellen nicht Typ-2 polarisiert sind. Eigene Ergebnisse deuten darauf hin, dass möglicherweise LT-β, ein weiteres Typ-1 Zytokin den Verlust von IFN-γ kompensiert. Versuche, bei welchen IFN-γ durch neutralisierenden anti-IFN-γ Antikörper geblockt wurden, bestätigten die Ergebnisse an den Gen-k/o Mäusen. Unsere Ergebnisse stehen im Gegensatz zu denen anderer Arbeitsgruppen, welche IFN-γ eine zentrale Rolle sowohl bei der Induktion von TVDLK, als auch als Effektormolekül adoptiv transferierter TVDLK Zellen zuschreiben [3–5]. Eine mögliche Erklärung ist die Verwendung unterschiedlicher Tumormodelle. Kürzlich konnten wir jedoch unsere Ergebnisse in einem murinen Sarkom-Tumormodell bestätigen. Im Gegensatz zu anderen Arbeitsgruppen vakzinieren wir mit einem GM-CSF sezernierendes Tumorvakzin, welches möglicherweise spezifische Effektorpotentiale induziert.

Schlussfolgerung

Die Ergebnisse, welche anhand des murinen Melanommodells D5 gewonnen wurden, zeigen, dass IFN-γ eine entscheidende Rolle bei aktiv spezifischer Immunität spielt, jedoch weder für die Induktion tumorspezifischer T-Zellen aus TVDLK, noch als Effektormolekül adoptiv transferierter, tumorspezifischer T-Zellen entscheidend ist. Da wir bereits zeigen konnten, dass T Zell induzierte Tumorregression nach adoptivem Transfer tumorspezifischer T-Zellen aus D5 drainierenden TVDLK nicht von Perforin oder Fas-L vermittelt wird [1], müssen weitere Untersuchungen zeigen, ob andere T1-Zytokine entscheidend für die Induktion tumorspezifischer T-Zellen sowie als Effektormolekül bei T-Zell-vermittelter Tumorregression sind.

Literatur

1. Winter H, Hu H-M, Urba WJ, Fox BA (1999) Tumor regression after adoptive transfer of effector T cells is independent of perforin of Fas ligand (APO-1L/CD95L). J Immunol 163: 4462–4472
2. Hu H-M, Urba WJ, Fox BA (1998) Gene-modified tumor vaccine with therapeutic potential shifts tumor-specific T cell response from a type 2 to a type 1 cytokine profile. J Immunol 161: 3033–3041
3. Hung K, Hayashi R, Lafond-Walker A, Lowenstein C, Pardoll D, Levitsky H (1998) The central role of CD4(+) T cells in the antitumor immune response. J Exp Med 188: 2357.
4. Fallarino F, Gajewski TF (1999) Cutting edge: differentiation of antitumor CTL in vivo requires host expression of Stat1. J Immunol 163: 4109

5. Barth RJ Jr, Mule JJ, Spiess PJ, Rosenberg SA (1991) Interferon-γ and tumor necrosis factor-α shave a role in tumor regressions mediated by murine CD8+ tumor infiltrating lymphocytes. J Exp Med 173: 647–658

Korrespondenzadresse: Dr. H. Winter, Klinikum Großhadern, Chirurgische Klinik, Marchioninistraße 15, 81377 München, Fax: 089 / 7095-8893, e-mail: hwinter@gch.med.uni-muenchen.de

In vivo und in vitro Untersuchungen zum privilegierten Immunstatus embryonaler Stammzellen und der damit verbundenen Therapieoptionen

In vivo and in vitro investigations concerning the priviledged immue status of embryonic stem cells and related therapeutic options

F. Fändrich[1], X. Lin[1], M. Schulze[1], G. Zehle[1], B. Kremer[1] und M. Bader[2]

[1] Klinik für Allgemeine und Thoraxchirurgie, Universität Kiel
[2] Max Delbrueck Zentrum für Molekulare Medizin, Berlin-Buch

Abstract

Myeloablative conditioning regimens are still required to achieve stable engraftment of allogeneic hematopoietic stem cells (HS). Here we show that preimplantation stage-derived rat embryonic stem cells (ES) can be injected intraportally into allogeneic hosts and survive without any supplementary conditioning. In addition, WKY-derived ES cells induce a state of tolerance for second-set transplanted heart allografts sharing the same donor haplotype (WKY). The underlying tolerance mechanism is in part based on constitutive expression of CD95 ligand, which allows the differentiation of ES cells into B cells and macrophages, hereby creating a partial mixed chimerism. Our results indicate a potential clinical application of ES cells as vectors of tolerance and as vehicles for gene transfer.

Einleitung

Derzeitige Möglichkeiten der allogenen Transplantation von Blut- oder Knochenmarkstammzellen (BSTx/KSTX) werden entweder durch akute Abstoßung der übertragenen Zellen oder durch das Risiko der Transplantat-gegen-Wirt Reaktion erschwert [1]. Demzufolge bedarf es nach wie vor einer erheblichen myeloablativen Konditionierung des Empfängerorganismus und der zusätzlichen Depletion der T-Zellen im Transplantat, um allogene Stammzellen zu übertragen [2]. Die bisher vorliegenden Ergebnisse nach allogener BSTx zeigen, dass die hämatopoetische Rekonstitution zu 100% spenderspezifisch ist und damit die Immunkompetenz des Empfängers zusätzlich schwächt. Um diese Nachteile zu umgehen, war es das Ziel dieser Studie, durch den Einsatz embryonaler Stammzellen (ES) einen gemischten Spender/Empfängerchimerismus zu induzieren, ohne hierbei den Wirt in irgendeiner Form vorab immunsuppressiv zu konditionieren.

Methodik

Die Präparation der embryonalen Zellinien erfolgte *ex situ* aus 4,5 Tage alten Blastozyten des Uterus tragender WKY [RT1.$^\text{l}$] Ratten. Die Zellen wurden durch eine sogenannte "feeder cell line", die sich aus Fibroblasten von 14 Tage alten Embryonen herleitet, in Kultur expandiert. Die Fibroblasten selbst waren in Trypsin-EDTA (0,25% Trypsin und 0,04% EDTA) vorbehandelt und anschließend zur Hemmung der Proliferationsaktivität mit Mitomycin C koinkubiert. Die embryonalen Zellen (ES) wurden dann als Zellklone ausgesät und erhielten die Zellklondesignation CRES 12, wie bereits von unserer Arbeitsgruppe beschrieben [3]. Die Gewinnung der hämatopoetischen T-Zell-deplierten Knochenmarkstammzellen (HS) wurde aus den langen Röhrenknochen von WKY-Spenderratten vorgenommen, wie bereits beschrieben [4]. *Experimentelle Tiergruppen:* Im vollallogenen Rattenmodell erfolgte die heterotope Herztransplantation (HTx) zwischen männlichen Inzuchtratten (n = 10): **1.** WKY[RT1.$^\text{l}$] → DA[RT1.$^\text{av1}$]; **2.** WKY → DA (vorbehandelt mit $1{,}0 \times 10^6$ WKY-ES, Tag –7, intraportal, i.p.); **3.** WKY → DA ($5{,}0 \times 10^8$ T-Zell-depletierte HS, i.v., Tag –21). **4.** WKY → DA (Cyclophosphamid 90 mg/kg Tag –23 und Tag –22, i.v., Busulfan 35 mg/kg, Tag –22, i.v., $5{,}0 \times 10^8$ T-Zell-depletierte HS, i.v., Tag –21). **5.** WKY → WKY unbehandelt. Die Herztransplantation wurde nach der kürzlich von uns beschriebenen Technik (modifiziert nach Ono und Lindsey) durchgeführt [4]. Die Organfunktion wurde durch tägliche Palpation geprüft. Nach abgeschwächtem Kontraktionsstoß wurde die Funktion durch Probelaparotomie überprüft. Zur Beurteilung des Anteils spendereigener Zellen im peripheren Blut, Thymus, Milz und Leber erfolgte die flußzytometrische respektive die immunhistochemische Bestimmung Ox-3 und I-1.69 positiver Zellen (MHC-Klasse II, respektive MHC-Klasse I, WKY-spezifisch) in den entsprechenden Organen. Die gemischte Lymphozytenreaktion (MLC) und ^{51}Cr-release Assays (CRA) untersuchten das Proliferationsverhalten respektive die Zytotoxizität der zellulären Immunantwort *in vitro*.

Ergebnisse

Wie auf den Kaplan-Meier-Kurven in Abbildung 1 gezeigt, führte die Konditionierung der DA-Empfängertiere durch portale Injektion von 1.0×10^6 ES zur Langzeittoleranz (> 150 Tage) der am Tag sieben nach ES-Zellgabe heterotop transplantierten WKY-Spenderherzen in 9/10 Fällen. Ein vergleichbar gutes Ergebnis konnte in der experimentellen Gruppe 4 beobachtet werden, wo nach vorheriger myeloablativer Therapie mit CYC und BU und anschließender Gabe der HS eine Langzeitorganfunktion (> 150 Tage) in 90% der Empfängertiere beobachtet wurde. Dagegen wurden die WKY-Spenderherzen von DA-Empfängerratten akut nach 12.4 ± 1.4 Tagen abgestoßen (Gruppe 3), wenn diese lediglich mit T-Zell-depletierten HS ohne vorherige CYC/BU-Myeloablation konditioniert worden waren. Unbehandelte Tiere der Gruppe 1 stießen die WKY-Spenderherzen im Mittel nach 13.0 ± 1.2 Tagen ab, syngene WKY-Empfängerratten tolerierten ihre WKY-Herztransplantate zu 100% Langzeit. Die für die Versuchsgruppen 2 und 4 beobachtete Langzeitakzeptanz transplantierter Herzen korrelierte in unterschiedlichem Maße mit dem chimären Status dieser Tiere. DA-Ratten der Gruppe 2 zeigten einen partiell gemischten Spender/Empfängerchimerismus, da im peripheren Blut, in der Milz und im Thymus WKY-abgeleitete B-Zellen und Makrophagen immunhistochemisch und durchflußzytometrisch > 150 Tage nachweisbar waren, jedoch keine T-Zellen, die den WKY-Haplotyp [RT1.$^\text{l}$] exprimierten. Dagegen waren die DA-Ratten der Gruppe 4 voll (zu 99,5%) spenderchimär, da alle hämatopoetischen Zellinien den WKY-Haplotyp (> 150 Tage nachbeobachtet) exprimierten. Die Tiere der Gruppe 1 und 3 zeigten keinen WKY-Chimerismus. In der gemischten Lymphozytenkultur und im Chromfreisetzungstest korrelierte sowohl der par-

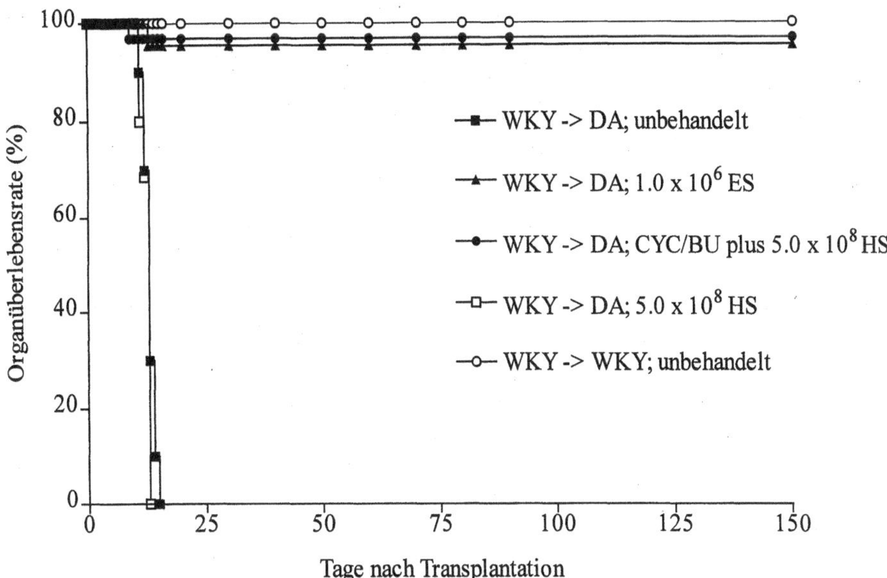

Abb. 1. Nach Kaplan-Meier berechnete kumulative Organüberlebenszeiten für syn- und allogene heterotop transplantierte Herzen vom WKY-Rattenstamm in DA-Empfängerratten. Die Versuchsgruppen unterschieden sich wie folgt: (■) unbehandelt; (▲) intraportale Injektion von 1.0×10^6 embryonalen Stammzellen (ES) am Tag –7 vor Herztransplantation (HTx); (●) Vorbehandlung der DA-Empfängertiere durch Cyclophosphamid (CYC: 90 mg/kg KG am Tag –23 und –22, Busulfan 35 mg/kg KG am Tag –22 und intravenöse Gabe von 5.0×10^8 CD2-depletierten Knochenmarkzellen (HS) am Tag –21 vor heterotoper HTx); (□) alleinige Vorbehandlung der DA Empfängertiere mit 5.0×10^8 HS am Tag –21 vor HTx; (○) syngene Kontrolle, unbehandelt

tiell-gemischte Chimerismus (Gruppe 2) als auch der volle Spenderchimerismus (Gruppe 4) mit einer spenderspezifischen Inhibition der T-Zellproliferation, respektive der Zielzelllyse. Zur Untersuchung des tolerogenen Mechanismus der hier beschriebenen embryonalen Zellen wurde deren Fas-Ligand Expression mittels Northern-blot Assay charakterisiert. Fas-Ligand positive Zellen sind in der Lage, durch Bindung an ihren kognitiven Rezeptor Fas, den programmierten Zelltod (Apoptose) der Fas-exprimierenden Zielzelle einzuleiten. Im Vergleich zu peripheren Lymphozyten naiver DA Ratten zeigten die aus WKY-Blastozysten isolierten ES-Zellen eine hochsignifikante Hochregulierung des CD95-Liganden, der somit konstitutiv auf RNA-Ebene transkribiert wird. Die Ko-Kultivierung der ES-Zellen mit Fas-positiven Concanavalin A-stimulierten Lymphozyten (aus DA-Tieren) führte *in vitro* nach 24 Stunden zur signifikanten Zunahme von Apoptosen Fas$^+$-Lymphozyten (TUNEL-Nachweismethode). Diese Untersuchungen unterstreichen damit erstmals den immunprivilegierten Status der eingesetzten embryonalen Zellen, der auf der konstitutiven Fas-Ligand Expression beruht, die bereits analog für Sertoli-Zellen des Hodens oder für konjunktivale Epithelzellen der vorderen Augenkammer beschrieben wurde.

Diskussion

Die hier beschriebenen Ergebnisse sind in zweierlei Hinsicht von großer Bedeutung für die Transplantationsmedizin. Zum einen belegen sie eindrucksvoll die Tatsache, dass weder ein voller Spenderchimerismus noch ein kompletter, alle hämatopoetischen Zelllinien umfassender, gemischter Chimerismus vorliegen muss, um langfristige Akzeptanz für zweizeitig transplantierte Organe zu induzieren. In diesem Zusammenhang nehmen wir an, dass die konstitutive Fas-L Expression der intraportalen ES-Zellen zur Abwehr alloreaktiver Lymphozyten dient und den ES-Zellen damit einen klaren Überlebensvorteil im Vergleich zu hämatopoetischen Stammzellen im allogenen Empfänger sichert. Wahrscheinlich kommt es *in vivo* nach Ausdifferenzierung der ES-Zellen zu hämatopoetischen Zelllinien auch zu einem ES-Zell-spezifischen bystander-Effekt, der darin beruht, dass die ausdifferenzierten Zellen durch die sie umgebenden ES-Zellen vor einer spezifischen T-Zell-getriggerten Allorejektion geschützt werden, wie dies bereits für FasL-transfizierte Fibroblasten/Inselzellgemische gezeigt wurde. Unsere Ergebnisse bieten insofern auch einen plausiblen Erklärungsansatz für kürzlich publizierte Daten, die eine Langzeitpersistenz embryonaler Stammzellen in einem xenogenen Empfängertier ohne Anwendung eines myeloablativen oder immunsuppressiven Konditionierungsprotokolls zeigten [5]. Die sich aus dem CRES12-Zellklon ableitenden embryonalen Stammzellen eignen sich daher nicht nur als universaler Toleranzvektor zur Chimerismusinduktion in allogenen Empfängertieren, sondern auch als Vehikel für den Genvektortransfer und belegen damit ihre potentiell klinische Relevanz für vielfältige therapeutische Einsatzmöglichkeiten.

Literatur

1. Reisner Y, Martelli MF (1999) Stem cell escalation enables HLA-disparate haematopoietic transplants in leukaemia patients. Immunol Today 20: 343–347
2. Aversa F, Tabilio A, Velardi A, Cunningham I, Terenzi A, Falzetti F, Ruggeri L, Barbabietola G, Aristei C, Latini P, Reisner Y, Martelli MF (1998) Treatment of high-risk acute leukemia with T-cell-depleted stem cells from related donors with one fully mismatched HLA haplotype. N Engl J Med 339: 1186–1193
3. Fändrich F, Lin X, Chai G, Kremer B (2000) Chimerismus- und Toleranzinduktion ohne Empfängerkonditionierung durch embryonalen Stammzelltransfer. Langenbecks Arch Chir I, 173–177
4. Fändrich F, Schlemminger M, Glass B, Suttorp M, Henne-Bruns D, Kremer B (1999) Spezifische Toleranzinduktion nach Empfängerkonditionierung mit Spenderstammzellen: Ein Klinik-relevantes Modell für die Lebendorganspende solider Organe. Langenbecks Arch Chir I, 240–244
5. Liechty KW, MacKenzie TC, Shaaban AF, Radu A, Moseley A-MB, Deans R, Marshak DR, Flake AW (2000) Human mesenchymal stem cells engraft and demonstrate site-specific differentiation after in utero transplanation in sheep. Nature Med 6: 1282–1286

Korrespondenzadresse: Priv.-Doz. Dr. F. Fändrich, Klinik für Allgemeine Chirurgie und Thoraxchirurgie der Christian-Albrechts-Universität zu Kiel, Arnold-Heller-Straße 7, 24105 Kiel, Fax: 0431-597-4586, e-mail: ffaendrich@surgery.uni-kiel.de

Rolle von Appendix und Milz im Mausmodell chronisch entzündlicher Darmerkrankungen

Role of appendix and spleen in a murine model of inflammatory bowel disease

C. F. Krieglstein[1,2], W. H. Cerwinka[1], G. Schürmann[2], M. B. Grisham[1] und D. N. Granger[1]

[1] Department of Molecular and Cellular Physiology, Louisiana State University Health Sciences Center, Shreveport, Louisiana 71130-3932, USA
[2] Department of General Surgery, Westfalian Wilhelm's-University, Münster, Germany

Abstract

There is growing clinical evidence suggesting that certain secondary lymphoid tissues (e.g., appendix, spleen) contribute to the initiation and/or perpetuation of ulcerative colitis. The importance of secondary lymphoid tissues in inducing colitis was assessed experimentally by removing the spleen and/or appendix (or sham operation) prior to inducing colitis in mice. Giving the mice 2.5% dextran sulphate sodium (DSS) in drinking water over 7 days induced colitis. Clinical disease activity was assessed based on weight loss, stool consistency and presence of blood in stools. Additional measurements included blood WBC count and hematocrit, and myeloperoxidase activity (MPO) in colon samples. Colonic injury was assessed by histology and computerized image analysis. DSS treatment in sham-operated mice produced colitis associated with weight loss, bloody diarrhea and mucosal ulceration. Clinical assessment of DSS-treated mice subjected to appendectomy or combined appendectomy/splenectomy exhibited a delayed onset and course of disease activity. Histomorphologic examination revealed significantly lower damage scores and a reduction in ulcerated mucosal surface area. Colonic MPO activity, which correlated well with tissue injury and disease activity, was lowest in appendectomized mice. The beneficial effects of splenectomy was observed only in the earliest stage (days 2–4) of disease progression. These findings support the hypothesis that appendicular lymphoid tissue contributes to the development of DSS-induced colitis.

Einleitung

Die niedrige Prävalenz von Appendektomien bei Patienten mit Colitis ulcerosa [1] sowie die Prävention der spontanen Colitis bei appendektomierten T-Zellrezeptor-α defizienten Mäusen [2] führten zur Hypothese, dass das Lymphgewebe der Appendix eine wesentliche Rolle im Pathomechanismus der Colitis spielen soll. Die Rolle der Milz für das intestinale Entzündungsgeschehen ist unklar. Ziel unserer Studie war es festzustellen, ob das Fehlen von Appendix und/oder Milz eine experimentelle Colitis beeinflussen kann.

Methodik

C57BL/6 Mäuse wurden in Inhalationsnarkose (Isofluran) appendektomiert und/oder splenektomiert. Kontrollmäuse wurden lediglich laparotomiert (n = 10/Gruppe). Zwei Wochen postoperativ wurde zur Colitisinduktion das Trinkwasser für 7 Tage durch 2,5-%ige Dextran Sulfat Sodium (DSS)-Lösung ersetzt. Anschliessend wurden die Mäuse zur Probengewinnung euthanasiert. Für die DSS-Colitis validierte Scores wurden zur Quantifizierung der Entzündungsaktivität (*Disease Activity Index, DAI*) [3] und zur Auswertung der Gewebeschäden (*Histo-Score*) [4] eingesetzt. Der prozentuale Anteil der ulzerierten Mukosa an der Colonoberfläche wurde computerunterstützt morphometrisch vermessen. Die Bestimmung der Myeloperoxidase (MPO)-Aktivität in der Colonwand diente als indirektes Mass für die Emigration neutrophiler Granulozyten.

Ergebnisse

Nach Appendektomie war der Aktivitätsgrad der Entzündung signifikant ($P < 0,05$) abgeschwächt und die Colitis von signifikant ($P < 0,05$) geringeren Gewebeschäden begleitet. Die MPO-Aktivität korrelierte eng ($P < 0,05$) mit dem DAI (r = 0,79). Die durch Appendektomie erzielte Colonprotektion bestand auch bei gleichzeitig durchgeführter Splenektomie. Eine isolierte Splenektomie beeinflusste die DSS-Colitis nicht (siehe Tabelle).

Tabelle 1. Ergebnistabelle für die Untersuchungsgruppen **LAP** (Laparotomie), **AE** (Appendektomie), **SE** (Splenektomie) und **AE/SE** (kombinierte Appendektomie/Splenektomie) nach 7 Tagen DSS (Dextran Sulfat Sodium 2,5-%) bzw. H_2O Behandlung (Kontrolle). Histologischer (Histo) und klinischer Entzündungsscore (DAI: Disease Activity Index), ulzerierte Colonmukosa in % sowie Colon-Gewebs-Myeloperoxidase Aktivität (MPO). Daten: Mittelwerte ± SD. ANOVA-Scheffé Test. *$P < 0,05$ vs. LAP+H_2O. #$P < 0,05$ vs. LAP+DSS

Gruppen: (jeweils n = 10)	DAI [Score 0–4]	Histo-Score [Score 0–40]	Mukosa Ulcera [% Fläche]	MPO-Aktivität [Units/g Colon]
LAP + H_2O	0 ± 0	0 ± 0	0 ± 0	2,3 ± 1,0
LAP + DSS	3,9 ± 0,1*	20,1 ± 5,9*	24,6 ± 15,1*	29,4 ± 7,6*
AE + DSS	2,9 ± 0,6*,#	8,4 ± 4,7*,#	3,5 ± 4,6*,#	13,6 ± 6,2*,#
AE/SE + DSS	3,0 ± 0,4*,#	11,3 ± 6,3*,#	4,2 ± 5,6*,#	19,1 ± 9,9*,#
SE + DSS	3,4 ± 0,2*	16,2 ± 5,8*	13,0 ± 19,5*	22,9 ± 8,8*

Schlussfolgerungen

Unsere Ergebnisse zeigen, dass durch eine vorausgegangene Appendektomie die Entzündungsreaktion des Colons im Rahmen der murinen DSS-Colitis abgeschwächt werden kann. Da am Pathomechanismus der DSS-Colitis Komponenten des mukosalen Immunsystems beteiligt sind, unterstützen unsere Ergebnisse die Hypothese, dass dem Lymphgewebe der Appendix im DSS-Modell eine wesentliche Rolle für die mukosale Abwehr zukommt.

Literatur

1. Koutroubakis IE, Vlachonikolis IG (2000) Appendectomy and the development of ulcerative colitis: results of a metaanalysis of published case-control studies. Am J Gastroenterol 95: 171–176
2. Mizoguchi A, Mizoguchi E, Chiba C, Bhan AK (1996) Role of appendix in the development of inflammatory bowel disease in TCR-alpha mutant mice. J Exp Med 184: 707–715
3. Cooper HS, Murthy SNS, Shah RS, Sedergran DJ: Clinicopathologic study of dextran sulfate sodium experimental murine colitis. Lab Invest 1993, 69: 238–249
4. Dieleman LA, Palmen MJ, Akol H, Bloemena E, Pena AS, Meuwissen SG, Van Rees EP (1998) Chronic experimental colitis induced by dextran sulphate sodium (DSS) is characterized by Th1 and Th2 cytokines. Clin Exp Immunol 114: 385–391

Korrespondenzadresse: Dr. med. C. F. Krieglstein, Klinik und Poliklinik für Allgemeine Chirurgie, Westfälische Wilhelm's-Universität Münster, Waldeyerstrasse 1, 48149 Münster, Tel.: 0251 835 6301, Fax: 0251 835 6414, e-mail: kriegls@uni-muenster.de

Die Anwendung von hyperbarem Sauerstoff zur Behandlung von diabetischen Defektwunden am Modell

Hyperbaric oxygen therapy in the treatment of open wounds in a diabetic model

M. Koschnick[1], I. Siebenschuh[2], H. Räkers[2], F. Rösken[3], G. Germann[1] and C.-M. Muth[4]

[1] Klinik für Hand-, Plastische- und Rekonstruktionschirurgie, Schwerbrandverletztenzentrum, BG Unfallklinik Ludwigshafen, Plastische und Handchirurgie Universität Heidelberg
[2] Institut für Klinisch-Experimentelle Chirurgie, Universität des Saarlandes, Homburg/Saar
[3] Chirurgische Klinik Innenstadt, Ludwig Maximilians Universität, München
[4] Universitätsklinik für Anästhesiologie, Universität Ulm

Abstract

Diabetes mellitus as a chronic systemic disorder is known as an important factor for impaired wound healing. Hyaluronic acid (HA), as a central matrix component, is able to improve healing in chronic wounds, as they appear in diabetic patients. Further hyperbaric oxygen therapy (HBO) is used as an adjuvant procedure to treat chronic wounds in diabetics. The aim of our study was to investigate the effect of HBO and HA versus standard moist wound therapy on formation of granulation tissue and epithelium in a diabetic rat model. A standard open-wound model was used in four groups of Sprague-Dawley rats ($n = 10$/group). Three groups had previously received streptozocin treatment to induce diabetes. An open wound was placed on both lateral aspects above the latissimus dorsi muscle, protected from wound contraction by a polyethylene ring. Group 1 was treated with HBO, group 2 with local application of HA and group 3 with standard moist-wound therapy (F group). A non-diabetic group 4 (K group) served as the control. Wound healing was documented by intravital microscopy every 3rd day and evaluated by planimetric analysis. At day 15 the HBO-treated wounds showed a significantly improved formation of granulation tissue and epithelium compared to the HA and F groups. There was no difference between HBO treatment and the non-diabetic control. This investigation demonstrates that HBO treatment was able to compensate for the negative effect of diabetes on wound healing in this model. Furthermore, the data show that HBO therapy is much more effective than hyaluronic acid in treatment of diabetes-induced impaired wound healing.

Einleitung

Diabetes mellitus als Grunderkrankung kann zu einer gestörten Wundheilung führen. Die Behandlung der diabetischer Stoffwechsellage ist die wesentliche kausale Therapie und Prävention dieser Wundheilungsstörungen. Es existiert jedoch eine große Vielfalt lokaler Therapeutika, um einen regelrechten Heilungsfortschritt zu induzieren. Basierend auf dem Prinzip der feuchten, okklusiven Wundbehandlung, die die Induktion von Granulationsgewebe und Epithel begünstigt, wird die lokale Applikation von Hyaluronsäure (HA) zur Behandlung von Wundheilungsstörungen bei diabetischen Patienten eingesetzt [1]. Die Therapie mit hyperbarem Sauerstoff (HBO) als adjuvante Maßnahme wird weltweit zur Behandlung chronischer Wunden bei Diabetikern angewandt [2], doch wegen des Mangels an randomisierten Studien [3] wird die Wirksamkeit der Methode noch immer angezweifelt. Ziel der Studie war es, den Effekt der HBO Therapie, lokaler Applikation von Hyaluronsäure und ausschließlich feuchter Wundbehandlung auf die Bildung von Granulationsgewebe und Epithel am Modell der diabetischen Ratten standardisiert zu untersuchen.

Methodik

An 4 Gruppen mit je 10 männlichen Sprague-Dawley-Ratten wurde entsprechend eines etablierten Modells [4] bilateral über dem M. latissimus dorsi Defektwunden gesetzt. Die bei Ratten typische Wundkontraktion verhindert ein implantierter Polyethylenring, der durch laterale Perforationen den Kontakt zwischen Wundrand und Wundgrund erlaubt. Die Diabetesinduktion erfolgte in drei von vier Gruppen durch die intravenöse Applikation von Streptozotozin (65 mg/kgKG) 7 Tage vor Wundsetzung unter täglicher Blutzuckerkontrolle. Von den drei Gruppen diabetischer Tiere wurden die erste, entsprechend dem Behandlungsschema am Menschen, einer HBO-Therapie unterzogen (HBO-Gruppe, 240 kPa, 90 min), die zweite Gruppe (HA-Gruppe) mit lokaler Applikation von Hyaluronsäure behandelt (1% HA, 0,1 ml), die dritte ausschließlich einer feuchten Wundbehandlung zugeführt (F-Gruppe). Eine Gruppe ohne Diabetesinduktion mit feuchter Wundbehandlung diente als gesunde Kontrolle (K-Gruppe). Der Fortschritt der Bildung von Granulationsgewebe und Epithel wurde intravitalmikroskopisch untersucht. An jedem 3. Tag bis Tag 15 erfolgte die Injektion von Natrium-Fluorescein (10%, 2 mmol/kg) womit der erkennbaren Gefäßanatomie die Grenze zwischen einwachsendem Granulationsgewebe und der noch offenen Wundfläche, sowie des bereits epithelialisierten Wundanteils zu bestimmen ist. Die aufgezeichneten Videobilder wurden planimetrisch ausgewertet.

Ergebnisse

Tiere, die mit hyperbarem Sauerstoff behandelt wurden, zeigten über den gesamten Versuchsverlauf ein signifikant besseres Heilungsergebnis, als die mit Hyaluronsäure behan-

Tabelle 1. Ergebnisse der Untersuchungen am 15. Tag (Versuchsende):
HBO-Gruppe: Diabetische Tiere mit HBO Therapie,
HA-Gruppe: Diabetische Tiere mit Hyaluronsäurebehandlung,
F-Gruppe: Diabetische Tiere mit ausschließlich feuchter Wundbehandlung,
K-Gruppe: Tier ohne diabetische Stoffwechsellage mit feuchter Wundbehandlung

Gruppe	K-Gruppe	F-Gruppe	HA-Gruppe	HBO-Gruppe
Granulation				
Mittelwert [% der Wundfläche]	98,23	80,83	93,61	100
SD	1,47	20,26	13,15	0
Epithel				
Mittelwert [% der Wundfläche]	84,95	44,43	55,2	96,83
SD	6,21	19,66	25,15	3,4

delte Gruppe und die unbehandelten Tiere mit feuchter Wundtherapie. In der Tabelle 1 ist der Versuchstag 15 dargestellt, wobei die Bildung von Granulationsgewebe und Epithel gesondert aufgeführt ist. Die HBO-Gruppe heilt vergleichbar der Kontrollgruppe nicht diabetischer Tiere. Die Wundheilung der HA-Gruppe ist an Tag 15 im Vergleich zur HBO Gruppe deutlich verlangsamt, jedoch signifikant weiter fortgeschritten, als die unbehandelter diabetischer Tiere (F-Gruppe).

Schlussfolgerung

Die Ergebnisse dieser Untersuchung zeigen deutlich, dass durch Anwendung von Sauerstoff im Überdruck die negativen Effekte auf die Wundheilung durch das Vorliegen eines Diabetes mellitus am Modell komplett kompensiert werden. Darüber hinaus wird deutlich, dass HBO bei der Behandlung von diabetisch induzierten Wundheilungsstörungen deutlich effektiver ist, als die Anwendung von Hyaluronsäure. Hyaluronsäure zeigt jedoch im Vergleich zur ausschließlich feuchten Wundbehandlung noch einen positiven Effekt am Versuchende. Im Hinblick auf die Anwendung am Patienten sind als Konsequenz unserer Untersuchungen weitere Studien gefordert, die bei der Komplexität diabetischer Wundheilungsstörungen nur in Form multizentrischer Untersuchungen aussagekräftige Ergebnisse liefern können.

Literatur

1. Siebenschuh I, Rösken F, Koschnick M, Menger MD, Mutschler W (1998) Hyaluronsäure in der Wundbehandlung, Wirkprinzipien und Stand der Therapie. Zeitschrift für Wundbehandlung 8/3: 6–8
2. Tibbles PM, Edelsberg JS (1996) Hyperbaric-Oxygen Therapy, N Engl J Med 334: 1642–1648
3. Faglia E, Favales F, Aldeghi A, Calia, P, Quarantiello A, Oriani G, Michael M, Campagnoli P, Morabito A (1996) Adjunctive Systemic Hyperbaric Oxygen Therapie in Treatment of Severe Prevalently Ischemic Diabetic Foot Ulcer – A randomozed study. Diabetes Care 19: 1338–1343
4. Koschnick M, Rösken F, Räkers H, Siebenschuh I, Menger MD, Mutschler W (1997) Ein neues Modell zur quantitativen Analyse der Wundheilung an Defektwunden. Langenbecks Arch Chir Suppl.: 511–514

Korrespondenzadresse: Dr. M. Koschnick, Klinik für Hand-, Plastische- und Rekonstruktionschirurgie, Schwerbrandverletztenzentrum, BG Unfallklinik Ludwigshafen, Plastische und Handchirurgie Universität Heidelberg, Ludwig-Guttmann-Str. 13, 67071 Ludwigshafen/Rh., Tel.: 06 21-6 81 00, Fax: 06 21-6 81 02 11, e-mail: martin.koschnick@urz. uni-heidelberg.de

Die Rolle der Apoptose-regulierenden Proteine Bcl-xL und Bax in der durch Gemcitabin induzierten Cytotoxizität beim Pankreaskarzinom

The role of the apoptosis-regulating proteins Bcl-xL and Bax in gemcitabine-induced cytotoxicity in pancreatic carcinoma

H. Ungefroren, B. Schniewind, D. Henne-Bruns und H. Kalthoff

Forschungsgruppe Molekulare Onkologie, Klinik für Allgemeine Chirurgie und Thoraxchirurgie, Christian-Albrechts-Universität, Kiel

Abstract

This study investigates the involvement of apoptosis in the cytotoxic action of gemcitabine, a drug of widespread use for the treatment of pancreatic carcinoma. We show that 5/6 pancreatic carcinoma cell lines undergo DNA fragmentation and morphological changes typical for apoptosis following a 48-h exposure to gemcitabine (Gemzar® 0,1–100 µg/ml). Apoptotic DNA fragmentation occurred in a dose-dependent manner and correlated with the expression level of the antiapoptotic Bcl-xL protein. Treatment of Colo357 pancreatic carcinoma cells with specific antisense oligonucleotides against Bcl-xL sensitized these cells to gemcitabine-induced apoptosis. Stable overexpression of Bcl-xL in this cell line resulted in a strongly reduced sensitivity to gemcitabine-induced apoptosis. However, overexpression of the pro-apoptotic Bax protein that normally functions as a natural inhibitor of Bcl-xL had no or only a marginal effect on the apoptotic response of these cells to gemcitabine. These data suggest that Bcl-xL, but not Bax, may represent a useful prognostic factor for selecting patients who may benefit from gemcitabine treatment.

Einleitung

Das duktale Pankreasadenokarzinom zeichnet sich durch eine weitgehende Resistenz gegenüber standardisierter Strahlen- und Chemotherapie aus. Dies beruht im wesentlichen auf molekularen Alterationen, die den Tumorzellen einen erhöhten Schutz gegenüber Chemotherapeutika-induzierter Apoptose verleihen. In dieser Studie wurde untersucht, inwieweit die cytotoxische Wirkung von Gemcitabin, einer bei der Therapie von Pankreaskarzinompatienten verwendeten Substanz, auf Apoptoseinduktion beruht und ob die apoptoseregulierenden Proteine Bcl-xL und Bax in den molekularen Mechanismus der Gemcitabin-induzierten Cytotoxizität in Pankreaskarzinomzellen involviert sind.

Methodik

6 Pankreaskarzinom-Zellinien wurden nach einer 3-stündigen [³H]Thymidin-Markierung und einer anschließenden 24-stündigen Inkubation in Medium für 48 h mit Gemzar® (0,1–100 µg/ml) behandelt. Anschließend wurde die Apoptoserate mit Hilfe eines DNA Fragmentierungs-Assays und der Hoechst 33258 Färbung bestimmt. Eine der 6 Zellinien (Colo357), in der eine relativ niedrige Bcl-xL Expression mit einer hohen Sensitivität gegenüber Gemcitabin-induzierter Apoptose korrelierte, wurde über retroviralen Gentransfer stabil mit einer Bcl-xL cDNA transduziert. Zur Inhibition von Bcl-xL wurden Colo357 Zellen entweder mit spezifischen Antisense-Oligonukleotiden behandelt oder Colo357 und Panc89 Zellen mit Bax, einem natürlichen Inhibitor von Bcl-xL, transduziert. Die Antisense-Oligonukleotid-Behandlung folgte dem oben beschriebenen Versuchsschema, mit dem einzigen Unterschied, dass zwischen der [³H]Thymidin-Markierung und der 24-stündigen Inkubation in Medium die liposomen-vermittelte Transfektion der Antisense-Oligonukleotide stattfand [1].

Ergebnisse

5/6 der untersuchten Zellinien (A818-4, Colo357, BxPC-3, Panc-89, PancTuI) zeigten nach einer 48-stündigen Gemcitabin-Behandlung dosisabhängig eine starke Fragmentierung der DNA, wogegen diese bei Panc-1 Zellen nur bei der höchsten Gemcitabin-Konzentration (100 µg/ml) zu beobachten war (Abb. 1). Da die unterschiedliche Sensitivität gut mit der Expression von Bcl-xL korrelierte, wurde dessen Rolle bei der Gemcitabin-induzierten Apoptose näher untersucht. In mit Antisense-Oligonukleotiden gegen Bcl-xL behandelten Panc-1 und Colo357 Zellen war die Apoptoserate nach Inkubation mit Gemcitabin

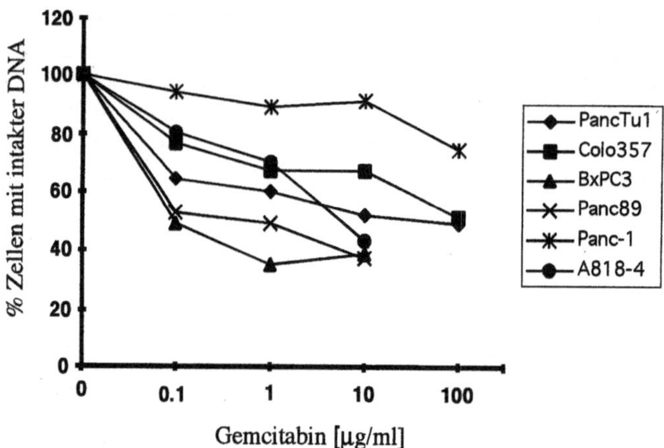

Abb. 1. Induktion von Apoptose in Pankreastumor-Zellinien nach Behandlung mit Gemcitabin. Die gezeigten Pankreasadenokarzinom-Zellinien wurden mit [³H]Thymidin markiert und für 48 h mit den angegebenen Konzentrationen an Gemcitabin behandelt. Die im Zuge der Apoptose entstehende DNA Fragmentierung wurde anschließend im Jam-Assay gemessen. Die Standardabweichungen waren kleiner als 20%

(10μg/ml für 48 h) erhöht, in stabil mit Bcl-xL transduzierten Colo357 Zellen dagegen erniedrigt. Bemerkenswerterweise hatte die Überexpression von Bax keinen (Colo357) oder nur einen geringen (Panc-89) Effekt auf die Apoptoseempfindlichkeit gegenüber Gemcitabin.

Diskussion und Schlussfolgerung

Unsere Ergebnisse belegen, dass Gemcitabin in der überwiegenden Mehrzahl von Pankreaskarzinom-Zellinien Apoptose auslösen kann. Eine Analyse der apoptose-regulierenden Proteine zeigte, dass eine Modulation des Bcl-xL Proteins in Colo357 Zellen die Apoptose-Empfindlichkeit dieser Zellen gegenüber Gemcitabin erhöhte (nach Behandlung mit spezifischen Antisense-Oligonukleotiden) bzw. erniedrigte (nach stabiler Überexpression des Bcl-xL Proteins). Ein ähnlicher Befund wurde in MiaPaCa-2 Zellen nach Transfektion einer bcl-2 cDNA gemacht [2]. Der Befund, dass die Apoptoseinduktionsrate von der Höhe der Bcl-xL Expression, nicht aber von der der Bax Expression abhängig war, lässt vermuten, dass Bcl-xL, nicht aber Bax, als prognostischer Faktor für die Ansprechbarkeit des Pankreaskarzinoms auf Gemcitabin geeignet ist. Die gezielte Ausschaltung oder Inhibition von Bcl-xL durch gentherapeutische und/oder pharmakologische Intervention könnte daher die Apoptoserate von Pankreaskarzinomzellen erhöhen und damit die Ansprechbarkeit von duktalen Pankreaskarzinomen auf Gemcitabin verbessern.

Literatur

1. Hinz S, Trauzold A, Boenicke L, Sandberg C, Beckmann S, Bayer E, Walczak H, Kalthoff H, Ungefroren H (2000) Bcl-XL protects pancreatic adenocarcinoma cells against CD95- and TRAIL-receptor-mediated apoptosis. Oncogene 16: 5477–5486
2. Bold JB, Chandra J, McConkey DJ (1999) Gemcitabine-induced cell death (apoptosis) of human pancreatic carcinoma is determined by Bcl-2 content. Ann Surg Oncol 6: 279–285

Korrespondenzadresse: PD Dr. rer. nat. Hendrik Ungefroren, Forschungsgruppe Molekulare Onkologie, Klinik für Allgemeine Chirurgie und Thoraxchirurgie, Christian-Albrechts-Universität, Arnold-Heller Straße 7, 24105 Kiel, Tel.: 0431-597-1937, Fax: 0431-597-1939, e-mail: hungefroren@email.uni-kiel.de

Inhibition von ICE (Caspase-1) induziert Zelltod in Pankreaskarzinomzellen

Inhibition of ICE (caspase-1) induces cell death in pancreatic carcinoma cells

S. Schlosser, F. Gansauge, M. Ramadani, H. G. Beger und S. Gansauge

Abteilung für Allgemeinchirurgie, Universitätsklinik Ulm

Abstract

Background: In recent studies we demonstrated the overexpression of cysteine protease ICE (caspase-1) in pancreatic carcinoma tissue and the significant correlation with factors associated with poor prognosis, pointing to possible aspects of ICE in proliferative processes in human pancreatic carcinoma. In this study we investigated the influence of ICE inhibition on the cell cycle of pancreatic carcinoma cells. *Methods:* For cell cycle analysis and Western blot analysis, pancreatic cells (AsPC-1, BxPC-3, MiaPaCa-2 and Panc-1) were incubated with the specific ICE-inhibitor Ac-AAVALLPAVLLALLAP-YVAD.CHO (p-YVAD.CHO) for 24 h. *Results:* We found that incubation with p-YVAD.CHO (25 µM) induces a non-apoptotic/necrotic-like cell death in pancreatic AsPC-1 (24.5 ± 10.3%), BxPC-3 (21.9 ± 6.9%), MiaPaCa-2 (32.0 ± 16.2%) and Panc-1 (15.3 ± 1.1%) cells. Western blot analysis revealed an ICE-dependent modulation of the expression levels of the proteins of the bcl-2 family, known to play a key role in the regulation of cell death. *Conclusion:* Our observations support our previous findings that ICE may be involved in anti-apoptotic processes in pancreatic carcinoma and may provide new aspects in its role in proliferation and cell death.

Einleitung

ICE (<u>I</u>nterleukin-1β-<u>C</u>onverting <u>E</u>nzyme, caspase-1) ist eine Cysteinprotease, die inaktives pro-Interleukin-1β (pro-IL-1β) in das aktive IL-1β überführt. Neue Forschungsergebnisse deuten außerdem auf eine Beteiligung von ICE beim Ablauf des programmierten Zelltodes (Apoptose) hin, obwohl die pro-apoptotische Funktion von ICE kontrovers diskutiert wird [1]. Unsere Untersuchungen in Pankreaskarzinomgewebe zeigten eine deutliche Überexpression von ICE in Tumorzellen und eine signifikante Korrelation zu der Expression von Cyclin D1, EGF und EGF-Rezeptor, Faktoren, die mit einer schlechten Prognose im Pankreaskarzinom assoziiert sind [2]. Das deutet auf eine mögliche Beteiligung von ICE bei anti-apoptotischen/proliferativen Prozessen im Pankreaskarzinom hin. Diese Annahme konnte durch Experimente mit der Pankreaskarzinomzellinie AsPC-1 unterstützt werden, die ergaben, dass EGF die ICE-Expression induziert, ohne zur Apoptose zu führen [3]. In dieser Arbeit haben wir mit Hilfe des spezifischen ICE-Inhibitors, Ac-AAVALLPAVLLALLAP-YVAD.CHO (p-YVAD.CHO) den Einfluss der ICE-Inhibition auf den Zellzyklus von Pankreaskarzinomzellen untersucht und das Expressionsmuster der Mitglieder der bcl-2 Familie, die als Regulatoren von Zelltod bekannt sind [4], in diesen Inhibitor-behandelten Zellen analysiert.

Methodik

Zellkultur: Es wurden die Pankreaskarzinomzellen AsPC-1, BxPC-3, MiaPaCa-2 und Panc-1 verwendet. Je 3×10^5 Zellen wurden 24 h in 10%-igem FCS Medium und anschließend 24 h in FCS freien Medium kultiviert. Die Zellen wurden dann mit 25 ng/ml EGF und 25 µM p-YVAD.CHO für 0, 6, 12, 18, 24, 48 h inkubiert. Für die Western Blot Analyse wurden die Zellen in 200 µl Lysis Puffer (10 mM Tris pH 7,5, 150 mM NaCl, 1 mM EDTA. 1% Triton-X-100) aufgenommen. *Western Blot Analyse:* Das Lysat wurde auf ein 15%-iges Polyacrylamidgel aufgetragen, die Proteine elektrophoretisch nach ihrem Molekulargewicht getrennt und mit Hilfe eines semi-dry-Plotters (Phase, Lübeck) auf Nitrocellulose-Membran (Schleicher und Schuell) transferiert. Nach der Vorinkubation der Membran mit 5% Milchpulver in PBS folgt die Inkubation mit einem spezifischen Antikörper gegen bcl-2 (Ab-1, Calbiochem) bzw. bax (Ab-5, Calbiochem) und bcl-x$_L$ (Santa Cruz) und die Detektion der entsprechenden Proteinbande mit Hilfe des ECL-Systems (Amersham). *DNA-Analyse:* Die isolierte DNA (apoptotic DNA ladder kit, Fa. Roche, Schweiz) wird auf ein Ethidiumbromid-haltiges 1%iges Agarose Gel elektrophoretisch aufgetrennt und unter UV-Licht visualisiert.

Ergebnisse

In früheren Arbeiten konnten wir zeigen, dass EGF-stimulierte AsPC-1 Zellen ICE exprimieren, ohne apoptotisch zu werden [3]. Um die ICE-Expression zu induzieren, wurden AsPC-1 Zellen mit 25 ng/ml EGF stimuliert und mit dem spezifischen ICE-Inhibitor p-YVAD.CHO (25 µM) bzw. DMSO für 24 h inkubiert. Bereits nach ca. 6 h beginnen die Inhibitor-behandelten Zellen sich von der Kulturschale abzulösen und deutliche Zeichen von Zelltod aufzuweisen. Inkubation mit p-YVAD.CHO induziert außerdem Zelltod in den Pankreaskarzinomzellen BxPC-3, MiaPaCa-2 und Panc-1 (Tabelle 1).

Um den beobachteten Zelltod näher zu charakterisieren, wurden verschiedene DNA-Analysen durchgeführt. Färbung der Zellkerne mit bis-Benzimid zeigten das Fehlen von Chromatinkondensation, und auch DNA-Analysen ergaben keine für die Apoptose typische Fragmentierung der DNA in 180bp Multimeren (DNA-Leiter), sondern eher einen kontinuierlichen Schmier, der für einen nekrotischen Zelltod spricht. Bestimmung der Zellgröße ergab, dass die mit ICE-Inhibitor behandelten AsPC-1 Zellen signifikant größer sind (9,4% ± 1,4, p < 0,01) im Vergleich zur Kontrollgruppe (DMSO-inkubierte Zellen), was auf das typische Anschwellen der Zelle bei nekrotischen Vorgängen hindeutet.

Tabelle 1. Zelltod in Pankreaskarzinomzellen induziert durch ICE Inhibition (nach 24 h)

	p-YVAD.CHO (25 µM) tote Zellen (%)	Kontrolle (DMSO) tote Zellen (%)	
AsPC-1	24,5 ± 10,3	4,1 ± 3,2	p < 0,01
BxPC-3	21,9 ± 6,9	7,1 ± 3,4	p < 0,01
MiaPaCa-2	32,0 ± 16,2	12,9 ± 5,1	ns
Panc-1	15,3 ± 1,1	10,5 ± 3,2	p < 0,05

Die Angaben bezeichnen die Mittelwerte ± Standardabweichung, signifikant: p < 0,05, ns = nicht signifikant

Mittels Western Blot Analyse wurde auch das Expressionsmuster der Mitglieder der bcl-2 Familie untersucht. Die Proteine bcl-2 und bax sind in den Inhibitor-behandelten Zellen hochreguliert, während die Expression von bcl-x_L unverändert bleibt und vergleichbar mit der Kontrolle ist.

Diskussion

Wir haben demonstriert, dass die Inhibition von ICE durch den spezifischen Zell-permeablen Inhibitor p-YVAD.CHO einen nekrotischen Zelltod bei Pankreaskarzinomzellen induziert. Ähnliche Beobachtungen wurden auch in anderen Zellsystemen gemacht, in denen Inhibition der Caspase Aktivität Nekrose induzieren kann [1]. Die massive nekrotische Wirkung von p-YVAD.CHO im Vergleich zu anderen ICE-Inhibitoren könnte u.a. auch in seiner nukleären Permeabilität begründet sein, die besonders in Zellen wie Pankreaskarzinomzellen zum Tragen kommt, die diese Caspase nicht nur im Zytoplasma, sondern auch im Zellkern exprimieren [2, 3].

Die beobachtete Nekrose in den untersuchten Pankreaskarzinomzellen könnte über die demonstrierte Modulation der Expression der Proteine der bcl-2 Familie geschehen, die für ihre Zelltod-regulierende Funktion bekannt sind. Die Überexpression des pro-apoptotischen bax-Proteins gegenüber der unveränderten Expression des anti-apoptotischen bcl-x_L-Proteins könnte in den p-YVAD.CHO-behandelten Zellen die Verschiebung des biochemischen Gleichgewichts in Richtung Zelltod begünstigen [4]. Die Überexpression des anti-apoptotischen bcl-2 Proteins kann als Reaktion der Zellen auf den Zelltod-induzierenden Stimulus verstanden werden, die aber nicht ausreicht, um diesen zu verhindern.

Die Wirkung dieses spezifischen ICE Inhibitors (p-YVAD.CHO) könnte neue Aspekte in die Rolle von ICE in der Proliferation und Zelltod beim Pankreaskarzinom liefern.

Literatur

1. Zeuner A, Eramo A, Peschle C, De Maria R (1999) Caspase activation without death. Cell Death Diff 6: 1075–1080
2. Gansauge S, Gansauge F, Yang Y, Müller J, Seufferlein T, Ramadani M, Beger HG (1998) Interleukin 1β-converting enzyme (caspase-1) is overexpressed in adenocarcinoma of the pancreas. Cancer Res 58: 2703–2706
3. Schlosser S, Gansauge F, Schnelldorfer T, Ramadani M, Schwarz A, Beger, HH, Gansauge S (1999) Inhibition of EGF-induced interleukin-1β-converting enzyme expression reduces proliferation in the pancreatic carcinoma cell line AsPC-1. Cancer Research 59: 4551–4554
4. Shinoura N, Yoshida Y, Asai A, Kirino T, Hamada H (1999) Reletive level of expression of bax and bcl-x_L determines the cellular fate of apoptosis/necrosis induced by the overexpression of bax Oncogene 18: 5703–5713

Korrespondenzadresse: Dr. Sophia Schlosser, Chirurgische Universitätsklinik und Poliklinik, Abteilung Chirurgie I, Steinhövelstraße 9, 89075 Ulm, Telefon: 0731-500-27236, Fax: 0731-500-21593, e-mail: sophia.schlosser@uni-ulm.de

Prävention von Metastasenwachstum beim Pankreaskarzinom in vivo durch Apoptoseinduktion mittels Genistein

Prevention of metastatic pancreatic cancer growth in vivo by induction of apoptosis with genistein

M. W. Müller, P. Büchler, H. A. Reber, O. J. Hines, H. Friess, M. W. Büchler und H. G. Beger

Abteilung für Allgemeinchirurgie, Universität Ulm, Deutschland
Department of Surgery, UCLA School of Medicine, University of California, Los Angeles, USA
Abteilung für Visceral- und Transplantationschirurgie, Universität Bern, Inselspital, Schweiz

Abstract

In the present study we investigated the bioactivity of genistein, a naturally occurring iso-flavonoid, in experimental pancreatic cancer in vitro and in vivo. In vitro genistein caused apoptosis in three tested human pancreatic cancer cell lines, which was identified and quantified by DNA fragmentation and Annexin V staining and mediated by activation of caspase-3. In vivo genistein significantly improved survival, almost completely inhibited metastasis and increased apoptosis in an orthotopic murine model of pancreatic cancer using MIA PaCa-2 cells. These findings suggest that the antimetastatic effect of genistein treatment in vivo was mediated by induction of apoptosis and confirm the important role of apoptosis in metastatic disease progression. This suggests that genistein may have a therapeutic benefit for patients suffering from pancreatic cancer, in particular after surgery to prevent recurrence of metastatic disease.

Einleitung

Das Pankreaskarzinom ist gekennzeichet durch ein aggressives lokales und systemisches Wachstum und eine geringe Rate an Apoptose [1]. Ein zentraler Mechanismus der Apoptose stellt die Aktivierung von Caspase-3 dar [2]. Nutritionale Chemoprevention des Pankreaskarzinoms stellt einen attraktiven neuen Behandlungsansatz dar, der bereits in anderen Karzinomen wie Brustkrebs, Colon- und Prostatakarzinomen Effizienz zeigte. Eine vielversprechende Substanz stellt dabei Genistein dar, ein natürlich in Sojabohnen vorkommendes Isoflavonid, welches Krebsraten beim Mensch reduzieren kann [3, 4]. Der genaue Wirkmechanismus von Genistein ist noch ungeklärt, wenngleich bereits bekannt ist, dass Genistein als Antioxidanz wirkt, die Protein-Tyrosin-Kinase Aktivität inhibieren kann, Apoptose in verschiedenen Zellinien stimulieren kann, sowie Zellproliferation und Angiogenese hemmen kann. Ziel der Studie war die Analyse des programmierten Zelltodes durch Genistein in humanen Pankreaskarzinomzellen in vitro, sowie dessen Effekt in vivo.

Methodik

Für die in vivo Versuche wurden MIA PACa-2 Tumorzellen 5 Wochen alten Nacktmäusen (BALB/cA) subcutan injiziert und nach 4 wöchigem Wachstum Tumorstücke von 1 mm Durchmesser aus diesen subcutanen Tumoren entfernt und in den Pankreasschwanz von Mäusen der beiden Studiengruppen transplantiert. Die Mäuse wurden für die Genistein Gruppe (n = 8) oder die Scheinbehandlungsgruppe (n = 8) randomisiert. Die Behandlung mit Genistein wurde 10 Tage nach der Tumorimplantation begonnen und erfolgte durch eine tägliche intraperitoneale Injektion von 1,3 mg Genistein gelöst in DMSO. Die Kontrolltiere erhielten DMSO alleine. Nach Tötung der Tiere wurde das Tumorvolumen bestimmt, sowie sämtliche metastatischen Läsionen im Thorax, Abdomen, Retroperitoneum und in den Beckenorganen bestimmt. Die makroskopischen Läsionen wurden mikroskopisch verifiziert. Für den Befall eines Organs wurde 1 Punkt vergeben (Metastasenscore). Der Nachweis der Apoptose in den humanen Xenograft-Tumoren erfolgte durch die Färbung der DNA-Brüche in den Zellen des Primärtumors mittels TUNEL-Färbung.

Die in vitro Versuche wurden an den drei humanen Pankreaszellinien Capan-1, MIA PaCa-2 und PANC-1 durchgeführt. Der Effekt von Genistein auf die Wachstumsrate der Pankreaskarzinomzellen wurde dosisabhängig (0, 10, 50, 100, 250 µmol Genistein) und zeitabhängig (0, 24, 48, 72, 96 Stunden) analysiert. Die Anzahl der in Lösung befindlichen Tumorzellen sowie der anhaftenden wurde nach Ablösen in der Neugebauer Zählkammer bestimmt. Viabilität und Wachstum wurde mittels des MTT (3-[4,5-dimethylthiazol-2-yl] –2,5-diphenyl tetrazolium bromide) colometrischen Assay bestimmt, bei dem lebende Zellen das Substrat MTT in Formazan, welches spectrophotometrisch bestimmt werden kann, umwandeln. Der Nachweis der DNA-Fragmentation in den Pankreaskarzinomzellinien erfolgte nach DNA–Extraktion und elektrophoretischer Separation im Agarose Gel. Die Quantifizierung der apoptotischen Zellen erfolgte mittels Annexin-V-Flous Färbung (Boehringer Mannheim, Germany) am FACScan Flow Cytometer. Die Unterscheidung zwischen apoptotischen und nekrotischen Zellen erfolgte durch zusätzliche Anfärbung mit Propidiumiodid. Zur Bestimmung der Caspase-3 Aktivität wurden die Zellen lysiert und das zytosolische Protein extrahiert. Vor, sowie 60, 90 und 120 min nach Zugabe des Substrates Z-Asp-Glu-Val-Asp-7-amino-4-methylcomarin, bei dem durch Caspase AMC abgespalten wird, welches wiederum am Photometer bestimmt werden kann, erfolgte die Bestimmung am Photometer. Durch Western Blot Analyse wurde an den Zellysaten nach Gelelektrophorese und Transferierung auf eine Nitrocellulosemembran Caspase-3 mittels spezifischer Antikörper (Santa-Cruz Biotechnology, CA, USA) nachgewiesen.

Ergebnisse

Der Effekt von Genistein wurde am metastasierenden orthotopen Pankreaskarzinom-Mausmodell, welches durch ein 100%-iges Angehen des Tumor und äußerst aggressivem Tumorwachstum und ausgeprägtem metastatischem Wachstum sowie Tod innerhalb von ca. 70 Tagen nach Tumorimplantation gekennzeichnet ist, untersucht. Ein signifikant geringeres metastatisches Tumorwachstum zeigte sich in den mit Genistein behandelten Tieren. So trat nur in einem von 8 Tieren, die Genistein erhielten, eine Metastase auf. Der Metastasenscore war mit 0,12 ± 0,12 in der Genisteingruppe gegenüber der Kontrollgruppe mit 4,40 ± 0,90 signifikant geringer (p < 0,001). Das Primärtumorvolumen, Aszitesvolumen und Körpergewicht waren hingegen nicht signifikant verschieden. Allerdings verbesserte die Genistein-Behandlung das mediane Überleben signifikant (84 ± 4,60 Tage in der Genisteingruppe versus 70,40 ± 4,20 in der Kontrollgruppe; p < 0,05). Weiterhin konnte mittels TUNEL Färbung in der Genisteingruppe eine signifikante Zunahme (p < 0,05) der prozentualen Apoptose im humanen Xenograft Tumor (2,88 ± 1,50 % in der Genisteingruppe versus 9,70 ± 2,90 % in der Kontrollgruppe) nachgewiesen werden.

In allen untersuchten Pankreaszelllinien wurde mittels Genistein die Zellproliferation dosisabhängig und zeitabhängig inhibiert. Die Behandlung von MIA PaCa-2 Zellen mit 100 µmol Genistein ergab beispielsweise eine mehr als 50 %-ige Inhibition der Zellproliferation (55,9 ± 5,9 vs 20,9 ± 0,83), was auch im MTT Test bestätigt werden konnte. In allen drei Pankreaskarzinom-Zellinien führte die Behandlung mit 100 µmol Genistein zum Auftreten der apoptosespezifischen oligonucleosomalen DNA Fragmentation, die im Gel als DNA Leiter (Laddering) nachweisbar war. Die quantitative Analyse der Apoptoserate mittels Annexin-V Färbung zeigte ebenfalls eine dosis- und zeitabhängige Anstieg der Apoptose in allen 3 Zellinien. Über einen 96 stündigen Behandlungszeitraum mit 100 µmol Genistein kam es zu einem mehr als 50-fachen Anstieg der apoptotischen Zellen (0,367 ± 0,23 % vs 19,83 ± 0,12 %). Bei weiterer Steigerung der Dosis auf 250 µmol wurde in mehr als jeder vierten Zelle Apoptose induziert (26.01 ± 2,115 %). In der Western Blot Analyse konnten wir in unbehandelten MIA PaCa-2 Zellen Caspase-3 in der unreifen 32 kD Proform nachweisen. Durch Genistein wurde die Prozessierung dieser Proform aktiviert, wodurch die proteolytisch aktiven Isoformen mit 20 und 17 kD sichtbar wurden.

Diskussion und Schlussfolgerung

In den in vitro Experimenten konnte gezeigt werden, dass Genistein die Anzahl der vitalen Tumorzellen reduziert und Apoptose analog dosis- und zeitabhängig in allen getesteten Zellinien induziert. Dies deutet darauf hin, dass Apoptose den Hauptmechanismus für die Genistein-induzierte Reduktion lebender Karzinomzellen darstellt. Der Einfluss weiterer Mechanismen im chemoprotektiven Effekt von Genistein auf die Tumorzellviabilität kann nicht ausgeschlossen werden, da Genistein weitere antineoplastische Aktivität besitzt, wie ein G_2/M Zellzyklusarrest, der in Brustkebszellen nachgewiesen wurde oder einen antiangiogenetischen Effekt, wie in Prostatakarzinomzellen gezeigt wurde [3]. Wir konnten weiterhin zeigen, dass die Genistein induzierte Apoptose in Pankreaskarzinomen, durch Caspasen und hier insbesondere durch Caspase-3, die eine wichtige Rolle im apoptotisch vermittelten Zelltod spielt, vermittelt wird. Im Rahmen dieser Studie konnten wir durch eine Genisteinbehandlung eine Reduktion der Metastasierungsrate sowie eine Verlängerung der Überlebenszeit in einem experimentellen Pankreaskarzinommodell zeigen. Weiterhin konnte gezeigt werden, dass die Apoptose eine zentrale Rolle in der lokalen, vorallem aber in der metastatischen Tumordissemination spielt. Genistein könnte somit einen therapeutischen Nutzen für Patienten mit Pankreaskarzinom darstellen, insbesondere nach operativen Eingriffen um das Auftreten von Metastasen zu verhindern bzw. zu verzögern.

Literatur

1. Friess H, Lu Z, Graber HU, Zimmermann A, Adler G, Korc M, Schmid RM, Büchler MW (1998) Bax, but not bcl-2 influences the prognosis of human pancreatic cancer. Gut 43: 414–421
2. Golstein P (1997) Controlling Cell Death Science 275: 1081–1082
3. Shao ZM, Wu J, Shen ZZ, Barsky SH (1998) Genistein exerts multiple suppressive effects on human breast carcinoma cell. Cancer Research 58: 4851–4857
4. Uckun FM, Evans WE, Forsyth CJ, Waddick KG, Ahlgren LT, Chelstrom LM, Burkhardt A, Bolen J, Myers DE (1995) Biotherapy of B-Cell Precursor Leukemia by Targeting Genistein to CD-19-Associated Tyrosine Kinase. Science 267: 886–891

Korrespondenzadresse: Dr. med. Michael W. Müller, Abteilung Chirurgie I, Universitätsklinikum Ulm, Steinhövelstraße 9, 89075 Ulm, Fax: 0731 5002 7214, e-mail: michael.mueller@medizin.uni-ulm.de

Rapamycin inhibiert das Tumorwachstum und die Tumormetastasierung über Antiangiogenese

Rapamycin inhibits tumor growth and metastasis by antiangiogenesis

M. Guba[1], P. von Breitenbuch[2], E. Geissler[2], S. Farkas[1], C. Zülke[1], M. Anthuber[1], K.-W. Jauch[1] und M. Steinbauer[1]

[1] Klinik und Poliklinik für Chirurgie
[2] Chirurgische Forschung der Universität Regensburg

Abstract

Conventional immunosuppressive drugs have been used effectively to prevent immuno-logic rejection in organ transplantation. However, cancer development and recurrence are ominous risk factors for these immunocompromised patients. In the present study we show that the new immunosuppressive drug rapamycin may have a unique ability to re-duce the risk of cancer development, while simultaneously providing effective immuno-suppression. Experimentally, rapamycin inhibited tumor metastasis and angiogenesis in in vivo mouse models. Furthermore, rapamycin demonstrated antiangiogenic activities linked to vascular endothelial growth factor antagonism. In contrast, the most widely rec-ognized immunosuppressive drug, cyclosporine, promoted both primary tumor growth and metastasis in our models. This study suggests that the use of rapamycin, instead of cyclosporine, may reduce the chance of recurrent, or de novo, cancer development in high-risk transplant patients.

Einleitung

Tumorrezidive nach Transplantation bei Tumorpatienten oder *de novo* Entstehung von malignen Tumoren unter Immunsuppression stellen häufige und gefürchtete Komplika-tionen dar. Die Immunsuppression an sich erhöht das Risiko einer *de novo* Malignom-entstehung um das 3–4-fache [3]. 54% der Patienten, die nach einer erfolgreichen Tu-mortherapie aufgrund einer Nierentransplantation immunsupprimiert werden, erleiden ein Tumorrezidiv innerhalb von 2 Jahren [1]. Nach Lebertransplantation aufgrund eines Cholangiokarzinoms wurden mit 51% etwa vergleichbar hohe Rezidivraten festgestellt [2]. Daher stellen Malignome nach erfolgreicher Transplantation, die häufigste Todesur-sache bei immunsupprimierten Patienten dar. Um die Malignomrate bei diesem Patien-tengut zu verringern, sollten optimaler Weise Immunsuppressiva verwendet werden, die gleichzeitig eine antitumorale Potenz besitzen. In der vorliegenden Arbeit zeigen wir, dass der Einsatz von Rapamycin als Immunsuppressivum diesem Anforderungsprofil entspre-chen könnte.

Methodik

Der Einfluss einer immunsuppressiven Dosis von Cyclosporin (10 mg/kg i.p. tägl.) und Rapamycin (1,5 mg/kg i.p. tägl.) im Vergleich zur Kontrollgruppe (Vehikel) auf die Leber-metastasierung wurde am Tag 10 nach intraportaler Injektion von 3×10^5 CT-26 Maus Kolonkarzinomzellen bestimmt. Neben der Bestimmung des Lebergewichts und der Oberflächenmetastasierung wurden die Lebern histologisch untersucht. Der Serum vascular endothelial growth factor (VEGF) Spiegel der Tiere wurde mittels ELISA gemessen (n = 7). In der transparenten Rückenhautkammer wurde zusätzlich der Einfluss der Immunsuppressiva auf das Tumorwachstum [Tumorvolumen (TV)] und die Tumorneoangiogenese [Mikrovaskuläre Dichte (MVD)] unter zu Hilfenahme der Intravitalmikroskopie am Tag 1, 3, 5, 7, 9 und 11 bestimmt (n = 7). *p < 0,05 vs. Kontrolle.

Ergebnisse

Die tägliche Gabe von Rapamycin in immunsuppressiver Dosierung (Talspiegel am Tag 10: Rapamycin 39 ± 6 ng/ml vs. Cyclosporin 118 ± 21 ng/ml) führte zu einer deutlichen Reduktion der Metastasierung von CT-26 Zellen. Im Gegensatz zu Cyclosporin und der Kontrollgruppe zeigten Rapamycin behandelte Tiere ein signifikant geringeres Lebergewicht (Cyclosporin 1,9 ± 0,1* vs. Kontrolle 1,7 ± 0,1 vs. Rapamycin 1,3 ± 0,1* g) sowie eine signifikante Reduktion der Anzahl von Oberflächenmetastasen (Cyclosporin 203 ± 32* vs. Kontrolle 155 ± 32 vs. Rapamycin 25 ± 10*) am Tag 10 nach intraportaler Injektion der Tumorzellen. Die histologische Auswertung der Leberschnitte zeigte bei Cyclosporin behandelten Tieren invasiv wachsende, gefäßreiche Tumore, während Rapamycin behandelte Tiere zum gleichen Zeitpunkt kleine, disseminierte und auffallend avaskuläre Tumore aufwiesen. Rapamycin führte dabei zu einer signifikanten Verringerung der Serum VEGF Spiegel (Cyclosporin 79 ± 14* vs. Kontrolle 60 ± 3 vs. Rapamycin 38 ± 2* pg/ml). Darüberhinaus führte Rapamycin im Vergleich zur Kontrollgruppe zu einem signifikant verringerten Tumorwachstum (TV am Tag 13: Cyclosporin 207 ± 80* vs. Kontrolle 158 ± 56 vs. Rapamycin 33 ± 12* mm³) in der transparenten Rückenhautkammer. In der Intravitalmikroskopie konnten wir eine deutliche Verminderung der Tumorneoangiogenese (MVD am Tag 11: Cyclosporin 179 ± 14* vs. Kontrolle 116 ± 9 vs. Rapamycin 35 ± 6* cm^{-1}) als Ursache für dieses Phänomen identifizieren. Die Immunsuppression mit Cyclosporin zeigte bei beiden Parametern den gegenteiligen Effekt.

Diskussion und Schlussfolgerung

Die vorliegenden Daten im Mausmodell zeigen, dass Rapamycin in einer immunsuppressiven Dosierung eine zusätzliche antitumorale Wirkung besitzt. Dieser Effekt auf das Tumorwachstum beruht auf einer antiangiogenetischen Wirkung, die auf eine verringerte VEGF Produktion der Tumorzellen zurückgeführt werden konnte. Diesen Ergebnissen kommt eine besondere Bedeutung zu, da zum gegenwärtigen Zeitpunkt davon ausgegangen werden muss, dass die bisherige Immunsuppression sowohl die *de novo* Tumorentstehung, als auch die Tumorprogression offensichtlich begünstigt [4]. Aus diesem Grund halten wir die Überprüfung dieser experimentellen Daten in kontrollierten Studien an

Patienten, die wegen einer Tumoranamnese oder bei erhöhtem Risiko für *de novo* Karzinome transplantiert werden, für notwendig. Dabei sollte Rapamycin alternativ zu Cyclosporin eingesetzt werden.

Literatur

1. Penn I (2000) Cancers in renal transplant recipients. Adv Ren Replace Ther 7: 147–156
2. Meyer CG, Penn I, James L (2000) Liver transplantation for cholangio-carcinoma: results in 207 patients. Transplantation 69: 1633–1637
3. Penn I. (1998) Occurrence of cancers in immunosuppressed organ transplant recipients. Clin Transpl 147–158
4. Hojo M, Morimoto T, Maluccio M, Asano T, Morimoto K, Lagman M, Shimbo T, Suthanthiran M (1999) Cyclosporine induces cancer progression by a cell-autonomous mechanism. Nature 397: 530–534

Korrespondenzadresse: Dr. med. M. Guba, Klinik und Poliklinik für Chirurgie der Universität Regensburg, Franz-Josef-Strauß-Allee 11, 93042 Regensburg, Tel.: ++49(0) 941/944-6801, Fax: ++49(0) 941/944-6802, e-mail: markus.guba@klinik.uni-regensburg.de

Anti-angiogene Gentherapie mittels eines dominant negativen VEGF-R2 kodierendem Retroviruses

Antiangiogenic gene therapy with a dominant negative VEGF-RII mutant retrovirus

P. Büchler[1,2], H. A. Reber[2], M. W. Büchler[3], H. Friess[3], A. Ullrich[4], O. J. Hines[2] und H. G. Beger[1]

[1] Abteilung für Allgemeinchirurgie, Universität Ulm, Deutschland
[2] Department of Surgery, UCLA School of Medicine, University of California, Los Angeles, USA
[3] Abteilung für Visceral- und Transplantationschirurgie, Universität Bern, Inselspital, Schweiz
[4] Max-Planck-Institut für Biochemie, Martinsried, Deutschland

Abstract

Neoangiogenesis is a mandatory requirement for growth of solid tumors. As of today, the system of VEGF and its receptors VEGF-RI and -RII appears to be the most important one in this process. In the present study we analyzed the role of VEGF and its receptors in growth of pancreatic cancer (PaCa). We analyzed expression of VEGF and both receptors -RI and -RII in human specimens and further elucidated the effect of therapeutic inhibition of VEGF signaling utilizing a dominant negative VEGF-RII mutant retrovirus. VEGF and its receptors were found to be abundantly expressed in human specimens. All cell lines tested expressed both the ligand and its receptors. Therapeutic inhibition of VEGF signaling in vivo markedly reduced tumorigenicity of pancreatic cancer xenografts, when compared to the control group which received wild-type VEGF-RII coding retroviruses. This effect was most likely caused by inhibition of tumor neoangiogenesis, since xenografts of the dominant negative group had a significantly lower microvessel density. This study confirms the important role of tumor neoangiogenesis and further suggests that antiangiogenic therapy may be of immediate value for patients with pancreatic cancer.

Einleitung

Das Pankreaskarzinom (PaCa) ist eine außergewöhnlich aggressive Tumorentität, welche zu frühzeitiger Metastasenbildung neigt. Sowohl das Wachstum einer soliden Tumormasse als auch das von metastatischen Absiedlung erfordert eine kontinuierliche Blutversorgung, die ab einer Tumorgröße von ca. 0,5 cm nur durch die Neubildung von Tumorblutgefäßen gewährleistet werden kann [1]. Im Rahmen der Neubildung von Tumorblutgefäßen scheint der intakte Regelkreis von Vascular Endothelial Growth Factor (VEGF) samt seinen Rezeptoren VEGF-RI (flt-1) und VEGF-RII (flk-1, KDR) von zentraler Bedeutung [1]. In der Tat konnte kürzlich gezeigt werden, dass eine funktionelle Blockade dieses Signaltransduktionsweges beispielsweise durch dominant negative VEGF-R2 Mutanten möglich ist und diese mittels retroviralem Gentransfer erfolgreich *in vivo* eingesetzt werden können [2]. Im Falle des humanen Pankreakarzinoms, das makroskopisch eher als hypovaskulärer Tumor erscheint, ist die Rolle von VEGF und seinen Rezeptoren bisher nicht bekannt. Daher was das Ziel der vorliegenden Studie die Analyse dieses angiogenen Regelkreises in menschlichen Tumorpräparaten, sowie die experimentelle Inhibierung dieses Systems mittels eines therapeutisch nutzbaren dominant negativen VEGF-RII Retroviruses.

Methodik

Die Lokalisation der VEGF, VEGF-RI und VEGF-RII Expression wurden an menschlichen Tumorpräparaten mittels spezifischer Antikörper (Santa Cruz, Biotechnology, CA) immunhistochemisch durchgeführt. Menschliche Gewebeschnitte (3 µm) wurden dabei zunächst deparaffinisiert und rehydriert. Das „target retrieval" für VEGF-RI und II wurde durch 25 min Kochen der Schnitte in Natriumzitratpuffer erreicht. Nach Blockierung endogener Peroxidaseaktivität und unspezifischer Proteinbindungsdomainen, wurden die spezifischen Antikörper bei 4 °C über Nacht inkubiert. Spezifische Antikörpersignale wurden mittels der DAB (3,3'-diaminobenzidine tetrahydrochloride, KPL, Gaithersburg) Reaktion gefärbt. Der Nachweis von mRNA Transkripten für VEGF, VEGF-RI und -RII geschah mittels RT-PCR, nach Isolation von mRNA (Quiagen, Germany) sowie deren reverser Transkription in cDNA mittels AMV-Reverse Transkriptase (Böhringer Mannheim, Germany). Die quantitative Bestimmung der VEGF Sekretion erfolgte mittels eines ELISA (R&D Systems Minneapolis, MN). Die Herstellung der rekombinanten dominant negativen Retroviren ist ausführlich in Millauer et al. beschrieben. Für die *in vivo* Versuche wurden die Pankreaskarzinom Zellinien Capan-1 (C1), MIA PaCa-2 (MP-2) und PANC-1 (P1) verwendet. Nach Trypsinierung und Bestimmung der Zellzahl wurden 1×10^6 Tumorzellen zusammen mit einem 10fachen Überschuss an retrovirusproduzierenden Zellen subkutan in 5 Wochen alte Nacktmäuse (BALB/cA) injiziert. Das Tumorwachstum wurde dreimal pro Woche bestimmt. Nach 30 Tagen wurden die Tiere sakrifiziert, der Tumor entnommen und das Tumorvolumen nach Vermessung in allen drei Ebenen bestimmt.

Ergebnisse

Die Lokalisation der VEGF Expression zeigte, dass VEGF sowohl in den eigentlichen Tumorzellen des Pankreaskarzinoms vorkommt, als auch gebunden an die extrazelluläre Matrix vorliegt. Die Expression der VEGF-Rezeptoren VEGF-RI und -II war nicht nur auf die endothelialen Strukturen der Blutgefäße beschränkt, sondern war auch in duktalen Karzinomzellen nachweisbar. Weiterhin war die Expression von VEGF und seinen beiden Rezeptoren auch in den Langerhans'schen Inseln nachweisbar. Im Gegensatz zu VEGF-RI konnten positive VEGF-RII Immunosignale regelmäßig in sog. „Vascular Hotspots" nachgewiesen werden. *In vitro* gelang der Nachweis von mRNA für VEGF, VEGF-RI und -RII in allen drei Tumorzellinien, wobei die quantitative Messung der VEGF Proteinsekretion in den Zellkulturüberstand (Tabelle 1) eine besonders hohe basale Sekretionskapazität der undifferenzierte Zellinie MIA PaCa-2 zeigte. Durch therapeutische Intervention mittels eines dominant negativen Retroviruses konnte das Tumorwachstum von menschlichen Xenograft-Tumoren in einem subkutanen Tumormodell in allen drei Zellinien signifikant gehemmt werden (Tabelle 1).

Tabelle 1

Zellinie	VEGF Sekretion per 10^6 Zellen	Tumor Wachstum innerhalb von 30 Tagen (mm^3)	
		Dominant negative VEGF-R2 (n = 8)	Wild type VEGF-R2 (n = 8)
Capan-1	112,69 ± 6,32 pg	18,25 ± 10,16	813 ± 553*
MIA PaCa-2	147,15 ± 2,93 pg	20,75 ± 11,29	1569,5 ± 435,6*
PANC-1	34,03 ± 1,38 pg	47,00 ± 61,32	572 ± 358*

* $P < 0,05$ ANOVA

Diskussion und Schlussfolgerung

Diese Studie zeigt, dass der angiogene Regelkreis von VEGF samt seinen Rezeptoren beim Wachstum des menschlichen Pankreaskarzinoms aktiviert ist. Von besonderer Bedeutung ist dabei die Tatsache, dass in dieser Studie erstmals gezeigt wird, dass VEGF-Rezeptoren auch in den eigentlichen Pankreaskarzinomzellen exprimiert werden und nicht auf endotheliale Zellen beschränkt ist. Weiterhin zeigt diese Studie, dass mittels retroviralem Gentransfer eines dominant negativen VEGF-RII das Tumorwachstum *in vivo* inhibiert werden konnte, und dass somit antiangiogene Therapie eine neue Therapiemodalität bei Patienten mit einem Pankreaskarzinom darstellt.

Literatur

1. Plate KH, Breier G, Weich HA, Risau W (1992). Vascular endothlial growth factor is a potential tumour angiogenesis factor in human gliomas in vivo. Nature 359: 845-848
2. Millauer B, Shawer LK, Plate KH, Risau W, Ullrich A (1994). Glioblastoma growth inhibited in vivo by a dominant negative Flk-1 mutant. Nature 367: 576-579

Korrespondenzadresse: Dr. med. Peter Buechler, Abteilung Chirurgie I, Universitätsklinikum Ulm, Steinhövelstraße 9, 89075 Ulm, Fax: 0731 5002 7214, e-mail: peter.buechler@medizin.uni-ulm.de

Anti-angiogenetische Therapie zur Behandlung vom humanen Pankreaskarzinom nach orthotoper Implantation in die Nacktmaus durch Blockade von NFκB mit Hilfe des Proteasom Inhibitor PS-341

Antiangiogenic therapy for the treatment of human pancreatic cancer orthotopically implanted in nude mice via the inhibition of NFκB using the proteasome inhibitor PS-341

C. J. Bruns[1], M. T. Harbsion[2], R. J. Bold[3], J. P. Elliot[3], J. Adams[3], J. Abbruzzese[2], A. H. Hölscher[1] und D. J. McConkey[2]

[1] Klinik und Poliklinik für Visceral- und Gefässchirurgie der Universität zu Köln
[2] Department of Cancer Biology, University of Texas, M. D. Anderson Cancer Center, Houston, Texas 77030, USA
[3] Proscript, Inc., Cambridge, MA 02139, USA

Abstract

PS-341, a boronate inhibitor of the multisubunit protease complex, blocks the degradation of regulatory proteins involved in cell cycle regulation and cellular survival. The proteasome is required for the activation of NF-κB via the degradation of the inhibitory protein IκB. NF-κB triggers survival pathways in a variety of cells via the upregulation of inhibitors of apoptosis. Recent reports indicate that NF-κB is constitutively activated in pancreatic carcinoma. Treatment of pancreatic tumors implanted orthotopically in nude mice with PS-341 showed a decrease in angiogenic endpoints. We therefore investigated the effect of PS-341 on NF-κB-mediated survival and VEGF production in human pancreatic cancer cell lines. Human pancreatic cell lines Mia-PaCaII and L3.6pl were injected orthotopically in nude mice. After 14 days the tumors were treated bi-weekly with various doses of PS-341 for up to 4 weeks. The tumors were then harvested and evaluated for apoptosis, proliferation, NF-κB activity, and angiogenic markers. In vitro analysis of NF-κB activity was done using gel shift techniques, and dual luciferase assays using a NF-κB consensus sequence and a full length VEGF promoter. Treatment of established tumors resulted in the marked decrease in viability and proliferation. In addition, there was a decrease in NF-κB activity, VEGF production, and microvessel density in the treated tumors. In vitro analysis demonstrated a marked decrease in NF-κB activity via gel shift and NF-κB driven luciferase. PS-341 also decreased the production of VEGF in the cell lines as measured by full-length VEGF promoter in front of a luciferase construct. The effects of PS-341 mimicked transient transfection of the super repressor of NF-κB, IκB, with serine to alanine mutations at the regulatory residues. PS-341 is an effective therapy against human pancreatic carcinoma. These tumors apparently rely on NF-κB mediated survival pathways. Treatment reduces proliferation and increases tumor cell apoptosis via the blockade of NF-κB activation. The reduction in NF-κB activity reduces the production of VEGF, which acts as a survival factor for tumor endothelial cells resulting in a reduction of tumor vascularity.

Einleitung

Die Therapie des Pankreaskarzinoms stellt nach wie vor ein ungelöstes Problem dar, da es bislang keine effektive systemische Therapie gibt. Unser Interesse besteht darin, basierend auf tumor- und molekularbiologischen Erkenntnissen über das Pankreaskarzinom neue therapeutische Strategien zu entwickeln. Aktuelle *in vivo* und *in vitro* Untersuchungen haben gezeigt, dass beim humanen Pankreaskarzinom der als Transkriptionsfaktor fungierende nukleare Faktor kappa B (NFκB) permanent im aktivierten Zustand vorliegt [1]. NFκB triggert eine Vielzahl verschiedener zellulärer Überlebensmechanismen und wird aktiviert durch Abspaltung des Inhibitors IκBα zur Abspaltung desselben mit anschliessender ubiquitin-abhängiger Degradierung durch einen multikatalytischen Proteinasenkomplex, dem sog. Proteasomkomplex. Die Arbeitshypothese war daher: die Blockade des Ubiquitin-Proteasom-Komplex führt durch Inhibition NFκB getriggerter zellulärer Ueberlebensmechnismen zur Hemmung des Primärtumorwachstums und der Metastasierung beim orthotop implantierten humanen Pankreaskarzinom in der Nacktmaus durch Abnahme der Mikrogefässdichte, da vascular endothelial cell growth factor (VEGF) ein potenter Ueberlebensfaktor für Endothelzellen ist und für NFkB ein Bindungsmotiv in der Promoterregion hat.

Methodik

Für die Tierexperimente wurden L3.6pl Zellen [2], eine spontan metastasierende Variante der humanen Pankreaskarzinomzellinie COLO357, und MiaPaCaII Pankreaskarzinomzellen verwendet. 14 Tage nach Implantation von 1×10^6 Tumorzellen in das Pankreas der Nacktmaus wurde für einen Zeitraum von 4 Wochen mit der Therapie begonnen durch 2× wöchentliche, intravenöse Injektion von 6mg/kg PS-341, einem kompetetiven Inhibitor des Ubiquitin-Proteasom-Komplex. Anschliessend wurden die Tiere getötet und die Pankreastumoren immunhistochemisch hinsichtlich Proliferations- bzw. Apoptoserate, NFκB-Aktivität und Expression pro-angiogenetischer Marker untersucht. *In vitro* wurde die NFκB-Aktivität der Pankreastumorzellen nach Behandlung mit PS-341 mit Hilfe von Gelshift-Analysen und Luciferase Assays (Luciferase beinhaltender VEGF-Promoter) evaluiert.

Ergebnisse

Im Tierexperiment zeigte sich 4 Wochen nach Therapiebeginn eine signifikante Reduktion des medianen Primärtumorvolumens und der Lebermetastasierung nach orthotoper Injektion von MiaPaCaII bzw. L3.6pl Tumorzellen. Die immunhistochemische Analysen der Präparate ergaben eine signifikante Abnahme proliferierender Zellen (PCNA Färbung), der Mikrogefässdichte (CD31 Färbung) und eine signifikante Zunahme apoptotischer Zellen nach TUNEL Färbung. Immunfluoreszenzfärbungen der Pankreastumore nach Behandlung mit PS-341 für p65 zeigen deutlich die zytoplasmatische Lokalisierung von NFκB. *In vitro* zeigte sich bei L3.6pl Zellen nach transienter Transfektion mit einem Luciferase beinhaltenden VEGF-Promoter nach Behandlung mit nicht zytotoxischen Dosen von PS-341 eine deutliche Abnahme der Luciferaseaktivität entsprechend einer Reduktion der tumorzelleigenen VEGF Produktion. Fast ähnliche Resultate wurden nach Co-Transfektion mit dem NFϰB Repressor IϰB im gleichen Assay erzielt. In der Gel-shift Analyse für p65 lag eine deutliche Abnahme der NFϰB Aktivität in L3.6pl nuklearen Extrakten nach Behandlung mit PS-341 im Vergleich zur Positivkontrolle Phorboldibuterat vor. Nach stabiler Transfektion von MiaPaCaII Pankreaskarzinomzellen mit anti-apoptotischen humanem BCL-2 lag bereits bei einer Dosis von 120 nM PS-341 sowohl in transfizierten als auch nicht transfizierten MiaPaCaII Tumorzellen 50% Zytotoxizität.

Schlussfolgerung

Die Blockade des Proteasomkomplex führt durch Inaktivierung von NFϰB zur Reduktion des Primärtumorvolumens und der Metastasierung beim humanen Pankreaskarzinom nach orthotoper Injektion in die Nacktmaus. PS-341 hat eine anti-angiogenetische Wirkung beim humanen Pankreaskarzinom in der Nacktmaus durch Hemmung der zellulären VEGF-Produktion in den Tumorzellen. Durch PS-341 kann der tumorprotektive Effekt von BCL-2 umgangen werden. Der Proteasomkomplex ist daher potentiell ein attraktives therapeutisches Target zur Behandlung des Pankreaskarzinoms.

Literatur

1. Wang W, Abbruzzese JL, Evans DB, Larry L, Cleary KR, Chiao PJ (1999) Clin Cancer Res 5, 119–127
2. Bruns CJ, Harbison MT, Kuniyasu H, Eue I, Fidler IJ (1999) Neoplasia 1, 50–62

Korrespondenzadresse: Dr. med. C. J. Bruns, Klinik und Poliklinik für Visceral-und Gefässchirurgie der Universität zu Köln, Joseph-Stelzmann-Straße 9, 50931 Köln, Fax: 0221-4786258, e-mail: CHJBRUNS@aol.com

Expression der Multi-Drug-Resistance-Gene mdr1 und mrp in kolorektalen Karzinomen

Expression of multidrug-resistance genes mdr1 and mrp in colorectal carcinoma

C. G. Schneider[1], S. B. Hosch[1], A. Reymann[2], G. Fröschle[1], J.-H. Bräsen[3] und J. R. Izbicki[1]

[1] Abteilung für Allgemeinchirurgie
[2] Institut für Pharmakologie
[3] Institut für Pathologie des Universitätsklinikums Hamburg-Eppendorf

Abstract

Introduction: The proteins p-glycoprotein and multidrug resistance-related protein are encoded by the genes *mdr1* and *mrp* and were physiologically expressed in the mucosa of the gastrointestinal tract. They mediate multidrug resistance against cytostatic drugs in colorectal carcinoma. Since cytostatic therapy in colorectal carcinoma with 5-FU is successful in only 23%, it will be of interest to identify *mdr1*- and *mrp*-negative tumors to use more efficient drugs. *Methods:* In specimens of 38 colorectal carcinomas (T_{2-4}, Nx, Mx) and 18 metastases of colorectal carcinomas, the expression of *mdr1* and *mrp* was examined by semiquantitative RT-PCR. Negative results were controlled by immunhistochemical staining of the tissues. In parallel, samples of the human cell line K562 (leukemia, mdr1-negative), K562-RADR (mdr1 phenotype, 5 times doxorubicin resistant) and A2780 (ovarian carcinoma, mrp-positive) were measured and served as a scale. Positive *mdr1*-expression was defined on K562-RADR and a relevant overexpression of mrp on A2780. *Results: Mdr1* was expressed in 34% comparable to K562-RADR. In 50% it was overexpressed, and 16% did not express *mdr1*. The *mdr1*-negative results ($n = 9$) were confirmed by immunhistochemistry. An overexpression of mdr1 was more frequent in metastases than in tumors (metastases 11/18 vs tumors 17/38, $p = 0.039$). *Mrp* was overexpressed in 21% of all tumors. In a first follow-up (median 20 months, 11 primary tumors) *mrp* overexpression seems to be a prognostically unfavorable factor ($p = 0.06$). *Conclusion:* The assessment of *mdr1* and *mrp* gene expression can be performed routinely at the time of surgery. The prognostic and potential therapeutic impact of the detection of *mdr1*-negative/*mrp*-not-overexpressing tumors among metastases, as well as the identification of mdr1-overexpressing metastases, needs to be clarified in a greater population with and without chemotherapy.

Einleitung

Die ggf. notwendige adjuvante Chemotherapie beim kolorektalen Karzinom, die weitgehend auf 5-FU und Folinsäure beschränkt ist, hat eine Ansprechrate von nur 23% [1]. Ein

Grund für die eingeschränkte Einsetzbarkeit potenterer Chemotherapeutika ist eine, durch die Transportproteine MDR1 (p-Glycoprotein) und MRP (multidrug resistance-related protein) vermittelte Chemotherapeutikaresistenz [2, 3]. Beide Proteine sind im normalen Dickdarmepithel nachweisbar und finden sich oft auch in den entsprechenden Tumoren. Die Untersuchung der Expression der hierfür codierenden Gene mdr1 und mrp in den Tumoren zum Zeitpunkt der Operation soll der Identifikation von Patienten dienen, denen entweder alternative Chemotherapien angeboten werden können oder in denen neoadjuvante Behandlungen eingesetzt werden sollten.

Patienten und Methoden

56 kolorektale Karzinome (T2-T4, Nx, Gx, 38 Primärtumoren, 18 Metastasen) wurden auf die Expression der Gene mdr1 und mrp mittels RT-PCR untersucht. Für die semiquantitative RT-PCR wurden jeweils 5–20 mg schockgefrorenes Gewebe eingesetzt. Nach Pulverisierung wurde die Gesamt RNA mit RNAzol B extrahiert und in cDNA umgeschrieben. Es wurden spezifische Primer für mdr1, mrp und, als Referenz, gadph eingesetzt. Während der 32 Zyklen PCR (60 sec 91 °C, 90 sec 60 °C und 120 sec 72 °C) wurden die Amplifikate mittels 1 µCi 32P dCTP markiert. Entsprechend der Positionen der Standards wurden Areale aus dem Ethidiumbromid gefärbten Agarose-Gel geschnitten und in einem beta-Counter gemessen. Die Intensitäten für mdr1 und mrp wurden zum gadph-Signal der jeweiligen Probe ins Verhältnis gesetzt. Negative Ergebnisse wurden immunhistochemisch auf das Genprodukt hin kontrolliert. Als Referenz wurde die mdr1-positive und 5-fach Doxorubicin-resistente Zellinie K562-RADR und die mrp-positive Zellinie A2780 gewählt. Eine Überexpression wurde angenommen, wenn die mdr1- bzw. mrp-Expression mehr als eine Standardabweichung oberhalb des Referenzmittelwertes lag.

Ergebnisse

Mrd1 wurde in 50% der Tumoren überexprimiert, in 34% im Bereich der Referenzzellinie und in 16% unterhalb dieses Referenzbereiches. Diese „Nicht-Expression" (3 Metastasen und 6 Primärtumoren) konnte immunhistochemisch als negative Tumorzellen mit eingestreuten Leukozyten charakterisiert werden. Eine Überexpression war in Zellen aus Metastasen signifikant häufiger als in Primärtumoren (Metastasen: 11/18 vs. Primärtumoren: 17/38, p = 0,039). Mrp wurde in 21% der Tumoren überexprimiert und in 79% innerhalb des Referenzbereiches gemessen. Ein signifikanter Unterschied in der Überexpression zwischen Metastasen (2/18) und Primärtumoren (10/38) fand sich nicht. In einem ersten Follow-Up (Median: 20 Monate, 11 Tumoren) deutet sich eine mrp-Überexpression als im Hinblick auf das Überleben prognostisch ungünstiger Faktor an (p = 0,06).

Schlussfolgerung

Die Bestimmung der mdr1- und mrp-Genexpression zum Zeitpunkt der chirurgischen Therapie ist sensibel und sicher durchführbar. Die Verwendung von Referenzwerten, die von etablierten Zellinien gewonnen wurden, ergibt eine sinnvolle Definition der Überexpression. Der prognostische und evtl. therapeutische Einfluss der erhöhten Rate mdr1-überexprimierender Tumoren in der Gruppe der Metastasen und der Identifikation mdr1-negativer mpr-nicht-überexprimierneder Tumoren, wird erst mit größeren Fallzahlen und Beobachtungsgruppen, mit und ohne Chemotherapie geklärt werden können

Literatur

1. Cunningham D (1996) Current status of colorectal cancer: CPT-11 (irinotecan), a therapeutic innovation. Eur J Cancer 32A Suppl 3: S1–S8
2. Weinstein RS, Jakate SM, Dominguez JM, Lebowitz MD, Koukoulis GK, Kuszak JR, Klusens LF, Grogan TM, Sacarides TJ, Roninson IB, Coon JS (1991) Relationship of expression of the multidrug resistance gene product (P-glycoprotein) in human colon carcinoma to local tumor aggressivenes and lymph node metastases. Cancer Res 51: 2720–2726
3. Lautier D, Canitrot Y, Deeley RG, Cole SPC (1996) Multidrug resistance mediated by the multidrug resistance protein (MRP) gene. Biochem Pharmacol 52: 967–977

Korrespondenzadresse: Dr. med. Claus G. Schneider, Abteilung für Allgemeinchirurgie/ Chirurgische Klinik, Universitätsklinikum Hamburg-Eppendorf, Martinistraße 52, 20246 Hamburg, Fax: (040) 42803-6087, e-mail: cschneid@uke.uni-hamburg.de

Eine neue T-Zellpopulation in der anti-tumoralen Immunantwort: CD8$^+$ NKT-Zellen begünstigen Tumorabstoßung

A unique subset of T cells that show anti-tumor response: CD8$^+$ NKT cells induce tumor rejection

C. Stremmel, B. Reingruber und P. Klein

Chirurgische Klinik mit Poliklinik, Universität Erlangen-Nürnberg

Abstract

Background: Normal CD8$^+$ T cells play a key role in tumor rejection. The immunological functions of NKT cells remain to be determined, especially in the anti-tumor response. Their function, regulation and relationship to other cells in the immune system are not fully understood. We investigated the role of NKT cells in a tumor mouse model. *Methods:* This work was based on a established tumor model with EL4 thymoma cells that were transfected with costimulatory molecules B7-1 or B7-2. NKT cells were established on day 20 from EL4-B7-1-bearing mice. The cells were characterized by FACS and their function was analyzed by Cr^{51} assay and proliferation assays under different in vitro stimulations. *Results:* This report demonstrated the existence of NKT cells in tumor-bearing C57BL/6 mice, that coexpress CD8 and CD161 (NK1.1) surface markers. These cells were kept in long-term culture with interleukin-4, but produce large amounts of IFN-γ following activation. NK1.1$^+$CD8$^+$ T cells showed a potent NK-like cytotoxic activity against multiple tumor targets, and lysis was independent of MHC-class I or non-classical MHC-class I molecules (CD1d). Furthermore, the cytotoxic activity was enhanced by costimulatory molecules on tumor cells. *Conclusion:* Therefore, they represent a unique subset of T cells with a unknown restriction element, but NK-like cytotoxic activity. Taken together, this study indicates that CD8$^+$ NKT cells showed a anti-tumor response directly by lysing tumor cells and indirectly by inducing a Th-1 immune response. NKT cells that are expanded in tumor-bearing hosts may function as a part of the innate immune system potentially involved in tumor surveillance.

Einleitung

Die Gruppe der T-Lymphozyten gehört wie die B-Lymphozyten zu den Zellen des erworbenen Immunsystems, die eine antigenabhängige Immunantwort induzieren. Die Träger einer spezifischen zellulären Immunantwort gegen Tumorantigene sind T-Lymphozyten, hierbei sind besonders die CD8$^+$ T-Zellen zu nennen. Die CD8$^+$ T-Zellen lysieren durch ihr zytotoxisches Potential maligne Tumorzellen. Durch verschiedenste Vakzinationsstrategien wird versucht, diese CD8$^+$ T-Lymphozyten zu aktivieren und dadurch eine erfolgreiche Immunantwort zu induzieren [1]. Neben diesen sehr intensiv untersuchten T-Lymphozyten existieren jedoch auch andere Subgruppen an Immunzellen, die entartete Zellen bekämpfen bzw. lysieren können. In der Tumorimmunologie ist der Stellenwert des angeborenen Immunsystems, das nicht MHC restringiert ist, wie das erworbene zelluläre Immunsystem, nicht eindeutig geklärt. Insbesondere die Funktion und Regulation von NKT-Zellen in der Tumorimmunologie ist völlig unklar. Das besondere dieser Immunzellen ist die Expression von Oberflächenmarkern, durch die diese NKT Zellen sowohl dem angeborenen als auch dem erworbenen Immunsystem zugeordnet werden könnten. Diese Zellen exprimieren den T-Zellrezeptor und gleichzeitig den NK-Zellrezeptor, der normalerweise nur von NK-Zellen exprimiert wird [2]. Nur eine kleine Gruppe an NKT-Zellen exprimiert den Marker CD8, über deren Funktion wenig bekannt ist. Es ist zwar gezeigt worden, daß NKT-Zellen zytotoxisches Potential haben, jedoch wurden diese Zelle noch nicht im Rahmen eines Tumormodells untersucht [2].

Um die Bedeutung dieser NKT-Zellen in der Tumorimmunologie zu untersuchen, generierten wir in einem etablierten Tumormodell der Maus NKT-Zellen. Anschließend wurde deren Funktionalität mit Hinblick auf eine anti-tumorale Immunantwort überprüft.

Methodik

Zur Generierung von NKT-Zellen wurde mit B7-1 (EL4-B7-1) und B7-2 (EL4-B7-2) transfizierten EL4 Tumorzellen gearbeitet. Die EL4 Zellinie ist ein Thymom der Maus vom C57BL/6 Stamm. C57BL/6 Mäuse wurden mit EL4-B7-1 Tumorzellen subkutan injiziert, nach 20 Tagen wurden von diesen Mäusen T-Zellkulturen aus der Milz etabliert [3]. Dabei wurde neben herkömmlichen T-Zellinien auch eine NKT-Zellinie gewonnen. Von dieser wurde eine Langzeitkultur mit IL-2 und IL-4 Medium angelegt, welche regelmäßig mit Tumorzellen restimuliert wurde. Die Charakterisierung der Oberflächenantigene der Zellen erfolgte mit dem Durchflußzytometer und PE bzw. FITC markierten Antikörpern gegen (CD3, CD4, CD8, CD16, CD25, CD28, CD69, Ly-6C und NK1.1). Des Weiteren wurde das Zytokinprofil nach Stimulation mit der ELISA-Technik bestimmt. Funktionelle Tests der NKT-Zellen erfolgten mit dem Proliferationsassay. Des Weiteren wurde die Zytotoxizität an verschiedenen Tumorzellen (EL4, B16, R1.1 und L-Zellen) unter verschiedenen in vitro Bedingungen in einem Cr^{51}-Test überprüft.

Ergebnisse

Die etablierten NKT-Zellen exprimierten sowohl T-Zell- als auch NK-Zellmarker. Diese NKT-Zellen waren in der Durchflußzytometrie (FACS) positiv für den Marker CD8, darüber hinaus waren die Zellen positiv für CD3, $V\beta14$, CD25, CD28, Ly-6C . Außerdem konnten die NK-Marker NK1.1, CD16/CD32 und CD69 nachgewiesen werden. Der Phänotyp der beschriebenen NKT-Zellen entsprach NK-Zellen. Im FACS waren die Zellen 2–3-mal so groß wie normale CD8+ T-Lymphozyten. Diese Zellen produzierten unter Stimulation große Mengen des Th-1 Zytokins IFN-γ. Es konnten keine Th-2 Zytokine (IL-4 und IL-10) nachgewiesen werden. Die etablierten CD8$^+$ NKT-Zellen waren nicht MHC I oder MHC II oder CD1d restringiert. CD8$^+$ NK1.1$^+$ T-Zellen lysierten dosisabhängig unterschiedlichste Tumorzellen (EL4, B16 und L-Zellen). Die Zytotoxizität der Zellen wurde sowohl durch Antikörper (ADCC) als auch durch das co-stimulierende Molekül B7-1 auf Tumorzellen (EL4-B7-1) gefördert. Im Proliferationsassay zeigten die Zellen lediglich eine Proliferation bei der Stimulation mit Th-2 Zytokinen, alle anderen herkömmlichen T-Zellstimulatoren (anti-CD3, PMA+Ionomycin oder anti-CD28) waren nicht wirksam.

Diskussion und Schlussfolgerung

In tumortragenden Mäusen lassen sich NKT-Zellen nachweisen, die sowohl einen T-Zellrezeptor wie auch den NK-Marker NK1.1 aufweisen. Von diesen Immunzellen lassen sich mit Hilfe von Interleukin-4 (IL-4) Langzeitkulturen anlegen. Darüber hinaus exprimierte in diesem Tumormodell diese NKT-Zellinie den Oberflächenmarker CD8, welches nur von einer kleinen Subgruppe an NKT-Zellen exprimiert wird [4]. Interessanterweise zeigten die CD8$^+$ NKT-Zellen ein zytotoxisches Potential für verschiedene Tumorzellen, unabhängig von der Expression von MHC-Komplexen oder CD1d. Das bedeutet, dass diese NKT-Zellen unabhängig von den bekannten Restriktionselementen entartete Zellen lysieren können. Diese Lyse kann durch B7-1 auf den Tumorzellen noch gesteigert werden. In dem beschriebenen Tumormodell konnte gezeigt werden, dass CD8$^+$ NKT-Zellen existieren und eine wichtige Rolle in der Initiierung einer Th-1 Immunantwort gegen Tumoren spielen können, da diese nach Stimulation sehr große Mengen an INF-γ produzieren.

Aufgrund der breiten zytotoxischen Aktivität der CD8$^+$ NKT-Zellen und deren regulatorischen Potentials in der anti-tumoralen Immunantwort, könnte die Aktivierung dieser Immunzellen eine interessante Therapieoption darstellen.

Literatur

1. Rosenberg SA (1999) A new era for cancer immunotherapy based on the genes that encode cancer antigens. Immunity 10: 281–287
2. Bendelac A, Rivera MA, Park S, Roark J (1997) Mouse CD1d-specific NK1 T cells: development, specificity, and function. Annu Rev Immunol 15: 535–562
3. Stremmel C, Greenfield EA, Howard E, Freeman GJ, Kuchroo VK (1999) B7-2 expressed on EL4 lymphoma suppresses anti-tumor immunity by an IL-4 dependent mechanism. J Exp Med 189: 919–929
4. Emoto M, Zerrahn J, Miyamoto M, Perarnau B, Kaufmann SHE (2000) Phenotypic characterization of CD8+ NKT cells. Eur J Immunol 30: 2300–2311

Korrespondenzadresse: Dr. med. Christian Stremmel, Station B1, Chirurgische Klinik mit Poliklinik, Universität Erlangen Nürnberg, Krankenhausstraße 12, 91054 Erlangen, Fax: 09131-8536595, e-mail: christian.stremmel@rzmail.uni-erlangen.de

Focal Adhesion Kinase (FAK) reguliert Zelladhäsion von HT-29 Kolon-Karzinomzellen an extrazellulärer Matrix unter hydrodynamischen Flowbedingungen

Focal adhesion kinase (FAK) regulates cell adhesion of HT-29 colon carcinoma cells to extracellular matrix under hydrodynamic conditions of fluid flow

J. Haier[1,2], H.-J. Buhr[1] und G. L. Nicolson[2]

[1] Chirurgische Klinik I, Universitätsklinikum „B. Franklin", FU Berlin
[2] Institute for Molecular Medicine, Huntington Beach, CA, USA

Abstract

Important regulatory signals for tumor cell adhesion to extracellular matrix components often involve integrin-mediated signal transduction. Focal adhesion kinase (FAK) is an important part of integrin-related focal adhesion plaques and adhesion-mediated signal transduction. Under laminar flow conditions shear forces can modify various cellular functions, including phosphorylation events and cytoskeletal alterations involved in signal transduction. Therefore, the involvement of FAK in integrin-mediated cell adhesion to extracellular matrix components was investigated. In addition, the effects of hydrodynamic shear forces on the Tyr-phosphorylation status of FAK were examined. Human HT-29 colon carcinoma cells, where the expression of FAK was reduced using antisense oligonucleotides, were used to study cell adhesion to collagen in a parallel plate laminar flow chamber or under static conditions. Wall shear adhesion threshold, dynamic adhesion rate and adhesion stabilization rate were determined to differentiate initial adhesion events from adhesion stabilization. These dynamic adhesion properties were compared to static adhesion in microtiterplate assays. If HT-29 cells were exposed to different levels of hydrodynamic shear forces, Tyr-phosphorylation of FAK was increased, dependent on the wall shear stress used. Reduced expression of FAK interfered with early adhesion events to collagen and adhesion stabilization under flow conditions, but not with static cell adhesion. FAK appears to be involved in early events of integrin-mediated adhesion stabilization of HT-29 cells under dynamic conditions of fluid flow. This kinase can take part in the establishment and maintainance of definitive adhesive interactions to extracellular matrix components that enable adherent tumor cells to resist fluid shear forces. The tyr-phosphorylation status of FAK may facilitate this regulatory function in human colon carcinoma cells.

Einleitung

Die organspezifische Metastasierung wird durch spezifische Interaktionen von Adhäsionsmolekülen der Tumorzelloberfläche mit der mikrovaskulären Gefäßwand wesentlich bestimmt [1]. Für Kolon-Karzinomzellen mit unterschiedlichem metastatischen Potential konnte gezeigt werden, dass die Adhäsion an Komponenten der extrazellulären Matrix (ECM) unterschiedlich ist, wobei diese Differenzen jedoch nicht durch unterschiedliche Expression von Integrinen erklärt werden können, die die Tumorzelladhäsion an ECM und deren Stabilisierung vermitteln [2, 3]. Die Bindungsaffinität der Integrine wird durch verschiedene Kinasen und Phosphatasen in einem komplexen Netzwerk reguliert. Die Focal Adhesion Kinase (FAK) ist eine Tyrosinkinase, deren Aktivierung als integraler Bestandteil der Focal Adhesion Plaques in Verbindung mit der Integrin-vermittelten Zelladhäsion und intrazellulären Signalkaskaden steht.

In unserer Studie untersuchten wir die Rolle von FAK bei der Regulation Integrin-vermittelter Adhäsionsstabilisierung kolorektaler Karzinomzellen an Kollagen. Da hydrodynamische Scherkräfte zelluläre Funktionen, wie Aktivierung von Signalkaskaden und Genexpression, beeinflussen, wurden die Untersuchungen unter statischen und hydrodynamischen Bedingungen vorgenommen.

Methodik

In humanen HT-29 Zellen wurde die Expression von FAK durch Antisense-Oligonukleotide reduziert. In statischen Adhäsions-Assays wurden adhäsive Eigenschaften von Zellen mit normaler und reduzierter FAK-Expression an Kollagen verglichen. Zur Analyse der dynamischen Zelladhäsion und ihrer Stabilisierung wurden in einer Laminarflow-Kammer der Schwellenwert für Scherkräfte (WSAT), die dynamische Adhäsionsrate (DAR) und die Adhäsionsstabilisierungsrate (ASR) bestimmt [4, 5]. Die Auswirkungen einer reduzierten FAK-Expression auf adhäsionsvermittelte Tyr-Phosphorylierungen des Partnerproteins Paxillin wurden mittels Immunopräzipitation und Westernblot analysiert. Zur Untersuchung des Einflusses von Scherkräften auf adhäsionsvermittelte Signalkaskaden wurde in hydrodynamischen Assays die Tyr-Phosphorylierung von FAK und Paxillin in Abhängigkeit vom Flow verglichen.

Ergebnisse

In Antisense-behandelten Zellen war die Expression von FAK auf 32% reduziert. Diese reduzierte Expression führte zu einer signifikanten Inhibition der Adhäsionsstabilisierung unter dynamischen Bedingungen (DAR, ASR). Im Gegensatz dazu wurde die initiale Bin-

Tabelle 1. Inhibition der dynamischen Zelladhäsion von HT-29 Zellen an Kollagen (K I) durch reduzierte Expression von FAK. Charakterisierung von initialer Adhäsion und Adhäsionsstabilisierung durch Schwellenwert für Scherkräfte (WSAT), dynamische Adhäsionsrate (DAR) und Adhäsionsstabilisierungsrate (ASR) im Vergleich zu KI unbehandelt

ECM	Oligonucleotide	WSAT [dynes/cm^2]	DAR [Zellen]	ASR [%]
Albumin	–	$2{,}9 \pm 0{,}5^+$	$9 \pm 3^+$	$18 \pm 19^+$
K I	–	$4{,}6 \pm 0{,}4$	83 ± 10	74 ± 4
K I	FAK-AS2	$4{,}2 \pm 0{,}4^{ns}$	$49 \pm 9^*$	$62 \pm 3^*$
K I	FAK-AS Kontrolle	$4{,}2 \pm 0{.}4^{ns}$	74 ± 17^{ns}	74 ± 6^{ns}

$^+$ $p < 0{,}001$, * $p > 0{,}05$, ns nicht signifikant

dung der Zellen unter Flow (WSAT) und die statische Zelladhäsion nicht verändert (Tabelle 1).

Die adhäsionsvermittelte Tyr-Phosphorylierung von Paxillin war in Antisense-behandelten Zellen um >50% reduziert. Hydrodynamische Scherkräfte stimulierten dagegen die Phosphorylierung von FAK (bis 2,3-fach) und Paxillin (bis 1,6-fach) in Abhängigkeit von der eingesetzten Flowrate.

Schlussfolgerung

Die Ergebnisse dieser Studie zeigen, dass FAK als Schlüsselprotein der Focal Adhesion Plaques neben seiner Funktion in intrazellulären Signalkaskaden auch direkt an der Regulation der Rezeptoraffinität von Integrinen unter physiologischen Bedingungen des Flüssigkeitsstromes beteiligt ist. FAK scheint für die Stabilisierung der Zelladhäsion an ECM erforderlich zu sein, die es der Zelle ermöglicht, den in der Zirkulation auftretenden Scherkräften entgegenzuwirken. Diese Scherkräfte haben ihrerseits direkten Einfluss auf die dafür notwendigen intrazellulären Signalübertragungen.

Literatur

1. Haier J, Nasralla M, Nicolson GL (2000) Cell surface molecules and their prognostic values in assessing colorectal carcinomas. Ann Surgery 231: 11–24
2. Haier J, Nasralla M, Nicolson GL (1999) Different adhesion properties of highly and poorly metastatic HT-29 colon carcinoma cells with extracellular matrix components: Role of integrin expression and cytoskeletal components. Brit J Cancer 80: 1867–1874
3. Haier J, Nasralla M, Nicolson GL (1999) Influence of phosphotyrosine kinase inhibitors on adhesive properties of highly and poorly metastatic HT-29 colon carcinoma cells to collagen. Int J Colorect Dis 14: 119–127
4. Haier J, Nasralla M, Nicolson GL (1999) β1-integrin mediated dynamic adhesion of colon carcinoma cells to extracellular matrix under laminar flow. Clin Exp Metastasis 17: 377–388
5. Haier J, Nicolson GL (1999) Role of the cytoskeleton in adhesion stabilization of human colorectal carcinoma cells to extracellular matrix components under dynamic conditions of laminar flow. Clin Exp Metastasis 17: 713–721

Korrespondenzadresse: Prof. Dr. H.-J. Buhr, Chirurgische Klinik und Poliklinik I, Universitätsklinikum Benjamin Franklin, Hindenburgdamm 30, 1220 Berlin, Fax: 030 8445 2740, e-mail: buhr@ukbf.fu-berlin.de

Effekt von Paclitaxel verpackt in kationische Liposomen auf Wachstum und Metastasierung solider Tumoren in vivo

Paclitaxel encapsulated in cationic liposomes: Effect on growth and metastases of solid tumors in vivo

M. Schmitt-Sody[1], S. Krasnici[1], P. C. Manegold[1], B Sauer[3], B. Schulze[3], M. Teifel[3], U. Michaelis[3] und M. Dellian[1,2]

[1] Institut für Chirurgische Forschung
[2] Klinik und Poliklinik für Hals-, Nasen- und Ohrenkranke, Klinikum der Universität München-Großhadern, Ludwig-Maximilians-Universität München
[3] MBT-Munich Biotechnology GmbH, Martinsried

Abstract

Introduction: Cationic liposomes have been shown to accumulate preferentially at sites of angiogenesis [1]. This property potentially enables improved drug delivery to tumor vasculature and tumor cells. The aim of our study was to evaluate the antitumoral efficacy of paclitaxel encapsulated in cationic liposomes in comparison to paclitaxel dissolved in alcoholic cremophor EL (Taxol) in vivo. *Methods:* Experiments were carried out in male Syrian golden hamsters (40–50 g body weight) bearing the s.c. inoculated amelanotic hamster melanoma A-Mel-3. On day 5 after inoculation, when tumors had reached a volume of approximately 120 mm^3, animals were randomized into four groups ($n=6$). Animals in a control group were treated with vehicle (5% glucose). A second group received cationic liposomes (5 ml/kg body weight, 50 mM, $\varnothing$ 200 nm) without paclitaxel. The animals in groups 3 and 4 were treated with paclitaxel dissolved in cremophor EL or encapsulated in cationic liposomes, respectively, starting at day 5 after tumor inoculation until day 15 (5 mg paclitaxel/kg body weight by i.v. injection). Tumor volumes, animal weight and presence of axillar and inguinal lymph node metastases were quantified in 2-day intervals, beginning at day 5 after tumor inoculation. *Results:* In comparison to control tumors showing exponential growth, a significant reduction of tumor volume was observed in the hamsters treated with paclitaxel dissolved in cremophor EL or cationic liposomes alone ($p<0.05$). However, application of cationic liposome encapsulated paclitaxel resulted in a significant further reduction of tumor growth. Tumor volumes at day 23 after inoculation: 17.7 cm^3±1.9 cm^3 (glucose 5%); 10.0 cm^3±1.6 cm^3 (cationic liposomes); 10.7 cm^3±1.7 cm^3 (paclitaxel dissolved in cremophor EL); 1.7 cm^3±0.3 cm^3 (cationic liposome encapsulated paclitaxel); (MW ± SEM). In addition, the development of metastases was markedly delayed ($p<0.05$) upon treatment with paclitaxel encapsulated in cationic liposomes as compared to all other groups. *Conclusion:* Encapsulation of paclitaxel into cationic liposomes resulted in enhanced retardation of tumor growth and metastases in vivo. Our data suggest that encapsulation of antitumoral substances into cationic liposomes may allow their therapeutic efficacy to be improved, possibly by a direct antiangiogenic effect on tumor endothelium.

Einleitung

Das Chemotherapeutikum Paclitaxel ist gegen eine Reihe von Tumoren, wie Ovarial- und Mammakarzinom, nicht kleinzellige Lungenkarzinome, Lymphome sowie Melanome wirksam [2]. Aufgrund der geringen Wasserlöslichkeit wird Paclitaxel für den klinischen Einsatz in Cremophor EL gelöst (Taxol). Das Lösungsmittel Cremophor EL verursacht jedoch Nebenwirkungen wie Hypersensitivität und Neurotoxizität [3].

Liposomen können als Vehikel für den Substanzantransport Nebenwirkungen der Tumortherapie reduzieren. Ungeladene liposomale Paclitaxelformulierungen zeigten verglichen mit freiem Paclitaxel lediglich vergleichbare oder nur gering verminderte antitumorale Aktivität bei deutlich reduzierten Nebenwirkungen [4].

Kationische Liposomen reichern sich nach intravenöser Gabe vorzugsweise in angiogenetischen Tumorgefässen an [1]. Diese Eigenschaft könnte im Sinne eines verbesserten Antransportes therapeutischer Substanzen zu soliden Tumoren genützt werden. Die vorliegende Studie wurde durchgeführt, um die therapeutische Wirksamkeit von in kationisch geladenen Liposomen verpacktem Paclitaxel im Vergleich zu freiem Paclitaxel *in vivo* zu prüfen.

Methodik

Die Experimente wurden an männlichen syrischen Goldhamstern mit einem Körpergewicht von 40–50 g durchgeführt. Den Tieren wurden 5×10^6 Zellen des amelanotischen Hamstermelanoms A-Mel-3 subkutan in die Lumbosakralregion der Rückenhaut injiziert [5]. Die Implantation der Tumorzellen sowie das Einsetzen von venösen Verweilkathetern erfolgte in Pentobarbitalnarkose. Fünf Tage nach Tumorinokulation, bei einem Tumorvolumen von annähernd 120 mm³, wurden die Tiere randomisiert vier Gruppen zugeteilt ($n=6$). Die Tiere der Gruppe 1 dienten als Kontrolle und erhielten die Trägersubstanz (Glukose 5%). Tieren in der Gruppe 2 wurden kationische Liposomen ohne Paclitaxel appliziert (5 ml/kg KG, 50 mM, ∅ 200 nm). Tieren der Gruppe 3 wurde Paclitaxel, gelöst in Cremophor EL (Taxol), verabreicht. In der Gruppe 4 erhielten die Tiere Paclitaxel in kationischen Liposomen enkapsuliert. Die Substanzen wurden über einen Verweilkatheter in der Vena jugularis mit einer Dosierung von 5mg Paclitaxel/kg KG appliziert. Die Behandlung, beginnend an Tag 5 nach Tumorzellinjektion, erfolgte über zwei Zyklen, wobei sich jeder Zyklus aus drei Einzelapplikationen im Abstand von 48 h zusammensetzte. Der Abstand zwischen den Zyklen betrug 72 h. Tiergewicht, Tumorvolumina und der axilläre sowie inguinale Metastasierungsstatus wurden in zweitägigen Abständen, beginnend an Tag 5 nach Tumorimplantation gemessen.

Ergebnisse

Die s.c. implantierten Tumoren zeigten bei den Tieren der Kontrollgruppe ein nahezu exponentielles Wachstum. Demgegenüber wurde eine signifikante Verzögerung des Tumorwachstums in Tieren beobachtet, die mit freiem Paclitaxel bzw. unbeladenen kationischen Liposomen behandelt wurden. In kationischen Liposomen verpacktes Paclitaxel bewirkte eine weitere signifikante Verzögerung des Tumorwachstums. Die Tumorvolumina am

Ende des Beobachtungszeitraumes, an Tag 23 nach Injektion, betrugen: $17,7 \pm 1,9$ cm^3 (Glukose 5%); $10,0 \pm 1,6$ cm^3 (kationische Liposomen); $10,7 \pm 1,7$ cm^3 (freies Paclitaxel); $1,7 \pm 0,3$ cm^3 (Paclitaxel in kationischen Liposomen); (MW $\pm$ SEM, $p < 0,05$).
Während alle Tiere der Kontrollgruppe bereits am Tag 12 nach Injektion von Tumorzellen, und die Tiere der Gruppen 2 und 3 spätestens an Tag 14 axilläre oder inguinale Metastasen aufwiesen, wurde bei den Tieren der Gruppe 4, die mit Paclitaxel in kationische Liposomen enkapsuliert behandelt worden waren, eine signifikante Verzögerung des Auftretens von Metastasen um 7 Tage beobachtet.

Schlussfolgerung

Paclitaxel und kationische Liposomen bewirkten eine Abnahme des Tumorwachstums. Die Enkapsulierung von Paclitaxel in kationische Liposomen führte zu einer weiteren signifikanten Verzögerung des Tumorwachstums sowie zu einem späteren Auftreten von Metastasen *in vivo*. Diese Ergebnisse zeigen, dass die Verpackung antitumoraler Substanzen in kationische Liposomen ihre therapeutische Wirksamkeit erhöht, möglicherweise durch einen direkten antiangiogenen Effekt auf die mikrovaskulären Tumorgefäße.

Literatur

1. Thurston G, McLean JW, Rizen M, Baluk P, Haskell A, Murphy TJ, Hanahan D, McDonald DM (1998) Cationic liposomes target angiogenic endothelial cells in tumors and chronic inflammation in mice. J. Clin. Invest. 101: 1401–1413
2. Rowinsky EK, Donehower RC (1995) Paclitaxel (taxol) N. Engl. J. Med. 332: 1004–1014
3. Fjallskog ML, Frii L, Bergh J (1993) Is Cremophor EL, solvent for paclitaxel, cytotoxic? Lancet 342: 873
4. Ceruti M, Crosasso P, Brusa P, Arpicco S, Dosio F, Cattel L (2000) Preparation, characterization, cytotoxicity and pharmacokinetics of liposomes containing water-soluble prodrugs of paclitaxel. J. Control. Rel. 63: 141–153
5. Asaishi K, Endrich B, Goetz A, Messmer K (1981) Quantitative analysis of microvascular structure and function in the amelanotic melanoma A-Mel 3. Cancer Res. 41: 1898–1904

Korrespondenzadresse: Dr. med. Marcus Schmitt-Sody, Institut für Chirurgische Forschung, Klinikum der Universität München-Großhadern, Ludwig-Maximilians-Universität München, Marchioninistraße 27, 81366 München, Telefon: 089/7095-4356, Fax: 089/7095-4353, e-mail: marcus.schmitt-sody@icf.med.uni-muenchen.de

5-FU-PEG-Liposomen zur intraaortalen Therapie. Ist die Metabolisierung von 5-Fluorouracil (5-FU) in Fluorourdesoxyuridin (FUDR) pH abhängig?

Intra-aortal therapy with 5-FU-PEG liposomes: Does the metabolization of 5-fluoroucil (5-FU) in deoxyfluorouridine (FUDR) depend on the pH value?

U. Pohlen[1], G. Berger[1], M. Binnenhei[1], R. Reszka[2] und H. J. Buhr[1]

[1] Chirurgische Klinik I des UKBF der Freien Universität Berlin
[2] Max Delbrück Centrum „DrugTargeting" RVK/Buch

Abstract

A separate partial circulatory system with a defined flow via a roller pump is created by abdominal stop-flow therapy under hypoxic conditions. Forty chinchilla rabbits were subjected to intra-aortal (stop-flow therapy) or systemic therapy with 50 mg 5-FU or 5-FU-SUV-PEG liposomes. pH and pO_2 were measured at regular intervals during therapy. After 20 min, the concentration of 5-FU and its active metabolite 5-FURD were determined by HPLC in different organs. The 5-FURD concentration was measured in vitro in relation to the pH value. Subsequently, another 20 chinchilla rabbits received 50 mg of 5-FU or 5-FU-SUV-PEG liposomes intra-aortally (stop-flow therapy), keeping the pH value within the physiological range by NH3 titration, and the 5-FURD concentration was determined here as well. Intra-aortal applications of 5-FU-PEG liposomes increase 5-FU tumor concentrations 40-fold and para-aortal lymph-node concentrations 100-fold compared to i.v. applications. Metabolization of 5-FU to its active metabolite 5-FURD is strongly dependent on the pH value and can be modulated.

Einleitung

Die Verwendung von liposomal verkapselten Zytostatika führt zu einer Steigerung der Tumorkonzentration. Verstärkt werden kann dieser Effekt durch die Reduktion des Blutflusses und längeren Verweildauer am Tumor. Während der Hypoxie kommt es zu einer Abnahme des pH-Wertes, welcher ggf. die Wirkung des 5-FU auf die Tumorzelle beeinflusst. In Vorversuchen konnten zwar hohe 5-FU-Konzentrationen bei der intraaortalen Therapie, jedoch unzureichende FUDR-Konzentrationen gemessen werden. Bei der in vitro-Messungen von FUDR bei verschiedenen pH-Werten konnten nur im physiologischen Bereich relevante Konzenrtationen von FUDR bestimmt werden. Die Hypothese hierfür lautete: die Metabolisierung von FUDR aus 5-FU ist pH abhängig. Ziele der Arbeit war die Messung 5-FU und FUDR-Konzentration im Kaninchenmodel nach unterschiedlichen Applikationen (i.v. versus intraaortal) und bei verschiedenen pH-Werten.

Methodik

20 Chinchillakaninchen mit einem VX-2 Lebertumor wurde über die linke A.und V. iliaca comm. ein Katheterverweilsystem implantiert. Clips wurden auf die distal A. und V. iliaca comm. sowie oberhalb des Truncus coeliakus und dem Einstrom der Lebervenen in die V. cava gesetzt. Arterieller und venöser Katheter wurden über eine Minipumpe kurzgeschlossen und das Abdomen 20 min unter Hypoxie mit einer Flussrate von 100ml/min perfundiert. Bei 20 Tieren erfolgte die i.v.-Applikation über die Ohrvene. *Gruppe I* n=10 50 mg 5-FU intraarteriell, *Gruppe II* n=10 intraarteriell 50 mg 5-FU-PEG-Liposomen *Gruppe III* n=10 i.v 50 mg. 5-FU, *Gruppe IV* n=10 i.v. 50 mg 5-FU-PEG-Liposomen. In den intraarteriellen Grupen (I und II) erfolgte die FUDR Bestimmung mit oder ohne pH-Korrektur mittels NaHCO3. Alle 5 Min. erfolgte die Bestimmung von pH-Wert und pO_2. Nach Beendigung der jeweiligen Therapie (20 min) wurden die Tiere getötet und in Leber, Tumor, paraaortale Lymphknoten, Serum und Perfusat die Konz. von 5-FU und FUDR mit der HPLC bestimmt.

Ergebnisse

	Gruppe I 5-FU i.a	Gruppe II Lipo. 5-FU i.a.	Gruppe III 5-FU i.v.	Gruppe IV Lipo. 5-FU i.v
Tumor	20.4 ± 6.2 * 2.1 ± 1.1 ** 1.0 ± 0.1 ***	87.6 ± 17.1 * 13.9 ± 4.1 ** 7.6 ± 1.1 ***	2.0 ± 0.3 * 0***	14.59 ± 3.3 * 0 ***
Leber	43.6 ± 8.3 * 0.8 ± 0.4 ** 0***	158.4 ± 23.7 * 1.6 ± 1.1 ** 0.5 ± 0.1***	2.7 ± 0.7 0	147.8 ± 20.8 * 3.3 ± 0.9 ***
Lymphknoten	28.8 ± 9.1 * 1.3 ± 1.0 ** 0.7 ± 0.1 ***	131 ± 25.3 * 11.4 ± 3.4 ** 7.6 ± 2.3 ***	1.3 ± 0.8* 0.7 ± 0.1 ***	16.8 ± 5.9 * 4.8 ± 1.9 ***
Perfusat	19.2 ± 8.4 * 0.9 ± 0.5 ** 0.5 ± 0.5 ***	72.3 ± 9.3 * 17.5 ± 3 .2 ** 9.5 ± 1.2 ***	–	–
Serum	2.5 ± 2.2 * 0 ** 0 ***	1.8 ± 1.0 * 0 ** 0.5 ± 0.3 ***	13.1 ± 2.4 * 0.2 ± 0.1 ***	36.3 ± 3.6 * 0.8 ± 0.3 ***
pH 5, 10, 15, 20 min	** 7.32, 7.30, 7.44, 7.31 *** 7.33, 7.21, 7.06, 7.00	** 7.29, 7.36, 7.43, 7.31 *** 7.23, 7.14, 7.03, 6.94	** 7.32. 7.36, 7.38, 7.38	** 7.38, 7.34, 7.40, 7.36
PO_2 5, 10, 15, 20 min	100, 48, 37, 22 mm Hg	100, 22, 15, 12 mm Hg	103, 101, 99, 98 mm Hg	99, 101, 98, 98 98 mm Hg

* 5-FU-Konzentration, ** FUDR-Konzentration, pH-Werte mit NaHCO3, ***FUDR-Konzentration, pH-Werte ohne NaHCO3

Diskussion

Die Rolle von 5-FU unter hypoxischen Bedingungen wird kontrovers diskutiert bzw. es besteht eine Wissenslücke [1, 2]. Die antineoplastischen Effekte von 5-Fluorouracil (5-FU) werden nicht durch 5-FU, sondern durch seine Metabolite hervorgerufen. 5-FU kann sowohl katabol als auch anabol metabolisiert werden [3]. Beim anabolen Abbauweg wird 5-FU in 5-Fluorouridin (5-FUrd) metabolisiert. Die beiden Endprodukte 5-Flouro-2′-desoxyuridin-monophosphat und 5- Flourouridintriphosphat hemmen die Thymidylatsynthase und damit die Synthese der DNA bzw. bilden fehlerhafte RNA [3]. Beim katabolen Metabolismus wird 5-FU über Zwischenschritte zu dem cytotoxisch nicht aktiven α-Fluoro-β-alanin umgesetzt und über die Niere ausgeschieden [3].

In unsere Studie wurde 50 mg 5-FU, liposomal verkapselt oder unverkapselt, je nach Gruppenzugehörigkeit entweder intraaortal oder systemisch appliziert. Bei der intraaortalen Gabe wurde nur das Abdomen perfundiert (Stop-Flow-Therapie), hierunter kam es zu einem deutlichen Abfall des pO_2 sowie des pH-Wertes. Die gemessenen hohen 5-FU- und geringen 5-FUrd-Konzentrationen mussten mit der Applikation unter Hypoxie und konsekutiv mit dem pH-Wert zusammenhängen. Wir führten in-vitro-Untersuchungen mit 5-FU und Messung der 5-FUrd-Konzentration in Abhänigkeit vom ph-Wert durch. Die in vitro-Untersuchungen bestätigten die Hypothese, dass 5-FU nur bei physiologischen pH-Werten vermehrt in den aktiven Metaboliten 5-FUrd umgesetzt wird. Liposomales 5-FU ergab jedoch eine 2-fach höhere Konzentration als unverkapseltes 5-FU. Auch in vitro war das Konzentrationsmaximum von liposomalen 5-FU im Vergleich zu unverkapselten 5-FU um 60-180 min verlängert. Diese Beobachtung spricht für die Hypothese, dass in der Emulsion aus PEG-SUV-Liposomen ein nahezu physiologischer pH-Wert vorherrscht, welcher sich erst bei äußerlichen Extremwerten so verändert, dass deutlich weniger 5-FUrd metabolisiert wird. Diese Beobachtung unterstrich der daraufhin durchgeführte Versuch mit weiteren 20 Chinchillakaninchen, welche randomisiert 2 Therapiegruppen zugeordnet wurden. Durch Titrierung von NH_3 wurde der pH-Wert im physiologischen Bereich gehalten. Hierunter kam es in beiden Gruppen zu einer Verdoppelung der 5-FUrd-Konzentration in allen Organen im Vergleich mit den Gruppen unter Hypoxie ohne Titrierung mit NH_3. Nur wenn liposomales 5-FU intraaortal appliziert und der pH-Wert im physiologischen Bereich gehalten wurde, kam es zu einer signifikanten ($p < 0,01$) Steigerung der Konzentration in den einzelnen Organen insbesondere Tumorgewebe und paraaortalen Lymphknoten im Vergleich mit allen weiteren Gruppen.

Schlussfolgerung

Bei intraaortalen Gabe von 5-FU-PEG-Liposomen lässt sich die Konz. von 5-FU im Tumor um das 40 fache- und in paraaortalen Lymphknoten um das 100 fache im Vergleich zur i.v.-Applikation steigern. Während der intraaortalen Therapie unter Hypoxie muss der pH-Wert durch Pufferung im physiologischen Bereich gehalten werden, um ausreichenden Konz. des aktiven 5-FU-Metaboliten 5-FUDR zu erreichen.

Literatur

1. Eibel-Eibesfeld B, Störz V, Kummermehr J, Schalhorn A (1988) Basic investigations on interaction of 5-fluorouracil and tumor ischemia in the Treatment of liver malignances. In: Schlag P, Hohenberg P, Metzger U (ed) Combined Modality of Gstrointestinal Tract Cancer. Recent Results in Cancer Research 110, Springer Verlag Berlin: 187–195

2. Tannock IF (1987) Toxicity of 5-FU for aerobic and hypoxic cells in two murine tumours Cancer. Chemother Pharmacol 19: 53–56
3. Heidelberger C, Chaudhuari NK, Danenberg P, Mooren D, Griesbach L, Duschinsky R, Schnitzler RJ, Pleven E, Schreiner J (1957) Fluorinated pyrimidines, a new class of tumor-inhibitory compounds. Nature 179: 663–666

Korrespondenzadresse: Dr. med. U. Pohlen, Chirurgische Klinik I, Hindenburgdamm 30, 12200 Berlin

In vivo Gentransfer nackter DNA in xenotransplantierte Kolonkarzinome in der Nude Maus mit Hilfe der Jet-Injektion

In vivo gene transfer of naked DNA into xenotransplanted colon carcinoma by jet-injection

W. Walther[1], U. Stein[1], I. Fichtner[1] und P. M.Schlag[2]

[1] Max-Delbrück-Centrum für Molekulare Medizin, Berlin
[2] Robert-Rössle-Klinik, Universitätsklinikum Charité, Campus Berlin-Buch

Abstract

Background: The jet-injection technology has developed to an applicable alternative to viral or liposomal gene delivery systems. In this study a novel "low-volume High-Speed Jet-Injector" system was used for the direct gene transfer of naked DNA into tumors. The versatile hand-held Jet-Injector uses pressurized air to force small volumes (1.5 – 7 µl) of naked DNA into targeted tissues. *Methods:* In our in vivo studies human colon carcinoma xenotransplanted female nude mice were jet-injected simultaneously with the β-galactosidase (LacZ) and the human tumor necrosis factor alpha (TNF-α) gene carrying vector plasmids. The animals received a total of ten jet-injections through the skin into the tumor at a pressure of 3.0 bar. The jet-injection delivered 1.5, 2.0, 2.5, 3.0, 4.0, 5.0, 6.0, or 7.0 µl plasmid DNA (1 µg/µl of each plasmid in water) into the tumor tissue. Forty-eight hours after jet-injection, tumors were excised and cryosectioned for LacZ or TNF-α detection. *Results:* The jet-injection of DNA leads to a spread expression pattern within tumor tissues with penetration depths of 5–10 mm. The X-Gal staining in cryosections of jet-injected tumors revealed LacZ expression with moderate expression level at a injection volume of 1.5 to 2.5 µl and strong expression at injection volumes of 3–7 µl. For the therapeutic gene TNF-α TNF-ELISA showed efficient expression and secretion of this cytokine within the tumor tissue after jet-injection. *Conclusions:* These studies demonstrate the applicability of the Jet-Injection technology for the efficient and simultaneous in vivo gene transfer of two different plasmid DNAs into tumors. It can be employed for non-viral gene therapy of cancer using minimal amounts of naked DNA.

Einleitung

Das effiziente Einbringen von genetischem Material in Zielzellen ist für die Gentherapie ein wesentliches Problem, dem sich zahlreiche Untersuchungen widmen. Eine große Anzahl retroviraler und adenoviraler Transfersysteme wurde entwickelt, die sich durch hohe Gentransfereffizienzen auszeichnen. Diese viralen Systeme sind jedoch noch immer mit Risiken verbunden, die ihren klinischen Einsatz erschweren. Alternativ werden deshalb Technologien entwickelt, die mit nicht-viralen Gentransfersystemen nackte DNA in die Zielzellen bringen können. Neben der einfachen Nadelinjektion, dem Partikel-Bombardment oder der in vivo Elektroporation ist auch die Jet-Injektion eine derartige Technologie [1, 2, 3, 4]. Mit Hilfe der Jet-Injektion kann nackte DNA in einem Flüssigkeits-Jet in das entsprechende Zielgewebe transfiziert werden [5]. In der vorliegenden Studie wurde ein neuartiges „Low Volume High–Speed Jet-Injection" System zum Transfer nackter DNA in Tumoren in vivo verwendet. Das in Zusammenarbeit mit der EMS Medical GmbH entwickelte Jet-Injektion System nutzt Luftdruck zur Generierung des DNA-enthaltenden Flüssigkeits-Jets. Dieser Jet transferiert bei geringem Ejektionsvolumen (1.5 – 7.0 µl) nackte DNA in das Zielgewebe und führt zur Expression des Fremdgens im Jet-injizierten Gewebsareal.

Methodik

In den Untersuchungen wurden weibliche NMRI-nu/nu-Mäuse verwendet, die mit einem humanen Kolonkarzinom s.c. xenotransplantiert wurden. Bei einer Tumorgröße von ca. 6x6 mm wurden diese Tiere simultan mit einem „Plasmid-Mix" bestehend aus dem β-Galactosidase (LacZ) Reportergen-Plasmid und dem humanen TNF-α Zytokingen-tragenden Vektor Jet-injiziert. Dieser „Plasmid-Mix" enthielt 1 µg DNA/µl Wasser je Plasmid. Alle Tiere erhielten je 10 Jet-Injektionen direkt durch die Haut in das Tumorgewebe bei einem Druck von 3.0 bar. Bei den Jet-Injektionen wurden 1.5, 2.0, 2.5, 3.0, 4.0, 5.0, 6.0 oder 7.0 µl Plasmid-DNA appliziert. 48 Stunden nach Jet-Injektion wurden die Tumoren zum Nachweis der LacZ- oder TNF-α Expression entnommen. Von den Tumoren wurden Kryoschnitte angefertigt, an denen mit der X-Gal Färbung die LacZ-Expression nachgewiesen wurde. Parallel dazu wurde aus Tumorkryoschnitten Homogenate hergestellt, in denen mit einem TNF-ELISA die Expression des Zytokins quantitativ bestimmt wurde.

Ergebnisse

Die Jet-Injektion durch das Hautgewebe in den Tumor wurde von den Tieren gut toleriert. Die Verwendung des LacZ-Reportergens ließ in den Kryoschnitten der Jet-injizierten Tu-

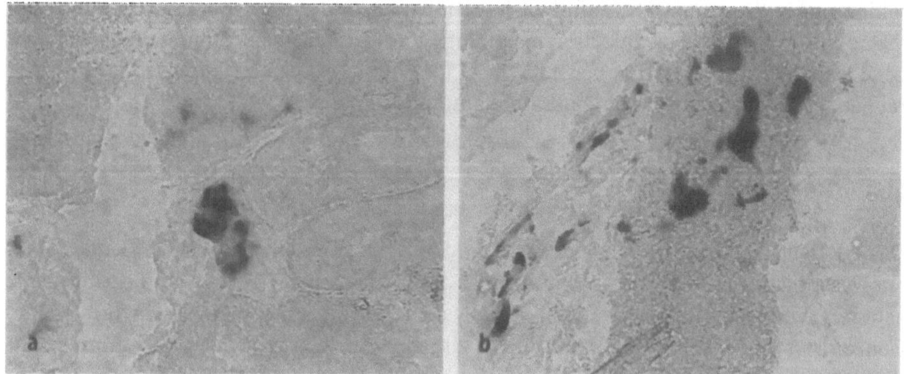

Abb. 1a, b. Nachweis der LacZ-Expression im Kolonkarzinom-Xenotransplantaten 48 Stunden nach in vivo Jet-Injektion bei 3,0 bar und einem Volumen von 2,5 µl (a) und 7,0 µl (b) pro Jet-Injektion. Die Bereiche der LacZ-Expression im Tumor sind jeweils als dunkelgraue/schwarze Areale zu erkennen (100-fache Vergrößerung)

moren eine Beurteilung der Jet-Penetration und der Verteilung der Genexpression im Gewebe zu. Die Tumoren wurden 48 Stunden nach Jet-Injektion entnommen, da aus vorhergehenden Versuchen bekannt ist, dass in diesem Zeitraum eine Fremdgenexpression im Tumorgewebe detektierbar ist. Es konnte beobachtet werden, dass die Jet-Injektion im Tumorgewebe zu einer Penetrationstiefe der Plasmid-DNA von 5–10 mm führte und mit einer breit verteilten Expression der beiden Gene LacZ und TNF-α assoziiert ist. Die Evaluation der mit X-Gal Färbung behandelten Kryoschnitte der Jet-injizierten Tumoren lässt bei einem Jet-Injektionsvolumen von 1,5 bis 2,5 µl moderate LacZ-Expression erkennen, während bei Jet-Injektionsvolumina von 3 bis 7 µl starke LacZ-Expression im Gewebe nachweisbar ist (Abb. 1). Der TNF-α ELISA zeigt gleiche Ergebnisse für das mit dem LacZ-Gen simultan Jet-injizierte Zytokingen. In den Tumoren, die mit Jet-Volumina von 1,5–2,5 µl transfiziert wurden, konnten im Durchschnitt 300pg TNF-α/ mg Protein ermittelt werden. Bei Jet-Volumina von 3,0–4,0 µl wurden im Mittel 400pg TNF-α/mg Protein und bei Jet-Volumina von 5,0-7,0 µl Zytokinmengen von 600pg TNF-α/mg Protein ermittelt.

Tabelle 1. TNF-α Expression in Abhängigkeit vom Volumen der durch Jet-Injektion in das Tumorgewebe in vivo applizierten Vektor-DNA

Jet-Injektionsvolumen	pg TNF-α /mg Protein
1.5 µl	268
2.0 µl	318
2.5 µl	330
3.0 µl	336
4.0 µl	448
5.0 µl	489
6.0 µl	509
7.0 µl	818

Diskussion

Die Studie zeigt, dass die Jet-Injektion für einen effizienten, nicht-viralen Gentransfer kleiner Mengen nackter DNA in vivo geeignet ist. Dabei ist die Größe des DNA-enthaltenden Jet-Injektionsvolumens mit der Expressionshöhe des jeweiligen transfizierten Fremdgens positiv korreliert. Darüber hinaus konnte in der Studie gezeigt werden, dass auch die simultane in vivo Jet-Injektion eines Gemisches zweier Vektoren zur effektiven Expression der jeweiligen Gene im Zielgewebe führt. Diese Ergebnisse deuten auf die Anwendbarkeit der Jet-Injektion Technologie für eine nicht-virale Tumor-Gentherapie hin.

Dieses Projekt wird von der H. W. & J. Hector Stiftung und der EMS Medical GmbH gefördert.

Literatur

1. Sikes ML, O'Malley BW, Finegold MJ, Ledley FD (1994) In vivo gene transfer into rabbit thyroid follicular cells by direct DNA injection. Hum Gene Ther 6: 837–844

2. Klinman DM, Conover J, Leiden JM, Rosenberg AS, Sechler JM. (1999) Safe and effective regulation of he-matocrit by gene gun administration of an erythropoietin-encoding DNA plasmid. Hum Gene Ther 10: 659–665
3. Aihara H, Miyazaki J-I. (1998) Gene transfer into muscle by electroporation in vivo. Nature Biotechnol 16: 867–870
4. Furth PA, Shamay A, Wall RJ, Henninghausen L (1992) Gene transfer into somatic tissue by jet injection. Anal Biochem 205: 365–368
5. Walther W, Stein U, Fichtner I, Malcherek L, Lemm M, Schlag PM.2000. Non-viral in vivo gene delivery into tumors using a novel low volume jet-injection technology. Gene Ther: in press

Korrespondenzadresse: Dr. rer. nat. Wolfgang Walther, Max-Delbrück-Centrum für Mole-kulare Medizin, Robert-Rössle-Strasse 10, 13092 Berlin, Telefon (030) 9406 3432, Fax (030) 9406 2780, e-mail: wowalt@mdc-berlin.de

Tierexperimentelle Untersuchungen zur Karzinogenese durch duodenogastralen Reflux

Animal experiments on carcinogenesis induced by duodenogastric reflux

M. Fein[1], K. H. Fuchs[1], H. Stopper[2], S. Diem[3] und M. Herderich[3]

[1] Chirurgische Universitätsklinik
[2] Institut für Toxikologie
[3] Institut für Lebensmittelchemie, Universität Würzburg

Abstract

Background: The fact that the incidence of Barrett carcinoma is rapidly increasing has renewed interest on the mechanisms of carcinogenesis induced by duodenogastric reflux (DGR). The aim was to investigate whether DGR is carcinogenic in the rodent esophagus and whether carcinogenesis is caused by nitroso bile acids. *Methods:* Experiment I: 77 Sprague-Dawley rats (8 weeks old) were operated in three groups: (A) Esophagojejunostomy to induce mixed reflux of acid and DGR; (B) gastrectomy and esophagojejunostomy to induce DGR alone; and (C) gastrectomy and Roux-en-Y reconstruction to divert reflux. The incidence of columnar lining and carcinoma was compared after 16 weeks. Experiment 2: Preop, 2 and 6 weeks after operation DGR was analyzed for bacterial contamination with standard methods, for bile acids and nitroso compounds with high performance liquid chromatography coupled with mass spectroscopy (HPLC-MS), and for genotoxicity with the micronucleus test ($n = 15$). *Results:* 1. DGR induced columnar lining in 85% and adenocarcinoma in 48% of the animals with reflux (A + B). There was no difference between group A and B. The control group C had significantly less columnar lining and adenocarcinoma. 2. Elimination of the food passage through the stomach resulted in bacterial overgrowth with fecal bacteria (*E. coli*, proteus, enterococcus). In each sample, primary and secondary bile acids were identified by HPLC-MS. Despite using highly specific techniques nitroso compounds were not detected (selective reaction monitoring, detection limit < 1‰ of bile acid concentration). In the micronucleus test DGR was cytotoxic, but not genotoxic. *Conclusion:* DGR is carcinogenic in the rodent esophagus. The nitrosation of bile acids could be excluded as the relevant mechanism of carcinogenesis. The observed cytotoxicity suggests that chronic inflammation of the esophageal mucosa is the main mechanism of carcinogenesis induced by DGR. Chronic esophageal injury is caused by bile acids and pancreatic enzymes in DGR which act synergistically with acid reflux.

74

Einleitung

Die Inzidenz des Adenokarzinoms im Ösophagus hat sich im Verlauf der letzten zwanzig Jahre in den westlichen Industriestaaten vervielfacht. Die Ursachen für diesen Anstieg der Karzinominzidenz sind noch unklar. Der einzig bekannte Risikofaktor für die Karzinomentstehung ist der Barrett-Ösophagus, der sich als Komplikation aus einer schweren gastroösophagealen Refluxkrankheit entwickeln kann [1]. Standard der medikamentösen Therapie der Refluxkrankheit ist die Säuresuppression. Obwohl die Wirksamkeit dieser Therapie durch die Protonenpumpeninhibitoren erheblich verbessert wurde, stieg die Karzinominzidenz kontinuierlich weiter an. Dies liegt möglicherweise daran, dass neben der Säure als Komponente des gastroösophagealen Refluxes der duodenogastrale Reflux (DGR) relevant für die Pathogenese des Barrett-Ösophagus und die Karzinogenese ist [2]. Vor diesem Hintergrund wurde tierexperimentell untersucht, ob DGR im Ösophagus karzinogen wirkt und ob dies durch die Entstehung von Nitrosogallensäuren zu erklären ist.

Methodik

Im Experiment I wurden 77 Sprague-Dawley Ratten im Alter von 8 Wochen in drei Gruppen operiert: A. Ösophagojejunostomie zur Induktion von gemischtem Reflux von Säure und DGR, B. Gastrektomie und Ösophagojejunostomie zur Induktion von reinem DGR und C. Gastrektomie und Roux-Y-Rekonstruktion zur Diversion von Reflux. Nach 16 Wochen wurde die Inzidenz von Zylinderepithelmetaplasien und Karzinomen verglichen. Um die Mechanismen der Karzinogenese zu charakterisieren, wurden im Experiment II in diesem Tiermodell (OP B) die bakterielle Besiedelung mit Standardmethoden untersucht. Anschließend wurde das Spektrum der Gallensäuren mit der Tandemmassenspektroskopie (HPLC-MS) analysiert und getestet, ob das Duodenalsekret im Mikrokerntest gentoxisch wirkt (n=15).

Ergebnisse

73 Tiere konnten nach 16 Wochen Beobachtungszeit ausgewertet werden. Alle Tiere mit Reflux (OP A + B) hatten eine schwere Refluxösophagitis entwickelt, die mehr als die Hälfte des Ösophagus umfasste und zu einer signifikanten Verkürzung des Ösophagus um 20% seiner Länge führte. Histologisch fanden sich sowohl Epithelhyperplasien mit deutlich verbreiteter Mukosa und Hyperkeratose als auch regenerative Veränderungen mit Papillomatose und Basalzellhyperplasien. Die Entzündung betraf in der Regel die gesamte Ösophaguswand. Zylinderepithel im Ösophagus wurde in 20 von 22 Tieren nach OP A (91%), in 21 von 26 nach OP B (81%), und in 6 von 25 nach OP C (24%) nachgewiesen. Morphologisch unterschied sich dieses Zylinderepithel von der Mukosa des Jejunums durch weniger dichte Mikrovilli und kürzere und unregelmäßige Krypten. In 70% der Tiere war das Zylinderepithel mit Plattenepithel vermischt, ein weiterer Hinweis darauf, dass es sich hierbei um metaplastisches Barrett-Epithel handeln könnte. Ein Adenokarzinom im Ösophagus wurde in 12 von 22 Tieren nach OP A (55%), in 11 von 26 nach OP B (42%), und in 4 von 25 nach OP C (16%) induziert. Alle Karzinome waren unmittelbar an der Anastomose entstanden. Sie entsprachen einem muzinösen Adenokarzinom mit infil-

trativ wachsenden Drüsenzellen und Arealen gefüllt mit extrazellulärem Muzin. Die Tumorinzidenz unterschied sich nicht zwischen Tieren mit oder ohne Reflux von Mageninhalt (A und B) und war signifikant niedriger in Tieren ohne Reflux (C).

Die Darmflora des Dünndarms enthielt typischerweise *Lactobacillus spp.* und *Bacteroides spp.* Darüber hinaus war *E. coli* in niedrigen Konzentrationen nachzuweisen. Durch die Reflux induzierende Operation (OP B) kam es zu einer bakteriellen Überwucherung des oberen Gastrointestinaltraktes mit Fäkalkeimen (*E. coli*, Proteus, Enterokokken) in Konzentrationen von über 10^6 Keimen pro ml. Durch Umgebungsuntersuchungen des Trinkwassers und der Pellets konnte eine Kontamination des Darms durch die Ernährung ausgeschlossen werden. Verantwortlich waren vielmehr die Fäkalkeime der Tiere, die oral aufgenommen wurden und bei fehlendem aziden Milieu nicht wie unter physiologischen Bedingungen eliminiert werden konnten. Im Stuhl war das gleiche Keimspektrum wie im Dünndarm nachzuweisen.

Obwohl diese Keime die endogene Entstehung von Nitrosoverbindungen katalysieren könnten, wurden keine *N*-Nitroso-Gallensäuren in der HPLC-MS detektiert. In allen untersuchten Proben konnte ein charakteristisches Spektrum der primären und sekundären Gallensäuren nachgewiesen werden. Beispielsweise waren Taurocholsäure und Glykocholsäure in allen Proben in hoher Konzentration vorhanden. Die Gallensäuren wurden jeweils anhand von drei Merkmalen identifiziert: Erstens anhand ihrer Retentionszeit nach chromatographischer Trennung, zweitens mittels ihres Molekülions $[M+H]^+$ und drittens durch das charakteristische Produktionenspektrum. Diese Merkmale wurden mit den bei der Untersuchung der jeweiligen Referenzsubstanz erhaltenen Daten verglichen. Nitrosogallensäuren waren nicht nachweisbar. Die Ergebnisse wurden mit Hilfe besonders sensitiver „Selective Reaction Monitoring"-Experimenten abgesichert (Nachweisgrenze 1‰ der Konzentration der primären Gallensäuren). Auf diese Weise konnte das Vorkommen kleinster Konzentrationen der *N*-Nitroso-Taurocholsäure und -glykocholsäure im Duodenalsekret ausgeschlossen werden. Um andere Nitroso-Verbindungen zu detektieren, wurden ergänzend sogenannte Neutralverlust-Experimente durchgeführt. Auch diese Testreihen verliefen negativ, d.h. es konnten keine weiteren Nitrosoderivate nachgewiesen werden. Die hohe Sensitivität dieses Analyseverfahrens ist daran zu erkennen, dass das ca. 10 Minuten vor der Aspiration i.m. applizierte Narkosemittel Ketanest bereits im Darmlumen nachgewiesen wurde.

Bei der Analyse der Gentoxizität im Mikrokerntest führte das Duodenalsekret in den verwendeten Konzentrationen zu deutlichen zytotoxischen Effekten. Dies war daran zu erkennen, dass mit zunehmender Menge an Duodenalsekret die Häufigkeit der binukleären Zellen zunahm. Dennoch wurde bei keiner der getesteten Konzentrationen eine erhöhte Zahl von Mikrokernen beobachtet, d.h es konnte keine Gentoxizität nachgewiesen werden. Dies betraf sowohl die präoperativ entnommenen Proben als auch die Proben, in denen es als Folge der operativ induzierten Veränderungen zur bakteriellen Überwucherung und z. B. zur Entstehung von sekundären Gallensalzen gekommen war.

Diskussion

Duodeno-gastro-ösophagealer Reflux ist von zentraler Bedeutung für die Pathogenese des Barrett-Ösophagus. Ausgeprägter Reflux führt letztlich zur Induktion eines Adenokarzinoms. Die Ergebnisse des hier beschriebenen tierexperimentellen Tumormodells wurden zwischenzeitlich mehrfach reproduziert [3].

Die Annahme, dass physiologische Gallensäuren in karzinogene *N*-Nitroso-Verbindungen umgewandelt werden, ist eine Hypothese zur Karzinogenese durch DGR [4]. Voraussetzung für diese chemische Umwandlung der Gallensäuren ist eine bakterielle Überwucherung insbesondere mit Keimen, die Nitrat in Nitrit umwandeln können. Obwohl eine bakterielle Kontamination dokumentiert werden konnte, waren keine Nitrosogallensäuren im Tiermodell nachweisbar. Die Gentoxizitätstests bestätigten früher durchgeführte Untersuchungen von physiologischen Gallensäuren, in denen zwar eine Promotorfunktion beobachtet worden war, jedoch keine Karzinogenität [5]. Die vorliegenden tierexperimentellen Daten favorisieren die chronische Entzündung als wesentlichen Mechanismus der Karzinogenese. Möglicherweise sind sekundäre Gallensäuren bzw. DNA-Addukte aus Gallebestandteilen für die Karzinogenese von zusätzlicher Bedeutung.

Schlussfolgerung

DGR wirkt karzinogen im Ösophagus. Als relevanter Mechanismus der Karzinogenese konnte die Entstehung von Nitrosogallensäuren ausgeschlossen werden. Aufgrund des Nachweises der Zytotoxizität lässt sich schlussfolgern, dass für die Karzinogenese die chronische Entzündungsreaktion der Ösophagusschleimhaut im Vordergrund steht. Hierbei potenzieren die Gallensäuren und die Pankreasenzyme im DGR die Wirkung des sauren gastroösophagealen Refluxes.

Literatur

1. Hameeteman W, Tytgat GN, Houthoff HJ, van den Tweel JG (1989) Barrett's esophagus: development of dysplasia and adenocarcinoma. Gastroenterology 96: 1249–1256
2. Vaezi MF, Richter JE (1996) Role of acid and duodenogastroesophageal reflux in gastroesophageal reflux disease. Gastroenterology 111:1192–1199
3. Chen X, Yang G, Ding WY, Bondoc F, Curtis SK, Yang CS (1999) An esophagogastroduodenal anastomosis model for esophageal adenocarcinogenesis in rats and enhancement by iron overload. Carcinogenesis 20:1801–1808
4. Miwa K, Sahara H, Segawa M, Kinami S, Sato T, Miyazaki I, Hattori T (1996) Reflux of duodenal or gastro-duodenal contents induces esophageal carcinoma in rats. Int. J.Cancer 67:269–274
5. Fein M, Fuchs KH, Stopper H, Diem S, Herderich M (2000) Duodenogastric reflux and foregut carcinogenesis: analysis of duodenal juice in a rodent model of cancer. Carcinogenesis 21:2079–2084

Korrespondenzadresse: M. Fein, Chirurgische Universitätsklinik und Poliklinik, Josef-Schneider-Straße 2, 97080 Würzburg, Tel.: +4 99 31 20 11, Fax: +49 931 201 3225, e-mail: fein@chirurgie.uni-wuerzburg.de

Mutationen im Ösophagus verursacht durch gastro-ösophagealen Reflux

Reflux induced esophageal mutations

J.Theisen[1], P. W. Laird[2], R. V. Lord[2], K. A. Skinner[2], S. R. DeMeester[2], C. G. Bremner[2],
J. R. Siewert[1], T. R. DeMeester[2] und J. H. Peters[2]

[1] Chirurgische Klinik und Poliklinik der TU München
[2] Dept. of Surgery, USC, Los Angeles, USA

Abstract

Clinical and experimental evidence suggests a potential role of duodeno-gastro-esophageal reflux in the pathogenesis of Barrett's esophagus and esophageal adenocarcinoma. However, despite this evidence little is known about the mutagenic potential of gastroesophageal reflux. We hypothesize that reflux of gastric and duodenal content causes mutations in esophageal mucosa. In order to create duodeno-gastro-esophageal reflux, 11 *lacI* transgenic rats underwent esophago-duodenostomy (ED). Seven animals served as positive controls (MNAN injection) and seven sham operated rats as negative controls. The rats were sacrificed 16 weeks following treatment, the esophagus harvested and the mutation frequency determined via a standard Big Blue Mutagenesis Assay. After sequencing these mutations a comparison was made with the mutational spectrum of human esophageal adenocarcinomas. All operated animals showed gross esophagitis but no tumor. The mutation frequency in the operated group was significantly higher, nearly twofold, than that of the negative controls. MNAN injection resulted in nearly 20-fold increase of mutation frequency as expected. Out of 13 successfully sequenced mutations, 46% occurred at CpG dinucleotides sites and 61% were either C to T or G to A transitions. This mutational spectrum is similar to that found in p53 mutations of human esophageal adenocarcinoma providing preliminary evidence for the mutagenic role of duodeno-gastricesophageal reflux in the pathogenesis of esophageal adenocarcinoma.

Einleitung

Seit geraumer Zeit liegen klinische sowie experimentelle Hinweise vor, daß duodenaler Inhalt in Kombination mit Magensäure in der Pathogenese des ösophagealen Adenokarzinoms eine entscheidende Rolle spielt. Ösophageale Aspirationsuntersuchungen konnten eine erhöhte Menge an Gallensäuren nachweisen bei Patienten mit Barrett Metaplasie, der Präkanzerose des Adenokarzinoms. [1] In vivo Untersuchungen an Zellkulturen konnten zeigen, daß Gallensäuren auf verschiedene Art und Weise in der Lage sind, maligne Progression zu unterstützen. Die Aktivierung von Protein-Kinase C, nuklearer Transkriptionsfaktoren oder die Aktivierung eines Farnesoid X-Rezeptors durch physiologische Konzentrationen von freien sowie konjugierten Gallensäuren unterstützen die Hypothese, daß Gallensäuren ursächlich an der Entwicklung der Barrett-Metaplasie bzw. dem ösophagealen Adenokarzinom beteiligt sind. Allerdings liegen keine in vivo Untersuchungen dazu vor. Die Einführung transgener Tierassays (Big Blue Mutagenesis System, Stratagene Inc, La Jolla, CA, USA) zur Messung von Mutationsfrequenzen in vivo erlaubt die gewebespezifische Analyse von Mutationsfrequenzen nach chemischer oder mechanischer Manipulation. [2]

Methodik

Sprague Dawley/Fischer 344 *lacI* transgene Ratten (Stratagene Inc, La Jolla, CA, USA) wurden im Alter von 10 Wochen als Refluxmodell ösophagoduodenostomiert oder sie erhielten entweder intraperitoneale Injektionen von Nitrosaminen (MNAN: 25mg/kg) als positive Kontrollgruppe oder eine „sham"-Operation als negative Kontrollgruppe. Nach Ablauf von 16 Wochen wurden der Ösophagus sowie als Referenzgewebe das Duodenum entfernt. Mittels standardisierter Phenol-Chloroform Extraktion wurde die DNA von der Mukosa gewonnen, der „shuttle"-Vektor isoliert und dem „Big Blue Mutagenesis Assay"zur Mutationsfrequenzbestimmung zugeführt. Verschiedene Mutationen wurden isoliert, verifiziert und mittels standardisierter PCR amplifiziert. Die Sequenzierung erfolgte automatisch zur exakten Mutationsbestimmung. Es wurden die „primer" 2 und 12 benutzt, da sich 90% aller Mutationen innerhalb dieser Sequenzen befinden.

Ergebnisse

Bei allen operierten Tieren fand sich makroskopisch eine ausgeprägte Ösophagitis ohne Tumornachweis. In der negativen Kontrollgruppe lag die mediane Mutationsfrequenz bei 5.9×10^{-5} (Intervall: 5.1–14.7). Im Kontrast dazu lag die mediane Mutationsfrequenz in der positiven Kontrollgruppe (MNAN-Injektionen) bei 113×10^{-5} (Intervall: 101–127). Dieser signifikante Unterschied zeigt die Validität des verwendeten Assays. Bei den Tieren mit chirurgisch erzeugtem Reflux betrug die mediane Mutationsfrequenz 9.9×10^{-5} (Intervall:6.6–10.7). Dies war statistisch signifikant ($p < 0.05$). 22 Mutationen wurden für die Sequenzierung isoliert. 5 von diesen konnten nicht verifiziert werden, 2 Mutationen lagen außerhalb der „primer" Sequenzen und bei 2 weiteren gelang die Sequenzierung aufgrund technischer Schwierigkeiten mit der PCR nicht. Von den übrigen 13 erfolgreich sequenzierten Mutationen fanden sich 46% an CpG Dinukleotid Stellen und 61% waren entweder C zu T oder G zu A „transitions". Diese Ergebnisse korrespondierten überraschend gut mit dem p53 Mutationsspektrum von Patienten mit gastrointestinalen Adenokarzinomen, bei denen ebenfalls circa 60% der Mutationen an CpG Dinukleotid Stellen zu finden sind und ein ähnliches Spektrum aufweisen. [3]

Schlussfolgerung

Zusammenfassend bietet die vorliegende Arbeit molekulare „evidence", daß gemischt duodeno-gastraler Reflux ursächlich an der Entstehung des ösophagealen Adenokarzinoms beteiligt sein könnte.

Literatur

1. Stein HJ, Kauer WK, Feussner H, Siewert JR (1999) Bile acids as components of the duodeno-gastric refluxate: detection, relationship to bilirubin, mechanism of injury, and clinical relevance. Hepatogastroenterol 46(25): 66–73
2. Provost GS, Kretz PL, Hamner RT, Matthews CD, Rogers BJ, Lundberg KS, Dycaico MJ, Short JM (1993) Transgenic systems for in vivo mutation analysis. Mutation Research 288: 133–149
3. Greenblat MS, Bennett WP, Hollstein M, Harris CC (1994) Mutations in the p53 tumor suppressor gene: Clues to cancer etiology and molecular pathogenesis. Cancer Research 54: 4855–4878

Korrespondenzadresse: Dr.med. J. Theisen, Klinikum rechts der Isar, TU München, Ismaningerstraße 22, 81675 München, Fax: 089 4140-4940, e-mail: theisen@nt1.chir.med.tu-muenchen.de

Excision Repair Cross Complementing (ERCC1) Gen-Expression als prädiktiver Response-Parameter der neoadjuvanten Radiochemotherapie beim Ösophaguscarcinom

Excision repair cross complementing gene (ERCC1) expression as predictor of response to neoadjuvant radiochemotherapy in esophageal cancer

R. Metzger[1], P. M. Schneider[1], U. Warnecke-Eberz[1], S. Baldus[2], H. Schäfer[1] und A. H. Hölscher[1]

[1] Klinik und Poliklinik für Visceral- und Gefäßchirurgie der Universität zu Köln
[2] Institut für Pathologie der Universität zu Köln

Abstract

Objective: ERCC1 encodes for an excision repair gene involved in repair of radiation and *cis*-platinum induced DNA-damage. We examined the potential of ERCC1 mRNA expression to predict response in patients with esophageal cancer treated with neoadjuvant radiochemotherapy. *Methods:* Twenty-four patients with resectable, locally advanced esophageal cancer (cT3,Nx,36 Gy) underwent neoadjuvant radiochemotherapy (CDDP, 5-FU, 36 Gy). All tumors were resected by transthoracic en bloc esophagectomy and objective histomorphologic regression was defined as major response when less than 10% of residual vital tumor cells or pathologic complete response (pCR) was accomplished. Tissue samples were collected by endoscopic biopsy prior to treatment. Quantitation of ERCC1 mRNA expression was performed using quantitative real time RT-PCR with specific primers using β-actin as internal control. Relative ERCC1 expression was calculated as: (ERCC1/β-actin in tumor)/(ERCC1/β-actin in paired normal tissue). *Results:* Median relative ERCC1 mRNA expression was 0.83. Comparison of ERCC1 gene expression to histomorphologic regression showed that relative expression levels of more than 1.12 were not associated with major response to radiochemotherapy. *Conclusion:* Our study shows that quantitative ERCC1 mRNA expression could serve as a predictor of response, identifying patients with esophageal cancer who will not benefit from neoadjuvant radiochemotherapy.

Einleitung

Die neoadjuvante Radiochemotherapie (RT/CTX) etabliert sich zunehmend als experimentelles Therapieverfahren der Wahl beim lokal-fortgeschrittenen (cT3/T4,Nx,M0) Ösophaguscarcinom [1]. Das Zielkriterium der neoadjuvanten Therapie ist das Erreichen einer höhergradigen histomorphologischen Remission mit dem optimalen Ergebnis einer histopathologisch kompletten Remission (pCR). Das ERCC1-Gen kodiert für ein Excision-Repair-Gen, das Strahlen- und cis-Platin induzierte DNA-Schäden behebt und damit limitierend auf die neoadjuvante Therapie wirken kann [2, 3]. In unserer laufenden

Studie untersuchten wir das prädiktive Potential der mRNA- Expression des ERCC1-Gens hinsichtlich dem objektiven histomorphologischen Ansprechen auf die neoadjuvante RT/CTX.

Methodik

24 Patienten (20 m, 4 w; medianes Alter 59,9 J) mit lokal-fortgeschrittenem Platten-epithel-Carcinom des Ösophagus (cT3,Nx,Mo) erhielten eine neoadjuvante Radiochemo-therapie (cis-Platin, 5-FU und 36 Gy). Alle Patienten wurden operiert und es erfolgte eine quantitative histomorphologische Response-Evaluation der Regression nach Junker/Mül-ler: Grad I (keine Regression), Grad IIA (>10% vitale Tumorzellen), Grad IIB (<10% vi-tale Tumorzellen, near complete response) und Grad III (pCR). Die Probenentnahme er-folgte endoskopisch (Tumor/normales Ösophagusepithel) vor Einleitung der neoadju-vanten Therapie. Die Bestimmung der ERCC1 mRNA-Expression erfolgte mittels quanti-tativer Real-Time RT-PCR gegen beta-Actin (house keeping gene). Die relative ERCC1-Gen-Expression im Tumor errechnete sich als Quotient ERCC1/beta Actin im Tumor zu ERCC1/beta Actin im korrespondierenden Normalgewebe.

Ergebnisse

Das histomorphologische Regressionsgrading nach Junker/Müller [4] ergab folgende Ver-teilung: Grad I: 3 (12,5%), Grad IIA: 13 (54,2%), Grad IIB: 6 (25%) und Grad III: 2 (8,3%). Die mediane relative ERCC1 mRNA-Expression lag bei 0,83 (min.: 0,17, max.: 6,3). Der Ver-gleich von Gen-Expression mit dem histomorphologischen Regressionsgrading ergab, daß ab einer relativen ERCC1-Expression von 1,12 kein histomorphologisch höhergradi-ger Response IIB oder III, entsprechend 33,3 % der Patienten, erreicht wurde.

Schlussfolgerung

Unsere Ergebnisse zeigen, dass die Bestimmung der relativen mRNA-Expression des ERCC1-Gens ein vielversprechender neuer Parameter zur Prädiktion des Ansprechens auf eine neoadjuvante Radiochemotherapie beim Ösophaguscarcinom ist. Sollten sich diese Ergebnisse erhärten, könnte dieser Parameter für die Entscheidung zur Durchführung ei-ner neoadjuvanten Radiochemotherapie herangezogen werden.

Diese Studie ist gefördert durch die Deutsche Krebshilfe/Dr. Mildred Scheel Stiftung (70-2300-ME I).
This study is supported by the Deutsche Krebshilfe/Dr. Mildred Scheel Stiftung (70-2300-Me I)

Literatur

1. Hölscher AH, Metzger R, Schneider PM (2000) Präoperative Radiochemotherapie des Ösophaguscarci-noms. Zentralbl Chir 125: 319–325
2. Houtsmuller AB, Rademakers S, Nigg AL, Hoogstraten D, Hoeijmakers JH, Vermeulen W (1999) Action of DNA repair endonuclease ERCC1/XPF in living cells. Science 284: 958–61

3. Metzger R, Leichman CG, Danenberg KD, Danenberg PV, Lenz HJ, Hayashi K, Groshen S, Salonga D, Cohen H, Laine L, Crookes P, Silberman H, Baranda J, Konda B, Leichman L (1998) ERCC1 mRNA levels complement thymidylate synthase mRNA levels in predicting response and survival for gastric cancer patients receiving combination cisplatin and fluorouracil chemotherapy. J Clin Oncol 16: 309–16
4. Junker K, Thomas M, Schulmann K, Klinke F, Bosse U, Muller KM (1997) Tumour regression in non-small-cell lung cancer following neoadjuvant therapy. Histological assessment. J Cancer Res Clin Oncol 123: 469–477

Korrespondenzadresse: Dr. R. Metzger, Klinik und Poliklinik für Visceral- und Gefäßchirurgie der Universität zu Köln, Joseph-Stelzmann Straße 9, 50931 Köln, Fax: 02 21-47 86 25, e-mail: Ralf.Metzger@medizin.uni-koeln.de

Die Down-Regulation von FAS (APO-1/CD95) begünstigt die Metastasierung beim Ösophaguskarzinom

Down regulation of Fas (APO1/CD95) seems to promote metastasis in esophageal cancer

P. Scheunemann, S. B. Hosch, S. Sudmann, N. Stoecklein, W. T. Knoefel und J. R. Izbicki

Abteilung für Allgemeinchirurgie, Universitäts-Krankenhaus Hamburg-Eppendorf

Abstract

The cell surface receptor Fas (APO-1/CD95) mediates apoptosis via interaction with its ligand (FasL). Fas is normally expressed in a variety of adult tissues including epithelial tissue, whereas FasL expression is predominantly restricted to cells of the immune system or immunoprivileged tissues. In tumors, modulation of Fas and FasL expression is frequent. There is evidence that tumors may escape from immune surveillance via downregulation of Fas or expression of soluble FasL. Furthermore, upregulation of FasL on tumor cells may induce apoptosis in tumor infiltrating cytotoxic T-cells (counter attack model). So far, little is known about the role of Fas and FasL expression in the progression of esophageal carcinoma. We therefore analyzed cytostat sections of 70 esophageal carcinomas with tumor-free resection margins (R0) for Fas and FasL expression immunohistochemically with the ABC technique using the monoclonal anti-Fas antibody DX2 (Pharmingen) and the polyclonal anti-FasL antibody Q20 (Santa Cruz Biotech.). Stained sections were evaluated semiquantitatively. Staining intensity was also taken into account. In total, 49 of 70 (70%) tumors showed downregulation of Fas, whereas upregulation of FasL was observed in 55 of 70 (79%) cases. Correlation of Fas data with nodal microdissemination status revealed that patients with Fas downregulation of their primary tumors showed isolated tumor cells in apparently "tumor free" lymph nodes more frequently than patients with normal Fas expression (60% vs. 23%; $p = 0.01$). Moreover, 46% of patients with Fas downregulation developed metastatic relapse within a mean time of 33 month compared to 8% of patients with normal Fas expression within a mean time of 68 months ($p = 0.026$). In conclusion, modulations of Fas and FasL expression are frequent events in esophageal carcinoma. Furthermore, downregulation of Fas seems to play a role in tumor cell dissemination and/or establishment of metastases in secondary organs via mediation of apoptotic resistance.

Einleitung

Der Oberflächenrezeptor Fas (APO-1/CD95) vermittelt nach Interaktion mit seinem Liganden (FasL) den apoptotischen Zelltod. Neben Zellen des Immunsystems wird Fas normalerweise von einer Vielzahl adulter Gewebe – einschließlich Epithelien – exprimiert, während FasL vornehmlich von Zellen des Immunsystems und immunpriviligierten Geweben exprimiert wird. Bei Tumoren sind Modulationen der Fas- und FasL-Expression häufige Ereignisse. Vieles deutet daraufhin, daß sich Tumoren zum einen durch *down*-Regulation von Fas und Expression von löslichem FasL den Angriffen zytotoxischer T- und NK-Zellen entziehen (*escape from immune surveillance*) und zum anderen durch *up*-Regulation von FasL ihrerseits Apoptose bei aktivierten zytotoxischen Immunzellen induzieren können (*counterattack*-Modell).

Methodik

Mittels immunhistochemischer ABC-Färbetechnik wurde die Fas- und FasL-Expression bei 70 in kurativer Intention resezierten Ösopaguskarzinomen untersucht. Als Primärantikörper dienten der monoklonale Anti-Fas-Antikörper DX2 (Pharmingen) und der polyklonale Anti-FasL-Antikörper Q20 (Santa Cruz Biotech.). Die Visualisierung der Antigen-Antikörper-Bindung erfolgte mittels Vectastain Elite ABC Kit (Vector) und dem Chromogen Diaminobenzidin (Dako). Die Auswertung erfolgte sowohl semiquantitativ als auch unter Berücksichtigung der Färbeintensität.

Ergebnisse

49/70 (70%) Ösophaguskarzinome zeigten eine *down*-regulierte Fas-Expression. Eine *up*-regulierte FasL-Expression war bei 55/70 (79%) Ösophaguskarzinomen nachweisbar. Bei der Korrelation des Fas-/FasL-Expressionsstatus der Primärtumoren mit dem Lymphknoten-Mikrodisseminationsstatus zeigte sich, daß Patienten mit Fas-*down*-regulierten Primärtumoren signifikant häufiger immunhistochemisch detektierbare isolierte Tumorzellen in konventionell histopathologisch „tumorfreien" Lymphknoten aufwiesen, als Patienten mit normaler Fas-Expression (60% vs. 23%; p=0,01). Darüberhinaus entwickelten 46% der Patienten mit Fas-*down*-regulierten Ösophaguskarzinomen postoperativ ein Fernmetastasen-Rezidiv innerhalb einer mittleren rezidivfreien Zeit von 33 Monaten im Gegensatz zu 8% der Patienten mit normaler Fas-Expression und einer mittleren rezidivfreien Zeit von 68 Monaten (p=0,026).

Schlussfolgerung

Modulationen der Fas/FasL-Expression sind häufige Ereignisse bei Karzinomen des Ösophagus, wobei die Down-Regulation der Fas-Expression durch Vermittlung von Apoptose-Resistenz eine wichtige Rolle bei der Tumorzelldissemination bzw. Etablierung von Metastasen zu spielen scheint.

Literatur

1. Suda T, Nagata S (1994) Purification and characterization of the Fas-ligand that induces apoptosis. J Exp Med 179: 873–879
2. Tanaka M, Suda T, Takahashi T, Nagata S (1995) Expression of the funktional soluble form of human Fas ligand in activated lymphocytes. EMBO J 14(6): 1129–1135

3. Seino KI, Kayagaki N, Okumura K, Yagita H (1997) Antitumor effect of locally produced CD95 ligand. Nature Med 3(2): 165–170
4. Walker PR, Saas P, Dietrich PY (1997) Role of Fas ligand (CD95L) in immune escape. J Immunol 158: 4521–4524
5. Ungefrohren H, Voss M, Jansen M, Roeder C, Henne-Bruns D, Kremer D, Kremer B, Kalthoff H (1998) Human pancreatic adenocarcinomas express Fas and Fas ligand yet are resistant to Fas-mediated apoptosis. Cancer Res 58: 1741–1749

Korrespondenzadresse: Dr. P. Scheunemann, Universitätsklinikum Hamburg-Eppendorf, Klinik und Poliklinik für Chirurgie, Abt. für Allgemeinchirurgie, Martinistraße 52, 20246 Hamburg, Tel.: 040-42803-2450, Fax: 040-42803-3496, e-mail: scheunem@uke.uni-hamburg.de

Perioperative Infektionsprophylaxe mit G-CSF steigert die Konzentration anti-inflammatorischer Zytokine bei Patienten mit Ösophaguskarzinom

Perioperative G-CSF prophylaxis increases anti-inflammatory cytokines in patients with esophageal cancer

H. Schäfer[1], G. Grass[1], G. Mansmann[2], K. Huebel[2], A. Engert[2] und A. H. Hölscher[1]

[1] Klinik und Poliklinik für Visceral- und Gefäßchirurgie, Universität zu Köln
[2] Klinik I für Innere Medizin, Universität zu Köln

Abstract

Objectives: During the last 30 years, the incidence of esophageal cancer has increased substantially. Despite antibiotic therapy and improved intensive care patients undergoing esophagectomy are at high risk for severe postoperative infection. The aim of this interim analysis of an ongoing phase III study was to investigate the effects of G-CSF (granulocyte colony stimulating factor) treatment on cytokine profiles. *Materials and Methods:* In a prospective randomised controlled trial, 44 patients were treated perioperatively, from 2 days before to day 7 after operation, with G-CSF (Filgrastim, 300 µg $\leq$ 75 kg or 480 > 75 kg) or placebo. Serum samples were collected on day-2, 0, 3, 6 and 10. G-CSF, IL-1ra, IL-8 and sTNFRp55 levels were measured using highly specific ELISA kits. *Results:* G-CSF showed a substantial increase from 28.4 to a maximum of 2363 pg/ml at day 0 in the treatment group (maximum 100 pg/ml in control). IL-1ra increased to a maximum of 6150 pg/ml in treatment versus 1764 pg/ml in control patients. TNF receptors increased from 2983 to 12880 pg/ml at day 1 (4980 pg/ml in controls). IL-8 decreased by a factor of 6 in both groups. The comparison of the study and the control group showed significant differences for G-CSF, sTNFRp55 and IL1ra ($p < 0.05$). *Conclusions:* Anti-inflammatory cytokines G-CSF, sTNFRp55 and IL1ra showed a significant increase in the treatment group. In contrast, there was a decrease of the proinflammatory cytokine IL-8 levels detectable. The induction of anti-inflammatory cytokines and the downregulation of proinflammatory cytokines by G-CSF might be a successful approach to prevent infectious complications in patients undergoing esophagectomy.

Einleitung

Trotz antibiotischer Therapie und verbesserter Intensivtherapie ist das postoperative Infektionsrisiko bei Patienten mit Ösophaguskarzinom sehr hoch. Neben chirurgischen Komplikationen wie Anastomoseninsuffizienzen sind Pneumonien und andere Entzündungen wie Abszesse, Mediastinitis und Wundheilungsstörungen häufig [1]. In verschiedenen Studien wurde bei Patienten mit Ösophaguskarzinom bereits präoperativ eine Suppression der zellulären und humoralen Immunantwort beobachtet [2].

Ziel dieser Zwischenauswertung einer Phase III-Studie war es, den Einfluss der perioperativen Prophylaxe mit G-CSF auf das Zytokin-Profil zu untersuchen.

Methodik

Im Rahmen einer prospektiven randomisierten Placebo-kontrollierten Studie wurden 44 Patienten perioperativ beginnend am Tag -2 vor der Operation bis zum Tag 7 post OP mit G-CSF (Filgrastim, 300 µg ≤ 75 kg oder 480 > 75 kg) oder Placebo behandelt. An den Tagen d-2, d0, d3, d6 und d10 wurden Serum-Proben gewonnen. G-CSF, IL-1ra, IL-8 und sTNFRp55 Spiegel wurden mittels hoch-spezifischer ELISA-Kits bestimmt. Mittelwerts-Unterschiede im zeitlichen Verlauf innerhalb einer Gruppe mittels ANOVA, Mittelswerts-Unterschiede zwischen den beiden Gruppen mittels t-Test wurden explorativ miteinander verglichen. p-Werte < 0,05 wurden als signifikant angesehen.

Ergebnisse

G-CSF stieg signifikant von 28,4 auf bis zu 2363 pg/ml am Tag 0 in der Behandlungsgruppe (Maximum in der Plazebo-Gruppe: 100 pg/ml). IL-1ra stieg auf ein Maximum von 6150 pg/ml in der Behandlungs- versus 1764 pg/ml in der Kontrollgruppe. sTNFRp55 zeigte einen Anstieg von 2983 auf 12880 pg/ml am Tag 1 (4980 pg/ml in der Kontrollgruppe). Im Gegensatz hierzu fiel IL-8 um den Faktor 6 in beiden Gruppen. Die Unterschiede zwischen Studien- und Kontrollgruppe waren signifikant für G-CSF, sTNFRp55 und IL1ra (p < 0,05).

Diskussion

In der vorliegenden Untersuchung konnte die Konzentration der anti-inflammatorischen Zytokine G-CSF, sTNFRp55 und IL1ra im Serum in der Behandlungsgruppe signifikant gesteigert werden. Im Gegensatz hierzu war ein deutlicher Abfall der IL-8 Konzentration festzustellen.

Die Senkung der Infektionsrate durch G-CSF konnte bereits in verschiedenen Studien auch klinisch nachgewiesen werden. In einer randomisierten Studie mit 756 Patienten mit ambulant erworbener Pneumonie konnte durch G-CSF ein günstigerer Krankheitsverlauf erreicht werden [3]. Durch prophylaktische Gabe von G-CSF konnte in einer randomisierten Studie eine Senkung der Septikämierate bei Patienten mit schwerem Schädel-Hirn-Trauma erreicht werden [4]. Im Rahmen der vorangegangenen Phase II Studie betrug die Infektionsrate nach Ösophagektomie in der Verumgruppe 10,5 %, während in der Kontrollgruppe mit 37,7% signifikant mehr Patienten Infektionen entwickelten [5].

Die Induktion anti-inflammatorischer Zytokine und die Down-Regulation pro-inflammatorischer Zytokine durch G-CSF könnte ursächlich dazu beitragen, infektiöse Komplikationen im Rahmen einer Ösophagektomie zu verhindern. Die klinischen Ergebnisse der Endauswertung der vorliegenden Studie müssen für eine abschließende Beurteilung der Infektionsprophylaxe mit G-CSF abgewartet werden.

Literatur

1. Tsutsui S, Moriguchi S, Morita M, Kuwano H, Matsuda H, Mori M, Matsuura H, Sugimachi K (1992) Mulitvariate analysis of postoperative complications after esophageal resection. Ann Thorac Surg 53:1052–1056
2. Saito T, Shigemitsu Y, Kinoshita T, Shimoda K, Miyahara M, Kobayashi M (1992) Impaired neutrophil bactericidal activity correlates with the infection occuring after surgery for esophageal cancer. J Surg Oncol51: 159–163
3. Nelson S, Belknap SM, Carlson RW, Dale D, DeBoisblanc B, Farkas S, Fotheringham N, Ho H, Marrie T, Movahhed H, Root R, Wilson J, CAP Study Group (1998) A randomized controlled trial of filgrastim as an adjunct to antibiotics for treatment of hospitalized patients with community-acquired pneumonia. J Infect Dis 178: 1075–1080
4. Heard SO, Fink MP, Gamelli RL, Solomkin JS, Joshi M, Trask AL, Fabian TC, Hudson LD, Gerold KB, Logan ED, Filgrastim Study Group (1998) Effect of prophylactic administration of recombinant human granulocyte colony-stimulating factor (filgrastim) on the frequency of nosocomial infections in patients with acute traumatic brain injury or cerebral hemorrhage. Crit Care Med 26: 748–754
5. Schäfer H, Hübel K, Bohlen H, Mansmann G, Hegener K, Richarz B, Oberhäuser F, Wassmer G, Hölscher AH, Pichlmaier H, Diehl V, Engert A (2000) Perioperative treatment with granulocyte-colony stimulating factor (G-CSF) in patients with esophageal cancer stimulates granulocyte function and reduces infectious complications after esophagectomy. Ann Hematol 79: 143–151

Korrespondenzadresse: Dr. med. Hartmut Schäfer, Klinik und Poliklinik für Visceral- und Gefäßchirurgie, Joseph-Stelzmann-Straße 9, 50931 Köln, Tel.: 0221/478-5001, Fax: 0221/478-6258, e-mail: Hartmut.Schaefer@uni-koeln.de

Die Überexpression von Matrix Metalloproteinase 2 (MMP-2) ist mit einer Frühdisseminierung bei operablem Adenokarzinom der Lunge assoziiert

Overexpression of Matrix Metalloproteinase 2 (MMP-2) correlates with dissemination of individual tumor cells in adenocarcinoma of the lung

W. Sienel[1,2], R. Seen-Hibler[2], W. Wöckel[1], O. Thetter[1,2], W. Mutschler[2] und B. Passlick[1,2]

[1] Klinik für Thoraxchirurgie, Asklepios Fachkliniken München-Gauting
[2] Chirurgische Klinik und Poliklinik, Klinikum der Universität München – Innenstadt

Abstract

The present study was performed to investigate the impact of MMP-2 expression on dissemination of individual tumor cells in non-small cell lung cancer.

Primary tumors of 189 consecutive patients with completely resected non-small cell lung cancer were examined for MMP-2 expression by immunohistochemistry. Homogeneous immunostaining of cancer cells was considered positive and heterogeneous or no staining was considered negative concerning overexpression of MMP-2. Regional lymph nodes of 102 patients were collected intraoperatively. In 78 of these patients, preoperatively obtained bone marrow samples were available. Cryostat sections of lymph nodes which were assessed as tumor-free in a preceding conventional histopathological screening were examined for disseminated individual tumor cells by immunohistochemical staining using the monoclonal antiepithelial antibody Ber-EP4. Individual tumor cells in bone marrow cytospins were detected immunocytochemically using a monoclonal anti human cytokeratin No. 18 (CK18) antibody.

Overexpression of MMP-2 was observed in 64 (33.9%) patients and did not correlate with clinicopathological parameters. In patients without lymph node involvement (pN0) MMP-2 overexpression was an independent prognostic parameter for unfavorable outcome. Log rank analysis showed a significant association of MMP-2 overexpression with shortened cancer-related survival ($p=0.04$). A significant correlation between MMP-2 overexpression and disseminated tumor cells in lymph nodes ($p=0.02$) or bone marrow ($p=0.04$) was observed in adenocarcinomas of the lung.

The present study revealed that MMP-2 overexpression predicts a poor prognosis in early stage non-small cell lung cancer and correlates with dissemination of individual tumor cells in adenocarcinoma of the lung. Therefore it might be worth to investigate the role of MMP inhibitors as adjuvant therapeutic agents in non-small cell lung cancer.

Einleitung

Bei vielen Patienten mit operablen Bronchialkarzinomen liegen bereits zum Operationszeitpunkt disseminierte Tumorzellen vor, die durch konventionelle Staginguntersuchungen nicht erfaßt werden [1, 2]. Ein besseres Verständnis der molekularen Mechanismen der frühen Tumorzelldisseminierung könnte neue adjuvante Therapieoptionen bei operablen Bronchialkarzinomen aufdecken.

Eine wichtige Voraussetzung für die Invasion und Metastasierung von epithelialen Tumorzellen sind der Verlust der Zelladhäsion und die Aufhebung mechanischer Invasionsbarrieren. Matrix Metalloproteinasen dauen extrazelluläre Matrix an und spielen eine Schlüsselrolle in der Proteolyse von Basalmembranen [3]. In der vorliegenden Studie wurde untersucht, ob bei operablen nicht-kleinzelligen Bronchialkarzinomen eine Überexpression von Matrix Metalloproteinase 2 (MMP-2) vorliegt und mit einer Frühdisseminierung in Knochenmark und Lymphknoten einhergeht.

Methodik

Die Expression von MMP-2 wurde immunhistochemisch bei Primärtumoren von nichtkleinzelligen Bronchialkarzinomen untersucht. Der hierfür verwendete Antikörper AB809 (Chemicon International, Hofheim) erkennt die aktive und die proenzymatische inaktive Form von MMP-2. Ein homogenes Färbemuster wurde als positiv und inhomogene oder fehlende Färbung als negativ bezüglich der Überexpression von MMP-2 gewertet. 189 Patienten wurden in die Studie aufgenommen. Regionale Lymphknoten von 102 Patienten wurden immunhistochemisch mit dem antiepithelialen Antikörper Ber-EP4 (Dako, Hamburg) auf disseminierte Tumorzellen untersucht. Bei 78 dieser Patienten waren präoperativ Knochenmarkaspirate gewonnen worden. Eine Frühdisseminierung in das Knochenmark wurde durch Cytozentrifugation von gereinigtem Knochenmark und darauffolgender immuncytochemischer Färbung mit dem gegen Cytokeratin 18 gerichteten Antikörper CK 2 (Boehringer, Mannheim) nachgewiesen.

Ergebnisse

Eine Überexpression von MMP-2 wurde bei 64 (33,9%) Patienten beobachtet. Es bestand keine Korrelation zwischen MMP-2 Überexpression und klinisch-pathologischen Parametern wie Tumorstadium, Lymphknotenstadium, Histologie, Grading, Alter oder Geschlecht. Jedoch zeigte die Kaplan-Meier Überlebensanalyse eine tendenziell erhöhte Malignom-bedingte Todesrate bei Überexpression von MMP-2 ($p=0,06$; Log Rang Test). Bei

Tabelle 1. Korrelation zwischen MMP-2 Überexpression und Frühdisseminierung in Knochenmark und Lymphknoten bei Adenokarzinomen der Lunge

MMP-2 Überexpression	Disseminierte Tumorzellen im Knochenmark			Disseminierte Tumorzellen in Lymphknoten		
	Anzahl der Patienten	Patienten mit positivem Knochenmark	p Wert	Anzahl der Patienten	Patienten mit positiven Lymphknoten	p Wert
	25	4 (16,0%)		40	12 (30,0%)	
positiv	8	3 (37,5%)		13	7 (53,8%)	
negativ	17	1 (5,9%)	0,04	27	5 (18,5%)	0,02

den 90 Patienten ohne Lymphknotenbefall (pNo) war diese Korrelation statistisch signifikant (p=0,04; Log Rang Test). Eine multivariate Analyse der lymphknotennegativen Patienten bestätigte, daß MMP-2 Überexpression ein eigenständiger prognostischer Parameter ist (p=0,005; Relatives Risiko 2,6; Cox-Regressionsanalyse).

Disseminierte Tumorzellen wurden im Knochenmark von 15 (19,2%) der 78 und in Lymphknoten von 25 (24,5%) der 102 untersuchten Patienten nachgewiesen. Die Korrelation zwischen Überexpression von MMP-2 und einer Frühdisseminierung war im gesamten Patientenkollektiv nicht signifikant, jedoch war bei Patienten mit Adenokarzinomen der Lunge die Überexpression von MMP-2 statistisch signifikant mit einer Frühdisseminierung in Knochenmark ($p = 0,04$) und Lymphknoten ($p = 0,02$) assoziiert (Tabelle 1).

Diskussion

Um möglichst nur Patienten mit ungünstiger Prognose adjuvanten Therapieoptionen zuzuführen, bedarf es Methoden zur Selektionierung dieser Hochrisikopatienten. Bisher war bekannt, daß die Untersuchung auf disseminierte Tumorzellen im Knochenmark [1] oder in regionalen Lymphknoten [2] bei operablen Bronchialkarzinompatienten zur Identifizierung dieser Patienten geeignet ist. Vorliegende Studie zeigt, daß Patienten mit einer Überexpression von MMP-2 ein signifikant reduziertes Überleben haben. Weiterhin konnte gezeigt werden, daß bei Patienten mit Adenokarzinomen die Überexpression von MMP-2 mit einer signifikant häufigeren Frühdisseminierung in Lymphknoten und Knochenmark einhergeht. Dieses Ergebnis bestätigt die klinische Beobachtung, daß Adenokarzinome der Lunge ein höheres Metastasierungspotential als etwa Plattenepithelkarzinome haben [4]. Die erhöhte Metastasierungsfähigkeit könnte zum Teil auf eine Überexpression von MMP-2 durch die Primärtumore zurückgehen. Diese Studie legt nahe, daß MMP Inhibitoren bei Bronchialkarzinompatienten mit MMP-2 Überexpression die Frühdisseminierung möglicherweise verringern und zur adjuvanten Therapie bei nicht-kleinzelligen Bronchialkarzinomen geeignet sein könnten.

Literatur

1. Passlick B, Kubuschock B, Izbicki J, Thetter O, Pantel K (1999) Isolated tumor cells in bone marrow predict reduced survival in node-negative non-small cell lung cancer. Ann Thorac Surg 68: 2053–2058
2. Kubuschok B, Passlick B, Izbicki JR, Thetter O, Pantel K (1999) Disseminated tumor cells in lymph nodes as a determinant for survival in surgically resected non small cell lung cancer. J Clin Oncol 17(1):19 24
3. Kleiner DE, Stetler-Stevenson WG (1999) Matrix metalloproteinases and metastasis. Cancer Chemother Pharmacol 43 Suppl:S42–S51
4. Reyes CV, Thompson KS, Jensen JD (1999) Cytopathologic evaluation of lung carcinomas presenting as brain metastasis. Diagn Cytopathol 20(6): 325–327

Korrespondenzadresse: Dr. W. Sienel, Chirurgische Klinik und Poliklinik Klinikum Innenstadt, Universität München, Nussbaumstraße 20, 80336 München, Telefon: ++49 89 5160 2511, Fax: ++49 89 5160 4454, e-mail: wulf.sienel@ch-i.med.uni-muenchen.de

DNS-Profil, Laminin-5 und Cyclin A Expression als frühe Marker für Karzinomentstehung bei Colitis ulcerosa

DNA profile, Laminin-5 and Cyclin A expression as early markers for ulcerative colitis-associated carcinogenesis

J. K. Habermann[1,2,4], C. Lenander[1], U. J. Roblick[1,2], S. Krüger[3], H.-P. Bruch[2], T. Ried[4], G. Auer[1] und H. Schimmelpenning[2]

[1] Department of Oncology and Pathology, Karolinska Institute, Stockholm, Schweden
[2] Klinik für Chirurgie, Universitätsklinikum Lübeck, Deutschland
[3] Institut für Pathologie, Universitätsklinikum Lübeck, Deutschland
[4] Genetics Department, National Cancer Institute, National Institutes of Health, Bethesda, USA

Abstract

Introduction: DNA ploidy, laminin-5 $\gamma 2$ chain immunoreactivity, and cyclin A expression were investigated as possible markers for carcinoma development in ulcerative colitis. *Methods:* Group A consisted of 8 patients with ulcerative colitis-associated colorectal carcinomas, group B of 16 patients with long-standing ulcerative colitis and risk factors (duration of disease, extent of inflammation, epithelial dysplasias). A total of 683 paraffin-embedded mucosal biopsies were evaluated for inflammatory activity, grade of dysplasia, ploidy status, laminin-5 $\gamma 2$ chain and cyclin A expression. *Results:* There was no difference between patient groups for grade of dysplasia or inflammatory activity. In group A, DNA assessments revealed more frequently aneuploid epithelial cell populations ($p = 0.006$). The laminin-5 $\gamma 2$ chain was expressed with a higher frequency in group A ($p = 0.002$). The intensity of cyclin A expression was stronger in group A ($p = 0.014$). *Conclusion:* Nuclear DNA assessments, laminin-5 $\gamma 2$ chain and cyclin A expression may help to identify ulcerative colitis patients with increased risk for carcinoma development.

Einleitung

Colitis ulcerosa Patienten haben ein erhöhtes Risiko, an einem kolorektalen Karzinom zu erkranken. Trotz intensiver Überwachungsprogramme ist die individuelle Risikoeinschätzung äußerst schwierig. Nahezu die Hälfte aller colitis-assoziierten Karzinome werden erst in einem fortgeschrittenen Stadium diagnostiziert. Prädiktive Marker für eine drohende Karzinogenese sind somit dringend notwendig.

Methodik

Zwei Patientengruppen wurden ausgewählt: Gruppe A umfaßt 8 Patienten mit Colitis ulcerosa-assoziiertem kolorektalen Karzinom; Gruppe B setzt sich aus 16 Colitis ulcerosa Patienten mit erhöhtem Risiko für das Entstehen eines Karzinomes (Krankheitsdauer, Entzündungsparameter, Dysplasien) zusammen. Insgesamt 683 in Paraffin eingebettete Biopsien wurden retrospektiv im Langzeitverlauf der Erkrankung untersucht: Die Bestimmung der entzündlichen Aktivität sowie die Einteilung der Dysplasien nach Ridell wurde von einem erfahrenen Pathologen (S. K.) vorgenommen. Die Färbungen für Laminin-5 und Cyclin A erfolgten nach der ABC-Methode. Die Auswertung wurde semiquantitativ durchgeführt. Die Ploidiemessungen wurden mittels der statischen Bildzytometrie erfasst. Die Klassifizierung der Histogramme erfolgte nach Auer.

Ergebnisse

Die Auswertung der entzündlichen Aktivität und des Dysplasievorkommens zeigte keine Unterschiede zwischen den Patientengruppen. Aneuploide Zellpopulationen fanden sich in 75% der Biopsien aus Gruppe A. Diese Läsionen waren über das gesamte Kolon und Rektum verteilt zu beobachten, unabhängig vom Auftreten von Dysplasien und traten bereits zu Beginn des Beobachtungszeitraumes auf, d.h. bis zu 11 Jahren vor der Karzinomdiagnose. In Gruppe B hingegen war die überwiegende Mehrzahl der untersuchten Zellpopulationen proliferativ-diploid (p=0.006). Laminin-5 γ2 Ketten Immunreaktivität wurde häufiger in Gruppe A beobachtet (p=0,002). In Gruppe A waren 38 der 47 Laminin-5 immunpositiven Biopsien zugleich aneuploid. Das betraf in Gruppe B nur 2 von 8 Präparaten. Die Intensität der Cyclin A Expression war in Gruppe A stärker ausgeprägt (p=0,014). Hier zeigten 22 von 23 mittelstark oder stark immunreaktiven Biopsien gleichzeitig eine Aneuploidie in Gruppe A, in Gruppe B hingegen nur eine von vieren.

Diskussion

Genetische Instabilität, repräsentiert durch DNS Aneuploidie, könnte den Prozeß einer malignen Transformation bei Colitis ulcerosa als ein frühes Ereignis initiieren. Es gibt Hinweise bereits darauf, daß bei Colitis ulcerosa genetische Instabilität assoziiert ist mit chromosomalen Veränderungen, die der Entwicklung histopathologisch definierter Dysplasien vorausgehen (Willenbucher et al. 1999). Über Laminin-5 Expression in premalignen Läsionen ist bislang wenig bekannt. Tatsächlich konnte Laminin-5 Immunreaktivität in Keratinozyten von heilenden Hautwunden beobachtet werden. Daher könnte auch das hier beschriebene Phänomen Laminin-5 positiver Colitis Biopsien durch die entzündliche Grunderkrankung selbst begründet sein (Haapasalmi et al. 1995). Regenerative Prozesse sowie Wundheilung finden aber gewöhnlich in diploiden Zellpopulationen statt. Somit könnte die kombinierte Analyse von Ploidiemessungen und Laminin-5 γ2 Ketten Expression die Identifikation von premalignen Läsionen mit invasiver Kapazität ermöglichen (Thorup et al. 1998). Mittels der Cyclin A Expression lassen sich Zellen identifizieren, die den Zellzyklus passieren, sich teilen und somit an klonaler Expansion teilhaben können (Wang et al. 1996). Der Anteil der Cyclin A positiven Zellen mag daher besonders bedeutsam in aneuploiden Zellpopulationen sein, um das Risiko einer Progression zum Karzinom einschätzen zu können.

Schlussfolgerung

DNS-Aneuploidie, Laminin-5 Immunreaktivität und eine erhöhte Cyclin A Expression scheinen frühe Marker für eine Karzinomentstehung bei Colitis ulcerosa zu sein und sollten somit als solche in prospektive Überwachungsprogramme integriert werden.

Literatur

1. Willenbucher RF, Aust DE, Chang CG, Zlman SJ, Ferell LD, Moore II DH, Waldman FM (1999) Genomic instability is an early event during the progression pathway of ulcerative-colitis-related neoplasia. Am J Pathol 154: 1825–1830
2. Haapasalmi K, Makela M, Oksala O, Heino J, Yamada KM, Uitto VJ (1995) Expression of epithelial adhesion proteins and integrins in chronic inflammation. Am J Pathol 147: 193–206
3. Thorup AK, Reibel J, Schiødt M, Srenersen TC, Therkidsen MH, Carter WG, Dabelsteen E (1998) Can alterations in integrin and laminin-5 expression be used as markers of malignancy? APMIS 106: 1170–1180
4. Wang A, Yoshimi N, Suzui M, Yamauchi A, Tarao M, Mori H (1996) Different expression patterns of cyclin A, D1 and E in human colorectal cancer. J Cancer Res Clin Oncol 122: 122–126

Korrespondenzadresse: Dr. J. Habermann, NIH/NCI/FISH-LAB, Bldg 9, Rm 1N-105, 9 Memorial Drive, Bethesda, Maryland 20892, Tel.: 0 01-3 01-4 35-40 73, Fax: 0 01-3 01-4 02-12 04, e-mail: snejhabermann@hotmail.com

Detektion von Cytokeratin-20 positiven Zellen ist ein unabhängiger Prognosefaktor bei nodal negativen kolorektalen Karzinomen – RT-PCR oder Immunhistochemie ?

Detection of cytokeratin-20 positive cells is an independent prognostic factor in node negative colorectal cancer – RT-PCR versus immunohistochemistry?

R. Rosenberg, H. Nekarda, A. Hoos, J. Mueller und J. R. Siewert

Chirurgische Klinik und Poliklinik, Klinikum rechts der Isar, Technische Universität München

Abstract

Introduction: We showed in an initial study that RT-PCR detection of Cytokeratin-20 mRNA in lymph nodes of colorectal cancer can be used for identification of patients with a high risk of recurrence. We increased our study group and performed additional immunohistochemical staining for morphological evaluation of the RT-PCR results because of low specificity for RT-PCR detection published in the literature and in our series. *Material and Method:* Two peritumoral lymph nodes each from 85 patients with curatively resected colorectal carcinomas of stages I and II, operated upon between August 1988 and February 1995, were analyzed by CK-20 RT-PCR and immunohistochemistry (IHC), using the monoclonal antibody CK-20. The median follow-up was 86 months. *Results:* The detection rate for CK-20 mRNA was 52 % (44 of 85 patients). Fifteen of 18 patients who developed tumor recurrences were CK-20-positive by RT-PCR. The sensitivity of this method was 83% and the specificity was 57%. Immunohistochemistry identified CK-20-positive cells in the lymph nodes of 24 patients (28%). In addition, 34% of cases had evidence of CK-20-positive cells outside the lymph-node capsule, which had no prognostic impact and were interpreted as contamination. An immunohistochemically controlled RT-PCR evaluation led to the exclusion of 13 patients with positive RT-PCR detection and isolated extranodal positive IHC. Specificity was increased to 75%. The 5-year recurrence-free survival of 31 patients with positive IHC-controlled RT-PCR evaluation was 61% compared with 94% in the 54 patients with negative RT-PCR ($p<0.001$). CK-20 RT-PCR was the strongest prognostic factor in multivariate analysis. *Conclusion:* The detection of CK-20 mRNA in lymph nodes of colorectal cancer stages I and II is an independent prognostic factor. The immunohistochemical control of CK-20 RT-PCR leads to identification of tumor cell contamination and improvement of specificity.

Einleitung

Die Prognose von Patienten mit kolorektalen Karzinomen ist neben dem Resektionsstatus vom TNM-Stadium des Primärtumors und hier vor allem vom Lymphknotenstatus abhängig. Trotz kurativer Resektion und histopathologisch tumorfreien Lymphknoten versterben bis zu 20 % der Patienten mit kurativ operierten kolorektalen Karzinomen im

Stadium I / II an einem Tumorrezidiv. Eine mögliche Erklärung ist, daß sich einzelne Tumorzellen zum Operationszeitpunkt bereits in den Kompartimenten der (minimal residual disease) peripheres Blut, Lymphknoten oder Knochenmark ausgebreitet haben, jedoch mit gängigen histopathologischen Nachweismethoden nicht detektiert werden können (Pantel, von Knebel Doeberitz).

Wir konnten in einer ersten Studie zeigen, daß die Detektion von Mikrometastasen in pN0 Lymphknoten kolorektaler Karzinome mittels RT-PCR für Cytokeratin-20 und CEA in einem hohen Prozentsatz möglich ist und ein möglicher Prognosefaktor (nicht signifikant) bei der Detektion von Patienten, die ein Tumorrezidiv entwickeln, sein kann (Rosenberg et al.). Wir fanden jedoch einen hohen Anteil „falsch positiv" detektierter Lymphknoten von Patienten, die prognostisch keine Bedeutung besaßen. Mögliche Erklärungen sind, daß die detektierten Lymphknoten, die möglicherweise Mikrometastasen enthielten, reseziert wurden, während die verbliebenen Lymphknoten Mikrometastasenfrei waren oder das die untersuchten Lymphknoten mit Tumorzellen kontaminiert waren und dadurch prognostisch ohne Bedeutung waren. Andere ungelöste Probleme sind die der illegitimen Transkription durch Granulozyten oder andere mononukleäre Zellen sowie das Phänomen biologisch nicht-aktiver Tumorzellen (dormant cells), die zu positivem mRNA Nachweis führen.

Ziel der Studie war es, durch immunhistochemische Gewebsfärbungen die Resultate der RT-PCR zusätzlich einer morphologischen Evaluierung zu unterziehen und damit Erklärungen der Bedeutung (falsch positiv) detektierter Lymphknoten zu erhalten. Andererseits strebten wir die Etablierung der CK-20 RT-PCR als Prognoseparameter durch Vergrößerung unseres Untersuchungskollektivs an.

Methodik

Wir untersuchten 170 Lymphknoten von 85 Patienten mit kurativ reseziertem kolorektalem Karzinom Stadium I/II, die zwischen August 1988 und Februar 1995 in unserer Abteilung operiert wurden. Das mediane Follow-up betrug 86 Monate. Jeweils die Hälfte von 2 peritumoral gelegenen Lymphknoten wurde in Flüssigstickstoff schockgefroren und bei –80 °C bis zur Bearbeitung gelagert. Wir extrahierten die RNA von 30 Kryomikrotomschnitten von jeweils 15 μm Dicke. In einer Sandwichtechnik erfolgten vor und nach den 30 Schnitten jeweils 3 zusätzliche 6 μm dicke Schnitte zur morphologischen Beurteilung mittels Immunhistochemie und Hematoxylin-Eosin Färbung. Zur RNA-Extraktion verwendeten wir das RNeasy-System von Quiagen®. RNA-Extraktionsmengen sowie RNA-Qualität wurden spektrophotometrisch und mittels Ethidiumbromidgel kontrolliert. Zur RT-PCR verwendeten wir ein CK-20 spezifisches Primerpaar (Funaki et al.) unter etablierten Bedingungen (Rosenberg et al.). In Verdünndungsreihen mittels der Kolonkarzinom Zelllinie CaCo-2 konnte 1 Tumorzelle in 10^6 mononukleären Zellen durch CK-20-Detektion nachgewiesen werden. Das amplifizierte DNA Produkt wies eine Länge von 370 bp auf und wurde mittels Sequenzierung verifiziert. Als interne Kontrolle wurde β2-Mikroglobulin amplifiziert. Zwei der 6 Gefrierschnitte wurden mit Hemotoxylin-Eosin gefärbt, um die Präsenz histopathologisch erkennbarer Tumorzellen auszuschließen. Die anderen 4 Schnitte wurden mit dem monoklonalen Antikörper CK-20 gefärbt. Nach Inkubation mit dem Antikörper wurde die Reaktion nach der APAAP-Technik entwickelt. Als Positivkontrolle für RT-PCR und Immunhistochemie diente Gewebe von 14 kolorektalen Karzinomen sowie von 5 tumorbefallenenen Lymphknoten. Als Negativkontrolle dienten die Lymphknoten von 5 Patienten mit chronisch entzündlichen Darmerkrankungen.

Ergebnisse

Keiner der mit Hämatoxylin-Eosin gefärbten Lymphknotenschnitte der 85 Patienten zeigte die morphologische Präsenz von Tumorzellen. In den Lymphknoten von 44 der untersuchten 85 Patienten liess sich CK-20 mRNA nachweisen (52%). Immunhistochemisch fanden wir mit dem CK-20 AK in 47 der 85 Patienten positive Zellen, die entweder als Zellcluster oder als Einzelzellen vorlagen (55%). In 24 der 85 Patienten lagen die detektierten CK-20 positiven Zellen innerhalb der Lymphknotenkapsel, während in 29 Fällen (34%) die Zellen zusätzlich oder ausschliesslich außerhalb der Lymphknotenkapsel nachweisbar waren.

Fünfzehn der 18 Patienten, die während des Follow-up Zeitraumes ein Tumorrezidiv entwickelten und verstarben, konnten mittels CK-20 RT-PCR detektiert werden. Die Sensitivität der RT-PCR betrug 83%, während die Spezifität aufgrund der CK-20 positiven Patienten, die kein Tumorrezidiv entwickelten, mit 57% niedrig war.

Da die immunhistochemisch detektierten extranodal gelegenen CK-20 positiven Zellen prognostisch keine Bedeutung aufwiesen, wurden diese Zellen als Kontamination gewertet, die zum Zeitpunkt der Lymphknotenentnahme entstanden ist. In einer immunhistochemisch kontrollierten RT-PCR Gesamtbeurteilung wurden 13 Patienten mit positiver RT-PCR Expression für CK-20 und isoliert extranodal positiver Immunhistochemie als negativ gewertet, so daß die Lymphknoten von 31 Patienten (36%) als positiv für CK-20 mRNA gewertet wurden. Diese Patienten wiesen ein signifikant schlechteres rezidivfreies Überleben auf als die 54 Patienten mit negativer IHC-kontrollierter RT-PCR für CK-20 (p<0,001). In der multivariaten Analyse erwies sich die RT-PCR als stärkster prognostischer Faktor neben der Primärtumorlokalisation (Rektum versus Kolon) und dem Vorhandensein einer Lymphangiosis carcinomatosa. Die immunhistochemisch kontrollierte RT-PCR Auswertung führte durch Ausschluß von 13 Patienten, die aufgrund kontaminierter Lymphknoten ein positives RT-PCR Signal aufwiesen, zu einer deutlichen Verbesserung der Spezifität von 57% auf 75%.

Diskussion

Wir konnten in unserem Kollektiv von 85 Patienten zeigen, daß die Detektion von CK-20 mRNA in Lymphknoten kolorektaler Karzinome Stadium I/II ein unabhängiger Prognosefaktor ist. In der Literatur ist die prognostische Relevanz von molekularbiologisch detektierten Mikrometastasen in kolorektalen Karzinomen bisher nur von Liefers et al. mittels einer CEA nested RT-PCR an einem Patientenkollektiv von 26 Patienten gezeigt worden. Andere Gruppen konnten bisher nur die molekularbiologische Detektion von Mikrometastasen ohne prognostische Relevanz beschreiben (Futamura et al.).

Durch die immunhistochemische Beurteilung der untersuchten Lymphknoten konnten wir zeigen, daß die alleinige RT-PCR Untersuchung eine vorhandene Tumorzellkontamination retrospektiv untersuchter und vor vielen Jahren zum Teil mit anderer Fragestellung gewonnener Lymphknoten nicht differenzieren und somit zu „falsch positiver"

CK-20 Detektion führen kann. Die immunhistochemische Kontrolle der durchgeführten RT-PCR Untersuchungen führt zu einer deutlichen Verbesserung der Spezifität der CK-20 RT-PCR. Dadurch können Patienten mit positiver CK-20 RT-PCR in peritumoral entnommenen Lymphknoten kolorektaler Karzinome Stadium I/II für adjuvante Therapieprotokolle in Erwägung gezogen werden.

Literatur

Pantel K, von Knebel Doeberitz M (2000) Detection and clinical relevance of micrometastastic cancer cells. Curr Opin Oncol; 12: 95–101

Rosenberg R, Hoos A, Mueller J, Nekarda H (2000) Impact of cytokeratin-20 and carcinoembryonic antigen mRNA detection by RT-PCR in regional lymph nodes of patients with colorectal cancer. Br J Cancer 83: 1323–1329

Funaki N O, Tanaka J, Ohshio G, Onodera H, Maetani S, Imamura M (1998) Cytokeratin 20 mRNA in peripheral venous blood of colorectal carcinoma patients. Br J Cancer 77: 1327–1332

Liefers G-J, Cleton-Jansen A-M, van de Velde CJH, Hermans J, vam Krieken JHJM, Cornelisse CJ, Tolenaar RAEM (1998) Micrometastasis and survival in stage II colorectal cancer. N Engl J Med 339: 223–8

Futamura M, Takagi Y, Koumura H, Kida H, Tanemura H, Shimokawa K, Saji S (1998) Spread of Colorectal Cancer Micrometastases in Regional Lymph Nodes by Reverse Transcriptase-Polymerase Chain Reactions for Carcinoembryonic Antigen and Cytokeratin 20. J Surg Oncol 68: 34–40

Korrespondenzadresse: Dr. R. Rosenberg, Chirurgische Klinik und Poliklinik, Klinikum rechts der Isar, Technische Universität München, Ismaningerstraße 22, 81675 München, Fax: 0 89/41 40-48 85, e-mail: Dr.Robert.Rosenberg@t-online.de

p21, p27, Cyclin D1 und p53 beim Rektumkarzinom: Immunhistologie mit prognostischer Relevanz?

p21, p27, cyclin D1 and p53 in rectal cancer: Immunohistology with prognostic significance?

O. Schwandner[1], H.-P. Bruch[1] und R. Broll[2]

[1] Klinik für Chirurgie
[2] Chirurgisches Forschungslabor, Universitätsklinikum Lübeck

Abstract

Background: The aim of this study was to determine the prognostic value of the cyclin-dependent kinase inhibitors, $p21^{Wafi/Cip1}$ and $p27^{Kip1}$, and the cell cycle regulating proteins cyclin D1 and p53 after curative surgery for rectal cancer. *Methods:* Formalin-fixed, paraffin-embedded tissue samples of 160 rectal carcinomas resected curatively within a 5-year period were used. Immunohistochemical analysis was performed using monoclonal antibodies: $p21^{Wafi/Cip1}$ (clone SX118), $p27^{Kip1}$ (clone SX53G8), cyclin D1 (clone DCS-6) and p53 (DO-1). Positive nuclear protein expression was assessed at the 10% level. Results of immunohistochemistry were correlated with clinical and histopathologic data of the prospective tumor registry, including recurrence and patient survival. Statistics included univariate and multivariate analysis ($p < 0.05$ statistically significant), and survival was calculated using the Kaplan-Meier method. *Results:* Of the 160 rectal carcinomas, 36% (57/160) were $p21^{Wafi/Cip1}$-positive, 44% (70/160) were $p27^{Kip1}$-positive, 48% (76/160) were cyclin D1-positive, and 39% (63/160) were p53-positive. $p21^{Wafi/Cip1}$ staining pattern correlated with $p27^{Kip1}$ and p53 expression ($p < 0.05$). $p21^{Wafi/Cip1}$ was also associated with UICC stage and lymph node status ($p < 0.05$). p53 status was not correlated with any clinical or histopathologic variable ($p > 0.05$). $p27^{Kip1}$ expression was associated with tumor size and cyclin D1 expression ($p < 0.05$). Tumor progression caused by local and distant recurrence occurred in 20% ($n = 32$). $p21^{Wafi/Cip1}$, $p27^{Kip1}$ and p53 were strong predictors of recurrence, both in univariate and multivariate analysis. Furthermore, $p21^{Wafi/Cip1}$ and p53 but not $p27^{Kip1}$ were independently correlated with disease-free survival. Clinically, UICC stage was independently related to both recurrence and survival. Best prognosis was related to $p21^{Wafi/Cip1}$-positive and p53-negative rectal carcinomas. *Conclusions:* Reflecting tumor biology by immunohistochemical assessment of cell cycle regulators, $p21^{Wafi/Cip1}$ and p53 were independently predictive of prognosis in rectal cancer, and $p27^{Kip1}$ was independently related to recurrence. However, cyclin D1 had no independent relationship to prognosis. Clinically, UICC stage was a strong predictor of both recurrence and survival after curative surgery for rectal cancer.

Einleitung

Die Kontrolle des Zellzyklus umfaßt ein komplexes Zusammenspiel verschiedener Gene und nukleärer Proteine, die multifunktionalen Regulationsmechanismen unterworfen sind. Eine entscheidende Bedeutung kommt hierbei den sog. cyclin-dependent kinase inhibitors („CKIs") $p21^{Waf1/Cip1}$ und $p27^{Kip1}$, Cyclin D1 sowie p53 zu. Es war Ziel dieser Studie, die Bedeutung dieser Zellzyklus-regulierenden Proteine für die Prognose nach kurativer Resektion beim Rektumkarzinom zu bestimmen.

Methodik

Innerhalb von fünf Jahren wurden 160 Patienten wegen eines primären Rektumkarzinoms kurativ reseziert. Bei Patienten in den UICC-Stadien II und III wurde eine adjuvante Radiochemotherapie durchgeführt. Formalinfixierte, paraffin-eingebettete Präparate dieser 160 Tumoren wurden immunhistochemisch untersucht. Nach entsprechender Vorbehandlung wurden die 4μm-dicken Gewebeschnitte mit den jeweiligen monoklonalen Primärantikörpern inkubiert: $p21^{Waf1/Cip1}$ (Klon SX118; Dako Diagnostika, Hamburg)), $p27^{Kip1}$ (Klon SX53G8; Dako Diagnostika), Cyclin D1 (Klon DCS-6; Dako Diagnostika) und p53 (DO-1; Oncogene Science, Uniondale). Die Färbungen erfolgten mit dem Strept-ABC-Kit® (p53) bzw. dem DAKOEnVision®-System (jeweils Dako Diagnostika). Die lichtmikroskopische Bestimmung der Proteinexpression wurde durch zwei unabhängige Untersucher (1000 Zellen/Tumor, je 200 Tumorzellen in 5 high-power-fields, Vergrößerung 400x) durchgeführt. Als „positiv" wurde definiert, wenn mindestens 10% der Tumorzellen eine nukleäre Anfärbung aufwiesen. Die Ergebnisse wurden mit klinischen und histopathologischen Daten des prospektiven Tumorregisters korreliert. Um den Zusammenhang mit der Prognose (Tumorprogression, Überleben) herzustellen, erfolgten statistische Signifikanzberechnungen uni- und multivariat ($p<0{,}05$ statistisch signifikant). Überlebenszeiten wurden zensiert nach Kaplan-Meier berechnet.

Ergebnisse

36% (57/160) der Karzinome waren $p21^{Waf1/Cip1}$-positiv, 44% (70/160) waren $p27^{Kip1}$-positiv, 48% (76/160) waren Cyclin D1-positiv und 39% (63/160) waren p53-positiv. Die $p21^{Waf1/Cip1}$-Expression korrelierte mit der p53- und $p27^{Kip1}$-Expression (jeweils $p=0{,}0001$). Während $p21^{Waf1/Cip1}$ mit dem UICC-Stadium ($p=0{,}0030$) und dem Lymphknotenstatus ($p=0{,}0010$) assoziiert war, korrelierte p53 mit keiner klinisch-histopathologischen Variablen ($p>0{,}05$). $p27^{Kip1}$ korrelierte mit der Tumorgröße ($p=0{,}0282$) und der Cyclin D1-Expression ($p=0{,}0001$). Tumoren des unteren Rektumdrittels waren häufiger Cyclin D1-positiv als Karzinome des oberen bzw. mittleren Rektums ($p=0{,}0143$). Bei 20% ($n=32$) kam es bei einem mittleren Follow-up von 38 Monaten zu einer Tumorprogression (Lokalrezidiv, $n=10$ [6%] oder Fernmetastasen, $n=22$ [14%]). Hierbei zeigte sich, daß bei negativer p53-Expression (9,3%, $p=0{,}0001$), positiver $p21^{Waf1/Cip1}$-Expression (3,6% ($p<0{,}0001$) und positiver $p27^{Kip1}$-Expression (7,1%, $p<0{,}0001$) seltener Fernmetastasen auftraten. Die niedrigste Progressionsrate wies die Kombination „p53-negativ/$p21^{Waf1/Cip1}$-positiv" auf (1,9%, $p<0{,}0001$). Im Rahmen der Multivarianzanalyse (logistic regression model) waren UICC-Stadium, p53, $p21^{Waf1/Cip1}$ und $p27^{Kip1}$ unabhängige Einflußgrößen für eine Tumorprogression. Die nach Kaplan-Meier berechneten rezidivfreien 5-Jahres-Überlebensraten zeigten, daß sowohl p53 (p53-negativ: 86% vs. p53-positiv: 49%, $p<0{,}0001$), $p21^{Waf1/Cip1}$ ($p21^{Waf1/Cip1}$-positiv: 91% vs. $p21^{Waf1/Cip1}$-negativ: 59%, p = 0,0003) und p27^{Kip1} (p27^{Kip1}-positiv: 80% vs. p27^{Kip1}-negativ: 62%, p = 0,0020) signifikant mit dem Überleben korrelierten (log-rank Test). In der Multivarianzanalyse (proportional hazards model) waren UICC-Stadium, p53 und p21$^{Waf1/Cip1}$ unabhängige Prognosefaktoren. Cyclin D1 hatte keinen unabhängigen Einfluß auf die Prognose (p > 0,05). Im Hinblick auf die p53/p21$^{Waf1/Cip1}$-Koexpression zeigte sich, daß p53-negative/p21$^{Waf1/Cip1}$-positive Tumoren die beste Prognose aufwiesen (p < 0,0001).

Diskussion

Die kurative Resektion und der Chirurg haben einen entscheidenden Einfluß auf die Prognose beim Rektumkarzinom. Gerade beim Rektumkarzinom haben Fortschritte in der chirurgischen Technik zu einer Abnahme der Lokalrezidivrate und damit verbunden zu einem verbesserten Überleben geführt [1, 2]. Derzeit richtet sich die Indikation zur adjuvanten Therapie ausschließlich nach dem histopathologischen Tumorstadium. Die zentrale Frage, welche Patienten von einer adjuvanten Therapie nach kurativer Chirurgie profitieren, und die damit verbundene Suche nach „neuen" Prognosefaktoren stehen seit Jahren im Mittelpunkt der chirurgischen Forschung [3]. Der immunhistochemische Nachweis Zellzyklus-regulierender Proteine ist hier ein Ansatzpunkt, die Resultate werden jedoch kontrovers diskutiert [4, 5]. Die eigenen Ergebnisse zeigen eindrücklich, daß p21$^{Waf1/Cip1}$, p27^{Kip1} und p53 eine prognostische Relevanz beim Rektumkarzinom haben.

Literatur

1. Hermanek P (1999) Impact of surgeon's technique on outcome after treatment of rectal carcinoma. Dis Colon Rectum 42: 559–562
2. Heald RJ (1995) Total mesorectal excision is optimal surgery for rectal cancer: a Scandinavian consensus. Br J Surg 82: 1297–1299
3. Ky AJ, Sung MW, Milsom JW (1999) Research in colon and rectal cancer with emphasis on surgical progress. Dis Colon Rectum 42: 1369–1380
4. Cheng JD, Werness BA, Babb JS, Meropol NJ (1999) Paradoxical correlations of cyclin-dependent kinase inhibitors p21waf1/cip1 and p27kip1 in metastatic colorectal carcinoma. Clin Cancer Res 5: 1057–1062
5. McKay JA, Douglas JJ, Ross VG, Curran S, Ahmed FY, Loane JF, Murray GI, McLeod HL (2000) Expression of cell cycle control proteins in primary colorectal tumors does not always predict expression in lymph node metastases. Clin Cancer Res 6: 1113–1118

Korrespondenzadresse: Dr. med. O. Schwandner, Klinik für Chirurgie, Universitätsklinikum Lübeck, Ratzeburger Allee 160, 23538 Lübeck, Tel.: 0451/500-2001, Fax: 0451/500-2069, e-mail: ao.schwandner@t-online.de

Hämatogene Tumorzelldissemination während der Koloskopie bei Patienten mit einem kolorektalen Karzinom

Hematogenic tumor cell dissemination during colonoscopy for colorectal cancer

M. Koch[1], J. Weitz[1], P. Kienle[1], F. Willeke[1], K. Buhl[3], T. Lehnert[2], C. Herfarth[3] und M. von Knebel Doeberitz[1]

[1] Sektion für Molekulare Diagnostik und Therapie
[2] Sektion für Chirurgische Onkologie
[3] Chirurgische Universitätsklinik Heidelberg

Abstract

Background: Pancolonoscopy is usually performed in the preoperative work-up of patients with colorectal cancer to establish the diagnosis and to rule out synchronous colorectal adenomas or carcinomas. There are concerns, however, that mechanical manipulation during colonoscopy might enhance and cause hematogenic spread of colorectal cancer cells. Significant tumor-cell dissemination during surgical resection of colorectal cancer has already been demonstrated in recent work by our group. The aim of this study was to determine the extent of hematogenic tumor cell dissemination in colorectal cancer patients during colonoscopy. *Methods:* Peripheral venous blood samples were taken from 35 patients with colorectal cancer before and after colonoscopy. Blood samples from 61 individuals without malignancy and from 20 patients undergoing colonoscopy for benign diseases served as negative controls. Blood samples were examined using a RT-PCR assay to amplify cytokeratin 20 transcripts. *Results:* Circulating tumor cells were detected in 8 of 35 (23%) patients with colorectal cancer. Three patients displayed circulating tumor cells before and after colonoscopy, whereas tumor cells were only detected in 5 of 35 patients after the procedure. *Conclusion:* Mechanical manipulation during colonoscopy might enhance the release of tumor cells into the circulation. Although the prognostic impact of tumor cell shedding has yet to be established, the benefit of preoperative pancolonoscopy should be balanced against the potentially harmful effect of tumor-cell dissemination.

Einleitung

Die Koloskopie stellt das sensitivste Verfahren zur Diagnosesicherung des kolorektalen Karzinoms dar. Sie ist damit eine zentrale und wichtige Untersuchung zur Planung der operativen Vorgehensweise beim kolorektalen Karzinom. Weiterhin können durch die Pankoloskopie synchrone maligne Zweitläsionen der Kolonschleimhaut ausgeschlossen werden, die bei bis zu 8% der Patienten mit einem kolorektalen Karzinom auftreten können [1, 2].

Bisherige Untersuchungen unserer Arbeitsgruppe haben gezeigt, daß es während der Resektion vom Primärtumor und von Metastasen des kolorektalen Karzinoms zu einer statistisch signifikant erhöhten intraoperativen Tumorzellaussaat im Blut kommt [3, 4].

Durch die mechanische Manipulation während der Koloskopie könnte es bereits präoperativ zu einer hämatogenen Tumorzelldissemination kommen. Ziel dieser Studie war daher die Tumorzelldetektion im Blut von Patienten mit einem kolorektalen Karzinom vor und nach der Durchführung der Koloskopie.

Methodik

Zum Nachweis von Tumorzellen im Blut wurde eine CK 20 RT-PCR verwendet. Die hohe Sensitivität dieser Methode wurde bereits von unserer Arbeitsgruppe beschrieben [3]: bei Verdünnungsexperimenten mit der Kolonkarzinom-Zellinie HT-29 lassen sich 10 Tumorzellen in 10 ml venösem Blut nachweisen.

Bei 35 Patienten mit einem kolorektalen Karzinom wurde jeweils vor und unmittelbar nach der Koloskopie 10 ml Venenblut entnommen. Zusätzlich wurden bei 20 Patienten mit benignen Darmerkrankungen venöse Blutproben vor und nach Durchführung einer Koloskopie entnommen. Als weitere Negativkontrolle dienten Blutproben (je 10 ml) von 61 Normalpersonen.

Ergebnisse

Eine CK 20-Expression läßt sich in 30/30 kolorektalen Karzinomproben nachweisen, nicht jedoch in den Blutproben der 61 Normalpersonen. Die Blutproben vor und nach Koloskopie der 20 Patienten mit benignen Darmerkrankungen sind alle CK 20 negativ.

Bei 8/35 (23%) Patienten mit einem kolorektalen Karzinom lassen sich während der Koloskopie Tumorzellen nachweisen. Dabei zeigen 3 Patienten vor und nach der Koloskopie eine Tumorzellaussaat im Blut, während sich bei 5 Patienten nur nach der Koloskopie Tumorzellen im Blut nachweisen lassen.

Diskussion und Schlussfolgerung

Durch die mechanische Manipulation des Tumors während der Koloskopie kann es bei Patienten mit einem kolorektalen Karzinom bereits präoperativ zu einer hämatogenen Tumorzellaussaat kommen. Somit wird deutlich, daß eine Tumorzelldissemination beim kolorektalen Karzinom nicht nur durch therapeutische Verfahren, wie die chirurgische Resektion, sondern auch durch diagnostische Verfahren verursacht werden kann.

Die Ergebnisse unserer Studie werden durch Untersuchungen beim Prostatakarzinom unterstützt. So konnte gezeigt werden, daß es durch die ultraschallgesteuerte transrektale Biopsie bei Patienten mit einem Prostatakarzinom zu einer hämatogenen Tumorzellaussaat kommen kann [5].

Weitere Untersuchungen zur prognostischen Relevanz des Tumorzellnachweises mittels der CK 20 RT-PCR müssen zeigen, ob alternative Untersuchungsmethoden zur Vermeidung einer hämatogenen Tumorzellaussaat während diagnostischer Verfahren beim kolorektalen Karzinom nötig sind.

Literatur

1. Howard ML, Greene FL (1990) The effect of preoperative endoscopy on recurrence and survival following surgery for colororectal carcinoma. Am Surg 56: 124–127
2. Sollenberger LL, Eisenstat TE, Rubin RJ, Salvati EP (1988) Is preoperative colonoscopy necessary in carcinoma of the colon and rectum? Am Surg 54: 113–115
3. Weitz J, Kienle P, Lacroix J, Willeke F, Benner A, Lehnert Th, Herfarth Ch, von Knebel Doeberitz M (1998) Dissemination of tumor cells in patients undergoing surgery for colorectal cancer. Clin Cancer Res 4: 343–348
4. Weitz J, Koch M, Kienle P, Schrödel A, Willeke F, Benner A, Lehnert Th, Herfarth Ch, von Knebel Doeberitz M (2000) Detection of hematogenic tumor cell dissemination in patients undergoing resection of liver metastases of colorectal cancer. Ann Surg 232 (1): 66–72
5. Moreno JG, O'Hara M, Long JP, Veltri RW, Ning X, Alexander AA, Gomella LG (1997) Transrectal ultrasound-guided biopsy causes hematogenous dissemination of prostate cells as determined by RT-PCR. Urology 49: 515–520.

Korrespondenzadresse: Dr. M. Koch, Chirurgische Universitätsklinik Heidelberg, Im Neuenheimer Feld 110, 69120 Heidelberg, Fax: 06221-565981, e-mail: Moritz_Koch@med. uni-heidelberg.de

Intratumorale Thymidylatsynthasespiegel können ein längeres tumorfreies Überleben unter adjuvanter 5-Fluorouraciltherapie bei Patienten mit kolorektalen Karzinomen vorhersagen

Intratumoral thymidylate synthase levels can predict disease-free survival in patients with colorectal cancer receiving adjuvant 5-FU chemotherapy

M. Kornmann[1], W. Schwabe[3], J. Sträter[2] P. Häusler[3], H. G. Beger[1], D. Behnke[3], und K. H. Link[1]

[1] Abteilung Allgemeine Chirurgie, Universität Ulm
[2] Abteilung Pathologie, Universität Ulm
[3] Oncoscreen Forschungsinstitut, Jena

Abstract

Patients with stage II and III colorectal cancer may receive adjuvant 5-fluorouracil (5-FU) after Ro resection of their primary tumor. In spite of this adjuvant treatment 30–40% of the patients develop local or distant recurrences. Owing to the fact that 30% of the patients will never develop a recurrence, even without adjuvant therapy, only 30% really profit from the adjuvant treatment. Presently it is not possible to identify responders and non-responders. However, several *in vitro* and *in vivo* studies have shown that high intratumoral thymidylate synthase (TS) levels are associated with 5-FU resistance. TS is a key enzyme of DNA synthesis and is irreversibly blocked by the active metabolite of 5-FU. The aim of this retrospective study was to investigate the value of intratumoral TS quantitation as a predictive marker for disease-free survival and recurrence in patients with colorectal cancer receiving adjuvant 5-FU chemotherapy. Therefore, we investigated patients from two adjuvant prospective-randomized multicenter studies (FOGT 1 – colon cancer, FOGT 2 – rectal cancer). Independently of the study arm, all patients received weekly 5-FU (450 mg/m^2 i.v. in 90 min) in combination with levamisol (3×50 mg/day for 3 days every 14 days) until postoperative week 52. Patient monitoring was independent of this data evaluation. TS mRNA quantitation was performed from paraffin-embedded primary tumor sections using polymerase chain reaction after RNA isolation and reverse transcription. TS quantitation was successfully performed in 194 patients. Based on other studies (Salonga et al. 2000), patients were stratified according to their high ($n = 88$) and low ($n = 106$) TS level. Patients with high and low TS did not show a difference in recurrence rate, with 36 and 35%, respectively. The median disease-free survival of patients with low TS (38 of 106) was 644 days (389–770 days). In contrast, the median disease-free survival of patients with high TS (31 of 88) was only 364 days. Patients with low TS levels had a 1.8-fold longer disease-free survival than patients with high TS ($p = 0.0156$ log-rank test). We conclude from the results of this retrospective study that patients with low TS profit more from adjuvant 5-FU chemotherapy than patients with high TS levels. In order to improve adjuvant treatment of colorectal cancer, in the future, patients with low TS should receive low dose 5-FU and leucovorin, whereas patients with high TS should receive other 5-FU regimens or other agents for adjuvant treatment.

Einleitung

Patienen mit kolorektalen Karzinomen UICC-Stadium II und III erhalten meist nach Ro-Resektion eine adjuvante systemische Chemotherapie mit 5-Fluorouracil (5-FU) und Levamisol. Trotz der Behandlung tritt bei etwa 30% dieser Patients ein Lokalrezidiv oder eine Fernmetastasierung auf. Da bei etwa 30% der Patienten auch ohne adjuvante Therapie kein Rezidiv auftreten würde, profitieren maximal 40% aller Patienten wirklich von der adjuvanten Behandlung. Derzeit sind jedoch keine Verfahren zur Identifizierung von Ansprechern oder Therapieversagern etabliert. Es wurde jedoch in mehreren *in vitro* und *in vivo* Untersuchungen gezeigt, dass hohe intratumorale Thymidylatsynthasespiegel (TS) mit 5-FU-Resistenz korrelieren [Van Triest, 2000]. TS ist ein Schlüsselenzym der DNA-Synthese und wird vom einem aktiven 5-FU-Metabolit irreversibel blockiert [Van Triest, 2000]. Das Ziel dieser retrospektiven Untersuchung war es, den Wert der intratumoralen TS-Messung als prädiktiven Marker für tumorfreies Überleben und Tumorrezidiv für Patienten mit kolorektalen Karzinomen und adjuvanter 5-FU-Therapie zu bestimmen.

Methodik

Patienten und Therapie: Patienten aus 2 adjuvanten prospektiv-randomisierten Multizenterstudien (FOGT 1 - Kolonkarzinom, FOGT 2 - Rektumkarzinom) wurden untersucht. Alle Patienten erhielten unabhängig vom Therapiearm einmal wöchentlich 5-FU (450 mg/m^2 i.v. in 90 min) in Kombination mit Levamisol (3 × 50 mg/Tag für 3 Tage alle 14 Tage) bis zur 52. postoperativen Woche [Link et al., 1997]. Das Patientenmonitoring erfolgte unabhängig von der TS-Datenerfassung. TS-Messung: Die TS-Messung wurde aus paraffineingebettetem Primärtumorgewebe durchgeführt. Gesamt-RNA wurde aus drei 10 µm Schnitten gewonnen [Maeda et al., 1993], wobei der Tumorzellanteil > 50% lag. Nach reverser Transkription wurde eine PCR für TS und den internen Standard β-Aktin mittels Real-Time-Fluoreszenz durchgeführt [Kornmann et al., 1999].

Ergebnisse

Die TS-Bestimmung konnte in 194 Patienten erfolgreich durchgeführt werden. Basierend auf anderen Studien [Salonga et al., 2000] wurden die Patienten nach TS in hoch (n = 88) und in niedrig (n = 106) stratifiziert. Patienten mit hoher und niedriger TS wiesen in der Rezidivrate von 36% bzw. 35% keine Unterschiede auf. Die mediane rezidivfreie Zeit der Patienten mit niedriger TS (38 von 106) betrug 644 Tage. Im Gegensatz dazu betrug die mediane rezidivfreie Zeit von Patienten mit hoher TS (31 von 88) nur 364 Tage. Patienten mit niedriger TS hatten also eine 1,8-fach längere rezidivfreie Zeit als Patienten mit hoher TS (p = 0.0156 im Log-Rank-Test).

Schlussfolgerung

Wir folgern aus den Ergebnissen dieser retrospektiven Studie, dass Patienten mit niedriger TS von einer adjuvanten 5-FU-Therapie im Vergleich zu Patienten mit hoher TS profitieren können. Um die Effektivität der adjuvanten Therapie des kolorektalen Karzinoms zu verbessern, sollten zukünftig Patienten mit niedriger TS weiterhin niedrig dosiertes 5-FU mit Leukovorin erhalten und Patienten mit hoher TS entweder andere 5-FU-Schemata oder andere Substanzen.

Literatur

Kornmann M, Danenberg KD, Arber N, Beger HG, Danenberg PV, Korc M (1999) Inhibition of cyclin D1 expression in human pancreatic cancer cells is associated with increased chemosensitivity and decreased expression of multiple chemoresistance genes. Cancer Res 59: 3505–3511

Link KH, Staib L, Bernhart H, Kreuser ED, Suhr P, Röttinger E, Beger HG (1997) Acceptannce and toxicity of postoperative adjuvant therapy in colon and rectal cancers. Onkologie 20: 235–238

Masuda N, Ohnishi T, Kawamoto S, Monden M, Okubo K (1999) Analysis of chemical modification of RNA from formalin-fixed samples and optimization of molecular biology applications for such samples. Nucl Acids Res 27: 4436–4443

Salonga D, Danenberg KD, Johnson M, Metzger R, Groshen S, Tsao-Wei DD, Lenz HJ, Leichman CG, Leichman L, Diasio RB, Danenberg PV (2000) Colorectal tumors responding to 5-fluorouracil have low gene expression levels of dihydropyrimidine dehydrogenase, thymidylate synthase, and thymidine phosphorylase. Clin Cancer Res 6: 1322–1327

Van Triest B, Pinedo HM, Giaccone G, Peters GJ (2000) Downstream molecular determinants of response to 5-fluorouracil and antifolate thymidylate synthase inhibitors. Ann Oncol 11: 385–391

Korrespondenzadresse: Dr. M. Kornmann, Abteilung Allgemeine Chirurgie, Universität Ulm, Steinhövelstraße 9, 89075 Ulm, Telefon: 0731-5002-7201, Fax: 0731-5002-7214, e-mail: mkornman@t-online.de

COX-2 Inhibition als Angriffspunkt in der Therapie kolorektaler Karzinome

COX-2 inhibition as a target in colorectal cancer treatment

S. Petersen[1,3], W. Eicheler[2], C. Petersen[2,3], N. Hunter[3] und L. Milas[3]

[1] Klinik für Allgemein- und Abdominalchirurgie, Krankenhaus Dresden-Friedrichstadt
[2] Strahlenbiologisches Labor der Klinik für Strahlentherapie der TU Dresden
[3] Dept. Experimental Radiation Oncology, M. D. Anderson Cancer Center, University of Houston, Texas, USA

Abstract

Introduction: Recent studies have suggested that the inhibition of prostaglandin synthesis might have an impact on carcinogenesis in colorectal cancer or that the growth of existing tumors might have been inhibited. Especially in gastrointestinal tumors, overexpression of the newly discovered isoform cyclooxygenase 2 (COX-2) was demonstrated. To evaluate the therapeutic option of COX-2 inhibition COX expression was measured in specimens of patients who underwent surgery for colorectal cancer. In addition, a specific COX-2 inhibitor was tested in cell culture and an animal model, using two different colorectal cancer cell lines. *Material and Methods:* The transcription of COX-1 and COX-2 was analyzed by RT-PCR in biopsies from colorectal cancer and normal tissue. RNA from shock-frozen samples of 16 patients with colorectal cancer was isolated and the PCR amplicons were analyzed by electrophoresis. In the animal model two colorectal cell lines (HT29 and SW620) with different levels of COX-2 expression were grown on the hind leg of nude mice (nu/nu). The selective COX-2 inhibitor SC-236 was given over 10 consecutive days when the tumor was grown to a 6-mm diameter. For angiogenesis studies the so-called skinflap technique was used. The drug was also tested in vitro. *Results:* According to COX-1 heterogeneous expression was detected in normal tissue and tumor. All of the tumor samples expressed high levels of COX-2. The cell-culture studies revealed a reduction in cell survival after drug treatment in both colorectal cell lines; the effect was more pronounced in HT29. In the animal study the COX-2 inhibitor caused a growth delay of 5.7 days (± 1.1) in HT29 cells and 10.3 days (± 1.9) in SW620. However, the tumor cell line SW620, with less COX-2 expression, showed a more pronounced effect after treatment with the COX-2 inhibitor. Neoangiogenesis was inhibited by SC-236 in both cell lines, in HT29 28.3 (± 1.2) vs 40.4 (± 2.9) vessels and in SW620 15.6 (± 1.2) vs 22.7 (± 1.7) vessels, which was more significant in HT29 (Fig. 1). *Conclusion:* RNA transcription for COX-2 was demonstrated in human colorectal cancer specimens. Since there was a lack of COX-2 expression in normal tissue, this might offer a therapeutic gain. The selective COX-2 inhibitor SC-236 had an impact on tumor growth and angiogenesis. However, the inhibiting effect did not correlate with COX-2 expression.

Einleitung

Seit langem wird vermutet, daß durch Prostaglandinsynthese-Hemmer die Karzinogenese bei kolorektalen Karzinomen verhindert oder ein Tumorwachstum bei bestehenden Tumoren gehemmt werden kann. Einige Tumorzelllinien weisen eine hohe Enzymaktivität für die Prostaglandin-produzierenden Cyclooxygenasen auf. Das vor kurzem neu entdeckte Isoenzym Cyclooxygenase 2 (COX-2) wird insbesondere von gastrointestinalen Tumoren überexprimiert. Zur Einschätzung einer möglichen therapeutischen Option wurde die COX Expression an Tumorbiopsien von Patienten mit kolorektalen Karzinomen gemessen und die Effektivität eines selektiven COX-2 Inhibitors in der Zellkultur sowie im Tiermodell überprüft.

Methodik

Mittels RT-PCR wurde die COX-1 und COX-2 Transkription an Tumor- und Normalgewebsbiopsien von Patienten mit kolorektalen Karzinomen untersucht. Die PCR erfolgte mittels 34 (COX-1) bzw. 37 (COX-2) Zyklen unter Verwendung spezifischer Primerpaare. Die PCR-Produkte wurden in Agarosegelen aufgetrennt und mit Ethidiumbromid unter UV-Licht dargestellt. In der Zellkultur und im Tiermodell (nu/nu Nacktmäuse) wurden zwei kolorektale Tumorzelllinien (HT29 und SW620) mit unterschiedlich starker COX-2 Expression gewählt, als Endpunkt wurde das Zellüberleben in vitro, die Wachstumsverzögerung in vivo sowie die Auswirkung auf die Neoangiogenese ausgewertet. Für die Wachstumsverzögerung wurde der selektive COX-2 Inhibitor SC-236 im Trinkwasser über einen Zeitraum von 10 Tagen appliziert ab einem Tumordurchmesser von 6mm. Zur Darstellung des antiangiogenetischen Effekts wurde an Nacktmäusen (nu/nu) die sog. Skinflap Technik genutzt. Dabei wurde einer Gruppe von Mäusen in Narkose das Fell vom Xyphoid bis zur Symphyse und weiter in die rechte Leiste durchtrennt. In die Innenseite des so enstandenen Hautlappens wurde 10^6 Tumorzellen intracutan injiziert. Im Zwei-Tage-Rhythmus wurde der Hautlappen geöffnet und die neu entstandenen Gefäße sowie das Tumorwachstum gemessen.

Ergebnisse

Für die COX-1 Expression zeigte sich ein heterogenes Bild, wobei sich das Enzym sowohl im Tumor als auch im Normalgewebe nachweisen ließ. Bzgl. COX-2 zeigten alle 16 untersuchten Proben eine Expression, dabei ergab sich, verglichen mit dem Normalgewebe, bei 13 von 16 Patienten eine stärkere COX-2 Expression im Tumorgewebe.

In der Zellkultur fand sich für beide untersuchten Zellinien eine Reduktion des Zellüberlebens, der Effekt durch den COX-2 Inhibitor war bei HT29 stärker als bei SW620. Der COX-2 Inhibitor führte im Tierversuch zu einer Wachstumsverzögerung bei HT29 von 5.7 Tagen (± 1.1) und 10.3 Tagen (± 1.9) bei SW620. Dabei zeigte der Tumor mit der geringeren COX-2 Expression (SW620) eine längere Wachstumsverzögerung. Die Neoangiogenese wurde bei beiden Tumorzelllinien gehemmt, bei HT29 28.3 (± 1.2) vs. 40.4 (± 2.9) und bei SW620 15.6 (± 1.2) vs. 22.7 (± 1.7). Hier ergab sich ein größerer Effekt bei HT29 (Abbildung 1).

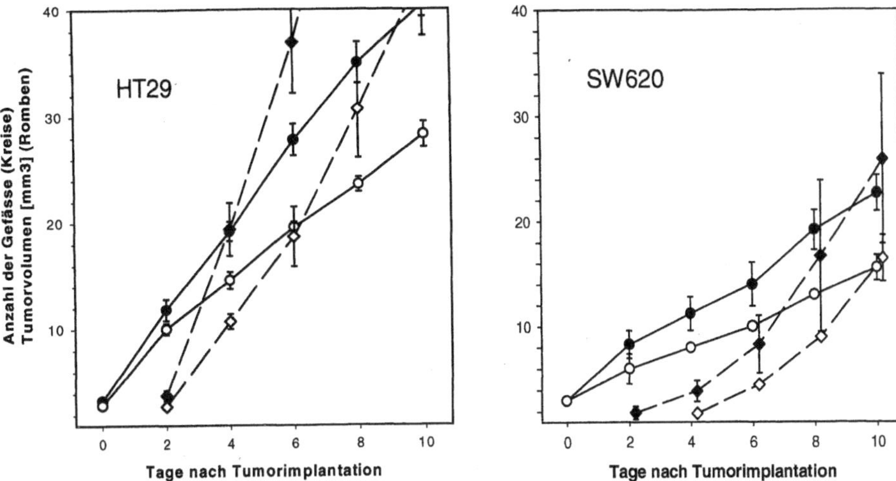

Abb. 1. Einfluss des selektiven COX-2 Inhibitors SC-236 auf das Tumorwachstum bei den kolorektalen Karzinom Zelllinien HT29 und SW620 (● = Kontrollgruppe, ○ = SC-236 Behandlungsgruppe)

Schlussfolgerung

In humanen kolorektalen Karzinomen konnte das Enzym COX-2 in allen untersuchten Proben nachgewiesen werden. Bei teilweise fehlender oder geringerer Expression im Normalgewebe hat dies möglicherweise therapeutische Konsequenzen. Im Tiermodell ließ sich der hemmende Effekt auf das Tumorwachstum und die Gefäßneubildung nachweisen, wobei das Ausmaß der Wirkung nicht eindeutig mit der COX-2 Expression korrelierte. Der antineoplastische Effekt von nichtsteroidalen Antirheumatika (NSAR), der insbesondere bei kolorektalen Karzinomen beschrieben wurde, läßt sich u.a. auf eine antiangiogenetische Komponente dieser Cyclooxygenase-Hemmer zurückgeführt. Unsere Untersuchungen geben ebenfalls Hinweise darauf, daß mittels Antiangiogenese das Tumorwachstum gehemmt werden kann.

Korrespondenzadresse: Dr. med. S. Petersen, Klinik für Allgemein- und Abdominalchirurgie, Krankenhaus Dresden-Friedrichstadt, Friedrichstraße 41, 01067 Dresden, Tel.: 49-3 51-4 80 15 20, Fax: 49-3 51-4 80 11 49, e-mail: petersen-sv@khdf.de

Vergleich der segmentalen Leberhypertrophie nach kontralateraler arterieller oder portaler Ligatur im Schweinemodell

Comparison of segmental hypertrophy after contralateral portal or arterial ligation in a pig model

D. C. Broering[1], L. Mueller[1], C. Lenk[1], C. Wilms[1], K. Helmke[2], J. Bruemmer[3], G. Krupski[4] und X. Rogiers[1]

[1] Abtg. für Hepatobiliäre Chirurgie
[2] Abtg. für Kinderradiologie
[3] Medizinische Klinik
[4] Radiologische Klinik, Universitätsklinikum Hamburg-Eppendorf

Abstract

In total, 32 pigs were randomised into either portal vein ligation group ($n = 13$), hepatic artery ligation group ($n = 13$) or sham operation group ($n = 6$). In the portal vein ligation group, 75% of the liver volume (left lateral lobe, left median lobe, right median lobe) was excluded from direct portal inflow. In the arterial group, the same segments were excluded from direct arterial inflow. Four weeks after ligation, the pigs were sacrificed and the weight of the ligated and non-ligated segments were measured. Blood samples were taken at 6, 12, 24, 48, 72 h and on day 7, 14, 21 and 28 postoperatively. Arterial ligation was followed by hypertrophy of 3 % in the non-ligated lobe. Portal vein ligation was followed by hypertrophy of 54%. The portal ligation induces more significant hypertrophy in the non-ligated part of the liver compared with hypertrophy after arterial ligation. Therefore the method of choice, to increase the future remnant liver volume before extended liver resection, is the portal vein ligation or embolization.

Einleitung

Bei der Behandlung von primären und sekundären Lebertumoren ist die Leberteilresektion häufig der alleinige kurative Ansatz. Ein wesentliches Kriterium für die Durchführbarkeit einer erweiterten Leberteilresektion ist das prospektive Leberrestvolumen, da die Resektion von mehr als 75% des Lebervolumens das Risiko eines postoperativen Leberversagens erhöht. Ein Ansatz zur Minimierung dieses Risikos stellt die praeoperative portale oder arterielle Embolisation des zu resezierenden Leberabschnittes dar, da beide Techniken eine Hypertrophie im nicht-embolisierten Anteil der Leber induzieren [1, 2]. Uneinigkeit besteht jedoch darüber, welche der beiden Therapieformen zu bevorzugen

122

ist. Die perkutane oder transmesokolische Pfortaderembolisation ist aufgrund der topographisch-anatomischen Lage des Pfortadersystems invasiver und mit spezifischen Komplikationen behaftet [1]. Bei der arteriellen Embolisation ist hingegen das Ausmaß der regenerativen Antwort fragwürdig, da potentiell hepatotrophe Substanzen über das Pfortadersystem zur Leber gelangen [3]. Um die regenerative Potenz dieser beiden Verfahren vergleichend untersuchen zu können, wurde in einem Schweinemodell die kontralaterale Hypertrophie nach arterieller oder portaler Ausschaltung von 75% des Lebervolumens mittels Ligatur der entsprechenden Gefäße verglichen.

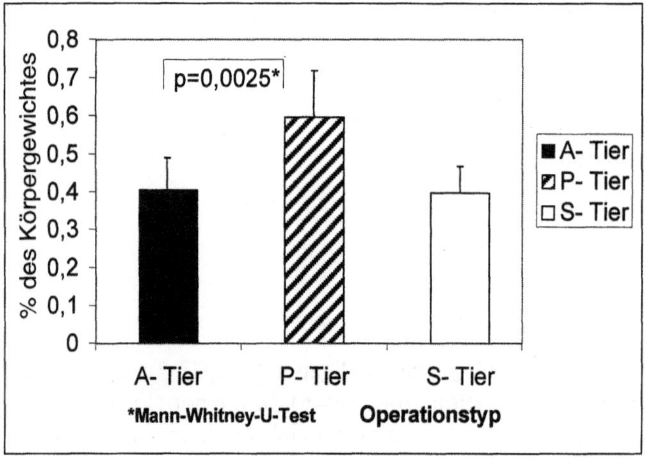

Abb. 1. Gewicht des nicht-ligierten Lappens in Prozent des Tierkörpergewichtes

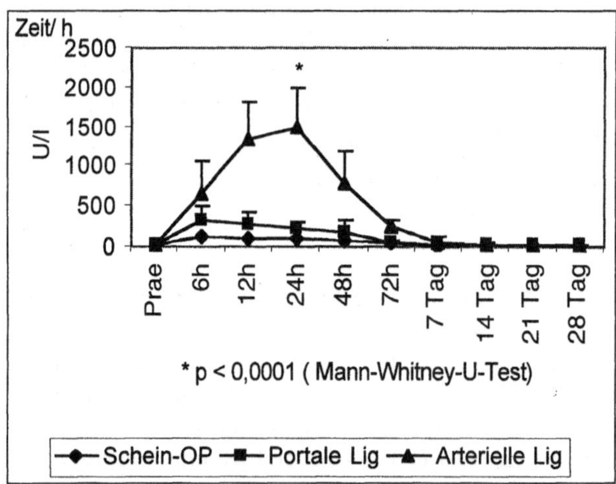

Abb. 2. Verlauf der GOT nach arterieller Ligatur, portaler Ligatur und Scheinoperation

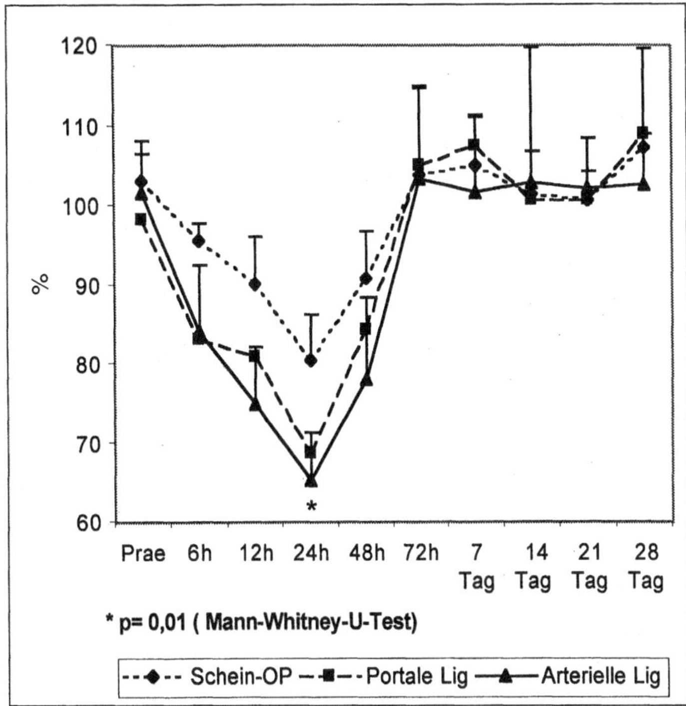

Abb. 3. Verlauf des Quickwertes nach arterieller Ligatur, portaler Ligatur und Scheinoperation

Methodik

Von insgesamt 32 von der Behörde für Arbeit, Gesundheit und Soziales der Hansestadt Hamburg genehmigten Mini-Pigs (16 weibl./16 männl.) wurden randomisiert 6 Tiere scheinoperiert (S-Tiere), bei jeweils 13 Tieren wurde 3/4 des Lebervolumens (links-lateraler, links-medialer und rechts-medialer Leberlappen) vom portalen (P-Tiere) oder arteriellen Zufluß (A-Tiere) durch Ligatur ausgeschaltet. Zur Beurteilung der Leberregenerationsleistung im nicht-ligierten, rechts-lateralen Lappen wurde 4 Wochen nach Ligatur die Leber entnommen und eine Gewichtsbestimmung der einzelnen Lappen durchgeführt. Zur Begutachtung der Leberfunktion sowie des Ausmaßes der hepatozellulären Schädigung wurde der Quick-Wert sowie die Transaminasen aus heparinisiertem Plasma bestimmt. Die Blutentnahmen erfolgten vor der Operation und 6, 12, 24, 48, 72 Stunden postoperativ sowie am 7., 14., 21. und 28. postoperativen Tag.

Ergebnisse

Das Gewicht des nicht-ligierten Lappens betrug nach Scheinoperation im Mittel 0.39 (±0.08)% des Körpergewichtes, nach arterieller Ligatur 0,4 (±0.09)% und nach portaler Ligatur 0,6 (±0,13)% des Körpergewichtes. Dies entspricht einer Hypertrophie von im Mittel 54% nach portaler und 3% nach arterieller Ligatur. Nach portaler Ligatur war eine signifikant stärkere Hypertrophie im rechts-lateralen Lappen nachzuweisen (p=0.0025) (Abb. 1).

Nach arterieller Ligatur fand sich ein signifikant höherer Anstieg der GOT als nach portaler Ligatur oder Scheinoperation ($p < 0.0001$) (Abb. 2). Nach arterieller Ligatur fand sich 24 Stunden postoperativ der deutlichste Abfall des Quickwertes im Vergleich zur Scheinoperation ($p = 0.01$) (Abb. 3).

Schlussfolgerung

Die Ergebnisse zeigen, daß lediglich die portale Ligatur eine signifikante Hypertrophie im nicht-ligierten Anteil der Leber hervorruft. Dieses Ergebnis wird auch durch andere Studien bestätigt, wonach eine kompensatorische Hypertrophie des nicht-ligierten Lappens durch Pfortaderligatur erzeugt wird (4). Nach arterieller Ligatur ist die regenerative Antwort gering, jedoch ist der GOT-Anstieg im Vergleich zur Pfortader-Ligatur deutlich ausgeprägter, welches auf einen substantiellen Hepatozytenuntergang hindeutet. Der Abfall des Quickwertes zeigt, daß sowohl nach arterieller als auch nach portaler Ligatur eine nur vorübergehende Beeinträchtigung der Leberfunktionsleistung zu beobachten ist. Die portale Ligatur ist eine effektive Methode zur Induktion einer kompensatorischen Hypertrophie im nicht ligierten Anteil der Leber, ohne dabei substantielle hepatozelluläre Schäden oder eine nachhaltige Minderung der Funktionsleistung der Hepatozyten hervorzurufen. Daher ist die praeoperative portale Embolisation die Methode der Wahl zur Vergrößerung des prospektiven Leberrestvolumens.

Literatur

1. Imamura H, Shimada R, Kubota M, et al. (1999) Preoperative portal vein embolization: An audit of 84 patients. Hepatology 29(4): 1099–1105
2. Vogel TJ, Balzer DO, Dette K, Hintze R, Pegios W, Mäurer J, Keck H, Neuhaus P, Felix R (1998) Initially unresectable hilar cholangiocarcinoma: Hepatic regeneration after transarterial embolization. Radiology 208: 217–222
3. Caruana JA Jr, Goldman JK, Camara DS, Gage AA. Insulin, glucagon and glucose in the regeneration response of the liver
4. Rozga J, Jeppsson B, Bengmark S (1986) Portal: Branch Ligation in the Rat. Am J Pathol 125: 303–308

Korrespondenzadresse: Dr. med. D. C. Broering, Abteilung für Hepatobiliäre Chirurgie, Universitätsklinikum Hamburg-Eppendorf, Martinistraße 52, 20246 Hamburg, Tel.: 0 40-4 28 03-61 36, Fax: 0 40-4 28 03-34 31, e-mail: broering@uke.uni-hamburg.de

Leberhypertrophie und -atrophie im Pfortaderastligaturmodell der Ratte: Potentielle Rolle der Glukagon-Rezeptor-Expression

Liver hypertrophy and atrophy in rat portal branch ligation: potential role of glucagon-receptor expression

L. Mueller, D. C. Broering, J. Meyer, Y. Vashist und X. Rogiers

Abteilung für Hepatobiliäre Chirurgie, Chirurgische Klinik und Poliklinik, Universitätsklinikum Hamburg-Eppendorf

Abstract

Background: Pre-operative portal branch ligation or embolization is a common procedure for the induction of contralateral liver hypertrophy in preparation of extended resections. Portal-derived hepatotrophic factors, e. g. gastrointestinal hormones like glucagon or insulin, are believed to be the basis of the phenomenon of volume-shifting. In this study, expression of glucagon-receptor-mRNA was examined in the rat model of 70% portal-branch ligation (PBL), 70% partial hepatectomy (HE) and sham operation (SO). *Material and Methods:* Two- to three-month-old male Wistar rats (200 g) were used. The animals were sacrified after 6, 12, 24, 48, 96, 192 h and 2 weeks. mRNA expression was assessed by RT-PCR and Northern hybridizations of total RNA using Digoxigenin-labeled DNA probes and chemoluminescent detection. The results of at least six animals per experiment and time point were analysed. *Results:* Following HE, glucagon-receptor-mRNA expression peaked with a maximum at 48 h after operation (median 1.6 fold vs. SO). In the PBL group, there was an analogous increase with a maximum at 48 h after operation (median 1.6 fold vs. SO). In the portal-ligated lobes, glucagon-receptor-mRNA expression was decreased compared to SO and PBL-non-ligated lobe. Albumin-mRNA was decreased 12 h after SO, HE and PBL in both lobes versus normal control liver tissue. In the ligated, shrinking lobe, albumin-mRNA expression was, after an initial decrease, intact during the observation. *Conclusion:* The increased expression of glucagon-receptor-mRNA correlates with the occurrence of liver regeneration after HE and the complex of hypertrophy-atrophy following PBL. This differential regulation of glucagon-receptor on the level of transcription might play a physiological role in liver regeneration and atrophy.

Einleitung

Die präoperative Pfortaderastembolisation vor Trisegmentektomien zur Vermeidung einer postoperativen Leberinsuffizienz ist mittlerweile ein häufig angewandtes Verfahren in der Leberchirurgie. Anhand der 70%-Pfortaderaligatur der Ratte (PBL), bei der es analog zur 70%-Hepatektomie (HE) innerhalb von 1–2 Wochen zur raschen Regeneration des nicht-ligierten Lebergewebes kommt, können zugrundeliegende molekulare Steuermechanismen studiert werden.

Grundlage der raschen Regeneration ist der Wiedereintritt der ruhenden Hepatozyten aus der G_0-Phase in den Zellteilungszyklus, der durch sogenannte „early-immediate-responses" innerhalb von wenigen Stunden initiiert wird. Interessanterweise können „early-immediate-responses", d.h. die Aktivierung bestimmter Transkriptionsfaktoren wie beispielsweise NF-κB, c-myc, c-jun und c-fos sowohl in wachsendem wie atrophierendem Lebergewebe nachgewiesen werden [1]. Somit müssen Regulationsmechanismen existieren, die nach der Anregung der Hepatozyten zur Teilung greifen und für das weitere Schicksal des Lebergewebes und der Regeneration verantwortlich sind. Hier könnten gastrointestinale Hormone wie Glukagon oder Insulin eine Rolle spielen. Glukagon induziert über Bindung am Rezeptor und G-Protein-vermittelter Aktivierung der Adenylatzyklase die Bildung des für DNA-Synthese und Leberfunktion bedeutsamen cAMP. Die Genexpression des Glukagon-Rezeptors ist bislang in keinem Leberregenerationsmodell untersucht worden.

Methodik

Für die Versuche wurden 2 Monate alte männliche Wistar-Ratten (200–250 Gramm) verwendet. Haltung und Versuchsduchführung erfolgten nach den geltenden Tierschutz-Richtlinien. Zur Durchführung der PBL wurde der anteriore Pfortaderast ligiert (70%). Analog wurde in der HE-Gruppe dieser Teil reseziert. Die Scheinoperation (SO) beinhaltete die Laparotomie und Mobilisation der Leber. Tötung und Gewebsentnahme erfolgten nach Beobachtungsintervallen von 6, 12, 24, 48, 96, 192 Stunden und 2 Wochen. Die mRNA-Expressionsanalysen stützten sich auf RT-PCR und Northern-Hybridisierungen von gesamt-RNA (10 μg/Spur) mit Digoxigenin-markierten DNA-Proben, Chemilumineszens-Detektion und Densitometrie nach Normalisierung zu 28S-RNA. Spezifische cDNA-Sonden wurden mit der RT-PCR unter Verwendung spezifischer Primer generiert (Glukagon-Rezeptor (Ratte); GenBank Access. L04796; 951-GGATCCTGCGTATCCCTGTA (forward) / 1151-GCTCATCAGTCACAAAGGCA (reverse)), kloniert und sequenziert. Für jedes Intervall und jeden Versuch wurden mind. 6 Tiere analysiert.

Ergebnisse

Eine perioperative Mortalität trat lediglich inzidentell als Folge der Narkose auf und lag unter 5%. Nach HE kam es im Lebergewebe gegenüber SO zu einem signifikanten Anstieg der Glukagon-Rezeptor-mRNA-Expression, der 48 h nach Operation seinen Höhepunkt (1,6fach) erreichte. In der PBL-Gruppe zeigte sich analog ein Anstieg der Glukagon-Rezeptor-Expression im nichtligierten Leberteil, der ebenfalls nach 48 Stunden ein Maximum aufwies (1,6fach versus SO). Dagegen war im ligierten Anteil die Glukagon-Rezeptor-mRNA-Expression gegenüber SO und nicht-ligierten Leberlappen vermindert. Die Untersuchung der Albumin-mRNA-Expression erbrachte bei SO, HE und PBL im ligierten und nicht-ligierten Lappen einen Abfall nach 12h (Abb. 1).

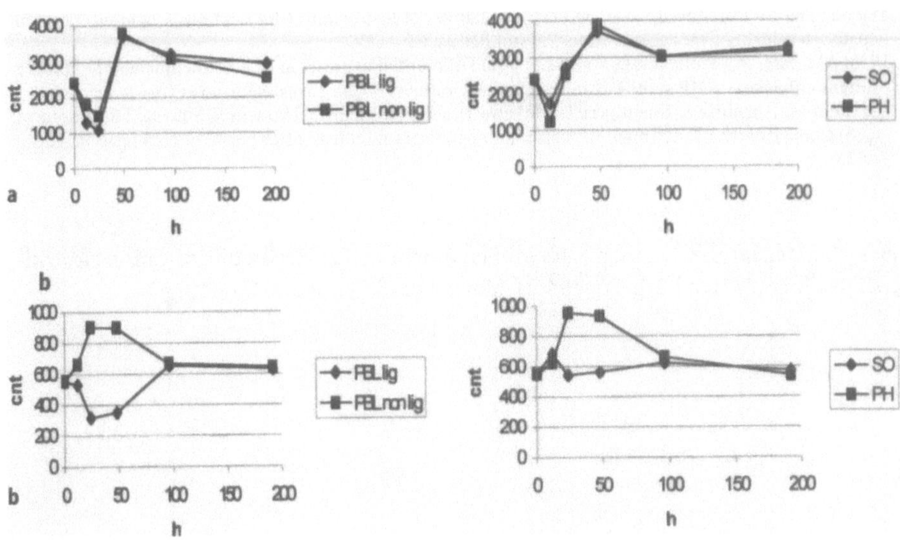

Abb. 1a, b. Densitometrie-Analyse eines repräsentativen Northern-Blot (Pool aus jeweils 3 Versuchen); **a:** Hybridisierung mit Albumin-cDNA; **b:** Hybridisierung mit Glukagon-Rezeptor-cDNA. *cnt* = Konzentration (Signaldichte); *h* = Stunden; *SO* = Scheinoperation; *PH* = 70%-Hepatektomie; *PBL* = 70%-Pfortaderastligatur

Diskussion und Schlussfolgerung

Der Expressionsgrad der Glukagon-Rezeptor-mRNA korreliert mit Leberregeneration im HE-Modell sowie mit dem Phänomen der Hypertrophie im PBL-Modell. Dieser Zusammenhang konnte bislang anhand von Rezeptor-Bindungsstudien auf Proteinebene nicht sicher nachgewiesen werden. Ein Anstieg der Glukagonbindung um den 3. postoperativen Tag nach HE wurde beschrieben, ebenso wie ein Anstieg des intrazellulären cAMP [2–4]. Möglicherweise spielt diese differenzielle Regulation des Glukagon-Rezeptors auf transkriptioneller Ebene während der replikativen Phase eine Rolle im Rahmen der Leberregeneration und -atrophie. Die mRNA-Expression von Albumin ist nach HE zunächst vermindert, obgleich dieser passagere Effekt nicht spezifisch ist; eine Funktionseinbuße von regenerierendem Lebergewebe ist letztlich mehrfach beschrieben [5]. Da bei der PBL kein Parenchymverlust vorliegt, könnte die portale Hyperperfusion im Gegensatz zum Parenchymverlust der entscheidende Stimulus zur Glukagon-Rezeptor-Expression darstellen.

Literatur

1. Stärkel P, Horsmans Y, Sempoux C, De Saeger C, Wary J, Lause P, Maiter D, Lambotte L (1999) After Portal Branch Ligation in rat, Nuclear Factor kB, Interleukin-6, Signal Transducers and Activators of Transcription 3, c-fos, c-myc, and c-jun are similary induced in the ligated and nonligated lobes. Hepatology 29: 1463–1470
2. Pezzino V, Vigneri R, Cohen D, Goldfine ID (1981) Regenerating rat liver: Insulin and Glucagon serum levels and receptor binding. Endocrinology 108: 2163–2169

3. Macho L, Fickova M, Zorad S, Knopp J (1994) Changes of Insulin and Glucagon binding to receptors in hepatocytes during liver regeneration. Physiol Res 43: 281–287
4. Diehl AM, Yang SQ, Wolfgang D, Wand G (1992) Differential expression of guanine nucleotide-binding proteins enhances cAMP synthesis in regenerating rat liver. J Clin Invest 89: 1706–1712
5. Urayama M, Ishiyama S, Kuzumaki T, Ishikawa K, Fuse A, Kuzu H, Igarashi Y, Suto K, Tsukamoto M (1999) Change of liver function in hypertrophying lobe of rabbit liver after portal branch ligation. J Surg Res 86: 55–61

Korrespondenzadresse: Dr. med. Lars Müller, Abteilung für Hepatobiliäre Chirurgie, Universitätsklinikum Hamburg-Eppendorf, Martinistraße 52, 20246 Hamburg

Glypican-3 differenziert hepatozelluläre Karzinome von Regeneratsknoten in der zirrhotischen Leber

Glypican-3 differentiates hepatocellular carcinoma from regeneration nodules in the cirrhotic liver

A. A. Tempia-Caliera[1], H. Friess[1], J. Kleeff[1], Z. Zhu[1,2], A. Zimmermann[3], M. Martignoni[1] und M. W. Büchler[1]

[1] Klinik für Viszerale und Transplantationschirurgie
[2] Departement für klinische Forschung
[3] Pathologisches Institut, Universität Bern, Inselspital, Schweiz

Abstract

An unclear nodule in a cirrhotic liver is always suggestive of a hepatocellular carcinoma (HCC). Clinically and radiologically it is difficult to differentiate whether such a nodule is benign or malignant. Therefore, the aim of our present study was to establish new diagnostic modalities to better differentiate unclear liver nodules and thereby to avoid unnecessary operations in these high-risk patients. Glypican-3 is a member of the heparan-sulfate-proteoglycan family, which modulates cell growth and cell differentiation and is thought to play an important role in tumor pathogenesis. In this study, we studied whether Glypican-3 analysis differentiates benign from malignant liver nodules. *Patients and Methods:* Hepatocellular carcinoma, liver cirrhosis and focal nodular hyperplasia (FNH) were screened for Glypican-3 mRNA expression by Northern blot analysis and by in situ hybridization. *Results:* Compared with normal liver, Glypican-3 mRNA levels were not increased in cirrhotic liver and but were significantly increased in HCC. Compared with cirrhotic livers and FNH, the Glypican-3 mRNA expression levels were significantly higher in HCC. In situ hybridization revealed enhanced Glypican-3 mRNA expression signals in the hepatic cancer cells. *Conclusions:* Glypican-3 mRNA expression analysis can be used to better differentiate benign from malignant tumors in cirrhotic liver.

Einleitung

Ein unklarer Rundherd in einer zirrhotischen Leber ist immer verdächtig auf ein hepatozelluläres Karzinom (HCC). Klinisch und radiologisch ist es häufig schwierig zu unterscheiden, ob diese Rundherde benigne oder maligne sind. Es wird daher nach sichereren diagnostischen Untersuchungsparametern gesucht, diese Knoten sicher zu differenzieren und damit unnötige Operationen bei diesen risikobehafteten Patienten zu vermeiden. Glypican-3 ist ein Mitglied der Heparan-Sulfat-Proteoglycan-Familie, das durch einen Glycosylphosphatidylinositol-Anker (GPI) an der Zelloberfläche fixiert ist [1]. Durch das Binden von extrazellulären Wachstumsfaktoren beeinflusst Glypican-3 das Zellwachstum und die Zelldifferenzierung und spielt damit auch in der Tumorpathogenese eine wichtige Rolle [2, 3]. Wir haben in dieser Studie die potentielle Rolle von Glypican-3 zur Differenzierung von benignen und malignen Leberprozessen untersucht.

Methodik

Lebergewebe von 30 Patienten (20 Männer: 10 Frauen) mit hepatozellulärem Karzinom (HCC) in verschiedenen klinischen Stadien (UICC Stadium II: n = 2, III: n = 14, IV: n = 14), sowie Lebergewebe von 28 Patienten mit Leberzirrhose (20 Männer: 8 Frauen), und von 7 Patienten mit fokal nodulärer Hyperplasie (FNH) (3 Männer: 4 Frauen) wurden in diese Untersuchungen einbezogen. Gesundes Lebergewebe diente als Kontrollgruppe. Die Gewebe wurden direkt nach der Resektion entweder in flüssigem Stickstoff oder in einer 5% Formaldehydlösung fixiert. Die mRNA Expression von Glypican-3 wurde mittels Northern Blot Analyse und die exakte Lokalisation der Expression im Gewebe mittels in situ Hybridisierung bestimmt.

Northern Blot Analyse [4]

Nach Extraktion von totaler RNA mit Hilfe der Guanidinium-Isothiocynat-Methode erfolgte die elektrophoretische Auftrennung von 20 µg totaler RNA auf Agarosegelen mit nachfolgendem RNA-Transfer auf Nylonmembranen. Für die RNA Hybridisierung wurde eine ^{32}P-markierte Glypican-3 cRNA Sonde verwendet. Alle Membranen wurden nachfolgend noch mit einer ^{32}P-markierten 7 S cDNA Sonde rehybridisiert, um quantitative RNA Auftragungsunterschiede bei der Gelelektrophorese auszuschliessen. Die Intensität der erzielten Autoradiographiebanden wurde mittels Densitometrie quantifiziert und das Verhältnis der optischen Dichte zwischen den spezifischen Glypican-3 und dem 7S-Signalen für jede Gewebeprobe errechnet.

In situ Hybridisation [4]

3 – 4 µm dicke Paraffinschnitte wurden bei 50 °C für mindestens eine Stunde vorhybridisiert und nachfolgend mit spezifischen, Digoxigenin-markierten Antisense cRNA Sonden für Glypican-3 hybridisiert. Die Spezifität der in situ Hybridisationssignale konnte durch die Vorbehandlung der Schnitte mit RNAse oder durch die Inkubation der Gewebeschnitte mit der korrespondierenden Sense cRNA Sonde gesichert werden. Die Quantifizierung der Ergebnisse erfolgte semiquantitativ durch zwei unabhängige Untersucher.

Statistischen Analysen

Für die statistische Auswertung wurde der Mann-Whitney U Test, der Student's t Test und der Spearman Korrelation-Test benutzt.

Ergebnisse

Die Glypican-3 mRNA Spiegel waren im Vergleich zur gesunden Leber, zirrhotischen Lebern, und bei FNH nicht erhöht, wohingegen eine signifikante Erhöhung im HCC. Verglichen zur zirrhotischen Leber war die mRNA Expression im HCC 10,8 fach erhöht [p < 0,01]. Verglichen mit der FNH war die Expression im HCC 7,2 fach erhöht [p < 0,05].

Die densitometrischen Analysen der Glypican-3 mRNA-Expression ergaben keine Expressions-Unterschiede zwischen wenig/mässig differenzierten HCCs (Grad I/II) und den schlecht/undifferenzierten HCCs (Grad III/IV) [p > 0,05]. Die in situ Hybridisierung zeigte eine deutlich verstärkte Glypican-3 mRNA Expression in den Krebszellen, wohingegen in der zirrhotischen Leber Glypican-3 mRNA vermehrt in den Gallengängen gefunden wurde.

Diskussion

Die durchgeführten Experimente zeigen, dass die mRNA Expression von Glypican-3 im HCC im Vergleich zum normalen Lebergewebe deutlich erhöht ist. Verglichen zu benignen Rundherden in der Leber, wie Regeneratsknoten in einer zirrhotischen Leber oder FNH, war die mRNA Expression im HCC 10,8 fach, respektive 7,2 fach erhöht. Die in situ Hybridisierungs-Experimente ergaben eine deutliche Überexpression von Glypican-3 in den Krebszellen. Daneben zeigte sich, dass Glypican-3 mRNA in der zirrhotischen Leber in den Gallenwegsepithelien und nicht in den Hepatozyten selbst lokalisiert ist. Ein ähnliches Muster wurde im FNH Gewebe festgestellt.

Die genaue biologische Funktion von Glypican-3 ist bisher nicht bekannt. Von Arbeiten mit anderen Tumorzellen (Mesotheliomen, Mammakrebszellen und Ovarialkarzinomzellen) [5] ist bekannt, dass der Verlust der Glypican-3 Expression mit einer vermehrten Wachstumtendenz dieser Zellen verbunden ist, was auf eine wachstumsinhibierenden Funktion von Glypican-3 hinweist. In unserer Arbeit ist eine höhere Expression von Glypican-3 mit einer gesteigerten Zellproliferation, wie sie im HCC gefunden wird, assoziiert. Eine mögliche Erklärung könnte sein, dass Glypican-3 an noch unbekannten wachstumsregulierenden Prozessen beteiligt ist, wie zum Beispiel als Kofaktor bei der Bindung von verschiedenen Wachstumsfaktoren.

Schlussfolgerung

Glypican-3 ist im HCC verglichen mit Regeneratknoten in der zirrhotischen Leber, mit FHN-Knoten oder mit normalem Lebergewebe deutlich überexprimiert. Diese Ergebnisse deuten darauf hin, dass Glypican-3 eine wichtige Rolle in der Pathophysiologie des HCC besitzt. Mit Hilfe von Glypican-3 mRNA-Expressionsanalysen kann man benigne und maligne Prozesse in der zirrhotischen Leber leichter unterscheiden.

Literatur

1. Veugelers M, De Cat B, Ceulemans H, Bruystens AM, Coomans C, Durr J, Vermeesch J, Marynen P, David G (1999) Glypican-6, a new member of the glypican family of cell surface heparan sulfate proteoglycans. J Biol Chem 274: 26968–26977
2. Song HH, Shi W, Filmus J (1997) OCI-5/rat glypican-3 binds to fibroblast growth factor-2 but not to insulin-like growth factor-2. J Biol Chem 272: 7574–7577
3. Kleeff J, Ishiwata T, Kumbasar A, Friess H, Buchler MW, Lander AD, Korc M (1998) The cell-surface heparan sulfate proteoglycan glypican-1 regulates growth factor action in pancreatic carcinoma cells and is overexpressed in human pancreatic cancer. J Clin Invest 102: 1662–1673

4. Friess H, Wang L, Zhu Z, Gerber R, Schroder M, Fukuda A, Zimmermann A, Korc M, Buchler MW (1999) Growth factor receptors are differentially expressed in cancers of the papilla of vater and pancreas. Ann Surg 230: 767–765
5. Gonzalez AD, Kaya M, Shi W, Song H, Testa JR, Penn LZ, Filmus J (1998) OCI-5/GPC3, a glypican encoded by a gene that is mutated in the Simpson-Golabi-Behmel overgrowth syndrome, induces apoptosis in a cell line-specific manner. J Cell Biol 141: 1407–1414

Korrespondenzadresse: Dr. A. A. Tempia-Caliera, Klinik für Viszerale und Transplantationschirurgie, Universität Bern, Inselspital, 3010 Bern, Schweiz, Tel.: +41 31 632 95 78, Fax: +41 31 632 97 32, e-mail: adrien.tempia@insel.ch

Vermindertes Wachstum residualen Tumorgewebes nach In-situ Ablation experimenteller Lebermetastasen im Vergleich zur chirurgischen Resektion ist mit erhöhter mRNA-Expression von Connective Tissue Growth Factor (CTGF) assoziiert

Reduced residual tumor growth after in situ ablation of experimental liver metastases versus surgical resection is associated with high mRNA expression of connective tissue growth factor (CTGF)

C. Isbert[1], J.-P. Ritz[1], A. Roggan[2], D. Schuppan[2], K. Thomsen-Mund[2], H. J. Buhr[1] und C.-T. Germer[1]

[1] Chirurgische Klinik I, Abteilung für Allgemein-, Gefäß- und Thoraxchirurgie, Universitätsklinikum Benjamin Franklin
[2] Institut für Medizinisch/Technische Physik und Lasermedizin, Freie Universität Berlin
[3] Medizinische Klinik I, Friedrich-Alexander-Universität Erlangen-Nürnberg

Abstract

Introduction: Proliferation and synthesis of hepatocellular tissue and the extracellular matrix (ECM) are mediated by growth factors (HGF/CTGF = hepatic/connective tissue growth factor). Laser-induced thermotherapy (LITT) is an in situ ablation procedure without parenchymal loss. The aim of this study was to compare the impact of surgical resection (SR) and LITT on residual tumor tissue, metastatic spread and HGF and CTGF expression. *Material and Methods:* Two liver tumors/animal were induced in WAG rats. One tumor (therapy tumor) was treated either by LITT (group 1, $n = 25$) or by left hepatectomy (group 2, $n = 25$); the other tumor was left untreated (control tumor). In group 3 ($n = 25$) both tumors were left untreated. Animals were sacrificed after 24, 48, 72, 96 h and 14 days. Peritoneal tumor spread was quantified, and the control tumors were measured and cryostored. In situ hybridization was used to detect mRNA HGF and CTGF. Tumor proliferation was determined by BrdU. *Results:* In group 1 and 2, the therapy tumor was completely eradicated in all cases. Pre-interventional control tumor volumes did not differ between the groups ($p > 0.01$). After 14 days, tumor volume in group 1 (232 ± 40 mm^3) was smaller than that in group 2 (1233 ± 118 mm^3) and 3 (978 ± 87 mm^3) ($p < 0.001$). Peritoneal tumor spread was 20% in group 1, 100% in 2 and 80% in 3. Already after 96 h, mRNA expression of CTGF was higher in group 1 with 6.76 ± 0.9 cells/mf than in group 2 with 4.1 ± 0.3 cells/mf ($p < 0.05$), and remained clearly higher even after 14 days with 13.89 ± 0.8 vs. 8.09 ± 0.8 cells/mf ($p < 0.001$). After 48 h, mRNA expression of HGF was considerably higher in group 2 with 7.2 ± 1.0 cells/mf than in group 1 with 3.9 ± 0.4 cells/mf ($p < 0.01$). Proliferation in control tumors did not differ. *Conclusions:* LITT resulted in a decrease of residual tumor growth in comparison to SR with similar tumor cell proliferation. Accelerated growth after SR is associated with higher HGF expression and reduced tumor growth after LITT with higher CTGF expression. The increased CTGF-mediated regulation of ECM may cause reduced residual tumor growth after LITT.

Einleitung

Die Parenchymresektion bei der chirurgischen Resektion von Lebermetastasen ist der stärkste mitogene Stimulus des hepatozellulären Gewebes und der extrazellulären Matrix [EZM] [4]. Die Proliferation und Synthese werden dabei durch Wachstumsfaktoren wie den „Hepatic Growth Factor" (HGF) und den „Connective Tissue Growth Factor" (CTGF) vermittelt [3]. Die Laserinduzierte Thermotherapie (LITT) ist ein In-situ Ablationsverfahren, bei der auf eine Parenchymresektion verzichtet wird [1, 2, 5]. Ziel der Studie war es, die chirurgische Resektion mit der LITT hinsichtlich ihres Einflusses auf das Wachstum residualen intra- und extrahepatischen Tumorgewebes und der Expression von HGF und CTGF zu vergleichen.

Methodik

Bei Wag-Ratten erfolgte die Induktion von 2 Lebertumoren pro Tier. Lediglich einer der beiden Tumore (Therapietumor) wurde entweder durch eine LITT (Gruppe I, n = 25) oder durch eine Hemihepatektomie links (Gruppe II, n = 25) therapiert. Der andere Tumor blieb unbehandelt (Kontrolltumor). In der Gruppe III (n = 25) blieben beide Tumore unbehandelt. Nach 24, 48, 72 und 96 Stunden sowie 14 Tagen wurden je 5 Tiere/Gruppe getötet. Die peritoneale Tumoraussaat wurde quantifiziert und die Kontrolltumore wurden vermessen und kryoasserviert. Der Nachweis von mRNA HGF und CTGF erfolgte mittels in-situ Hybridisierung. Immunhistochemisch (APAAP) wurde die Expression von Kollagen I, III, IV und VI, Tenascin, Fibronektin und Desmin untersucht. Die Tumorproliferation wurde mittels monoklonalem Anti-BrdU nach in-vivo Inkorporation von BrdU ermittelt.

Ergebnisse

In den Gruppen I und II gelang in allen Fällen eine vollständige Tumorerradikation des Therapietumors (negative BrdU-Inkorporation). Die präinterventionellen Volumina der Kontrolltumore der Gruppen I, II und III waren nicht unterschiedlich ($p > 0{,}01$). Nach 14 d war das Tumorvolumen der Gruppe I mit 232 ± 40 mm^3 kleiner als in den Gruppen II mit 1233 ± 118 mm^3 und III mit 978 ± 87 mm^3 (je $p < 0{,}001$). Die peritoneale Tumoraussaat betrug in den Gruppen I, II und III 20 %, 100 % und 80 %. Die mRNA-Expression von CTGF war in der Gruppe I bereits nach 96 h mit $6{,}76 \pm 0{,}9$ cells/mf höher als in der Gruppe II mit $4{,}1 \pm 0{,}3$ cells/mf ($p < 0{,}05$) und blieb auch nach 14 d mit $13{,}89 \pm 0{,}8$ vs. $8{,}09 \pm 0{,}8$ cells/mf deutlich höher ($p < 0.001$). Die mRNA-Expression von HGF war nach 48 h in der Gruppe II mit $7{,}2 \pm 1{,}0$ cells/mf deutlich höher als in der Gruppe I mit $3{,}9 \pm 0{,}4$ cells/mf ($p < 0{,}01$). Immunhistochemisch zeigte sich nach 14 d in der Gruppe I eine vermehrte Expression der Moleküle Kollagen I, III, IV und VI, Tenascin, Fibronektin. Die Tumorzellproliferation der Kontrolltumore war in allen 3 Gruppen nicht unterschiedlich.

Diskussion und Schlussfolgerung

1) Nach LITT resultiert ein vermindertes Wachstum residualen intra- und extrahepatischen Tumorgewebes im Vergleich zur chirurgischen Resektion bei vergleichbarer Tumorzellproliferation. 2) Beschleunigtes Wachstum nach chirurgischer Resektion ist mit einer erhöhten Expression von HGF und das verminderte Tumorwachstum nach LITT mit einer erhöhten Expression von CTGF assoziiert. 3) Die erhöhte CTGF-vermittelte Regulation der EZM könnte für das verminderte Wachstum residualer Tumore nach LITT verantwortlich sein.

Literatur

1. Germer CT, Isbert C, Albrecht D, Roggan A, Pelz J, Ritz JP, Muller G, Buhr HJ (1999) Laser-induced thermotherapy combined with hepatic arterial embolization in the treatment of liver tumors in a rat tumor model. Ann Surg 230(1): 55–62
2. Germer CT, Albrecht D,Roggan A, Buhr HJ (1998) Technology for in situ ablation by laparoscopic and image-guided interstitial laser hyperthermia. Sem Lap Surg 5: 195–203
3. Jiang WG, Hallett MB, Puntis MC (1993) Hepatocyte growth factor/scatter factor, liver regeneration and cancermetastasis. Br J Surg 80: 1368–1373
4. Morimoto H, Nio Y, Imai S, Shiraishi T, Tsubono M, Tseng CC, Tobe T (1992) Hepatectomy accelerates the growth of transplanted liver tumor in mice. Cancer Detect Prev. 16: 137–147
5. Vogl, TJ, Mack MG, Straub R, Roggan A, Felix R (1997) Percutaneous MRI-guided laser-induced thermotherapy for hepatic metastases for colorectal cancer. Lancet 350: 29

Korrespondenzadresse: Dr. med. C. Isbert, Chirurgische Klinik I, Abteilung für Allgemein-, Gefäß- und Thoraxchirurgie, Universitätsklinikum Benjamin Franklin, Freie Universität Berlin, Hindenburgdamm 30, 12200 Berlin, Tel.: 0 30/84 45 25 43, Fax: 0 30/84 45 27 40, e-mail: isbert@ukbf.fu-berlin.de

In-vivo Evaluation eines computergestützten 3-D-Simulationsmodells zur interstitiellen Tumorablation an der Schweineleber unter normaler und unterbrochener hepatischer Perfusion

In vivo evaluation of a 3-D computer-simulated model for interstitial tumor ablation in porcine liver with normal and interrupted hepatic perfusion

J.-P. Ritz[1], C. Isbert[1], A. Roggan[2], K. Lehmann[1], F. Wacker[3], G. Müller[2], H. J. Buhr[1] und C.-T. Germer[1]

1 Chirurgische Klinik und Poliklinik I
[2] Institut für Medizinisch-technische Physik und Lasermedizin
[3] Radiologische Klinik, Universitätsklinikum Benjamin Franklin der FU Berlin

Abstract

Introduction: Treating liver tumors by in situ ablation techniques such as laser induced thermotherapy (LITT) creates thermal lesions with complex lesion geometry. The aim of this study was to develop and evaluate a computer-simulated 3-D irradiation model for predicting the thermal volume in LITT. *Material and Methods:* Light and heat distribution in the tissue was calculated by using a Monte Carlo simulation. We first established a tissue database (human/animal/healthy/tumorous, $n = 120$ samples). A 3-D image of the coagulation volume was created and the simulation results were correlated to those in vivo in 15 domestic pigs. The animals were randomized into three groups: normal hepatic perfusion; interrupted perfusion by Pringle maneuver; i.a. embolization by starch microspheres. *Results:* Simulating the coagulation volume required 28.5 (23–27) min. Simulated or in vivo interrupted perfusion led to a 4.5-fold (DSM) or 10-fold (Pringle) increase in lesion volume. The deviation in the diameter between the simulation and in vivo data was a maximum of $3.1\% \pm 0.3$ ($LITT_{mono}$), $2.6\% \pm 0.3$ ($LITT_{Pringle}$) and $15.6\% \pm$ ($LITT_{DSM}$). *Conclusion:* The developed 3-D irradiation model showed very good prediction of the coagulation volume in LITT. It is now possible for the first time to make a statement about the expected lesion geometry and the application parameters required for reliable tumor destruction during in situ ablation procedures.

Einleitung

Thermische In-situ Ablationsverfahren wie die laserinduzierte Thermotherapie (LITT) gewinnen bei der Therapie von Lebertumoren zunehmend an Bedeutung. Die Behandlung von Lebertumoren durch diese Methoden führt durch die Kombination mit hepatischer Perfusionsunterbrechung zur Ausbildung thermischer Läsionen mit komplexer Läsionsgeometrie [1, 3]. Die exakte Vorhersage dieser Läsionen, sowie deren sichere on-line-Beurteilung sind derzeit nicht möglich [2, 4] und steigern das Risiko lokaler Rezidive aufgrund unzureichender Überlappung von Destruktionsvolumen und Tumorvolumen [3].

Ziel der vorliegenden Studie war die Entwicklung eines computergestützten 3-D-Bestrahlungsmodells zur Vorhersage des Destruktionsvolumens und dessen anschliessender in-vivo Evaluation.

Methodik

Die Berechnung von laserinduzierten Gewebereaktionen erforderte in einem hybriden Modell die Verknüpfung von drei physikalischen Prozessen: Ausbreitung des Laserlichtes, Wärmetransport sowie Ermittlung der Proteindenaturierung. Voraussetzung hierfür war die Kenntnis der Applikatorgeometrie und der optischen Parameter unterschiedlicher Gewebezustände und -typen. Hierzu wurde eine Gewebedatenbank aus optischen Gewebeparametern (human/tierisch/gesund/tumorös, n=120 Proben) erstellt [5]. Dem rechnergestützten Bestrahlungsmodell wurden die Parameter der geplanten LITT vorgegeben und ein 3-D-Bild des Koagulationsausmaßes erstellt. Diese Simulationsergebnisse ($Long_{Sim}$, $Trans_{Sim}$, Vol_{Sim}) wurden an 15 Hausschweinen (30-40 kg, i.v.-Narkose, Medianlap.) in-vivo-korreliert. Die Tiere wurden in 3 Gruppen randomisiert: normale hepatische Perfusion ($LITT_{mono}$), Unterbrechung durch Pringle-Manöver ($LITT_{Pringle}$), Mikroembolisation durch i.a.-Stärkemikrosphären ($LITT_{DSM}$). Post-interventionell wurden die Läsionen longitudinal ($Long_{LITT}$) und transversal ($Trans_{LITT}$) vermessen und die Volumina (Vol_{LITT}) berechnet.

Ergebnisse

Die Simulation des dreidimensionalen Koagulationsausmaßes beanspruchte 28,5 (23–37) Minuten. Die Perfusionsunterbrechung führte im Vergleich zur $LITT_{mono}$ (Volumen: 6,3±0,4 ccm) unter Simulation und in-vivo zu einem Anstieg des Läsionsvolumens um das 4,5-fache (DSM: Volumen 27,1±3,5 ccm) bzw. 10-fache (Pringle: Volumen 60,2± 2,2 ccm). Die Abweichung der Simulation von den in-vivo-Daten betrug im Durchmesser maximal 3,1%±0,3 ($LITT_{mono}$), 2,6%±0,3 ($LITT_{Pringle}$) und 15,6%±3,7 ($LITT_{DSM}$), entsprechend 0,2 cm, 0,3 cm und 0,7 cm.

Schlussfolgerung

Das entwickelte 3-D-Bestrahlungsmodell zeigt eine sehr gute Übereinstimmung zwischen simulierten und in-vivo-Daten mit Vorhersage des Koagulationsausmaßes bei LITT unter normaler und unterbrochener hepatischer Perfusion. Durch den dreidimensionalen Aufbau des Modells wird es erstmals möglich, eine Aussage über die zu erwartende Läsionsgeometrie und die erforderlichen Applikationsparameter für eine sichere Destruktion des Tumors bei In-Situ-Ablationsverfahren zu machen

Literatur

1. Vogl TJ, Mack MG, Straub R, et al. (1997) Percutaneous MRI-guided laser-induced thermotherapy for hepatic metastases for colorectal cancer. Lancet 350: 29

2. Germer CT, Roggan A, Ritz JP, Isbert C, Müller G, Buhr HJ (1998) Optical properties of native and coagulated human liver tissue and liver metastases in the near infrared range. Lasers Surg Med 23: 194–203
3. Germer CT, Isbert C, Albrecht D, Roggan A, Ritz JP, Buhr HJ (1999) Laser-induced thermotherapy combined with arterial embolization in the treatment of liver tumors in a rat tumor model. Ann Surg 230: 55–62
4. Roggan A, Ritz JP, Schädel D, Netz U, Germer CT, Müller G (1996) The effect of preparation technique on the optical parameters of biological tissue. J Appl Phys B 69: 445–453
5. Ritz JP, Isbert C, Roggan A, Germer CT, Müller G, Buhr HJ (2000) Correlation of intrahepatic light and temperature distribution in laser-induced thermotherapy of liver tumors and liver tissue. Laser in Medicine and Surgery 15: 174–182

Korrespondenzadresse: Dr. med J.-P. Ritz, Chirurgische Klinik und Poliklinik I, Universitätsklinikum Benjamin Franklin, Hindenburgdamm 30, 12200 Berlin, Fax: 0 30-84 45-27 40, e-mail: ritz@ukbf.fu-berlin.de

Vergleich eines neuen bipolaren Applikationssystems zur Hochfrequenzinduzierten Thermotherapie (HFITT) mit dem Diffuser-Tip-Applikator zur Laserinduzierten Thermotherapie (LITT) in der Therapie von Lebertumoren in vivo

Comparison of a new bipolar application system for high-frequency thermotherapy (HFTT) with the diffuser tip applicator for laser-induced thermotherapy (LITT) in the treatment of liver tumors in vivo

C.-T. Germer[1], J.-P. Ritz[1], C. Isbert[1], K. Desinger[3], A. Roggan[2], K. Lehmann[1] und H. J. Buhr[1]

[1] Chirurgische Klinik I, Abteilung für Allgemein-, Gefäß- und Thoraxchirurgie
[2] Institut für Medizinische Physik und Lasermedizin
[3] Lasermedizinzentrum Berlin, Freie Universität Berlin

Abstract

Introduction: Thermal in situ ablation techniques are of increasing importance in the palliative therapy of liver tumors. Only monopolar application systems have thus far been available for high-frequency thermotherapy (HFITT); their applicability is limited due to incalculable energy flows, reduced electrical tissue conductivity and limited lesion size. Accordingly, we developed a novel bipolar cooled HFITT application system, which was tested in vivo for the first time under experimental conditions. The aims of the study were to test the effectiveness of the procedure and evaluate the impact of interrupted hepatic perfusion on inducible lesion size. An established clinical application system for laser-induced thermotherapy (LITT) was used for comparison. *Material and Methods:* Thirty pigs (25–30 kg); laparotomy under i.v. anesthesia; six groups ($n=5$). HFITT application (cooled bipolar applicator, $\varnothing 3$ mm, electrode length 16 mm) was used in the groups *HF* and LITT (Nd:YAG laser, diffuser tip applicator) in groups *LITT*. Each animal underwent two to four applications using the highest possible energy/power for the application system. The applications were performed with maintained hepatic perfusion (group$_{mono}$), after i.a. application of degradable starch microspheres (DSM) via the hepatic artery (group$_{DSM}$) and after temporary occlusion of the hepatoduodenal ligament (group$_{Pringle}$). The liver was removed after the intervention. The lesion was then measured longitudinally (l) and transversally (t) to the applicator axes and the volume (V) calculated. *Results:* HFITT and LITT applications were free of complications. A volume increase was achieved in both procedures by interrupting hepatic perfusion ($_{DSM/Pringle}$) ($p < 0.05$). Less energy was applied in group HF$_{Pringle}$ (34.2 ± 1.7 kJ) than in group HF$_{mono}$ (41.9 ± 1.3 kJ) ($p < 0.01$). The volumes in group*LITT*$_{Pringle}$ with 60.2 ± 2.2 cm^3 were larger than in group *HF*$_{Pringle}$ with 48.6 ± 4.3 cm^3 ($p < 0.005$). The data are given in the table below ($^* = p < 0.05$, Kruskal-Wallis test). *Conclusions:* (1) The bipolar HFITT applicator enabled reproducible induction of clinically relevant lesions comparable to the LITT applicator system. (2) Interrupting hepatic perfusion leads to a volume increase with both application systems. (3) Interrupted perfusion reduces the maximal applicable energy after HFITT but yields comparatively lower volumes than after LITT, which may limit the use of interrupted perfusion.

Einleitung

Thermische In-situ Ablationsverfahren gewinnen bei der palliativen Therapie von Lebertumoren zunehmend an Bedeutung [1, 2, 4]. Für die hochfrequenzinduzierte Thermotherapie (HFITT) standen bisher ausschließlich monopolare Applikationssysteme zur Verfügung, deren Einsatz durch unkalkulierbare Energieflüsse, Reduktion elektrischer Gewebeleitfähigkeit und limitierten Läsionsgrößen eingeschränkt ist [3]. Entsprechend haben wir ein neues bipolares, gekühltes HFITT-Applikationssystem entwickelt, welches erstmalig unter experimentellen Bedingungen in vivo getestet wurde. Ziele der Studie waren die Effektivität des Verfahren zu testen und den Einfluß einer hepatischen Perfusionsunterbrechung auf die induzierbare Läsionsgröße zu evaluieren. Als Vergleich diente ein klinisch etabliertes Applikationssystem zur laserinduzierten Thermotherapie (LITT).

Methodik

Als Versuchstiere dienten 30 Schweine (25–30 kg), die in i.v.-Narkose laparotomiert wurden. Die Tiere wurden in 6 Gruppen (n=5) randomisiert. In den Gruppen *HF* erfolgte eine hochfrequenzinduzierte Thermotherapie mit einem eigens entwickelten gekühlten bipolaren Applikator ($\varnothing$ 3mm, Elektrodenlänge 16 mm) und in den Gruppen *LITT* eine laserinduzierte Thermotherapie mit einem gekühlten Diffuser-Tip-Applikator und dem Nd:YAG-Laser. Es erfolgten 2–4 Applikationen/Tier, wobei für jedes Applikationssystem die maximal mögliche Energie-Leistung appliziert wurde. Die Applikationen wurden mit erhaltener hepatischer Perfusion (Gruppen$_{mono}$), nach i.a. Applikation von abbaubaren Stärkemikrosphären (DSM) über die A. hepatica (Gruppen$_{DSM}$) und nach temporärer Okklusion des Lig. hepatoduodenale (Gruppen$_{Pringle}$) durchgeführt. Postinterventionell wurden die Lebern entnommen und die Läsionen longitudinal (l), transversal (t) und zu den Applikatorachsen vermessen. Die Läsionsvolumina (V) wurden aus den vermessenen Durchmessern unter Verwendung der Formel für Rotationsellipsoide berechnet.

Ergebnisse

Die Applikationen war bei HFITT und LITT komplikationslos möglich. Durch die Unterbrechung der hepatischen Perfusion ($_{DSM}$/$_{Pringle}$) kam es bei beiden Verfahren zu einem Anstieg der Volumina ($p < 0{,}05$). In der Gruppe *HF*$_{Pringle}$ konnte mit $34{,}2 \pm 1{,}7$ kJ weniger Energie (E) appliziert werden als in der Gruppe *HF*$_{mono}$ mit $41{,}9 \pm 1{,}3$ kJ ($p < 0.01$). Das Vo-

Tabelle 1

	HF$_{mono}$	*HF*$_{DSM}$	*HF*$_{Pringle}$	*LITT*$_{mono}$	*LITT*$_{DSM}$	*LITT*$_{Pringle}$
t [cm]	$1{,}9 \pm 0{,}6$	$3{,}6 \pm 0{,}7$	$3{,}2 \pm 0{,}4$	$1{,}9 \pm 0{,}3$	$3{,}3 \pm 0{,}3$	$4{,}6 \pm 0{,}6$
l [cm]	$3{,}9 \pm 0{,}8$	$6{,}3 \pm 1{,}1$	$6{,}1 \pm 0{,}9$	$3{,}4 \pm 0{,}4$	$4{,}6 \pm 0{,}3$	$5{,}4 \pm 0{,}5$
V [cm^3]	$6{,}5 \pm 1{,}4$	$24{,}6 \pm 3{,}6$	$48{,}6 \pm 4{,}3$	$6{,}3 \pm 0{,}4$	$27{,}1 \pm 3{,}5$	$60{,}2 \pm 2{,}2*$
E [kJ]	$41{,}9 \pm 1{,}3$	$36{,}1 \pm 1{,}4$	$34{,}2 \pm 1{,}7*$	$27{,}0$	$27{,}0$	$27{,}0$

(*$=p < 0{,}05$, Kruskal-Wallis-Test)

lumen der Gruppe $LITT_{Pringle}$ war mit $60{,}2 \pm 2{,}2$ cm^3 größer in der Gruppe $HF_{Pringle}$ mit $48{,}6 \pm 4{,}3$ cm^3 ($p < 0{,}005$). Die Daten sind in Tabelle 1 angegeben.

Diskussion und Schlussfolgerung

1) Der bipolare HFITT-Applikator ermöglicht reproduzierbar die Induktion klinisch relevanter Läsionen, vergleichbar dem LITT-Applikationssystem. 2) Die hepatische Perfusionsunterbrechung führt bei beiden Applikationssystemen zu einer Vergrößerung der Volumina. 3) Unter Perfusionsunterbrechung reduziert sich nach HFITT-Applikation die max. applizierbare Energie und es resultieren vergleichsweise geringere Volumina als nach LITT, was den Einsatz bei Perfusionsunterbrechungen limitieren könnte.

Literatur

1. Germer CT, Albrecht D, Roggan A, Buhr HJ (1998) Technology for in situ ablation by laparoscopic and image-guided interstitial laser hyperthermia. Semin Laparosc Surg 5: 195–203
2. Germer CT, Isbert C, Albrecht D, Roggan A, Pelz J, Ritz JP, Muller G, Buhr HJ (1999) Laser-induced thermotherapy combined with hepatic arterial embolization in the treatment of liver tumors in a rat tumor model. Ann Surg 230(1): 55–62
3. Goldberg SN, Gazelle GS, Compton CC, Mueller PR, Tanabe KK (2000) Treatment of intrahepatic malignancy with radiofrequency ablation: radiologic-pathologic correlation. Cancer 88: 2452–2463
4. Vogl TJ, Muller PK, Mack MG, Straub R, Engelmann K, Neuhaus P (1999) Therapeutic options in non-resectable liver metastases Percutaneous radiological interventions. Chirurg 70: 133–140

Korrespondenzadresse: Priv.-Doz. Dr. med. C.-T. Germer, Leitender Oberarzt der Chirurgische Klinik I, Abteilung für Allgemein-, Gefäß- und Thoraxchirurgie, Universitätsklinikum Benjamin Franklin, Freie Universität Berlin, Hindenburgdamm 30, 12200 Berlin, Tel.: 0 30/84 45 25 43, Fax: 0 30/84 45 27 40, e-mail: germer@ukbf.fu-berlin.de

Alterationen der Tumorsuppressorgene *p16^{INK4a}*, *TP53* und *DPC4* sind hilfreich in der Diskriminierung maligner von benignen zystischen Pankreastumoren

Alterations in tumor suppressor genes p16^{INK4a}, TP53 and DPC4 are helpful in the discrimination of benign and malignant cystic pancreatic tumors

B. Gerdes[1], P. Barth[2], M. Kersting[3], J. Wittenberg[1], A. Wild[1] und D. K. Bartsch[1]

[1] Klinik für Allgemeinchirurgie
[2] Medizinisches Zentrum für Pathologie
[3] Klinik für Innere Medizin der Philipps-Universität Marburg

Abstract

Tumor suppressors that are known to be altered in ductal pancreatic adenocarcinoma (*p16^{INK4a}*, *TP53* and *DPC4*) are also identified to be altered in malignant cystic pancreatic tumors in contrast to benign tumors by the present study. Thus alterations of tumor suppressors in cystic pancreatic tumors could be identified as strong indicators of malignancy in the tumor panel of the study.

Einleitung

Zystische Pankreastumoren (CPT) sind eine seltene, heterogene Gruppe von malignen CPT und benignen CPT. Die Tumorgenese dieser extrem seltenen Tumoren ist weitgehend unbekannt. Bildgebende Verfahren und selbst die Histologie können nicht immer zuverlässig benigne CPT von malignen CPT unterscheiden (Talamini et al., 1992). Wir führten eine Analyse verschiedener bei duktalen Pankreaskarzinomen relevanter Tumorsuppressorgene (TSG) (Simon et al., 1994; Huang et al., 1996; Hahn et al., 1996) in diesen Tumoren durch. Hierdurch sollte ein weiterer Einblick in ihre Pathogenese gewonnen werden und neue Marker für die Dignitätsbeurteilung der CPT identifiziert werden.

Methodik

Sechzehn CPT – 9 benigne und 7 maligne – wurden auf Alterationen der TSG *p16^{INK4a}*, *TP53* und *DPC4* hin untersucht. Es handelte sich um 7 seröse Zystadenome (SCA), 1 muzinöses Zystadenom (MCA), 1 solid-papilläre zystische Neoplasie des Pankreas (SPN) sowie 7 Zystadenokarzinome des Pankreas (CAC). Die Mutationsanalyse der kodierenden

Regionen der Tumorsuppressorgene $p16^{INK4a}$, *TP53* und *DPC4* erfolgte mittels Einzel-strangkonformationsvariantenanalyse und direkter Sequenzierung. Durch methylie-rungsspezifische PCR wurde der Promotor des $p16^{INK4a}$ Gens auf das Vorliegen einer Hy-permethylierung hin untersucht. Darüber hinaus wurde die Expression der Genprodukte p16 und p53 mittels Immunhistochemie bestimmt. Von allen Patienten wurde ein Follow-up erhoben.

Ergebnisse

Alle 7 (100%) malignen CAC wiesen Alterationen in mindestens einem der genannten TSG auf. 3 CAC zeigten eine inaktivierende $p16^{INK4a}$-Promotorhypermethylierung, 2 CAC eine *TP53*-Mutation, 4 CAC eine p53-Überexpression und 3 CAC eine *DPC4*-Mutation. Vier der 7 Patienten mit CAC starben tumorbedingt während eines medianen Follow-up von 25 Monaten (Spannweite 3–63). Im Gegensatz hierzu wies keiner der 9 benignen CPT eine Alteration im $p16^{INK4a}$, *TP53* und *DPC4*-Gen auf und außer einem tumorunabhängig verstorbenen Patienten sind 8 Patienten nach einem medianen Follow-up von 90 Mona-ten (Spannweite: 38–182) tumorfrei am Leben.

Diskussion und Schlussfolgerung

TSG, die beim duktalen Pankreaskarzinom inaktiviert sind, sind auch bei malignen CPT häufig alteriert. Diese Studie deutet darauf hin, daß der Nachweis von $p16^{INK4a}$, *TP53* und *DPC4* Alterationen hilfreich in der Unterscheidung zwischen malignen CPT und benig-nen CPT sein könnte.

Literatur

1. Talamini MA, Pitt HA, Hruban RH, Boitnott JK, Coleman J and Cameron JL (1992) Spectrum of cystic tumors of the pancreas. Am J Surg 163: 117–123
2. Huang L, Goodrow TL, Zhang SY, Klein-Szanto AJ, Chang H, and Ruggeri BA (1996) Deletion and muta-tion analyses of the P16/MTS-1 tumor suppressor gene in human ductal pancreatic cancer reveals a higher frequency of abnormalities in tumor-derived cell lines than in primary ductal adenocarcinomas. Cancer Res 56: 1137–1141
3. Simon B, Weinel R, Hohne M, Watz J, Schmidt J, Kortner G and Arnold R (1994) Frequent alterations of the tumor suppressor genes p53 and DCC in human pancreatic carcinoma. Gastroenterology 106: 1645–1651
4. Hahn SA, Schutte M, Hoque AT, Moskaluk CA, da Costa LT, Rozenblum E, Weinstein CL, Fischer A, Yeo CJ, Hruban RH and Kern SE (1996) DPC4, a candidate tumor suppressor gene at human chromosome 18q21.1. Science 271: 350–353

Korrespondenzadresse: Dr. med. B. Gerdes, Klinik für Allgemeinchirurgie, Philipps Univer-sität Marburg, Baldingerstraße, 35033 Marburg, Tel.: +49 64 21/2 86 64 41, Fax: +49 64 21/ 2 86 89 95, e-mail: Gerdes@mailer.uni-marburg.de

In-Vivo ^{1}H Magnet-Resonanz-Spektroskopie der Gallenblasen-flüssigkeit als Nachweis des Pankreaskarzinoms

In vivo 1H-magnet resonance spectroscopy of gall bladder bile for the detection of pancreato-biliary carcinomas

J. G. Brockmann[1], M. Stanka[2], C. A. Hernandez[3], B. Pfleiderer[2], W. Heindel[2] und N. Senninger[1]

[1] Klinik und Poliklink für Allgemeine Chirurgie
[2] Klinik und Poliklinik für Radiologie der WWU Münster
[3] Universidad del Cordoba, Argentinia

Abstract

Pre-, intra- and even sometimes postoperative differentiation of the entity of various tumors of the pancreato-biliary system remains unsatisfactory. Own results showed that the quantification of tumor markers in gallbladder bile is superior to any other established method for detecting pancreato-biliary malignancies. In order to gain information on gallbladder bile content we established a non-invasive method to examine bile concentrations preoperatively. In a prospective study 20 healthy subjects and 32 patients suffering from tumor of the head of the pancreas were examined by in vivo ^{1}H-magnetic resonance spectroscopy of gallbladder bile. Surgery was performed in every patient examined, revealing a total of 18 carcinomas and 14 tumors due to chronic pancreatitis. ^{1}H-magnetic resonance spectroscopy revealed 11 different peaks representing different resonances. Significant differences were found in the comparison of probands and patients suffering from carcinoma for aliphatic methyl groups of lipids and for total lipid amount. Comparison of patients suffering from carcinoma and benign tumors of the pancreas vs. probands revealed a significant difference in the resonance of choline. Phosphomonoester resonance showed significant differences in the comparison of probands and patients suffering from pancreatitis. This study introduces a non-invasive chemical analysis of gallbladder bile for the differentiation of diseases of the pancreas. A clear discrimination of benign and malignant lesions of the pancreas could not be shown by in vivo ^{1}H-magnetic resonance spectroscopy, but the tendencies shown in results justify further study.

Einleitung

Die praeoperative Dignitätsabklärung von Tumoren des bilio-pankreatischen Systems stellt immer noch eine Herausforderung dar, da insbesondere die Differentialdiagnose zw. Pankreaskopfkarzinom und chronischer Pankreatitis selten gelingt. Aufgrund eigener Ergebnisse anhand Gallensaftanalysen aus ektomierten Gallenblasen wurde nach einer Möglichkeit gesucht, diese eindeutigen Ergebnisse präoperativ zu wiederholen [1, 2]. Diese Studie zeigt erstmalig, dass eine in-vivo ^{1}H MR spektroskopische Untersuchung der Gallenblasenflüssigkeit technisch möglich ist und untersucht gleichzeitig, ob eine nicht invasive praeoperative Gallenblasensaftspektroskopie Pankreaskarzinome identifizieren kann.

Methodik

Von 11/98 bis 9/00 wurden prospektive ¹H-MR-STEAM-Spektroskopien an 20 Probanden (Gruppe 1; mittleres Alter 33,0 J., m:w=1,22) und 32 Patienten, die wegen eines Tumors im Bereich des Pankreas unserer Klinik zugeführt wurden, durchgeführt. 18 Patienten wiesen postoperativ ein Karzinom auf (Gruppe 2; mittleres Alter 59,5 J.; m:w=1,25), 14 Patienten (Gruppe 3; mittleres Alter: 51,5 J.; m:w=1,8) wurden wegen einer Pankreatitis behandelt. Die Messungen wurden nach einer Nüchternphase von mindestens 8 Stunden bei 1,5 T in einem Magnetom SP (Siemens, Erlangen) unter Atemgating und EKG-Triggerung vollzogen. Das Voxelvolumen betrug 8 cm³ bei 120 Akquisitionen mit folgenden Parametern: TE=30 ms, TM=15 ms, TR>3 s. Die Ergebnisse der Spektroskopie wurde mit dem intraoperativen und dem pathomorphologischen Befund korreliert. Die statistische Analyse der Unterschiede erfolgte mit dem Mann-Whitney Test.

Ergebnisse

Bei der spektroskopischen Untersuchung des Gallenblasensaftes konnten 11 unterschiedliche Resonanzen detektiert werden (Tabelle 1).

Tabelle 1. Zuordnung der Substanzarten zu den entsprechenden Resonanzen (peaks)

Peak in ppm*	Substanzgruppe
0,6	CH3 Lipide
1,2	CH2 Lipde
1,3 bis 2,2 , 3,5, 3,9-4	Cholsaeuren
2,8	Fettsaeuren (Glycerinabkoemmlinge)
3,1 und 3,6	Taurin
3,25	N(CH3)3
3,8, 4,4 und 4,5	Fettsaeuren-Glyzin-Kette
3,85	Cholinkopfgruppe
4,3	Cholinkopfgruppe
4,66	Glucoronat
5,3	Kette der Fettsaeuren

* ppm=parts per million : Bereich des sog. chemischen shifts

Statistisch signifikante Unterschiede zwischen Gruppen 1 und 2 konnten für die aliphatischen Methylengruppen der Lipide $-(CH_2)_n$ (1,3 ppm) mit p=0,0484 (Gruppe 1: Median: 220,0, Bereich: 53,74–1734; Gruppe 2, Median: 175,4, Bereich: 15,32–2135) und für die Gesamtlipidmenge (p=0,0426; Gruppe 1: 238,3, Bereich: 60,08–1893; Gruppe 2: 189,9, Bereich: 18,44–2773) nachgewiesen werden. Signifikante Unterschiede zwischen Probanden und Patienten mit einer Pankreatitis fand sich für eine Resonanz der Phosphomonoester (2,8 ppm) p=0,0179 (Gruppe 1: Median: 5,440, Bereich: 2,650–9,550; Gruppe 3: Median: 2,260, Bereich: 1,240–2,54). Im Vergleich zu den Probanden fand sich für die Cholin-Resonanz (3,2 ppm) sowohl bei benigner (p = 0,0289) als auch bei maligner (p = 0,0045) Erkrankung der Bauchspeicheldrüse ein signifikanter Unterschied (Gruppe 1: Median: 17,21, Breich: 2,74 – 91,30; Gruppe 2: Median: 6,16, Breich: 0,0 – 102,5; Gruppe 3: Median: 8,09, = 0,55 – 40,54).

Schlussfolgerungen

Diese Studie stellt ein neuartiges Untersuchungsverfahren vor, das nicht-invasiv, chemisch-analytisch Erkrankungen des Pankreas erkennen kann. Eine Diskriminierung zwischen gut- und bösartiger Erkrankung des Pankreas ist trotz tendentieller Unterschiede zum jetzigen Untersuchungszeitpunkt nicht eindeutig möglich. Die Ergebnisse rechtfertigen jedoch weitere Untersuchungen.

Literatur

1. Brockmann J, Glodny B, Menzel J, Winde G, Senninger N (1999) Quantificating expression of tumor markers in gallbladder bile for identification of malignancies of the subhepatic bilio-pancreatic system Langenbecks Arch Chir I: 307–313
2. Brockmann J, Emparan C, Hernandez CA, Sulkowski U, Dietl K-H, Menzel J, Wolters H, Glodny B, Senninger N (2000) Gallbladder bile tumor marker quantification for detection of pancreato-biliary malignancies Anticancer Research 20: 1–7

Korrespondenzadresse: J. Brockmann, Klinik und Poliklinik für Allgemeine Chirurgie der WWU Münster, Waldeyerstraße 1, 48149 Münster, Fax: +49-251-8356402, e-mail: brock-mj@uni-muenster.de

Einfluß von Vitamin A, C, und E auf die Lebermetastasierung beim BOP-induzierten Pankreaskarzinom des Syrischen Goldhamsters

Effects of the antioxidative vitamins A, C and E on liver metastasis and intrametastatic lipid peroxidation in BOP-induced pancreatic cancer in Syrian hamsters

M. Kilian[1], F. A. Wenger[1], A. Neumann[1], J. I. Gregor[1], H. Guski[2], I. Schimke[3], C. A. Jacobi[1] and J. M. Müller[1]

[1] Klinik für Allgemein-, Viszeral-, Gefäß- und Thoraxchirurgie
[2] Institut für Pathologie
[3] Klinik für Innere Medizin I, Universitätsklinikum Charité Campus Mitte, Humboldt-Universität zu Berlin

Abstract

Background: Antioxidative vitamins are discussed in terms of their ability to inhibit neoplastic growth by influencing oxygen radical metabolism. However, it is still unclear whether vitamins may reduce liver metastasis as well. Therefore, we evaluated the impact of antioxidative vitamins A (retinol), C (ascorbic acid) and E (α-tocopherol) on liver metastasis in a solid experimental model of chemically induced ductal pancreatic adenocarcinoma in hamster. *Methods:* A total of 120 male Syrian hamsters were randomized into eight groups ($n=15$). Group (Gr) 1–4 were given 0.5 ml normal saline s.c. weekly, whereas Gr 5–8 received 10 mg N-nitrosobis-2-oxopropylamine (BOP)/kilogram of body weight s.c. per week for 3 months. In week 13 Gr 2+6 were administered retinol (0.25 mg/kg body weight/day), while Gr 3+7 received ascorbic acid (9 mg/kg body weight/day) and Gr 4+8 were given α-tocopherol (4 mg/kg body weight/day) orally. No therapy was performed in Gr 1+5. After 24 weeks animals were sacrificed and the incidence of pancreatic carcinoma and liver metastasis was determined histologically. Furthermore, activities of glutathione peroxidase (GSH-Px) and superoxide dismutase (SOD), as well as the concentration of thiobarbituric acid reactive substances (TBARS) were analyzed in non-metastatic liver (NML), as well as in liver metastases (LiMe). *Results:* Retinol and α-tocopherol decreased the incidence of liver metastases (44.4% vs 86.7%, $p < 0.05$). Furthermore, the number and size of liver metastases were significantly reduced by retinol. Activities of GSH-Px and SOD were increased and the concentration of TBARS was decreased in NML and LiMe by all vitamins. *Conclusion:* Obviously, antioxidative vitamins prevent oxidative stress in hepatocytes caused by chemical carcinogenesis. This is possibly one mechanism which decreased liver metastasis in pancreatic cancer in the present trial.

Einleitung

In zahlreichen Studien wurde über eine Inhibition neoplastischer Proliferationen durch Vitamine berichtet. So sollen hohe Serumkonzentrationen der Vitamine A, C und E zu einer erniedrigten Inzidenz von Pankreaskarzinomen führen. Es wird diskutiert, daß die Vitamine antioxidativ den Radikalenstoffwechsel beeinflussen und auf diesem Wege das Tumorwachstum inhibieren. Allerdings ist ungeklärt, ob auch das Wachstum der Lebermetastasen über eine Reduktion des Lipidperoxidationsstoffwechsels vermindert werden kann. Daher haben wir am Tiermodell eines soliden duktalen Adenokarzinoms des Pankreas den Einfluß der Vitamine A, C und E auf die Lipidperoxidation und die Lebermetastasierung untersucht.

Methodik

Bei 120 männlichen Syrischen Goldhamstern erfolgte durch eine wöchentliche Injektion von 10mg N-nitrosobis-2-oxopropylamin (BOP)/kg Körpergewicht (KG) über 12 Wochen die Induktion eines duktalen Adenokarzinoms des Pankreas. Danach wurden die Tiere in 8 Gruppen (n=15) randomisiert. Gr. 1 bis 4 erhielten eine Injektion von 0,5 ml 0,9% NaCl s.c. wöchentlich für 3 Monate, den Tieren der Gr. 5 bis 8 wurden wöchentlich 10 mg/kg Körpergewicht (KG) BOP ($\varnothing$ N-nitrosobis-2-oxo-propyl-amine (BOP) (Ash Stevens Chem., USA)) s.c. über 12 Wochen zur Tumorinduktion injiziert. Ab der 13. Woche begann eine 12-wöchige Therapie. Gr. 2 und 6 erhielten Vit. A (0,5mg/kg KG), Gr. 3 und 7 wurde Vit. C (9 mg/kg KG) und Gr. 4 und 8 Vit. E (4 mg/kg KG) 3mal wöchentlich oral appliziert. Die Tiere wurden mit einer Hochfettdiät ernährt (21,4% Rohfett: 2% α-Linolensäure, 11% Linolsäure), da diese in Vorstudien zu einer Lebermetastasierung von bis zu 90% geführt hatte [1]. In der 25. Versuchswoche wurden alle Tiere getötet. Histologisch wurde die Inzidenz von Pankreaskarzinomen und Lebermetastasen erhoben. Ferner wurde die Anzahl und Größe der Lebermetastasen pro Tier ermittelt. Darüberhinaus wurde in der Leber intra- und extrametastatisch die Aktivität der antioxidativen Schutzenzyme Superoxid-Dismutase (SOD) und Glutathion-Peroxidase (GSHPX) sowie die Konzentration der Thiobarbitursäure-reaktiven Substanzen (TBARS) als Indikator für die Lipidperoxidation bestimmt.

Ergebnisse

Während die Inzidenz von Lebermetastasen unter der Therapie mit Vitamin A und E gegenüber der Kontrollgruppe erniedrigt war (jeweils 44,4 vs 86,7%, $p < 0,05$), hatte Vitamin C diesbezüglich keinen Einfluß (50 vs 86,7%, $p > 0,05$). Die Größe und Anzahl der Lebermetastasen war unter der Therapie mit Vitamin A erniedrigt. Durch die Vitamin-A-Therapie kam es sowohl in metastasenfreien Leberanteilen als auch in den Lebermetastasen zu Aktivitätserhöhungen der SOD und der GSHPX sowie zu einer reduzierten TBARS-Konzentration.

Diskussion

Neben Retinol wurde unter der Behandlung mit α-Tocopherol eine Verminderung der Inzidenz von Lebermetastasen in dieser Studie beobachtet. Im nicht-metastatischen Lebergewebe der Gr. 5 wurde ein 30fach erhöhter Anstieg der TBARS-Konzentration nachgewiesen (Gr. 5 vs Gr. 1–4). Hingegen war in den Lebermetastasen (Gr. 5) die TBARS-Konzentration niedriger als in nicht-metastatischem Lebergewebe. Ferner war die SOD-Aktivität im nicht-metastatischen Lebergewebe erhöht. Dieser Anstieg könnte als ein reaktiver Effekt erklärt werden. Möglicherweise wird der Anstieg der Lipidperoxidation durch die Applikation von BOP und die Hochfettdiät verursacht [2]. Ein anderer Mechanismus könnte die Synthese von Hydrogenperoxiden von Tumorzellen sein, wie dies bereits durch Szatrowski gezeigt wurde [3]. In Lebermetastasen (Gr. 5) wurde ein signifikanter Abfall der SOD und GSH-Px Aktivität im Vergleich zu nicht-metastatischem Lebergewebe der gleichen Gruppe beobachtet. Diesbezüglich berichtete Oberley über eine niedrige Aktivität der Mangan-SOD in Tumorzellen, während die Aktivität von Copper/Zinc-SOD und GSH-Px variabler erschien [4]. Die Therapie mit Retinol, Ascorbinsäure und α-Tocopherol führte zu einem Abfall der SOD- und GSHPx-Aktivität in nicht-metastatischen Gewebe als auch in den Lebermetastasen beim Pankreaskarzinom (Gr. 6–8). Ferner beobachteten wir einen Abfall der TBARS-Konzentration verursacht durch Vitamine. So halten Frei et al. die Ascorbinsäure für die effektivste hydrophile Substanz zum Schutz der Membranlipide [5]. Direkte antioxidative Effekte von Vitaminen gegenüber Tumorzellen reduzieren möglicherweise die Invasivität von Tumorzellen. Diesbezüglich wies Toyokuni eine Inaktivierung von Proteaseinhibitoren nach. Hierdurch ist möglicherweise eine verminderte Lebermetastasierung unter der Therapie mit Vitaminen zu erklären. Darüberhinaus werden antiproliferative Effekte von antioxidativen Vitaminen nuklear und extranuklear in der Literatur beschrieben. Diese Interaktionen könnten eine zusätzliche Protektion gegenüber Lebermetastasen erklären. Beispielsweise reguliert Retinol die Aktivitäten verschiedener zellulärer Enzyme, die die Proliferation und Differenzierung von normalen und malignen Zellen kontrollieren. So wies Anderson eine durch Retinol und Analoga verursachte Inhibition von Phorbolester-induzierte Aktivierung der Proteinkinase C nach. Eine erhöhte Aktivität der Proteinkinase C stimuliert jedoch zunächst die Zellproliferation und scheint daher das Tumorwachstum zu beeinflussen. So wurde neben Retinol auch für α-Tocopherol eine Inhibition der Aktivität für Proteinkinase-C nachgewiesen.

Schlussfolgerung

Unter der Therapie mit Vitamin A und Vitamin E war die Lebermetastasierung beim chemisch induzierten duktalen Adenokarzinom des Pankreas erniedrigt. Die Vitamine A und E führten zu einer Erhöhung der Lipidperoxidations-Schutzenzyme SOD und GSHPX sowie zu einer Erniedrigung der Lipidperoxidation (TBARS). Möglicherweise führte dieses Phänomen zu einer verminderten Lebermetastasierung beim Pankreaskarzinom des Syrischen Hamsters.

Literatur

1. Wenger FA, Jacobi CA, Kilian M, Müller JM (1999) Does dietary α-linolenic acid promote liver metastases in pancreatic carcinoma initiated by BOP in syrian hamsters? Ann Nutr Metab 43: 121–126
2. Kazakoff K, Cardesa T (1996) Effects of voluntary physical exercise on high-fat diet-promoted pancreatic carcinogenesis in the hamster model. Nutr Cancer 26: 265–279

3. Szatrowski TP and Nathan CF (1991) Production of large amounts of hydrogen peroxide by human tumor cells. Cancer Res 51: 794–798
4. Oberley LW, Buettner GR (1979) Role of superoxide dismutase in cancer: a review. Cancer Res 39: 1141–1149
5. Frei B, England L, Ames BN (1989) Ascorbate is an outstanding antioxidant in human blood plasma. Proc Natl Acad Sci 86: 6377–6381

Korrespondenzadresse: Dr. M. Kilian, Klinik für Allgemein-, Viszeral-, Gefäß- und Thoraxchirurgie, Universitätsklinikum Charité, Campus Mitte, Humboldt-Universität zu Berlin, Schumannstr. 20/21, 10117 Berlin

Einfluß von Octreotid auf die Lebermetastasierung und die hepatische Lipidperoxidation beim durch BOP induzierten duktalen Adenokarzinom des Pankreas des Syrischen Hamsters

Influence of octreotide on liver metastasis and hepatic lipid peroxidation in BOP-induced pancreatic cancer in Syrian hamsters

F. A. Wenger[1], M. Kilian[1], I. Mautsch[1], J. I. Gregor[1], H. Guski[2], I. Schimke[3], C. A. Jacobi[1] und J. M. Müller[1]

[1] Klinik für Allgemein-, Viszeral-, Gefäß- und Thoraxchirurgie
[2] Institut für Pathologie
[3] Klinik für Innere Medizin I, Universitätsklinikum Charité Campus Mitte, Humboldt-Universität zu Berlin

Abstract

Purpose: In prospective clinical trials octreotide improved quality of life and survival time in pancreatic cancer. However, the mechanism of octreotide responsible for a decrease in tumor growth is still unknown. Therefore, we analyzed whether octreotide modulates the hepatic oxygen radical metabolism and thus might decrease liver metastasis in a model of ductal pancreatic cancer in Syrian hamsters. *Methods:* Syrian hamsters received 0.9% NaCl or N-nitrosobis(2-oxopropyl)amine (BOP) for 3 months. Therapy was performed for 12 weeks with 0.9% NaCl or octreotide. Hamsters received a standard diet or were fed a high-fat diet. In week 25 pancreas and liver were examined macroscopically and histologically. The level of lipid peroxidation and activities of glutathione peroxidase (GSH-Px) and superoxide dismutase (SOD) was determined intrahepatically. *Results:* The number of liver metastases per animal and the size of liver metastases were increased by high-fat diet, while they were decreased by octreotide. Octreotide increased activities of GSH-Px and SOD. The concentration of thiobarbituric acid reactive substances (TBARS) was increased by BOP and high-fat diet and decreased by octreotide. *Conclusion:* Octreotide decreases the number and size of liver metastases in chemically induced pancreatic cancer in Syrian hamsters. This is accompanied by high hepatic GSH-Px and SOD activity and a low level of lipid peroxidation.

Einleitung

Unter der Therapie mit dem Somatostatin-Analogon Octreotid wurde eine Verbesserung der Lebensqualität und eine Verlängerung der Überlebenszeit beim duktalen Pankreaskarzinom beobachtet [1]. Allerdings ist der Wirkungsmechanismus von Octreotid ungeklärt. Neben der Aktivierung der enzymatischen Peroxidation von Arachidonsäure zu Prostaglandinen der 2er-Serie wird vermutet, daß die nicht-enzymatische Peroxidation mehrfach ungesättigter Fettsäuren die Karzinogenese und die Metastasierung fördert [2, 3]. Es konnte nachgewiesen werden, daß Octreotid die Lipidperoxidation inhibiert [4].

Wir untersuchten daher, ob Octreotid über eine Verminderung der Lipidperoxidation auch das Tumorwachstum bzw. die Metastasierung beim Pankreaskarzinom hemmt. Da in Vorstudien unter einer Hochfettdiät (HF) gegenüber einer Standarddiät (SD) eine erhöhte Lebermetastasierung beobachtet worden war, wurde der Einfluß von Octreotid auf das Tumorwachstum unter einer HF und einer SD evaluiert.

Methodik

90 männliche Syrische Hamster wurden in 6 Gruppen (n = 15) randomisiert: Gr 1: Standard-Diät (SD) (Fettanteil 3,5%; 1,8% Linolsäure, 0,3% α-Linolensäure); Gr 2: SD + Tumorinduktion (BOP); Gr 3: SD, BOP + Octreotid; Gr 4: Hochfett-Diät (HF) (Fettanteil 21,4%; 11% Linolsäure, 2% α-Linolensäure; Gr 5: HF + BOP; Gr 6: HF, BOP + Octreotid. Gr 1 und 4 erhielten wöchentlich eine subkutane (s.c.) Injektion von 0,5ml 0,9% NaCl über 12 Wochen (Wo.). Gr 2, 3, 5, und 6 erhielten wöchentlich s.c. 10mg N-Nitrosobis-2-oxopropylamin (BOP)/kg KG zur Tumorinduktion ebenfalls über 12 Wo. Nach der Tumorinduktion erfolgte eine 12-wöchige Therapie. Gr 1, 2, 4 und 5 erhielten 4-wöchentlich 5ml 0,9% NaCl s.c., bei Gr 3 und Gr 6 erfolgte eine s.c. Injektion von 0,4 ml Octreotid. Nach 24 Wo. wurden alle Tiere getötet und Leber- bzw. Pankreasgewebe histologisch untersucht. Ferner wurde die Aktivität der Lipidperoxidationsschutzenzyme Gluthationperoxidase (GSHPX) und Superoxiddismutase (SOD), sowie die Konzentration der Lipidperoxidation (TBARS) im Lebergewebe intra- und extrametastatisch bestimmt.

Ergebnisse

Die Inzidenz von duktalen Pankreaskarzinomen lag in den tumorinduzierten Gruppen bei 100%. Die Inzidenz von Lebermetastasen unterschied sich nicht zwischen den Gr 2 und Gr 3 (35,7 vs 26,7%) bzw. Gr 5 und Gr 6 (93,3 vs 71,4%). Während die Inzidenz, Anzahl und Größe der Lebermetastasen unter einer HF gegenüber der SD erhöht war, führte Octreotid zu einer Erniedrigung der Anzahl (Gr 3 vs Gr 2: 1,00 ± 0,00 vs 1,75 ± 0,34/Gr 6 vs Gr 5: 1,91 ± 0,26 vs 3,45 ± 0,45) und Größe der Lebermetastasen (Gr 3 vs Gr 2: 0,84 ± 0,15 vs 1,59 ± 0,25 mm^2/Gr 6 vs Gr 5: 1,61 ± 0,29 vs 3,11 ± 0,32 mm^2). Ferner erhöhte Octreotid die Aktivität der GSHPX (Gr 3 vs Gr 2: 2,46 ± 0,20 × 10^7 vs 1,76 ± 0,12 × 10^7/Gr 6 vs Gr 5: 2,87 ± 0,17 × 10^7 vs 1,26 ± 0,09 × 10^7 U/mg Protein) und SOD (Gr 3 vs 2: 1873 ± 215 vs 1226 ± 135/Gr 6 vs 5: 2252 ± 208 vs 1367 ± 174 U/mg Protein). Die Lipidperoxidation (TBARS) war unter BOP und HF erhöht, unter Octreotid war sie erniedrigt.

Diskussion

Kennzeichen für oxidativen Streß sind Veränderungen der antioxidativ wirkenden Enzyme, d.h. vornehmlich der GSH-Px und der SOD. Basierend auf experimentellen Daten wurde hypothetisiert, daß ein erhöhter Radikalenstoffwechsel primär durch eine adaptierte Erhöhung der GSH-Px und SOD kompensiert werde. Allerdings ist die Kapazität der Antioxidantien limitiert, so daß ein kontinuierlicher Anstieg freier Radikale zu einem Mißverhältnis zwischen freien Radikalen und der Detoxifikation führt. Hierdurch wird schließlich ein Zustand verminderter antioxidativer Mechanismen erreicht, der zu einer erhöhten Lipidperoxidation und zu Gewebeschäden führt.

Der inhibierende Effekt von Octreotid auf das Tumorwachstum beim Pankreaskarzinom ist möglicherweise durch eine Minimierung des oxidativen Stresses bedingt [5]. In der vorliegenden Studie beobachteten wir, daß eine durch Linolsäure bzw. α-Linolensäure erhöhte Lebermetastasierung von einer erhöhten hepatischen Lipidperoxidation begleitet wurde. Der protektive Effekt von Octreotid war durch eine Reduktion des oxidativen Stresses der Leber gekennzeichnet, deren Folge eine erniedrigte Lipidperoxidation war.

Schlussfolgerung

Octreotid erniedrigte die Anzahl und Größe der Lebermetastasen beim Pankreaskarzinom des Syrischen Hamsters. Ferner war unter Octreotid die Lipidperoxidation erniedrigt und die Aktivität der Lipidperoxidations-Schutzenzyme GSHPX und SOD erhöht. Möglicherweise sind diese biochemischen Phänomene verantwortlich für ein vermindertes Tumorwachstum der Lebermetastasen beim duktalen Pankreaskarzinom.

Literatur

1. Rosenberg L, Barkun AN, Denis MH, Pollak M (1995) Low dose octreotide and tamoxifen in the treatment of adenocarcinoma of the pancreas. Cancer 75: 23–28
2. Rice-Evans C, Burdon R (1993) Free radical lipid interactions and their pathological consequences. Prog Lipid Res 32(1): 71–110
3. Rose DP (1997) Effects of dietary fatty acids on breast and prostate cancers: evidence from in vitro experiments and animal studies. Am J Clin Nutr 66(6): 1513–1522
4. Arias Diaz J, Vara E, Torres Melero J, Garcia C, Hernandez J, Balibrea JL (1997) Local production of oxygen free radicals and nitric oxide in rat diaphragm during sepsis: effects of pentoxifylline and somatostatine. Eur J Surg 163(8): 619–25
5. Wiedermann CJ, Reinisch N, Niedermuhlbichler M, Braunsteiner H (1993) Inhibition of recombinant human growth hormone induced and prolactin induced activation of neutrophils by octreotide. Naunyn Schmiedebergs Arch Pharmacol 347(3): 336–41

Korrespondenzadresse: Dr. F. A. Wenger, Universitätsklinik und Poliklinik für Chirurgie, Charité Campus Mitte, Schumannstr. 20/21, 10117 Berlin

Adenoviraler p53-Gentransfer (Adp53) und 5-FU-Chemotherapie wirken synergistisch in vitro und in vivo beim experimentellen Pankreaskarzinom

Synergistic effect of p53 adenovirus-mediated gene therapy and 5-FU chemotherapy in vitro and in vivo against experimental pancreatic cancer

S. Eisold[1], M. Linnebacher[2], E. Ryschich[3], J. Schmidt[1], E. Klar[1], Ch. Herfarth[1] und M. von Knebel Doeberitz[1]

[1] Chirurgische Universitätsklinik Heidelberg
[2] Institut für Immunologie der Universität Heidelberg
[3] Experimentelle Chirurgie der Universität Heidelberg

Abstract

Background: In preclinical models adenovirus-mediated p53 gene transfer (Ad-p53) demonstrated therapeutic efficacy against a wide range of human tumor types containing nonfunctional p53, both in vitro and in vivo. Alterations in the p53 function are present in 50%–75% of pancreatic cancer patients. The traditional therapeutic approach for advanced pancreatic cancer is still chemotherapy. Before starting clinical trails it is important to study possible interactions between Ad-p53 gene transfer and chemotherapeutic drugs. *Methods:* Transfection of two human (DANG, Capan-1) and one murine (DSL6A) pancreatic cancer cell lines with a replication-deficient adenoviral vector expressing wt p53 (Ad-p53) were performed in vitro. Determination of the p53 status of pancreatic cancer cell lines and Ad-p53 gene transfer were evaluated by Western blot analysis and immunofluorescence. Proliferation of tumor cells and apoptosis were quantitated after incubation with different ratios of Ad-p53 particles and cell numbers (multiplicities of infection, MOI 1–100) in combination with various 5-FU doses by cell proliferation assay (WST-1) and FACS (PI staining). In vivo 1×106 DSL6A syngenic pancreatic tumor cells were inoculated subcutanously in Lewis rats and 8 weeks later treatment started. The animals were separated into the following groups: (1) Control, no treatment, $n = 8$; (2) 5-fluorouracil (5 mg/kg/BW i.p.), $n = 8$; (3) Ad-p53 (1×108 infectious particles i.t.), $n = 8$; and (4) Ad-p53 + 5-FU, $n = 8$. The treatment was performed twice a week for 1 month. Our evaluation included tumor size, weight and survival of the animals. *Results:* Capan-1, DANG and DSL6A were very efficiently transduced at MOI of 1–10 by Ad-p53 and revealed a significant inhibitory effect on tumor growth. The pancreatic tumor cell lines Capan-1, DANG and DSL6A were sensitive to the cytotoxic action of 5-FU. The combined application of Ad-p53 and 5-FU chemotherapy resulted in a more reduced number of viable tumor cells (40% vs. 70%) and higher apoptotic rate (30% vs. 10%) compared with Ad-p53 or 5-FU therapy alone. In vivo experiments showed the most potential tumor regression in animals treated with Ad-p53 + 5-FU ($p < 0.05$) and prolonged survival time. In contrast, 5-FU single therapy had no effect on tumor growth and survival rate. Ad-p53 gene therapy alone inhibited tumor progression for the first 2 weeks of treatment, but then tumor growth started again rapidly. *Conclusions:* Our results demonstrated a greater anticancer efficacy of the combination Ad-p53 plus 5-FU chemotherapy and support this approach for advanced pancreatic cancer patients in clinical trails.

Einleitung

Das Tumorsuppressor-Gen p53 ist in 50–75% der Pankreaskarzinome mutiert. Die Reinstallierung von Wildtyp (wt) p53 in mutierten oder p53 negativen Tumorzellen bietet einen attraktiven Ansatz zur Tumorwachstumskontrolle und Induktion von Apoptose in neoplastischen Zellen [1]. Therapie der Wahl ist beim fortgeschrittenen Pankreaskarzinom die Chemotherapie, mit ihren limitierten Ansprechraten von 5 bis max. 30% für 5-Fluorouracil (5-FU). Ein innovativer Ansatz könnte daher die Kombination von Adp53-Gentransfer und 5-FU-Chemotherapie sein [2]. Theoretisch sollte durch das gentherapeutisch eingefügte funktionelle p53-Tumorsuppressor-Gen eine verbesserte Wirksamkeit von 5-FU beim Pankreaskarzinom erzielt werden. Ziel der in vitro und in vivo Experimente war, das Tumorwachstumsverhalten von Pankreaskarzinomzellen in Abhängigkeit der Behandlung von 5-FU + Adp53 zu untersuchen. Geprüft werden sollten die Auswirkungen auf die 5-FU-Therapieeffizienz, die Möglichkeiten einer 5-FU-Dosisreduktion bei gleichem Behandlungseffekt, sowie das Auftreten von Nebenwirkungen nach Kombination von 5-FU-Chemotherapie und Adp53-Gentransfer.

Methodik

Die Bestimmungen des p53-Status der zu untersuchenden Tumorzellinien und der Effizienz des adenoviralen p53-Gentransfers erfolgte durch Analysen im Western Blot und Immunfluoreszenz. In in vitro Experimenten wurde der Effekt des Adp53-Gentransfers auf das Proliferationsverhalten (WST-1 Proliferationsassay) und die Apoptoseinduktion (PI-Färbung modifiziert nach Nicoletti im FACS) für zwei humane Zellinien (DANG, Capan-1) und eine murine Zellinie (DSL6A) bestimmt. Die Untersuchungen wurden für unterschiedliche Adp53-Virustiter (MOI 10^{-2}–10^{2}) und verschiedene 5-FU-Konzentrationen (0,5–50 µg/ml) durchgeführt. Für die in vivo Experimente wurde ein syngenes Rattentiermodell (Lewis-Ratten) für das Pankreaskarzinom (DSL6A) verwendet. In der Bauchleiste der Tiere wurden 1×10^{6} DSL6A Tumorzellen inokuliert und nach 8 Wochen wurde mit der Behandlung begonnen. Entsprechend der Versuchsgruppen (je 8 Tiere), [1] Kontrolle, [2] 5-FU (5 mg/kg/KG i.p.), [3] Adp53 (1×10^{8} Viruspartikel i.t.) und [4] Adp53 + 5-FU erfolgte die Behandlung zweimal wöchentlich über insgesamt 4 Wochen. Ermittelt wurden Tumorgröße, Gewicht und Überleben der Tiere.

Ergebnisse

Die Western-Blot-Analysen der Pankreaskarzinomzellinien zeigten, dass in DANG-Zellen das p53-Gen nicht exprimiert wird, Capan-1 und DSL6A-Zellen eine Überexpression einer mutierten Form für p53 aufweisen. DANG, Capan-1 und DSL6A konnten effizient mit Adp53 (MOI 1–10) infiziert werden und zeigten eine Wachstumshemmung nach Adp53-Gentransfer. Die Pankreaskarzinomzellinien DANG, Capan-1 und DSL6A waren chemosensibel gegenüber 5-FU in Abhängigkeit der verwendeten Dosis. Die kombinierte Behandlung mit Adp53 und 5-FU resultierte in einer signifikant reduzierten Anzahl überlebender Tumorzellen im WST-1-Test (40% [Adp53 + 5-FU] vs. 70% [Adp53 oder 5-FU]) und einer gesteigerten Apoptoserate nach PI-Färbung im FACS (30% [Adp53 + 5-FU] vs. 10% [Adp53 oder 5-FU]). Die Tierexperimente demonstrierten, dass die intratumorale Applikation von Adp53 und anschließende Behandlung mit 5-FU zu einer signifikanten Tumorregression bzw. Wachstumsstillstand und einem Überlebensvorteil der Tiere führte ($p < 0{,}05$). Demgegenüber zeigten die Kontrolltiere ein rasches Tumorwachstum und auch die alleinige 5-FU-Chemotherapie hatte keinen Einfluss auf die Tumorprogression und das Überleben der Tiere. Die alleinige Adp53-Applikation zeigte bis zum 4. Behandlungszyklus ein Ansprechen der Therapie, um dann aber im Verlauf das weitere Tumorwachstum nicht zu beeinflussen. Nebenwirkungen der Kombination von Adp53 und 5-FU-Chemotherapie konnten nicht beobachtet werden.

Schlussfolgerung

Unsere Ergebnisse demonstrieren, dass die transiente Wiedereinführung von funktionsfähigem (wt) p53 in Pankreaskarzinomzelllinien und die anschließende 5-FU-Chemotherapie einen synergistischen Therapieeffekt aufweisen und eine signifikante Hemmung des in vitro und in vivo Tumorwachstums bewirken.

Literatur

1. Bouvet M, Bold RJ, Lee J, Evans DB, Abbruzzese JL, Chiao PJ, McConkey DJ, Chandra J, Chada S, Fang B, Roth JA (1998) Adenovirus-mediated wild-type p53 tumor suppressor gene therapy induces apoptosis and suppresses growth of human pancreatic cancer. Ann Surg Oncol 5(8): 681–688
2. Gurnani M, Lipari P, Dell J, Shi B, Nielsen LL (1999) Adenovirus-mediated p53 gene therapy has greater efficacy when combined with chemotherapy against human head and neck, ovarian, prostate, and breast cancer. Cancer Chemother Pharmacol 44(2): 143–151

Korrespondenzadresse: Dr. med. S. Eisold, Chirurgische Universitätsklinik, Abteilung für Allgemeine Chirurgie, Unfallchirurgie und Poliklinik, INF 110, 69120 Heidelberg, Tel.: 0 62 21-56 61 10, Fax: 0 62 21-56 57 81, e-mail: Sven_Eisold@med.uni-heidelberg.de

Ergebnisse der chirurgischen Therapie beim lokal fortgeschrittenen Pankreascarcinom nach präoperativer Radio-Chemotherapie

Results of surgery for locally advanced pancreatic cancer after pre-operative radio-chemotherapy

H. G. Rau[1], M. W. Wichmann[1], Th. Helmberger[2], W. Heinemann[3], W. Sackmann[3], F. W. Schildberg[1] und R. Wilkowski[4]

[1] Chirurgische Klinik und Poliklinik
[2] Institut für Radiologie
[3] Medizinische Klinik und Poliklinik III
[4] Klinik und Poliklinik für Radiotherapie, Ludwig-Maximilians Universität München

Abstract

Background: In pancreatic cancer surgical resection is the only prospect for cure, nonetheless most patients have advanced non-resectable disease at the time of diagnosis. Neoadjuvant pre-operative chemo-radiation has been introduced to improve local resectability and long-term survival in these patients. This study evaluates the results of neoadjuvant radio-chemotherapy with gemcitabine and 5-fluorouracil (5-FU) or cisplatin. *Materials and Methods:* A total of 26 patients with locally advanced pancreatic cancer were treated with sequential gemcitabine and 5-FU ($n=16$) or simultaneous gemcitabine and cisplatin ($n=10$) prior to surgical therapy. *Results:* The mean patient age was 62 years and 62% ($n=16$) were male. Pre-operative tumor reduction was achieved in 77% and in 9 of 17 patients who underwent surgery resection for cure was performed. Median survival of all patients was 9.8 months after primary cancer diagnosis. To date, curative surgical therapy has not resulted in significantly better survival compared to patients without resection for cure after chemo-radiation. *Conclusions:* Neoadjuvant radio-chemotherapy with gemcitabine and 5-FU or cisplatin is an important pre-operative therapeutic tool in patients with locally advanced pancreatic cancer. The prognostic relevance of surgical tumor resection after neoadjuvant chemo-radiation remains to be determined.

Einleitung

Das Pankreaskarzinom hat eine sehr schlechte Prognose mit einem medianen Überleben von 14 Monate im Stadium I bis zu einem Monat im Stadium IV [1]. Die Mehrzahl der Pankreaskarzinome ist bei Diagnosestellung aufgrund lokaler Progression nicht resektabel [2]. In dieser Studie wurde lokale Progression ohne Möglichkeit der primären Operation bei Infiltration oder Verschluß der Pfortader und bei Infiltration des Magens und von Lymphknoten des Mesocolon transversum angenommen. Weiterhin wurde von lokaler nicht-resezierbarer Progression bei Infiltration der oberen Mesenterialgefässe und des *Truncus coeliacus* ausgegangen. Diese Arbeit berichtet über die chirurgischen Ergebnisse nach präoperativer Radio-Chemotherapie (sequentiell mit Gemcitabine und 5-Fluorouracil (5-FU) oder simultan Gemcitabine und Cisplatin) beim lokal fortgeschrittenen Pankreaskarzinom.

Methodik

Bei Patienten mit lokal fortgeschrittenem primär inoperabelem Pankreaskarzinom wurde eine simultane (Gemzitabine + Cisplatin, n = 10) oder sequentielle (Gemzitabine + 5-FU, n = 16) Radio-Chemotherapie durchgeführt. Ziel dieser neoadjuvanten Vorbehandlung ist die Tumor-Reduktion, um eine kurative Resektion zu einem späteren Zeitpunkt zu ermöglichen. Bei 26 Patienten mit histologisch gesichertem Pankreaskarzinom wurde diese präoperative Therapie durchgeführt. Die Daten wurden mit der Kaplan-Meier Überlebensanalyse, ANOVA on Ranks und dem Dunn's Test analysiert. Das Signifikanzniveau lag bei $p < 0,05$.

Ergebnisse

Zwischen August 1998 und July 2000 wurden 26 Patienten mit lokal fortgeschrittenem Pankreaskarzinom mit sequentieller oder simultaner Radio-Chemotherapie neoadjuvant behandelt. Die medianen Ca 19-9 Werte bei Tumordiagnose lagen bei 682,0 U/ml (range 72238,0 U/ml; Normalwert 37 U/ml). Das mittlere Patientenalter bei Diagnosestellung war 62,4 ± 2,6 Jahre und 62% (n = 16) der Patienten waren Männer. Bei 16 Patienten wurde eine sequentielle Chemotherapie mit 5-FU und Gemzitabine durchgeführt, während 10 Patienten simultan Cisplatin und Gemzitabine erhielten. Bei 20 Patienten kam es durch die Radio-Chemotherapie zu einer Tumorverkleinerung (downstaging, 77% responder). Bei 17 Patienten wurde eine Operation durchgeführt und bei 9 Patienten konnte eine Ro Resektion erreicht werden. Im Rahmen der Operation mußte die Pfortader bei 7 Patienten reseziert werden und bei 2 Patienten wurde der *Truncus coeliacus* rekonstruiert. Die Operation nach Whipple wurde bei 9 Patienten durchgeführt und bei 2 Patienten mußte eine komplette Pankreatektomie erfolgen. Der mittlere postoperative Krankenhausaufenthalt betrug 18 Tage und es kam zu 8 chirurgischen Komplikationen (3 × Gallengangsleckage, 1 × Magenanastomosenleckage, 1 × Pankreasanastomosenleckage) bei 5 Patienten (19%). Es wurde keine 30-Tage-Letalität beobachtet, allerdings verstarb einer der Patienten 60 Tage postoperativ im Leberversagen.

Nach der Tumordiagnose beträgt das mediane Überleben 9,8 Monate und die Follow-up Mortalität liegt bei 46%. Bislang konnte durch die kurative Resektion nach neoadjuvanter Vorbehandlung kein signifikanter Überlebensvorteil gegenüber Patienten ohne kurative Resektion erzielt werden (log rank 0,3883). Die Letalität ohne kurative Resektion liegt bei 53% und mit kurativer Resektion bei 22%.

Diskussion

Die Prognose des Pankreaskarzinoms ist mit einer 5-Jahres-Überlebensrate von weniger als 5% sehr schlecht [3]. Die Resektion des Tumors stellt die einzige Form der definitiven Therapie dar und ist für das Langzeitüberleben von entscheidender Bedeutung [4, 5].

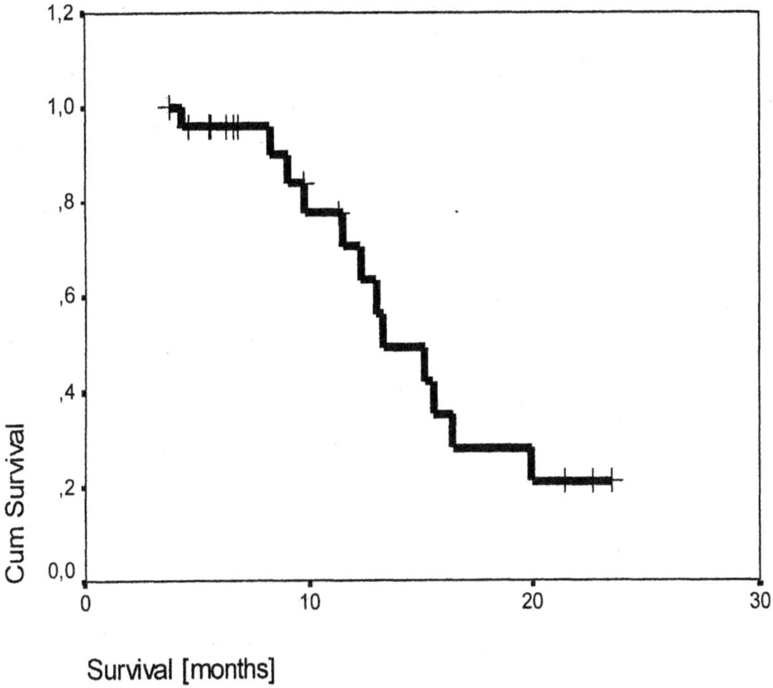

Abb. 1. Kaplan-Meier Überlebenskurve nach Diagnose eines lokal fortgeschrittenen primär inoperablen Pankreaskarzinom uns anschließender neoadjuvanter Radio-Chemotherapie bei 26 Patienten

Derzeit ist die chirurgische Tumorentfernung nur bei 10% aller Patienten möglich [3]. Diese Studie untersucht die Bedeutung der präoperativen Radio-Chemotherapie zur Verbesserung der Resektabilität und des Überlebens bei lokal fortgeschrittenem Pankreaskarzinom. Durch sequentielle Gabe von 5-FU und Gemzitabine bzw. simultane Chemotherapie mit Cisplatin und Gemzitabine kam es zu einer Tumorreduktion bei 77% der Patienten und das Überleben des Gesamtkollektivs beträgt derzeit 10 Monate nach Tumordiagnose. Da Patienten mit primär inoperablem Pankreaskarzinom eine Lebenserwartung von etwa 4 Monaten haben, belegen unsere Daten einen signifikanten Effekt der neoadjuvanten Radio-Chemotherapie. Bislang belegen unsere Ergebnisse noch keinen signifikanten Überlebensvorteil durch die kurative Operation nach neoadjuvanter Vorbehandlung. Dieses unerwartete Ergebnis beruht am ehesten auf der noch geringen Fallzahl R0-resezierter Patienten (n=9) sowie der noch relativ kurzen Nachbeobachtungszeit. Eine endgültige Beurteilung der prognostischen Bedeutung der kurativen Resektion nach neoadjuvanter Vorbehandlung ist daher zur Zeit nicht möglich.

Literatur

1. Boadas J, Balart J, Capella G, Lluis F, Farre A (2000) Survival of cancer of the pancreas. Bases for new strategies in diagnosis and therapy. Rev Esp Enferm Dig 92: 316–325
2. Blaszkowsky L (1998) Treatment of advanced and metastatic pancreatic cancer. Front Biosci 1: E214–E225

3. Mornex F, Chauffert B (1998) Concomitant chemoradiotherapy in the therapeutic strategy of adenocarcinoma of the exocrine pancreas and stomach. Cancer Radiother 2: 696–702
4. Imamura M, Hosotani R, Kogire M (1999) Rationale of the so-called extended resection for pancreatic invasive ductal carcinoma. Digestion 60 Suppl 1: 126–129
5. Schachter PP, Avni Y, Shimonov M, Gvirtz G, Rosen A, Czerniak A (2000) The impact of laparoscopy and laparoscopic ultrasonography on the management of pancreatic cancer. Arch Surg 135: 1303–1307

Korrespondenzadresse: PD Dr. H. G. Rau, Chirurgische Klinik und Poliklinik der Ludwig-Maximilians Universität, Klinikum Grosshadern, Marchioninistrasse 15, 81377 München, Tel.: +89/70 95-35 60, Fax: +89/70 95-88 94, e-mail: horst.rau@gch.med.uni-muenchen.de

Strukturelle Veränderungen der apikalen Zellmembran in Enterozyten bei Morbus Crohn und Colitis ulcerosa

Structural alterations of the apical membrane and microvillus cytoskeleton in enterocytes of Crohn's disease and ulcerative colitis

M. Brüwer[1], S. Kersting[1], A. Klotz[1], K. P. Zimmer[2], N. Senninger[1] und G. Schürmann[1]

[1] Chirurgische Klinik und Poliklinik für Allgemeine Chirurgie
[2] Klinik und Poliklinik für Kinderheilkunde, Westfälische Wilhelms Universität Münster

Abstract

Introduction: Structural alterations of the apical cell membrane and the microvillus cytoskeleton may contribute to increased transcellular permeability in Crohn's disease (CD) and ulcerative colitis (UC). The aim of this study was to investigate the distribution of sucrase-isomaltase (S-I), a disaccharidase of the apical brush border, and villin (V), a protein of the microvillus cytoskeleton, in normal enterocytes (NE) and enterocytes with rapid antigen uptake into the cytosol (RACE) from healthy controls (HC) or patients with CD or UC. *Methods:* Labeling densities (LD) of S-I- and V-binding antibodies were determined by immunoelectron microscopy in CD [ileum (il), $n=5$] and UC [colon (co), $n=5$] and was compared to HC (il, $n=5$; co, $n=5$). Wilcoxon U-test was used for statistical analysis with $p<0.05$ considered to be significant. *Results:* LD of S-I was significantly decreased in NE of CD compared to HC-il ($p<0.01$) and in RACE of CD compared to the corresponding NE ($p<0.01$). In UC, LD of S-I was significantly higher in NE compared to both HC-co ($p<0.01$) and RACE ($p<0.01$). In CD and UC, LD for V was significantly decreased in NE compared to HC-il and HC-co ($p<0.05$) and in RACE compared to NE ($p<0.01$). *Conclusion:* These results support the thesis of a structural alteration of intestinal enterocytes in CD and UC. Altered epithelia may increase (transcellular) intestinal permeability, which may result in an increased uptake of luminal antigens in CD and UC.

Einleitung

Eine erhöhte intestinale Permeabilität gegenüber luminalen Antigenen wird als ein wesentlicher Faktor in der Ätiopathogenese des Morbus Crohn (MC) und der Colitis ulcerosa (CU) angenommen [1, 2]. Veränderungen der Integrität der apikalen Zellmembran sowie strukturelle Veränderungen des Zytoskeletts könnten bei der Entstehung von transzellulären Permeabilitätsstörungen von Bedeutung sein. Ziel dieser Studie war daher, auf ultrastruktureller Ebene die Verteilung von Saccharase-Isomaltase (S-I), einer Disaccharidase des apikalen Bürstensaums und von Villin (V), einem Protein des Zytoskeletts der Mikrovilli in normalen Enterozyten (NE) und in atypischen Enterozyten, sog RACE (Rapid Antigen uptake into the Cytosol Enterocytes) [3] bei MC und CU im Vergleich zu gesunden Enterozyten (GK) zu untersuchen.

Methodik

Immunelektronenmikroskopisch wurde die Markierungsdichte von S-I und V im Bereich der Mikrovilli für MC (Ileum (il), n=5) und CU (Colon (co), n=5) nach Kopplung mit Immunogold auf Ultradünnschnitten (60 nm) durch Auszählung der Goldpunkte auf einer definierten Fläche (50 μm^2/Bild) in NE und RACE bestimmt. Bei onkologischen Resektionen entnommenes tumorfernes Gewebe diente als gesunde Kontrolle (GK: il n=5 und co n=5). Unterschiede hinsichtlich der Markierungsdichte (in Goldpunkten pro μm^2) wurden mit Hilfe des U-Testes nach Wilcoxon auf Signifikanz überprüft.

Ergebnisse

Bei MC fand sich eine signifikant erniedrigte Markierungsdichte für S-I in NE im Vergleich zu GK-il ($p < 0{,}01$*) sowie in RACE im Vergleich zu NE ($p < 0{,}01$**). Bei CU war die Markierungsdichte für S-I in NE signifikant höher gegenüber GK-co ($p < 0.01$*) und gegenüber RACE ($p < 0{,}01$**).
Die Markierungsdichte für V war bei MC und CU sowohl in NE im Vergleich zu GK ($p < 0{,}05$*) als auch in RACE im Vergleich zu NE ($p < 0{,}01$**) signifikant erniedrigt (Tabelle 1).

Tabelle 1. Markierungsdichte für S-I und Villin in Enterozyten von MC, CU und GK. Markierungsdichte (Goldpunkte/μm^2): Mittelwerte ± Standardabweichung

	GK-il	MC-NE	MC-RACE	GK-co	CU-NE	CU-RACE
S-I	57,6±5,7	40,5±11,2*	16,8±7,7**	0,5±0,6	46,6±6,9*	15,2±6,4**
V	25,5±7,2	21,8±5,1*	7,1±3,0**	29,9±11,0	19,4±5,2*	9,4±3,5**

U-Test: *signifikant geringere Endosomendichte gegenüber gesunden Kontrollen, bzw. **gegenüber den entsprechenden NE (Abk.: MC: Morbus Crohn, CU: Colitis ulcerosa, GK: gesunde Kontrollen, il: Ileum; co: Colon; NE: normale Enterozyten, RACE: Rapid Antigen uptake into the Cytosol Enterocytes)

Diskussion

Die vorliegenden Ergebnisse unterstützen die These einer strukturellen Alteration intestinaler Enterozyten im Rahmen von MC und CU. Da sowohl V als auch S-I als Marker der Zelldifferenzierung gelten [4, 5], weisen Veränderungen der Expression dieser Proteine bei MC und CU auf einen Defekt der Zelldifferenzierung hin, der mit strukturellen Veränderungen der apikalen Zellmembran und des Zytoskeletts verbunden ist. Veränderte Epithelien könnten daher möglicherweise die (transzelluläre) intestinale Permeabilität erhöhen und zu einer gesteigerten Aufnahme luminaler Antigene bei MC und CU führen.

Literatur

1. Söderholm JD, Holmgren Peterson K, Olaison G, Franzén LE, Weström B, Magnusson KE, Sjödahl R (1999) Epithelial Permeability to proteins in the noninflamed ileum of Crohn's disease? Gastroenterology 117: 65–72
2. Schmitz H, Barmeyer C, Fromm M, Runkel N, Foss HD, Bentzel CJ, Riecken EO, Schulzke JD (1999) Altered tight junction structure contributes to the impaired epithelial barrier function in ulcerative colitis. Gastroenterology 116: 301–309
3. Schürmann G, Brüwer M, Klotz A, Schmid KW, Senninger N, Zimmer KP (1999) Transepithelial transport processes at the intestinal mucosa in inflammatory bowel disease. Int J Colorect Dis 14: 41–46
4. Dudouet B, Robine S, Huet C, Sahuquillo-Merino C, Blair L, Coudrier E, Louvard D (1987) Changes in villin synthesis and subcellular distribution during intestinal differentiation of HT29-18 clones. J Cell Biol 105:359–369
5. Hansen GH, Niels-Chrisiansen LL, Poulsen MD, Noren O, Sjostrom H (1994) Distribution of three microvillar enzymes along the small intestinal crypt-villus axis. J Submicrosc Cytol Pathol 26: 453–460

Korrespondenzadresse: Dr. med. M. Brüwer, Klinik und Poliklinik für Allgemeine Chirurgie, Westfälische Wilhelms-Universität Münster, Waldeyerstraße 1, 48149 Münster, Tel.: 02 51/8 35 63 01, Fax: 0251/8356414, e-mail: bruwer@uni-muenster.de

Gesteigerter enterozytärer Antigentransport über Vesikel aus dem Trans-Golgi-Netzwerk bei Morbus Crohn und Colitis ulcerosa

Increased antigen transport into the trans-golgi network in Crohn's disease and ulcerative colitis

S. Kersting[1], M. Brüwer[1], K. P. Zimmer[2], N. Senninger[1] und G. Schürmann[1]

[1] Chirurgische Klinik und Poliklinik für Allgemeine Chirurgie
[2] Klinik und Poliklinik für Kinderheilkunde, Westfälische Wilhelms Universität Münster

Abstract

Introduction: Increased transepithelial transport of luminal antigen may contribute to an increased transcellular permeability in Crohn's disease (CD) and ulcerative colitis (UC). The aim of this study was to investigate the role of the trans-Golgi network in the transcellular transport of luminal applied ovalbumin (OVA) in normal enterocytes (NE) and in enterocytes characterized by rapid antigen uptake into the cytosol (RACE), which have been described in [1]. *Methods:* Tissue samples of 5 patients with CD (ileum), 5 patients with UC (colon) and 10 healthy controls without inflammatory diseases (ileum, $n=5$; colon, $n=5$) were incubated with the antigen ovalbumin (OVA) immediately after surgical resection. For immunoelectron microscopy, the trans-Golgi network was labeled with ulex europaeus agglutinin (UEA I). To detect quantitative differences in transcellular antigen transport between CD, UC (RACE versus NE) and healthy control the ratio of OVA-loaded trans-Golgi vesicles in relation to the total number of trans-Golgi vesicles was measured per area cytosol (chi-square test). Furthermore, the labeling density of OVA within trans-Golgi vesicles was evaluated (Wilcoxon U-test). *Results:* In RACE, the ratio of OVA-loaded trans-Golgi vesicles was significantly higher than in NE (CD, $p < 0.01$; UC, $p < 0.05$). The lowest ratio of OVA-loaded trans-Golgi vesicles was found in healthy controls. Significantly less OVA-loaded trans-Golgi vesicles were demonstrated in healthy ileum controls compared to NE of CD and in healthy colon controls compared to NE of UC ($p < 0.01$ in each case). Additionally, in CD labeling density for OVA was significantly higher in trans-Golgi vesicles of RACE compared to NE ($p < 0.05$). *Conclusion:* In CD, UC and healthy controls the trans-Golgi network is involved in the transcellular transport of antigens through enterocytes. An increased accumulation of OVA-loaded trans-Golgi vesicles in CD and UC (RACE > NE) suggests an increase in transcellular transport processes, which may lead to an impaired epithelial barrier function.

Einleitung

Bei Morbus Crohn (MC) und Colitis ulcerosa (CU) kommen vermehrt atypische Enterozyten, sog. Rapid Antigen uptake into the Cytosol Enterocytes (RACE) vor, welche sich gegenüber normalen Enterozyten (NE) durch eine gesteigerte Antigenaufnahme auszeichnen [1]. Antigen wird in RACE vermehrt aktiv über Endozytose aufgenommen und über späte Endosomen weitertransportiert [2]. Unklar ist, welche weiteren intrazellulären Kompartimente beim Antigentransport eine Rolle spielen. Diese Studie sollte prüfen, ob auch das Trans-Golgi-Netzwerk in den Antigentransport in NE und RACE involviert ist.

Methodik

Intraoperativ gewonnene Gewebeproben von MC und CU wurden immunelektronenmikroskopisch untersucht (MC n = 5, CU n = 5). Bei onkologischen Resektionen entnommenes tumorfernes Gewebe diente als gesunde Kontrolle (GK: Ileum n = 5; Colon n = 5). Schleimhautstücke im Durchmesser von 1 cm wurden herausgetrennt und die Epithelialseite 10 Minuten mit dem Antigen Ovalbumin (OVA) inkubiert. Im Doppellabelingverfahren wurden auf ultradünnen Schnitten (60 nm) das Antigen OVA sowie mittels U̲lex E̲uropeus A̲gglutinin I (UEA), einem fukose-bindenden Lektin, das Trans-Golgi-Netzwerk mit Immungold markiert. Die Anzahl antigenbeladener Trans-Golgi-Vesikel pro Zytoplasmafläche (χ^2-Test) und die vesikuläre Markierungsdichte für OVA als ein Maß für die Antigenkonzentration (Wilcoxon U-Test) wurden auf signifikante Unterschiede zwischen den Gruppen und den Zelltypen (NE vs. RACE) untersucht.

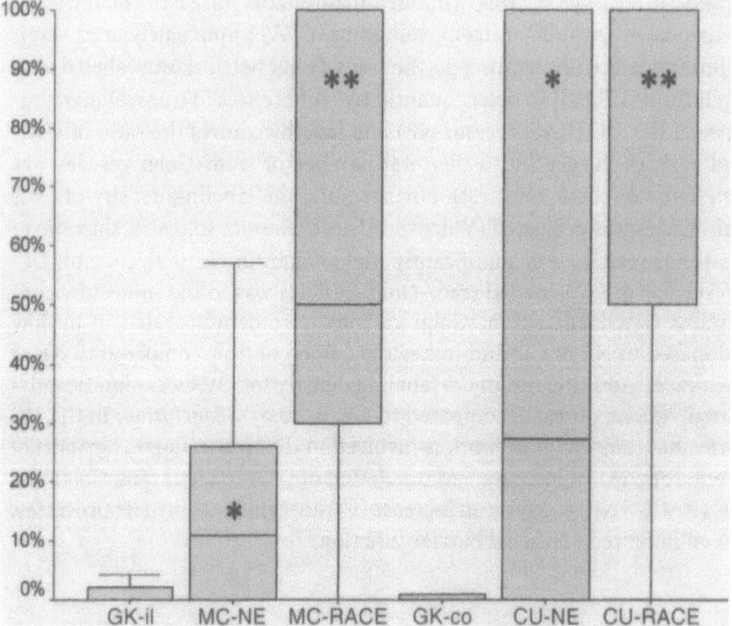

Abb. 1. Anteil antigenbeladener Trans-Golgi-Vesikel an der Gesamtzahl aller Trans-Golgi-Vesikel. χ^2-Test: * signifikant erhöhter Anteil OVA-beladener Trans-Golgi-Vesikel in NE bei MC gegenüber gesundem Ileum (p < 0,01), sowie in NE bei CU gegenüber gesundem Colon (p < 0,01). ** signifikant erhöhter Anteil OVA-beladener Trans-Golgi-Vesikel in RACE gegenüber NE bei MC (p < 0,01) und CU (p < 0,01). (Abk.: *MC*: Morbus Crohn, *CU*: Colitis ulcerosa, *GK*: gesunde Kontrollen, *il*: Ileum, *co*: Colon, *NE*: normale Enterozyten, *RACE*: Rapid Antigen uptake into the Cytosol Enterocytes)

Ergebnisse

NE bei MC und CU wiesen signifikant mehr antigenbeladene Trans-Golgi-Vesikel als gesunde Kontrollen auf (p < 0,01). Der höchste Anteil antigenbeladener Vesikel fand sich in RACE. Der Unterschied zu den entsprechenden NE war bei MC (p < 0,01) und CU (p < 0,05) signifikant (Abb. 1). Zudem konnte bei MC in Trans-Golgi-Vesikeln von RACE eine gegenüber NE signifikant (p < 0,05) gesteigerte Markierungsdichte des Antigens OVA nachgewiesen werden.

Diskussion

Unsere Studie zeigte, daß der transzelluläre Antigentransport sowohl bei MC und CU als auch bei gesunden Kontrollen über Vesikel des Trans-Golgi-Netzwerkes erfolgt. Die vermehrte Antigenanreicherung in UEA-positiven Golgi-Vesikeln bei MC und CU (RACE > NE) läßt auf eine Aktivierung transzellulärer Transportprozesse schließen. Zusätzlich zur gesteigerten parazellulären Permeabilität, die mit Veränderungen im Bereich der *tight junctions* einhergeht [3, 4], könnte demnach ein vermehrter transzellulärer Antigentransport an der Entstehung und Unterhaltung chronisch entzündlicher Darmerkrankungen beteiligt sein.

Literatur

1. Schürmann G, Brüwer M, Klotz A, Schmid KW, Senninger N, Zimmer KP (1999) Transepithelial transport processes at the intestinal mucosa in inflammatory bowel disease. Int J Colorect Dis 14: 41–46
2. Kersting S, Brüwer M, Kalem Ö, Zimmer KP, Senninger N, Schürmann G (2000) Transepithelialer Antigentransport bei Morbus Crohn und Colitis ulcerosa: Nachweis einer gesteigerten Antigenaufnahme in späte Endosomen. Chirurgisches Forum; Springer Verlag: 643–646
3. Marin ML, Greenstein AJ, Geller SA, Gordon RE, Aufses AH Jr (1983) A freeze fracture study of Crohn's disease of the terminal ileum: changes in epithelial tight junction organization. Am J Gastroenterol 78: 537–547
4. Schmitz H, Barmeyer C, Fromm M, Runkel N, Foss HD, Bentzel CJ, Riecken EO, Schulzke JD (1999) Altered tight junction structure contributes to the impaired epithelial barrier function in ulcerative colitis, 116: 301–309

Korrespondenzadresse: Dr. med. S. Kersting, Klinik und Poliklinik für Allgemeine Chirurgie, Westfälische Wilhelms-Universität Münster, Waldeyerstraße 1, 48149 Münster, Tel.: 0251/8356301, Fax: 0251/8356414, e-mail: skerstin@uni-muenster.de

Extravasation von in vivo aktivierten T- Lymphozyten in das Kolon

Extravasation of in vivo activated T-cells into the colon

S. Farkas[1], M. Rößle[2], C. Sattler[2], H. Herfarth[3], M. Guba[1], L. Kunz-Schughart[4],
K.-W. Jauch[1] und M. Anthuber[1]

[1] Klinik und Poliklinik für Chirurgie
[2] Chirurgische Forschung
[3] Klinik und Poliklinik für Innere Medizin I
[4] Institut für Pathologie, Universität Regensburg

Abstract

Background: The pathogenesis of inflammatory bowel disease (IBD) remains unclear. However, research from our laboratory and others suggest that leukocyte adherence and extravasation play a pivotal role in this disease process [1]. Furthermore, it has been shown that T-lymphocytes may be of particular importance [2]. The aim of the present study was to establish a model for the characterization of T-lymphocyte behavior in vivo in an IBD model. *Methods:* Acute colitis was induced in Balb/c mice (20 ± 0.4 g) by oral administration of 5% DSS dissolved in drinking water (group A) or normal water (group B), for 7 days. Blood samples from either group A or B were pooled and lymphocytes were purified via a percol gradient. Lymphocytes were then reacted with FITC-conjugated antibodies against CD3. $CD3^+$ cells were sorted by flow cytometry [3]. The purity of $CD3^+$ cells after sorting was 98%. $CD3^+$ T-lymphocytes were then labeled with a green fluorescent dye. To prepare mice for cell injection a venous and arterial catheter was implanted in healthy mice ($n=4$, groups C and D). The colon was then mobilized and exteriorized for in vivo microscopy. Mice of group C were injected i.v. with 250,000 $CD3^+$ T-cells from mice with colitis (group A). Animals in group D received the same number of $CD3^+$ T-cells from healthy animals (group B). Extravasation of T-lymphocytes from capillaries in the colonic mucosa was visualized and quantified by epi-illumination at a 680-fold magnification. *Results:* In vivo microscopy analysis showed a significant increase in extravasation of T-lymphocytes derived from animals with colitis (61 ± 9 T-lymphocytes/mm^2 mucosa), compared to lymphocytes from healthy animals (23 ± 2 T-lymphocytes/mm^2 mucosa; $p=0.01$). *Conclusion:* Here we have shown in vivo that T-lymphocytes from mice with colitis migrate to the colon of healthy mice. The significant increase in extravasation of T-lymphocytes from animals with colitis, compared to normal T-lymphocytes, is probably determined by the expression of different adhesion molecules on the endothelium. This new model should prove to be valuable to investigate the role of migrating lymphocyte subpopulations in colitis.

Einleitung

Die Pathogenese der chronisch entzündlichen Darmerkrankung ist bis heute unbekannt. Wie unter anderem unsere Arbeitsgruppe zeigen konnte, spielen die Adhärenz und Extravasation von Leukozyten in vivo hierbei eine entscheidende Rolle [1]. Aus in vitro Untersuchungen ist bekannt, daß die Subpopulation der T-Lymphozyten dabei von besonderer Bedeutung ist [2]. Bisher war es nicht möglich, durch Kolitis aktivierte T-Lymphozyten in vivo zu untersuchen. Ziel unserer Studie war es deshalb, ein Modell zu etablieren mit dem die Rolle von T-Lymphozyten bei experimenteller Kolitis in vivo charakterisiert werden kann.

Methodik

$20 \pm 0,4$ g schweren Balb/c Mäusen wurde 5% Dextransodiumsulfat (DSS) je 7 Tage zur Induktion einer akuten Kolitis im Trinkwasser verabreicht (Gruppe A). Mäuse der Gruppe B erhielten normales Trinkwasser. Das Blut der Gruppe A bzw. B wurde separat gepoolt und die Lymphozyten mittels Percol isoliert. Die Lymphozyten wurden mit FITC gekoppelten Antikörpern gegen den T-Zellmarker CD3 markiert. Somit konnten im FACS die $CD3^+$ und $CD3^-$ Lymphozyten aufgetrennt werden, wobei eine Sortreinheit von 98% erreicht wurde [3]. Die $CD3^+$, also T-Lymphozten, wurden mit einem grün fluoreszierenden Zellmarker angefärbt. Die Zellvitalität wurde im FACS kontrolliert. Für die Injektion der Zellen wurde gesunden Mäusen ($n = 4$/Gruppe C und D) ein arterieller und venöser Katheter implantiert. Für die in vivo Mikroskopie wurde dann das Kolon mobilisiert und ausgelagert. Den Mäusen aus Gruppe C wurden je 250 000 Zellen von Tieren mit Kolitis aus Gruppe A i.v. injiziert. Mäuse der Gruppe D erhielten i.v. die gleiche Zellzahl von gesunden Tieren (Gruppe B). In Epiillumination, in 680 facher Vergrößerung, erfolgte die Quantifizierung der Extravasation der T-Lymphozten aus den Kapillaren in die Mucosa.

Ergebnisse

In der in vivo Mikroskopie zeigte sich eine deutlich vermehrte Extravasation von T-Lymphozyten aus Mäusen mit Kolitis in die Mucosa (61 ± 9 T-Lymphozyten/mm^2 Mucosa) gegenüber T-Lymphozyten aus der Kontrollgruppe ($22,7 \pm 2$ T-Lymphozyten/mm^2 Mucosa; $p = 0,01$).

Schlussfolgerung

Wir konnten in einem in vivo Modell zeigen, daß durch Kolitis aktivierte T-Lymphozyten in das Kolon gesunder Mäuse emigrieren. Die deutlich vermehrte Extravasation von T-Lymphozyten von Mäusen mit akuter Kolitis gegenüber T-Lymphozyten von gesunden Mäusen wird wahrscheinlich durch die unterschiedliche Expression von Adhäsionsmolekülen bestimmt. Durch die Etablierung dieses Modells kann die Rolle der lymphozytären Subpopulationen insbesondere im Zusammenhang mit der Expression von Adhäsionsmolekülen bei Kolitis untersucht werden.

Dieses Projekt wird gefördert durch die Deutsche Forschungsgemeinschaft sowie durch das Bundesministerium für Bildung und Forschung im Rahmen des CED MedNet.

Literatur

1. Farkas S, Herfarth H, Rössle M, Schroeder J, Steinbauer M, Guba M, Beham A, Schölmerich J, Jauch K-W, Anthuber M (2000) Quantification of mucosal leukocyte endothelial cell interaction by in vivo fluorescence microscopy in experimental colitis in mice. Clin and Exp Immunology (in press)
2. Liu Z, Geboes KM, Colpaert S, Overbergh L, Mathieu C, Heremans H, de Boer M, Boon L, D'Haens G, Rutgeerts P, Ceuppens JL (2000) Prevention of experimental colitis in SCID mice reconstituted with CDRB^{high} CD4$^+$ T cells by blocking the CD40-CD154 interactions. J of Immunol 164: 6005–6014
3. Seidl J, Knuechel L, Kunz-Schughart LA. (1999) Evaluation of membrane physiology following fluorescence activated or magnetic cell separation. Cytometry. 1; 36(2): 102–111

Korrespondenzadresse: Dr. med. S. Farkas, Klinik und Poliklinik für Chirurgie, Universität Regensburg, 93042 Regensburg, Tel.: 09 41/9 44-68 01, Fax: 09 41/9 44-68 02, e-mail: stefan.farkas@klinik.uni-regensburg.de

VCAM-1 Antisense Oligonukleotide verringern die endotheliale Leukozytenadhäsion und die intestinale Entzündung in einem CED-Modell der Ratte

Inhibition of leukocyte-endothelial interaction by antisense oligonucleotides against VCAM-1 in a rat model of inflammatory bowel disease

C. Anthoni[1], E. Rijcken[1], R. Mennigen[1], N. Senninger[1], C. F. Bennett[2] und G. Schürmann[1]

[1] Klinik und Poliklinik für Allgemeine Chirurgie, Westfälische Wilhelms-Universität Münster
[2] ISIS Pharmaceuticals, Carlsbad, CA, USA

Abstract

Background: Vascular cell adhesion molecule 1 (VCAM-1) is an important mediator of leukocyte adhesion in inflamed intestinal tissue and is upregulated in patients with inflammatory bowel disease (IBD). The objective of this study was to test if antisense oligonucleotides directed against VCAM-1 downregulate leukocyte-endothelial interaction and inflammation in experimental ileitis. *Methods:* Ileitis was induced by s.c. injection of indomethacin 48 and 24 h prior to the experiment in 40 Sprague-Dawley rats, 10 animals of which served as normal controls. Three groups (10 animals each) were treated with VCAM-1 antisense oligonucleotides (ISIS 18155, 2 mg/kg i.v., 4 mg/kg i.v., or 8 mg/kg i.v.), administered simultaneously to indomethacin. Leukocyte trafficking in 10 submucosal collecting venules was observed by intravital microscopy in each 10 animals. Microcirculatory parameters, macroscopic (Yamada score) and microscopic (Vilaseca score) grade of inflammation were measured. *Results:* Treatment with VCAM-1 oligos 8mg/kg i.v. significantly reduced leukocyte-endothelial cell interaction [rolling cells 9.2 ± 4.4 vs. 27.8 ± 5.3 (indomethacin), $p < 0.05$; adherent cells 0.6 ± 0.8 vs. 14.0 ± 4.4, $p < 0.05$], macroscopic inflammation (0.5 ± 1.1 points vs. 4.5 ± 0.7, $p < 0.05$) and microscopic damage (0.7 ± 1.5 vs. 5.7 ± 2.4, $p < 0.05$) Treatment with lower doses showed a tendency to downregulate cell adhesion but did not reach significance. *Conclusion:* VCAM-1 2'-O-methoxyethyl chimeric antisense oligonucleotides attenuate rat ileitis by downregulating leukocyte adherence in a dose-dependent manner and thus are potential candidates for the control of inflammation in IBD.

Einleitung

Endotheliales vascular cell adhesion molecule-1 (VCAM-1) wird bei experimentellen chronisch entzündlichen Darmerkrankungen (CED) vermehrt exprimiert [1] und reguliert die Adhärenz zirkulierender Entzündungszellen in den Venolen der Darmwand [2]. Antisense Oligonukleotide sind Nukleinsäure-Oligomere von 15–20 Basen Länge, welche im Zytosol durch komplementäre Basenpaarung mit der jeweiligen Ziel-mRNA binden, und so die Expression des Zielproteins hemmen. In dieser Studie wurde mit dem 2'-methoxyethyl Antisense Oligonukleotid ISIS 18155 die Hochregulation von VCAM-1 selektiv inhibiert und die Auswirkung auf die Leukozyten-Endothel Interaktion untersucht.

Methodik

Durch Indomethacin (7,5 mg/kg s.c.) 2× im Abstand von 24 h wurde bei Sprague-Dawley-Ratten (m, 120–180g) eine chronische Ileitis induziert [3]. Eine Kontrollgruppe erhielt nur 5%NaHCO3 s.c. (gesund), die zweite Indomethacin (krank). Drei Behandlungsgruppen à 10 Tieren erhielten Antisense Oligonukleotide gegen VCAM-1 in der Dosierung 2, 4 und 8 mg/kg KG i.v. parallel zur Indomethacingabe. Mittels Intravitalmikroskopie in Äthernarkose wurden rollende und adhärierende Leukozyten bestimmt [4]; die Entzündung wurde makroskopisch (Yamada-Score) und histologisch (Vilaseca-Score) beurteilt. Durch Haemoccult® wurde das Erscheinen von Blut im Stuhl nach 24 und 48 nach Indomethacin Verabreichung getestet. Statistik: Kruskall-Wallis Test und Fischer's exakter Test, $p < 0,05$.

Ergebnisse

Tabelle 1. Ergebnisse der intravitalmikroskopischen, der makroskopischen sowie der histologischen Studien bei Therapie der Indomethacin Rattenileitis mit VCAM-1-Antisense Oligonukleotiden

	Rollende Leukozyten/ 0.01 mm^2/30s	Adhärierende Leukozyten/ 0.01 mm^2/30s	Vilaseca Score	Yamada Score	Hemo FEC® Positiv
Gesund	5,3 ± 2,5	0,2 ± 0,2	0 ± 0	0 ± 0	0%
Indomethacin	27,8 ± 5,3	14 ± 4,4	5,7 ± 2,4	4,5 ± 0,7	100%
VCAM-1 2 mg/kg	15 ± 8,3	8,1 ± 5,7	2 ± 1,9	3,2 ± 2,1	100%
VCAM-1 4 mg/kg	16 ± 5,6	3 ± 2,4	2,2 ± 2,4	2,1 ± 1,1#	80%
VCAM-1 8 mg/kg	9,2 ± 4,4*	0,6 ± 0,8 *	0,7 ± 1,5§	0,5 ± 1,1†	20%*

* $p < 0.05$; † $p = 0.000...$ # $p = 0.001$; § $p = 0.002$ vs Indomethacin; Mittelwerte ± SA
VCAM-1: Vascular Cell Adhesion Molecule 1

Die Anzahl adhärierender und rollender Leukozyten wurde durch intravenöse Gabe von VCAM-1 Antisense Oligonukleotiden 8 mg/kg KG im Vergleich zur kranken Kontrollgruppe signifikant vermindert. Die makroskopische und die histologische Entzündung sowie das Erscheinen von okkultem Blut im Stuhl waren ebenfalls signifikant reduziert.

Diskussion und Schlussfolgerung

Das Zelladhäsionsmolekül VCAM-1 ist ein potenter Vermittler der Leukozytenadhäsion. Die Antisense Technik ist eine Alternative zu den herkömmlichen Antikörpern, da die Antisense Oligonukleotide an sich keine immunologische Reaktion (z.B.: Antikörper) induzieren. sVCAM-1 wird bei Patienten mit aktiver CED vermehrt nachgewiesen [3]. Deswegen könnten VCAM-1 Antisense Oligonukleotiden auch bei CED Patienten zur Entzündungskontrolle eine therapeutische Option darstellen.

Diese Studie wurde unterstützt durch ein Forschungsstipendium der Deutschen Morbus Crohn und Colitis ulcerosa Vereinigung DCCV e.V.

Literatur

1. Jones SC, Banks RE, Haidar A, Gearing AJ, Hemingway IK, Ibbotson SH, Dixon MF, Axon AT (1995) Adhesion molecules in inflammatory bowel disease. Gut; 36: 724–730
2. Sans M, Panés J, Ardite E, Elizalde JI, Arce Y, Elena M, Palacin A, Fernandez-Checa JC, Anderson DC, Lobb R, Pique JM (1999) VCAM-1 and ICAM-1 mediate leukocyte-endothelial cell adhesion in rat experimental colitis. Gastroenterology 116: 874–883
3. Yamada T, Deitch E, Specian RD, Perry MA, Sator RB, Grisham MB (1993) Mechanism of acute and chronic intestinal inflanmmation induced by indomethacin. Inflammation 17: 641–662
4. Krieglstein CF, Anthoni C, Laukötter MG, Rijcken E, Spiegel HU, Senninger N, Schurmann G (1999) Effects of anti-CD11b (α^{M}-MAC-1) and anti-CD54 (ICAM-1) monoclonal antibodies on indomethacin induced chronic ileitis in rats. Int J Colorectal Dis 14: 219–223

Korrespondenzadresse: Dr. med. C. Anthoni, Klinik und Poliklinik für Allgemeine Chirurgie, Westfälische Wilhelms-Universität Münster, Waldeyerstraße 1, 48149 Münster, Tel.: 02 51/8 35 63 01, Fax: 02 51/8 35 64 14, e-mail: anthoni@uni-muenster.de

Synthetischer TNF-α Blocker (Allotrap 1258) reduziert Leukozytenadhäsion und -migration bei akuter Kolitis

Synthetic TNF-α inhibitor (Allotrap 1258) reduces leukocyte adhesion and migration in acute colitis

M. Rößle[1], S. Farkas[1], M. Janotta[2], K. Edtinger[2], H. Herfarth[3], R. Buelow[4], K.-W. Jauch[1] und M. Anthuber[1]

[1] Klinik und Poliklinik für Chirurgie
[2] Chirurgische Forschung
[3] Medizinische Klinik I, Universität Regensburg
[4] SangStat Medical Corporation, Fremont, California, USA

Abstract

Background: Leukocyte adhesion and extravasation play an important role in the genesis of inflammatory bowel diseases (IBD). The expression of adhesion molecules is also influenced by TNF-α. It has been shown that a new, orally administered synthetic peptide (Allotrap 1258) downregulates TNF-α in mice with dextran sodium sulphate (DSS)-induced chronic colitis. This results in prolonged survival of colonic epithelium. The aim of this study was to investigate the effect of Allotrap on mucosal leukocyte–endothelium interaction in vivo. *Material and Methods:* For the induction of chronic colitis 5% DSS was administered, via drinking water, to 20-g balb/c mice for 7 days followed by 10 days normal drinking water. This cycle was repeated four times. Two weeks after the last DSS cycle 0.1 mg Allotrap/day was given orally for 7 days ($n=5$). Control animals received normal drinking water ($n=5$). Acute colitis was induced by giving 5% DSS for 7 days. Mice undergoing acute colitis induction received 0.1 mg Allotrap/day orally for the first 4 or 7 days ($n=5$ each). Control animals received normal drinking water ($n=5$). In vivo microscopy (IVM) was performed 1 day after the last dose of Allotrap was administered. An arterial and venous catheter was implanted for IVM, and the colon was the mobilized and exteriorized on a special stage. For visualization of the colonic microcirculation FITC-Dextran 150 was injected; acridine orange was used for labeling leukocytes. Epi-illumination was used to view leukocyte sticking and this was quantified in 10 collecting venules and 10 postcapillary venules. The number of extravasated leukocytes in the mucosa was counted after antimesenterial incision of the colon. *Results:* In animals with chronic colitis no significant differences between the therapy and control group were found. In contrast, in animals with acute colitis, leukocyte extravasation into the mucosa was reduced by one third after 4 days of Allotrap therapy (116 vs. 150 leukocytes/mm^2 mucosa in controls; $p<0.05$). Leukocyte sticking in postcapillary venules was also reduced in the Allotrap-treated group (15 vs. 52 adherent leukocytes/mm^2 endothelium surface in controls; $p<0.01$). These results were confirmed by histology. After day 7 of acute colitis induction the functional capillary density was reduced significantly in Allotrap-treated animals ($p<0.01$). *Discussion and Conclusions:* Data from this study show that the oral administration of Allotrap 1258 in an in vivo model of acute colitis reduces leukocyte migration into colonic mucosa. However, this effect was not observed in chronic colitis. Our results show that the oral administration of the TNF-α inhibitor Allotrap 1258 reduces the severity of disease in the acute phase of colitis.

Einleitung

Obwohl die Genese der chronisch entzündlichen Darmerkrankungen nach wie vor ungeklärt ist, kann man davon ausgehen, dass die vermehrte Adhärenz von Leukozyten am Endothel der Darmgefäße und die konsekutive Extravasation in die Mukosa eine wichtige Rolle spielen. Dieser Prozess der Adhäsion und Extravasation wird durch Adhäsionsmoleküle wie z. B. MAdCAM-1 und ICAM-1 vermittelt und deren Expression wiederum wird u.a. durch TNF-α über die Ausschüttung von Interleukinen induziert [1]. Für ein neues synthetisches Peptid – Allotrap 1258 – konnte gezeigt werden, dass es über eine Inhibition der mRNA-Translation die Synthese von TNF-α verhindert [2] und in Mäusen mit Dextran-Sodium-Sulfat (DSS) induzierter chronischer Kolitis die Lebenszeit der Darmepithels verlängert. Ziel unserer Studie war es deshalb, den Effekt von Allotrap 1258 auf die mukosale Endothel-Leukozyten Interaktion in vivo im DSS-Modell der akuten und chronischen Kolitis zu untersuchen.

Methodik

Zur Induktion der chronischen Kolitis wurde 20 g schweren balb/c Mäusen über 4 Zyklen DSS verabreicht. Jeder Zyklus umfasst die Gabe von 5% DSS im Trinkwasser über 7 Tage, gefolgt von 10 Tagen Gabe von Trinkwasser alleine. Die akute Kolitis wurde durch die Gabe von 5% DSS über 7 Tage induziert. 2 Wochen nach dem letzten Zyklus DSS erhielten die Tiere mit chronischer Kolitis in der Therapiegruppe (n=5) 0,1 mg Allotrap 1258 pro Tag über 7 Tage oral verabreicht. Die Kontrollgruppe (n=5) erhielt im gleichen Zeitraum unbehandeltes Trinkwasser. Bei den Tieren mit akuter Kolitis wurden je 2 Therapiegruppen und Kontrollgruppen (n=5/Gruppe) gebildet. Dabei wurde gleichzeitig mit der DSS-Gabe zur Induktion der akuten Kolitis am Tag 0 die Therapie mit Allotrap begonnen. Die eine Therapiegruppe erhielt zusätzlich zu DSS 0,1 mg Allotrap/Tag über 4 Tage und die Andere über 7 Tage. Den Kontrollgruppen wurde im gleichen Zeitraum nur DSS verabreicht.

Am Tag nach der letzten Dosisgabe erfolgte die in vivo Mikroskopie. Dazu wurde den Tieren in Inhalationsnarkose ein arterieller und ein venöser Katheter in die linken Halsgefäße implantiert. Nach querer Laparatomie wurde das linke Kolon mobilisiert und auf eine dafür speziell konstruierte Platte ausgelagert. Anschließend wurden die Leukozyten mittels Gabe von Acridin-Orange markiert und danach in Epiillumination jeweils 10 postkapilläre Venolen und Sammelvenolen mikroskopiert und zur spätern Analyse auf Videoband aufgezeichnet. Danach wurde das Kolon antimesenterial eröffnet und die Mukosa mikroskopiert. Zur Visualisierung der mukosalen Kapillargefäße wurde FITC-Dextran 150 gespritzt. Hier wurden ebenfalls 10 zufällig ausgewählte Areale zur späteren Offline-Analyse aufgezeichnet. Anschließend wurden Gewebe- und Blutproben entnommen. Folgende Parameter wurden ausgewertet: Permanente Leukozytenadhärenz in den postkapillären Venolen und Sammelvenolen, funktionelle Kapillardichte der Mukosa und Anzahl der in die Mukosa extravasierten Leukozyten. Diese Untersuchung wurde mit der histologischen Ausprägung der Kolitis korreliert.

Ergebnisse

Bei den Tieren mit chronischer Kolitis zeigte sich in den von uns untersuchten Parametern kein signifikanter Unterschied zwischen Therapie- und Kontrollgruppe. Dagegen war bei den Tieren mit akuter Kolitis und Therapie mit Allotrap 1258 nach 4 Tagen sowohl die permante Leukozytenadhärenz in den postkapillären Venolen als auch die Extravasation in die Mukosa gegenüber der Kontrollgruppe signifikant verringert ($p < 0{,}01$ bzw. $p < 0{,}05$). Auch im histologischem Score zeigte sich ein signifikanter Rückgang der Schwere der Entzündung ($p < 0{,}05$). Bei den Tieren mit akuter Kolitis und 7 Tagen Behandlung mit Allotrap 1258 war die funktionelle Kapillardichte gegenüber der Kontrollgruppe signifikant reduziert ($p < 0{,}01$).

Schlussfolgerung

Wir konnten erstmals in einem in-vivo Modell einer akuten Kolitis zeigen, dass durch die orale Gabe von Allotrap 1258 die Leukozytenmigration in die Mukosa signifikant reduziert wird. Dieser Effekt zeigte sich nicht bei den Tieren mit chronischer Kolitis. Unsere Ergebnisse deuten daher darauf hin, dass die Inhibition von TNF-α durch das oral verfügbare Allotrap 1258 in der akuten Kolitis die Ausprägung der Kolitis reduzieren kann.

Literatur

1. Kawachi S, Jennings S, Panes J, Cockrell A, Laroux F, Gray L, Perry M, van der Heyde H, Balish E, Granger D, Specian R, Grisham M (2000) Cytokine and endothelial cell adhesion molecule expression in interleukin-10-deficient mice. Am J Physiol Gastrointest Liver Physiol 278: G734–G743
2. Iyer S, Kontoyiannis D, Chevrier D, Woo J, Mori N, Cornejo M, Kollias G, Buelow R (2000) Inhibition of tumor necrosis factor mRNA translation by a rationally designed immunomodulatory peptide. J Biol Chem 275: 17051–17057

Korrespondenzadresse: Dr. M. Rößle, Chirurgische Klinik und Poliklinik der Universität Regensburg, Franz-Josef-Strauss-Allee 11, 93042 Regensburg, Tel.: 0941-9446801, Fax: 0941-9446802, e-mail: matthias.roessle@klinik.uni-regensburg.de

Supprimierung der Leukozytenadhäsion und der intestinalen Entzündung durch einen Endothelinrezeptor-Antagonisten im DSS-Maus-Modell chronisch entzündlicher Darmerkrankungen

Inhibition of leukocyte adhesion and intestinal inflammation by an endothelin receptor antagonist in murine DSS colitis

E. Rijcken, C. Anthoni, M. G. Laukötter und G. Schürmann

Klinik und Poliklinik für Allgemeine Chirurgie, Westfälische Wilhelms-Universität Münster

Abstract

Background: Besides their vasoconstrictive properties, endothelins (ET) stimulate the expression of cell adhesion molecules on endothelial cells, which moderate leukocyte adhesion and infiltration into the tissue. Levels of ETs are increased in inflammatory bowel disease (IBD). In this study ET receptors were blocked therapeutically in murine dextrane sodium sulfate (DSS) colitis and the effect on leukocyte adhesion and inflammation was investigated. *Methods:* Chronic colitis was induced in female balb/c mice (20–22 g) by oral administration of 3% DSS in three cycles of 5 days. After the last cycle, the mice ($n=10$) were treated for 5 days by daily i.p. injection (30 mg/kg) of a non-selective ET-receptor antagonist (Bosentan). On day 30 leukocyte adhesion, leukocyte velocity, and vessel diameters were measured in each 10 submucosal venules by intravital microscopy in isoflurane/N_2O narcosis. Leukocyte infiltration was assessed by myeloperoxidase (MPO) measurements. Inflammation was measured clinically using the disease activity index (DAI) and histologically by the Dieleman score. Results were compared with a healthy and a diseased control group ($n=10$). The Kruskal–Wallis test was applied with $p<0.05$ considered as significant. *Results:* Compared to healthy controls, leukocyte adhesion was significantly increased in DSS colitis (adherent leukocytes 23.7 ± 8.7 vs. 0.6 ± 0.4; rolling leukocytes 67.1 ± 30.2 vs. $24.9\pm10.4/0.01$ mm^2/30 s), while leukocyte velocity was significantly decreased (19 ± 5.2 vs. 52.7 ± 13.1 µm/s). Treatment with endothelin antagonists significantly attenuated firm leukocyte adhesion (1.2 ± 0.8) and leukocyte velocity was significantly increased (91.5 ± 41.9) compared to diseased controls. Treatment with ET-receptor antagonists resulted in significantly diminished histological scores (8.7 ± 2.3 vs. 15.8 ± 3.6 pts.) as well as significantly decreased MPO activity (13.1 ± 4.2 vs. 75.1 ± 21.5 U/g) and DAI (2.4 ± 1.3 vs. 5.2 ± 1.6 pts.) compared to diseased controls. *Conclusion:* Nonischemic chronic DSS colitis is ameliorated by therapeutic blockade of ET receptors. A possible mechanism is the reduction of leukocyte adhesion by the downregulation of cell adhesion molecules. The results show that ETs are potent inflammatory mediators. ET-receptor antagonists could become a therapeutic option in the treatment of patients with IBD.

Einleitung

Neben ihren vasokonstriktorischen Eigenschaften haben Endotheline eine starke proinflammatorische Funktion. Unter anderem stimulieren sie die Expression der Zelladhäsionsmoleküle ICAM-1 und VCAM-1 auf Endothelzellen [1], welche die Leukozytenadhäsion und -extravasation in das Gewebe vermitteln. Endotheline und Endothelinrezeptoren sind bei Patienten mit aktiven chronisch entzündlichen Darmerkrankungen erhöht nachweisbar [2]. In dieser Studie wurden die Endothelin-Rezeptoren in der chronischen DSS-Colitis der Maus therapeutisch blockiert und die Auswirkung auf das Entzündungsausmaß und die Leukozytenadhäsion intravitalmikroskopisch untersucht.

Methodik

Eine gesunde, eine kranke Kontrollgruppe und eine Therapiegruppe von je 10 Tieren wurden gebildet. Die chronische Colitis wurde bei weiblichen balb/c Mäusen (20 – 22 g) durch orale Verabreichung von Dextran Natriumsulfat (DSS) 3% (wt/v) in 3 Zyklen von 5 Tagen Länge, unterbrochen von je 5 Tagen, induziert. Nach Komplettierung des letzen Zyklus wurde für 5 Tage jeweils 30 mg/kg eines nicht-selektiven Endothelinrezeptor-Antagonisten (Bosentan®) i.p. injiziert. Am 30. Tag wurden in Isofluran/N_2O-Narkose intravitalmikroskopisch die adhärierenden Leukozyten in je 10 submukosalen Venolen des distalen Colons bestimmt. Außerdem wurden Gefäßbreiten, Erythrozyten- und Leukozytengeschwindigkeiten, sowie Flow gemessen. Die Entzündungsausprägung wurde klinisch nach dem Disease Activity Index (DAI) und histologisch nach dem Score von Dieleman [3] sowie mittels Myeloperoxidase (MPO)-Aktivitätsmessung beurteilt.

Ergebnisse

Tabelle 1. Ergebnisse der intravitalmikroskopischen, der klinischen, der histologischen sowie der biochemischen Studien bei Therapie der DSS-Colitis mit Endothelin-Rezeptor-Antagonisten

	Gesunde Kontrollgruppe	DSS-Colitis + Trägersubstanz	DSS-Colitis + Endothelin-Antagonist
Adhärierende Leukozyten [n/0,01mm²/30s]	0,8 ± 9,9	23,7 ± 8,7	1,3 ± 0,8*
Rollende Leukozyten [n/0,01mm²/30s]	23,7 ± 9,9	67,1 ± 30,2	89,9 ± 19,4
Leukozyten-Geschwindigkeit [μm/s]	30,9 ± 19,2	18,9 ± 5,2	86,7 ± 43,9*
DAI (0 – 12 Pkt.)	0 ± 0	5,2 ± 1,6	2,4 ± 1,3*
Histo-Score (0 – 40 Pkt.)	1,7 ± 0,4	15,8 ± 3,6	9,7 ± 2,5*
MPO-Aktivität (U/g)	11,9 ± 4,7	75,1 ± 21,5	15,2 ± 4,7*

* p < 0,05 vs. Entzündungskontrollgruppe; Mittelwerte ± Standardabweichung
DSS: Dextrane Sodium Sulfate; *DAI*: Disease Activity Index; *MPO*: Myeloperoxidase

Die Anzahl adhärierender Leukozyten war in der Therapiegruppe im Vergleich zur kranken Kontrollgruppe signifikant vermindert, während die Rollergeschwindigkeit signifikant höher war. Der DAI, die histologische Entzündung und die MPO-Aktivität waren ebenfalls signifikant reduziert.

Diskussion und Schlussfolgerung

Durch therapeutische Blockade der Endothelin-Rezeptoren kann eine nicht-ischämische chronische Colitis im Tiermodell bedeutend reduziert werden. Ein möglicher Mechanismus ist die Inhibition der Leukozytenadhäsion am Endothel durch verringerte Expression von Zelladhäsionsmolekülen. Diese Ergebnisse zeigen, daß Endotheline potente Entzündungsmediatoren sind. Endothelinrezeptor-Antagonisten könnten eine neue Therapie-Option in der Behandlung von Patienten mit chronisch entzündlichen Darmerkrankungen sein.

Diese Studie wurde unterstützt durch ein Forschungsstipendium der Deutschen Morbus Crohn und Colitis ulcerosa Vereinigung DCCV e.V.

Literatur

1. McCarron RM, Wang L, Stanimirovic DB, Spatz M (1993) Endothelin induction of adhesion molecule expression on human brain microvascular endothelial cells. Neuroscience Letters 156: 31–34
2. Murch SH, Braegger CP, Sessa WC, MacDonald TT (1992) High endothelin-1 immunoreactivity in Crohn's disease and ulcerative colitis. Lancet 339: 3813–538
3. Dielemann LA, Palmen LJ, Akol H, Bloemena E, Pena AS, Meuwissen SG, Van Rees EP (1998) Chronic experimental colitis induced by dextran sulphate sodium (DSS) is characterized by Th1 and Th2 cytokines. Clin Exp Immunol 114: 385–391

Korrespondenzadresse: E. Rijcken jr., Klinik und Poliklinik für Allgemeine Chirurgie, Westfälische Wilhelms-Universität Münster, Waldeyerstraße 1, 48149 Münster, Tel.: 0251/83 56301, Fax: 0251/83 56366, e-mail: rijckee@medsnt01.uni-muenster.de

Auswirkungen der intraabdominellen Applikation von Phospholipiden auf Wundheilung und Adhäsionsbildung

Effect of intraperitoneal phospholipids on wound healing and adhesion prevention

S. A. Müller[1], K. H. Treutner[1], L. Tietze[2], M. Anurov[3], S. Titkova[3], M. Polivoda[3], A. P. Oettinger[3] und Volker Schumpelick[1]

[1] Chirurgische Klinik und Poliklinik
[2] Institut für Pathologie, Universitätsklinikum, RWTH Aachen
[3] Joint Institute for Surgical Research, Russische Medizinische Staatsuniversität, Moskau, Russische Förderation

Abstract

Background: Adjuvant therapy is needed to prevent adhesion formation as a major cause of postoperative morbidity and mortality. Previously published data proved the efficacy of phospholipids (PL) for this indication; however, additional information on drug safety was still outstanding. This study was designed to investigate the influence of phospholipids on three different types of healing tissue. *Materials and Methods:* A total of 48 Chinchilla rabbits underwent median laparotomy, standardized abrasion of the visceral and parietal peritoneum, jejunal anastomosis, and an electrocautery incision of the liver. The operation was completed by intraperitoneal administration of 10 ml/kg of either normal saline (NaCl, 0.9%) or phospholipids (PL, 12%). After intervals of 5 and 10 days, respectively, 50% of the surviving animals were sacrificed and adhesions were measured using a digitizer board. The fresh 10-cm long segment of the jejunum carrying the anastomosis was examined using a bursting experiment. Tensile strength of the midline laparotomy wound was assessed. Specimens of the scar tissue of liver, anastomosis, and abdominal wall were stained with Sirius red and Fast green to determine the collagen protein ratio. *Results:* After 5 (NaCl 691 mm^2 vs. PL 192 mm^2) and after 10 days (NaCl 625 mm^2 vs. PL 88 mm^2) the control group presented with significantly larger adhesion areas ($p < 0.05$). The bursting pressure of the anastomosis on the fifth (NaCl 16.1 kPa vs. PL 18.2 kPa) and tenth (NaCl 19.7 kPa vs. PL 18.6 kPa) postoperative day showed no statistically significant difference. The tensile strength of the laparotomy wound measured after intervals of 5 (NaCl 8.5 N cm^{-1} vs. PL 6.8 N cm^{-1}) and 10 days (NaCl 23.0 N cm^{-1} vs. PL 20.2 N cm^{-1}) was not statistically different either. The collagen protein ratio of anastomoses, laparotomy wounds, and liver incisions, as well as the inflammatory reparative response of the different tissues, were not affected by PL. *Conclusions:* These results prove the efficacy of phospholipids in adhesion prevention. The findings of uncompromised healing of anastomoses, laparotomy wounds, and liver incisions reveal the safety of this agent. Further data may qualify phospholipids for a clinical trial.

Einleitung

Intraabdominelle postoperative Verwachsungen gehören zu den Hauptkomplikationen der Visceralchirurgie. Heute gehören sie zu den häufigsten Ursachen von Passagestörungen, die 3% aller Krankenhaus-Einweisungen ausmachen, und sind verantwortlich für 30% aller Fälle von weiblicher Infertilität. Die Inzidenz dieser Adhäsionen steigt parallel zu steigenden Operationszahlen und höherer Lebenserwartung. Subtile Operationstechnik und Spülung mit Kochsalzlösung reichen nicht aus. Additive Maßnahmen sind nötig, um Adhäsionen und ihre Komplikationen zu verhindern [1, 2]. Frühere Studien haben die Wirksamkeit von Phospholipiden (PL) gezeigt [3, 4, 5]. Daten zur Sicherheit ihrer Anwendung allerdings stehen aus. Diese Studie wurde entworfen, um den Einfluß von Phospholipiden auf die Heilung dreier unterschiedlicher Gewebe zu untersuchen.

Methodik

Insgesamt 48 Chincilla Kaninchen wurden median laparotomiert, Coekum und laterale Bauchwand wurden standardisiert deperitonealisiert, eine jejunale Anastomose ausgeführt und eine Elektroinzision im rechten Leberlappen gesetzt. Die Operation wurde durch die intraabdominelle Applikation von 0,9%iger Kochsalz- (NaCl) oder 12%iger Phospholipidlösung (PL) in einem konstanten Volumen von 10 ml/kg Körpergewicht beendet. Nach Intervallen von 5 und 10 Tagen erfolgte die Wiedereröffnung der Bauchhöhle durch paramediane Laparotomie. Die Adhäsionsflächen wurden durch computergestützte Planimetrie vermessen. Die Bauchdecke wurde exzidiert und einem Reissversuch unterzogen. Der anastomosentragende Dünndarm wurde reseziert und in einem Berstungsversuch belastet. Alle Gewebe wurden mittels Sirius Red/Fast Green Färbung auf den relativen Kollagengehalt untersucht.

Ergebnisse

Nach 5 (NaCl 691 mm^2, PL 192 mm^2) und nach 10 Tagen (NaCl 625 mm^2, PL 88 mm^2) zeigte die Kontrollgruppe signifikant mehr Adhäsionen ($p < 0,05$). Der Berstungsdruck der Anastomose am fünften (NaCl 16,1 kPa, PL 18,2 kPa) und zehnten (NaCl 19,7 kPa, PL 18,6 kPa) postoperativen Tag zeigten keine signifikanten Unterschiede. Die Reißfestigkeit der Bauchdecke nach 5 (NaCl 8,5 N cm^{-1}, PL 6,8 N cm^{-1}) und 10 Tagen (NaCl 23,0 N cm^{-1}, PL 20,2 N cm^{-1}) gemessen war nicht signifikant unterschiedlich. Der Kollagenanteil von Anastomosen, Laparotomienarbe und Leber waren durch PL nicht beeinflußt.

Diskussion und Schlussfolgerung

Diese Ergebnisse bestätigen die Wirksamkeit der Phospholipide in der Adhäsionsprophylaxe. Die Befunde der unbehelligten Heilung von Anastomosen, Laparotomiewunde und

Leberinzision unterstreichen die Sicherheit dieser Substanz. Weitere Experimente könnten die Eignung von Phospholipiden für den klinischen Einsatz zeigen.

Literatur

1. van der Krabben AA, Dijkstra FR, Nieuwenhuijzen M, Reijnen MM, Schaapveld M (2000) Morbidity and mortality of inadvertent enterotomy during adhesiotomy. Br J Surg 87: 467–471
2. Treutner KH, Schumpelick V (2000) Adhesion prevention–wish & reality. Chirurg 71: 510–517
3. Treutner KH, Bertram P, Lerch MM, Klimaszewski M, Petrovic-Källholm S, Sobesky J, Winkeltau G, Schumpelick V (1995) Prevention of postoperative adhesions by single intraperitoneal medication. J Surg Res 59: 764–771
4. Müller SA, Treutner KH, Anurov M, Titkova S, Polivoda M, Öttinger AP, Schumpelick V (in press) Efficacy of Adhesion Prevention and Impact on Wound Healing of Intraperitoneal Phospholipids. J Surg Res (in press)
5. Snoj M, Ar'Rajab A, Ahren B, Bengmark S (1992) Effect of phosphatidylcholine on postoperative adhesions after small bowel anastomosis in the rat. Br J Surg 79:427–429

Korrespondenzadresse: Dr. med. S. A. Müller, Chirurgische Klinik und Poliklinik, Universitätsklinikum der RWTH Aachen, Pauwelsstrasse 30, 52074 Aachen, Tel.: +49 (241) 80-89 500, Fax: +49 (241) 88-88 417, e-mail: stefan.mueller4@post.rwth-aachen.de

Einfluß von Polypropylen-Netzen auf die Proliferation und Apoptose verschiedener humaner Zellkulturen

Influence of polypropylene meshes on the proliferation and apoptosis of different human cell cultures

M. Duchrow[1], U. Windhövel[1], U. Markert[2] und R. Broll[1]

[1] Chirurgisches Forschungslabor
[2] Klinik für Chirurgie, Universitätsklinikum Lübeck

Abstract

Introduction: Non-resorbable meshes are routinely used for surgical hernia repair to reinforce and stabilize the abdominal wall. Recently, criticism of uncontrolled use of these meshes arose, because the knowledge of foreign-body reactions and neoplastic formation is insufficient. The aim of our study was to investigate the interaction of meshes with human HeLa cells and fibroblasts in vitro. *Methods:* HeLa cells or human fibroblasts were seeded and cultured over a 48 h period in six-well culture dishes (10^4, 3×10^4, 10^5 cells/well) in an appropriate growth medium on polypropylene meshes (square sheets of 2×2 cm^2). Controls were seeded without meshes. The cells were treated with trypsin, washed, fixed on slides by cytocentrifugation, followed by immunocytochemical staining with the monoclonal antibody MIB-1 and the StreptABC method (Dako, Glystrup, Denmark). The proliferation index was determined by counting MIB-1 stained nuclei. To determine the apoptotic index, washed cells were stained with Annexin V-FITC and propidiumjodide followed by flow cytometric analysis. *Results:* In comparison to the controls, the proliferation index of fibroblasts incubated with meshes was reduced by only about 6% (64% versus 58%). Interestingly, the proliferation index was increased with decreasing density of the cells: from 46% at 10^5 cells/well to 71% at 10^4 cells/well (samples with meshes) and from 55% at 10^5 cells/well to 78% at 10^4 cells/well (controls). The apoptotic index of fibroblasts grown with meshes was doubled in comparison to the controls (3.7% versus 1.7%). Additionally, in the mesh group the apoptotic index was elevated with increasing density of the cells: from 2.3% at 10^4 cells/well to 6.0% at 10^5 cells/well. The proliferation indices of the HeLa cells were generally higher (90% – 99%), but we could not find any difference between cells grown with or without mesh. The apoptotic index of HeLa cells grown with meshes was elevated by a factor of 7 in comparison to that of the controls (0.5% versus 3.4%). *Discussion:* Within the selected 48-h period polypropylene meshes had no significant influence on the proliferation index of the investigated cell cultures. However, our results demonstrate that polypropylene meshes have the tendency to increase the apoptotic cell number of the investigated human cells in vitro.

Einleitung

Resorbierbare und nichtresorbierbare Kunststoffnetze (Meshes) finden in zunehmendem Maße Einsatz bei der Versorgung von Hernien, insbesondere von Narbenhernien. Ihre primäre Aufgabe ist dabei die Verstärkung und Stabilisierung der Bauchwand [5], was sich an einer deutlichen Reduktion der Rezidivrate bei Narbenhernien gegenüber dem einfachen Verschluß durch Naht zeigt [2]. Allerdings wurden Komplikationen wie Störungen der Wundheilung, Serome, Fistelbildungen, Migrationen des Netzes, Mißempfindungen und Einschränkungen der Bauchwandbeweglichkeit beschrieben [3, 5].

Obwohl diese Kunststoffnetze nun seit über 40 Jahren in der Chirurgie eingesetzt werden, gibt es außer den üblichen histologischen Untersuchungen wenig darüber hinausführende Studien, die die Interaktionen zwischen Netz und Zellen insbesondere auch auf der molekularen Ebene zum Ziel haben. In jüngster Zeit mehren sich aber kritische Stimmen, die vor einem unkontrollierten Einsatz der Netze warnen, da zu wenig über ihre Spätfolgen und eine mögliche Entartungstendenz bekannt ist [4]. Es ist das Verdienst der Arbeitsgruppe um Schumpelick, Aachen, hier erstmals weiterführende Untersuchungen an explantierten Netzen nach Langzeitimplantation durchgeführt zu haben [1].

Ziel unserer Studie war es, den Proliferationsindex (Wachstumsrate) und die Apoptoserate (programmierter Zelltod) von Fibroblasten nach Kontakt mit Polypropylen-Netzen in vitro zu testen.

Methodik

Humane Fibroblasten (HFIB; Cell-Lining, Berlin) bzw. HeLa-Zellen (HeLa S3; DSMZ, Braunschweig) wurden in „Fibroblast Growth Medium" mit Human-Serum (Cell-Lining, Berlin) bzw. DMEM plus FKS (10%; GibcoBRL, Berlin) bis zur Bildung eines Monolayers kultiviert. Die adhärenten Zellen wurden geerntet und in Zellkulturplatten (Sechslochplatten) eingesät (10^4, 3×10^4, 10^5 Zellen/Loch) und mit bzw. ohne (Kontrollen) Polypropylen-Netzen (Prolene®; Ethicon, Hamburg; ca. 2×2 cm², 35 mg) für weitere 48 Stunden inkubiert. Die Vitalität der Zellen überprüften wir mittels Trypanblau-Färbung.

Zur Bestimmung der Proliferationsindizes wurden die Zellen nach der Ernte mittels Zytospin-Zentrifugation ($300 \times g$ für 5 min.) auf Objektträger aufgebracht. Die mittlere Zelldichte betrug 10^4 Zellen/Objektträger. Die immunzytochemische Färbung der Zellen erfolgte mit dem monoklonalen Antikörper MIB-1 (freundlicherweise überlassen von Herrn Prof. Dr. J. Gerdes, Forschungszentrum Borstel) und der StreptAvidin-Biotin-Komplex Methode (DAKO Duett-Kitt, Peroxidase, DAKO, Hamburg) sowie AEC (3-amino-9-ethylcarbazol) als Chromogen. Die Kerngegenfärbung erfolgte mit Hämatoxylin. Die Proliferationsindizes berechneten wir in Prozent (%) aus dem Verhältnis der gefärbten zu allen gezählten Zellkernen.

Die Apoptoseraten wurde durchflußzytometrisch (FACScan; Becton Dickinson, Heidelberg) nach Färbung der Zellen mit Propidiumjodid (PJ) und FITC-markiertem Annexin-V gemessen. Die PJ-Färbung diente dazu, avitale Zellen bzw. Zelltrümmer auszuschließen. Als Apoptose-positiv galten Annexin-V-positive Zellen. Die Apoptoseraten berechneten wir in Prozent (%) aus dem Verhältnis der Apoptose-positiven zu allen Zellen.

Alle Versuche wurden mindestens zweifach durchgeführt und aus den Ergebnissen wurden jeweils die Mittelwerte berechnet.

Ergebnisse

Die Vitalität der Zellen betrug regelmäßig mehr als 98%. Immunzytochemisch waren proliferierende Zellen deutlich an ihrer Anfärbung des Zellkernes erkennbar und nur solche wurden auch als positiv gewertet. Bei den Fibroblasten war der Proliferationsindex der Ansätze mit Netz geringfügig um 6% gegenüber den Kontrollen ohne Netz erniedrigt (64% versus 58%). Setzt man den mittleren Proliferationsindex der Kontrollen gleich 100%, so reduzierte sich dieser bei den Netzansätzen um 9%. Bemerkenswert war ein Anstieg des Proliferationsindex mit abnehmender Zellmenge pro Loch um den Faktor 1,5 bei den Ansätzen mit Netz (von 46% bei 10^5 Zellen auf 71% bei 10^3 Zellen). Aber auch bei den Ansätzen ohne Netz beobachteten wir diesen Effekt, wobei der Faktor mit 1,4 nahezu identisch war (von 55% bei 10^5 Zellen auf 78% bei 10^3 Zellen). Die Proliferationsindices der HeLa-Zellen waren deutlich höher als die der Fibroblasten (90% bis 99%). Wir konnten jedoch keine Unterschiede zwischen den Ansätzen mit und ohne Netz feststellen.

Anders dagegen war das Verhalten der Fibroblasten auf die Netze im Hinblick auf die Apoptoserate. Hier beobachteten wir insgesamt einen Anstieg von 1,7% (ohne Netz) auf 3,7% (mit Netz). Setzt man hier wieder die mittlere Apoptoserate der Kontrollansätze gleich 100%, so betrug die Steigerung 244%. Mit zunehmender Zellmenge pro Loch stieg auch die Apoptoserate bei den Netz-Ansätzen um den Faktor 2,6 (von 2,3% bei 10^3 Zellen auf 6,0% bei 10^5 Zellen) und bei den Kontrollen um den Faktor 3,4 (von 0,7% bei 10^3 Zellen auf 2,4% bei 10^5 Zellen). Die Apoptoseraten der mit den Netzen inkubierten HeLa-Zellen war gegenüber den Kontrollen im Mittel sogar um den Faktor 7 erhöht (0,5% versus 3,4%).

Diskussion

Unsere Ergebnisse deuten darauf hin, daß die verwendeten Kunststoffnetze aus Polypropylen offensichtlich keinen wesentlichen Einfluß auf den Proliferationsindex humaner Fibroblasten bzw. HeLa-Zellen ausüben, da dieser allenfalls geringfügig abnahm. Zumindest gilt dies im untersuchten Zeitraum von 48 Stunden. Der Anstieg des Proliferationsindex mit abnehmender Zellmenge pro Loch erklärt sich dadurch, daß bei einer geringeren Zellmenge und damit zunehmend fehlendem Zell-Zell-Kontakt die Zellen sich ungehinderter teilen können. Dagegen scheinen die Kunststoffnetze zumindest tendenziell einen Einfluß auf die Apoptoserate der untersuchten Zellkulturen zu haben, da diese grundsätzlich bei allen untersuchten Zellmengen gegenüber den Kontrollen deutlich erhöht war.

Literatur

1. Klosterhalfen B, Klinge U, Hermanns B, Schumpelick V (2000) Pathologie traditioneller chirurgischer Netze zur Hernienreparation nach Langzeitimplantation im Menschen. Chirurg 71: 43–51

2. Liakakos T, Karanikas I, Panagiotidis H, Dendrinos S (1994) Use of Malex mesh in the repair of recurrent incisional hernia. Br J Surg 81: 248–249
3. Schumpelick V, Conze J, Klinge U (1996) Die präperitoneale Netzplastik in der Reparation der Narbenhernie. Eine vergleichende retrospektive Studie an 272 operierten Narbenhernien. Chirurg 67: 1028–1035
4. Schumpelick V (1999) Editorial: Biotop Mensch. Chirurg 70: 845–846
5. Schumpelick V, Klinge U, Welty G, Klosterhalfen B (1999) Meshes in der Bauchwand. Chirurg 70: 876–887

Korrespondenzadresse: Dr. rer. nat. M. Duchrow, Chirurgisches Forschungslabor, Klinik für Chirurgie, Universitätsklinikum Lübeck, Ratzeburger Allee 160, 23538 Lübeck, Fax: 0 45 15 00 20 69, e-mail: Duchrow@medinf.mu-luebeck.de

Polypropylen in der intraabdominellen Position – Einfluß der Porengröße auf die Gewebereaktion im Kaninchenmodell

Polypropylene in the intraabdominal position –
Effects of pore size on tissue reaction in a rabbit model

J. Conze[1], S. Müller[1], B. Klosterhalfen[2], U. Klinge[1], und V. Schumpelick[1]

[1] Chirurgische Klinik und Poliklinik
[2] Institut für Pathologie, RWTH Aachen

Abstract

Since the surgical introduction of polypropylene meshes by Francis Usher in 1953, the material has been implanted in many modifications, differing in weight, structure and pore size. In an established experimental rabbit model we implanted meshes with minimal operative trauma by laparoscopy (IPOM technique) and investigated the degree of adhesion formation and tissue reaction caused by polypropylene meshes with different pore sizes (0.6 – 4.5 mm) in the intraabdominal position after 7 and 90 days. The quantitative measurement of adhesion formation was performed by computer-assisted planimetry. The tissue reaction was investigated by histological and morphometric examination. *Results:* (1) The pore size of polypropylene meshes has a significant effect of the intraabdominal potential of adhesion formation. (2) Heavyweight polypropylene meshes lead to strong fibrosis with a higher degree of foreign body reaction.

Einleitung

Seit der Einführung von Polypropylennetzen in die Chirurgie durch Francis Usher 1953 sind zahlreiche Modifikationen entwickelt und eingesetzt worden. Diese unterscheiden sich in ihren biomechanischen Eigenschaften, ihrem Gesamtflächengewicht, ihrer Web- bzw. Gewirkstruktur, sowie der Fadenart (monofilament/multifilament) und Porengröße.

Bisher wurden meist schwergewichtige, kleinporige Polypropylen-Netze in der Hernienchirurgie eingesetzt, die vor allem in der intraabdominellen Position zu einer ausgeprägten Fremdkörperreaktion mit entsprechender Adhäsions- und Fistelbildung geführt haben.

In dieser experimentellen Studie wurde in einem etablierten Kaninchenmodel der Einfluß der Porengröße von reinen Polypropylen-Netzen auf das Ausmaß der Adhäsionsbildung sowie der Fremdkörperreaktion untersucht.

Methodik

Nach Anlage eines Pneumoperitoneums und Einbringen von Arbeitstrokaren und Optik erfolgte die laparoskopische Implantation von verschiedenen Netzmaterialien in der sogenannten *IPOM* – Technik (*Intra-Peritonealen Onlay Mesh*-Technik). Zur Gewährleistung eines direkten Kontaktes mit dem Intestinum wurde die intraabdominelle Fixierung der Netze auf das parietale Peritoneum mittels Endostapler (Ethikon®) durchgeführt. Nach 7 und 90 Tagen wurden jeweils 5 Tiere pro Netzmaterial untersucht. Zum Einsatz kamen folgende Netze:

1) kleinporiges, schwergewichtiges, monofilamentes Polypropylen (PP0.6)
2) mittelporiges, leichtgewichtiges, monofilamentes Polypropylen (PP2.5)
3) großporiges, leichtgewichtiges, multifilamentes Polypropylen (PP4.5)

Nach Durchführung einer Kontroll-Laparoskopie erfolgte anschließend eine computerassistierte Planimetrie zur quantitativen Erfassung der Adhäsionen. Danach wurde der netztragende Teil der Bauchwand exzediert und histologische und morphometrische Untersuchungen durchgeführt.

Ergebnisse

Planimetrie

Bei den kleinporigen, schwergewichtigen Polypropylen-Netzen fanden sich zu den Untersuchungs-Zeitpunkten signifikant mehr Adhäsionen zum Intestinum als bei den beiden leichtgewichtigen Netzvarianten ($p < 0{,}05$). Zwischen den leichtgewichtigen monofilen und multifilen PP-Netzen zeigten sich keine signifikanten Unterschiede (Abb. 1).

Histologie und Morphometrie

Vor allem nach 90 Tagen kam es um die PP0.6-Netze zu einer bandförmigen Fibrosierung, wie bei einer Narbenplatte. Die leichtgewichtigen Netzvarianten mit einem größeren Porendurchmesser ≥ 2.5 mm zeigten ausschließlich eine perifilamentäre Fibrosierung.
Morphometrisch fanden sich deutliche Unterschiede zwischen den schwer- und leichtgewichtigen Polypropylen-Netzen, was sich in einem höheren Anteil von Makrophagen und Granulozyten in Interface, mit einer entsprechend stärkeren Entzündungsreaktion ausdrückt (Abb. 2).

Diskussion und Schlussfolgerung

Eigene Voruntersuchungen konnten nach Implantation von schwergewichtigen, kleinporigen Polypropylen-Netzen im Menschen eine erhebliche Einschränkung der Bauchwandbeweglichkeit mittels 3-D-Stereographie nachweisen (1). Diese Einschränkung läßt sich durch die netzinduzierte Ausbildung einer derben Narbenplatte erklären (2/3). Wegen der in zahlreichen Fallbeispielen beschriebenen Gefahr von Adhäsions- und Fistelbildung bei direktem Kontakt mit Intestinum, wird eine intraabdominelle Plazierung von Polypropylen-Netzen weitestgehend vermieden.
Die Verwendung von großporigen Netzen mit entsprechender Reduktion des Gesamtflächengewichtes, führte nicht nur zu einer deutlich geringeren Fremdkörperreaktion, sondern in der intraabdominellen Position zu einer signifikanten Verringerung der Ad-

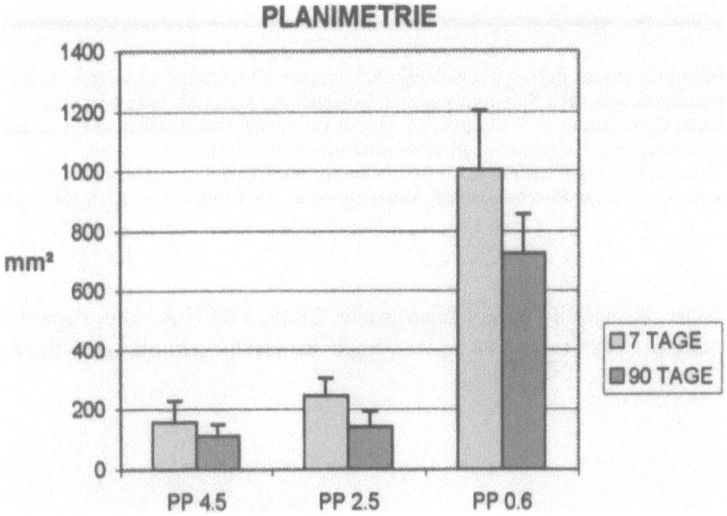

Abb. 1. Quantitative Erfassung der Adhäsionsbildung nach Polypropylen-Implantation. Ergebnisse der Planimetrie (mm²) nach 7 und 90 Tagen

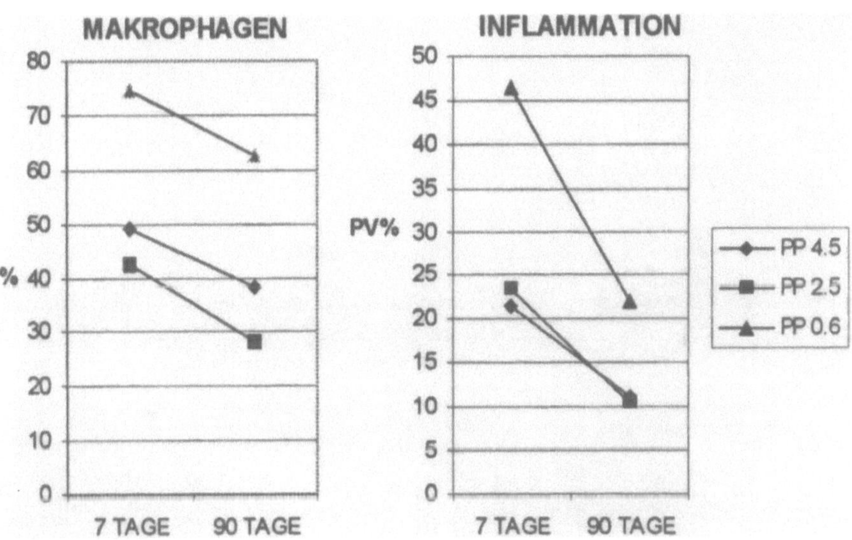

Abb. 2. Ergebnisse der Morphometrie: Makrophagen (%) und Entzündungsreaktion (PV %)

häsionen. Fistelbildungen wurden keine gesehen. Unsere Ergebnisse lassen sich folgend zusammenfassen:

1) Die Porengröße hat einen signifikanten Einfluss auf das intraabdominelle Adhäsionspotential von PP-Netzen.
2) Schwergewichte Polypropyl-Netze führen zu einer deutlichen Fibrosierung mit einem größerem Ausmaß an Fremdkörperreaktion.

Literatur

1. Klinke U, Conze J, Klosterhalfen B, Limberg W, Obolenski B, Oettinger AP, Schumpelick V (1996) Veränderung der Bauchwandmechanik nach Netz-Implantation. Langenbecks Arch Chir 381(6): 323–332
2. Klosterhalfen B, Klinge U, Hermanns B, Schumpelick V (2000) Pathologie traditioneller chirurgischer Netze zur Herniereparation nach Langzeitimplantation beim Menschen. Chirurg 71(1): 43–51
3. Klosterhalfen B, Klinke U, Henze U, Bhardwaj R, Conze J, Schumpelick V (1997) Morphologische Korrelation der funktionellen Bauchwandmechanik nach Mesh-Implantation. Langenbecks Arch Chir 382: 87–94

Korrespondenzadresse: Dr. med. J. Conze, Chirurgische Klinik, RWTH Aachen, Pauwelsstraße 30, 52074 Aachen, Fax: 02 41-8 88 84 17, e-mail: jconze@post.klinikum.rwth-aachen.de

Untersuchungen der postoperativen Mikrozirkulation des Schlauchmagens als Ösophagusersatz mittels kontinuierlicher Tonometrie

Investigation of postoperative microcirculation of the gastric tube as an esophageal substitute using continuous tonometry

W. Schröder, D. Stippel, M. Lacher, K. T. E. Beckurts, C. Gutschow und A. H. Hölscher

Klinik und Poliklinik für Visceral- und Gefäßchirurgie, Universität zu Köln

Abstract

After esophagectomy formation of a gastric tube with ligation of the left gastric artery and partial resection of the lesser curvature is associated with reduced perfusion of the anastomotic region. In this prospective study continuous tonometry (pCO_2) was used to monitor the microcirculation of the gastric tube during the postoperative course. A total of 22 patients with esophageal carcinoma were included. Mucosal pCO_2 measurement was independent of mean arterial pressure, cardiac output and systemic vascular resistance. In 19 of the 22 patients mucosal pCO_2 significantly increased after extubation ($p < 0.001$). The mean ΔpCO_2 of two patients with anastomotic leakage was significantly higher compared to patients without anastomotic problems. Both patients were identified by postoperative continuous tonometry.

Einleitung

Die Standardrekonstruktion nach Ösophagektomie ist die Bildung eines Magenschlauches, der zervikal oder thorakal an den verbliebenden Ösophagus anastomosiert wird [4]. Hierbei werden die A. gastrica sinistra und die Aa. gastricae breves ligiert [4]. Diese partielle Devaskularisation resultiert in einer Minderperfusion der Anastomosenregion und wird für das postoperative Auftreten einer Anastomoseninsuffizienz verantwortlich gemacht [1, 4]. Bisherige Untersuchungen zur postoperativen Mikrozirkulation des Interponates sind methodisch bedingt nur unzureichend im postoperativen Verlauf einzusetzen [3].

Das Prinzip der Tonometrie beruht auf dem pCO_2-Konzentrationsausgleich zwischen Magenmukosa und einem luftgefüllten Ballon mit semipermeabler Membran. Aus dem pCO_2-Konzentrationsgradienten vor und nach Luftinsufflation im Ballon kann der pCO_2 der Magenmucosa ($pCO_2 i$) rechnerisch ermittelt werden. Die kontinuierliche Tonometrie hat sich als Prognosefaktor für den intensivmedizinischen Verlauf etabliert [2].

Die Fragestellung dieser Untersuchung war, ob die kontinuierliche Tonometrie eine geeignete Methode ist, die Mikrozirkulation des Magenschlauches im postoperativen Verlauf zu überwachen.

Methodik

22 Patienten mit einem Ösophaguskarzinom wurden in die prospektive Studie eingeschlossen (12 Plattenepithelkarzinome und 10 Adenokarzinome). Alle Patienten wurden über einen transthorakalen Zugang ösophagektomiert, die Rekonstruktion erfolgte durch die Bildung eines Schlauchmagens, der in 18 Fällen hochthorakal und in 4 Fällen zervikal an den Ösophagus anastomosiert wurde. Nach Anlage der Ösophagogastrostomie wurde die Tonometrie-Sonde mit dem semipermeablen Ballon distal der Anastomose plaziert. Unmittelbar nach Übernahme des Patienten auf die Intensivstation wurde begonnen, den pCO_2i (mmHg) der Magenmucosa mittels rezirkulierender Gasanalyse (TONOCAP, Datex Ohmeda, Deutschland) zu messen und stündlich zu dokumentieren. Entsprechend den internationalen Richtlinien [2] wurde die Differenz zwischen intestinalen und arteriellem pCO_2 ($\Delta pCO_2 = pCO_2i - pCO_2a$) für die Auswertung herangezogen. Um auszuschließen, daß der pCO_2i durch pulmonale oder hämodynamische Faktoren beeinflußt wird, wurden folgende Parameter begleitend gemessen: pO_2a, pCO_2a, pHa, SO_2, mittlerer arterieller Druck (MAP), Herzzeitvolumen (HZV) und systemisch vaskulärer Widerstand (SVR). Die Messung der hämodynamischen Parameter wurde kontinuierlich durchgeführt (PICCO, Pulsion Medical System, Deutschland).

Die statistische Auswertung erfolgte mittels deskriptiver Verfahren, t-Test für verbundene Stichproben und Berechnung der Korrelationskoeffizienten.

Das Studiendesign wurde durch die lokale Ethik-Kommission genehmigt.

Ergebnisse

Die Gesamtzahl der gemessenen pCO_2i betrug 1632 (bei stündlicher Dokumentation $\cong$ gemessene Stunden) mit durchschnittlich 74 Messungen pro Patient (Bereich: 24 – 150). Es bestand keine statistische Korrelation zwischen ΔpCO_2 und den hämodynamischen Parametern MAD, HZV und SVR (r < 0.5). Beim Vergleich der Mittelwerte von jeweils 6 ΔpCO_2 vor und nach Extubation zeigte sich bei 19 von 22 Patienten (86%) ein signifikanter Anstieg des ΔpCO_2 nach Extubation. Der Mittelwert von 117 ΔpCO_2-Messungen vor Extubation ($\bar{x}$: 15,1 ± 8,7 mmHg) war bei unverändertem HZV und SVR signifikant niedriger (p < 0.001) als der Mittelwert von 120 ΔpCO_2-Messungen nach Extubation ($\bar{x}$: 24,7 ± 14,1 mmHg).

Bei 2 Patienten wurde im postoperativen Verlauf eine Anastomoseninsuffizienz diagnostiziert. Der mittlere ΔpCO_2 (n = 227 Messungen) dieser zwei Patienten ($\bar{x}$: 38,6 mmHg, SD = 18,4 mmHg) war signifikant höher (p < 0.001) als bei den 20 Patienten (n = 1405 Messungen) ohne Insuffizienz ($\bar{x}$: 20,6 mmHg, SD = 13,5 mmHg). Zur Diagnose einer Insuffizienz wurde als Cut-off Point ein ΔpCO_2 von 47 mmHg festgelegt ($\cong$ 95% Konfidenzintervall der normal verteilten ΔpCO_2i). Bei diesem Cut-off Point wurden beide Patienten mit Insuffizienz diagnostiziert, 2 Patienten hatten falsch positive ΔpCO_2. Falsch negative ΔpCO_2i-Messungen wurden nicht beobachtet.

Diskussion

Im Vergleich zu anderen Tonometrie-Studien, in denen ΔpCO_2 als Prognosefaktor für den intensivmedizinischen Verlauf herangezogen wird [2], waren die in dieser Studie gemessenen ΔpCO_2 nach Ösophagektomie und Magenhochzug deutlich höher, ohne daß dieses mit einem komplizierten postoperativen Verlauf assoziiert war. Diese insgesamt hohen ΔpCO_2 sind Folge der partiellen Devaskularisation, die bei der Präparation des Magenschlauches erforderlich ist. Diese Minderperfusion wurde intraoperativ auch mit anderen Methoden nachgewiesen [1, 3]. Das postoperative Monitoring des Interponates mittels kontinuierlicher Tonometrie ist bisher nicht untersucht worden.

Der Nachweis, dass die gemessenen ΔpCO_2 unabhängig von den hämodynamischen Parametern HZV und SVR sind, ermöglicht es, bei weiteren Untersuchungen auf ein aufwendiges invasives, hämodynamisches Monitoring zu verzichten. Der Anstieg des ΔpCO_2 nach Extubation wird als Stressreaktion mit Ausschüttung von endogenen Katecholaminen erklärt, die zu einer Vasokonstriktion und somit passageren Minderperfusion im Splanchnicusgebiet führen.

Die durchschnittlichen ΔpCO_2-Werte sind bei Patienten mit einer Anastomoseninsuffizienz höher als bei Patienten ohne diese Komplikation, so dass durch die kontinuierliche Tonometrie beide Patienten mit einer Insuffizienz identifiziert werden konnten. Ein im postoperativen Verlauf frühzeitiger Anstieg des mukosalen pCO_2 vor klinischer Manifestation einer Insuffizienz kann als Indikation für eine invasive Diagnostik (z. B. Endoskopie, Kontrastmitteldarstellung) herangezogen werden. Der Wert einer frühen Diagnose einer solchen Komplikation besteht in der Vermeidung von septischen Sekundärkomplikationen. Selbst bei Festlegung eines hohen ΔpCO_2 außerhalb der 2-fachen Standardabweichung wurden mit der kontinuierlichen Tonometrie falsch positive Werte gemessen, ohne dass im weiteren postoperativen Verlauf eine Insuffizienz diagnostiziert werden konnte. Weitere Untersuchungen müssen zeigen, ob der ΔpCO_2 auch bei Patienten nach Ösophagektomie und Magenhochzug unabhängig vom Vorliegen einer Insuffizienz als Prognoseparameter für einen komplizierten postoperativen Verlauf herangezogen werden kann [2].

Schlussfolgerung

Mit der mukosalen pCO_2-Messung mittels kontinuierlicher Tonometrie kann die Mikrozirkulation des Interponates im postoperativen Verlauf überwacht werden.

Literatur

1. Boyle NH, Pearce A, Hunter D, Owen WJ, Mason RC (1998) Scanning laser doppler flowmetry and intraluminal recirculating gas tonometry in the assessment of gastric and jejunal perfusion during esophageal resection. Br J Surg 85: 1407–1411
2. Chapman MV, Mythen MG, Webb AR, Vincent JL (2000) Gastrointestinal tonometry: state of the art. Intensive Care Med 26: 613–622
3. Jacobi CA, Zieren HU, Zieren J, Müller JM (1998) Is tissue oxygen tension during esophagectomy a predictor of esophagogastric anastomotic healing? J Surg Res 74: 161–164
4. Schröder W, Hölscher AH (1998) Mageninterposition – Technik und Ergebnisse. Chir Gastroenterol 14: 267–272

Korrespondenzadresse: Dr. W. Schröder, Klinik und Poliklinik für Visceral- und Gefäßchirurgie der Universität zu Köln, Joseph-Stelzmann Straße 9, 50931 Köln, Tel.: 02 21/4 78-48 03, Fax: 02 21/4 78-62 58, e-mail: Wolfgang.Schroeder@uni-koeln.de

Die elektrodynamische Relaxationsplastik: Konzeption eines neuen elektrodynamischen glattmuskulären Sphinkterersatzes

Development of a novel electrodynamic smooth muscle sphincter

H. J. Schrag[1], C. Grub[2], D. Karwath[2], Th. Noack[2] und U. T. Hopt[1]

[1] Klinik und Poliklinik für Viszeral- und Transplantationschirurgie
[2] Institut für Physiologie, Universität Rostock

Abstract

A novel artificial electrodynamic smooth muscle sphincter (ESMS) has been developed and was examined in a new in vitro ileostomy model. The ESMS is based on electrorelaxation of an intestinal smooth muscle frill which occludes a partially isolated bowel. In a first step, the isometric tension from isolated circular porcine fundas and colon muscle strips was recorded during pharmacological and electrical field stimulation (EFS). The relaxation response on prestimulated preparations by acetylcholine (ACh 10^{-5} M) using EFS (40 Hz, 60 mA, 5 ms, train duration 1 s) was significantly higher in fundas muscle than in colon preparations. After free transplantation of a fundas muscle flap (6 cm long, 3 cm wide) around the isolated small intestine and simulation of the functional cholinergic activity in response to ACh (10^{-4} M) a continent artificial sphincter was achieved. Electrical stimulation of the free nerve fibers of the fundas muscle frill caused muscle relaxation with the concomitant reduction of the occlusion pressure. ESMS is a promising innovative experimental model and will be further developed in the surgical treatment of fecal incontinence.

Einleitung

Zur Behandlung der hochgradigen Stuhlinkontinenz stehen derzeit in Abhängigkeit ihrer Ätiopathogenese neben konventionell chirurgischen Methoden die Anlage einer dynamischen Gracilisplastik [1] oder die Implantation eines künstlichen Sphinkterersatzes [2] zur Verfügung. Suffiziente Methoden um kontinente künstliche Darmausgänge zu erzielen existieren bislang nicht. Das Ziel dieser Arbeit besteht in der Entwicklung einer kontinenten und variabel einsetzbaren, elektrodynamischen und glattmuskulären Sphinkterplastik (ESMS), basierend auf der für glatte Muskulatur charakteristischen, nerval vermittelten und elektrisch induzierbaren Relaxationseigenschaft. Aus glattmuskulärem Gewebe wird eine Manschettenplastik konzipiert, die durch Elektrostimulation relaxieren und auf diese Weise eine effektive Defäkation ermöglichen soll. Zur Ermittlung der für diesen Funktionsmechanismus am besten geeigneten Muskulatur wurden an Human- und Schweinepräparaten die Kontraktions- und Relaxationseigenschaften von Fundus- und Colonmuskulatur unter elektrischer Feldstimulation analysiert.

Methodik

Die elektrische Feldstimulation (EFS) der Fundus- und Colonmuskulatur (Schwein je n = 6; Humanpräparate je n = 3) erfolgte in konventioneller, computerisierter Organbadtechnik. Die Muskelstreifen (2×15 mm) wurden mittels Platinelektroden und Reizgerät bei verschiedenen Parametern im Intervall stimuliert und die Reizantwort unter dem Einfluß von Atropin, Tetrodotoxin (TTX) und L-Nitro-Arginin (L-NNA) in aufsteigenden Konzentrationsreihen untersucht.

Der Kunstsphinkter bestand aus einem mukosektomierten und manschettenförmig auf einen ca. 35 cm langen Träger (Duodenum) transplantierten Funduslappen (3×6cm). Dieser wurde in einem speziell hierfür konzipierten Organbad plaziert (7000 ml, Carbogen begaste Krebslösung, 37 °C) und mit Acetylcholin (ACh) stimuliert. ACh simulierte hierbei den in vivo bestehenden cholinergen Grundtonus. Über einen externen Druckbehälter wurden variable, intraluminale Drücke erzeugt. Die Kontinenzprüfungen erfolgten mit Medien unterschiedlicher Viskosität (flüssig bis breiig). Die in der Fundusmanschette verbliebenen Nervenendigungen wurden über ein elastisches, zirkuläres Elektrodenband gereizt. Resultierende Druck- und Durchflußänderungen wurden kontinuierlich aufgezeichnet.

Ergebnisse

Die Muskelrelaxation von Schweinefundus ist der Reizantwort humaner Präparate vergleichbar (Abb. 1a). Das Relaxationspotential von Fundusmuskulatur (stratum circulare) ist gegenüber dem der Colonmuskulatur signifikant höher ($-12{,}4$ vrs. $-0{,}14$ [mN$\times$s]/mm^2; $p < 0{,}002$; max. Reizantwort bei 60 mA, 40 Hz, Impulsdauer 5 ms, Reizzeit 1s). Hingegen steht bei den Colonpräparaten die elektroinduzierte Kontraktion im Vordergrund (Abb. 1b). Die inhibitorische (relaxierende) und exzitatorische (kontrahierende) Komponenten der Reizantwort werden durch TTX (5×10^{-7} M) inhibiert, während Atropin (10^{-6} M) selektiv die exzitatorische, cholinerg induzierte, und L-NNA (10^{-5} M) selektiv die inhibitorische, NO vermittelte Reizantwort unterdrückt. Aufgrund ihrer hervorragenden Relaxationseigenschaften wurde für die Manschettenplastik Fundusmuskulatur verwendet. Unter Standardbedingungen resultierte bei der gewählten Manschettendimension eine mittlere Kontinenzschwelle (KS) von 44 cm H$_2$O, die sich unter extraluminaler ACh-Stimulation signifikant auf 71,7cm H$_2$O erhöhte (ACh 10^{-4} M, $p < 0{,}05$). Unter einem initialen KS-Anstieg von ca. 20% resultierte die elektrische Manschettenreizung in einer Muskelrelaxation, Reduktion des Verschlußdruckes und Durchflußsteigerung auf 63,6 ml/min.

Diskussion und Schlussfolgerung

Zur Konzeption einer kontinenten und elektrisch relaxierenden Sphinkterplastik aus glattmuskulärem Gewebe ist es von Bedeutung, Muskulatur derjenigen Organe zu verwenden, die aufgrund ihrer nervalen Versorgung und Calziumaktivierungsmechanismen am geeignetsten ist. Das bestehende Phänomen der elektrisch induzierbaren Relaxation des Stratum circulare mit nachfolgender Kontraktion ist in der Literatur beschrieben [3], und zeigt sich nach unseren Ergebnissen im Fundus signifikant stärker ausgeprägt als im Kolon. Da-

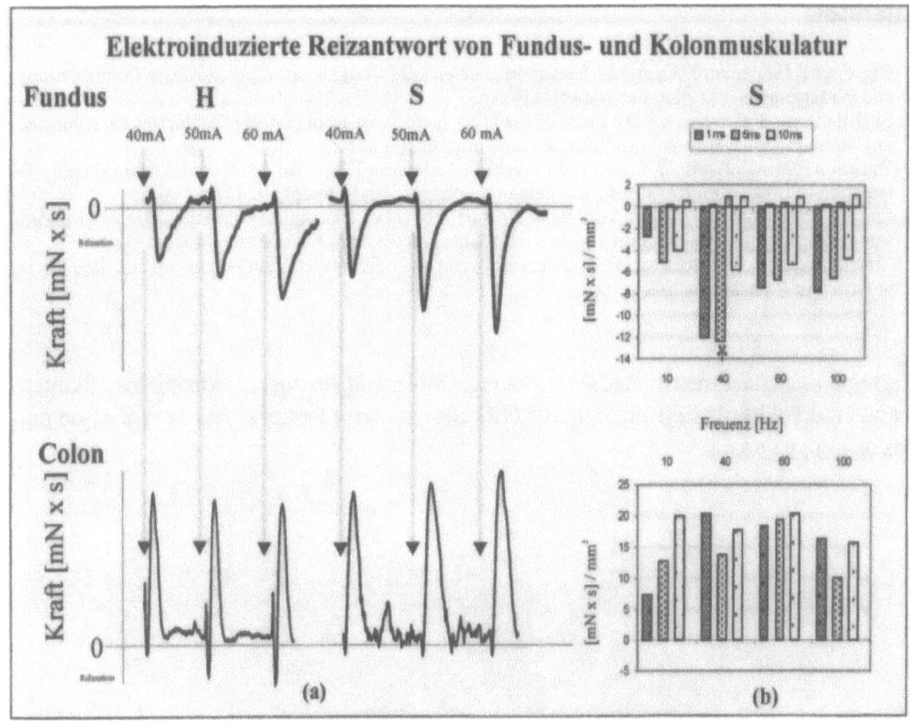

Abb. 1. a Muskelrelaxationen und Kontraktionen unter elektrischer Feldstimulation mit zunehmender Stromstärke. Fundus und Colonstreifen von Human (*H*)- und Schweinepräparaten (*S*). Reizparameter: 40–60 mA, 40 Hz, Impulsdauer 5 ms, Reizzeit 1 s. **b** Relaxations- und Kontraktionsphasen von Fundus- und Colonpräparaten (je n=6) des Schweins (*S*) in Abhängigkeit der Impulsfrequenz [Hz] und Dauer [ms] bei konstanter Stromstärke. Reizparameter: 60 mA, 10–100 Hz, Impulsdauer 1–10 ms, Reizzeit 1 s. *p < 0,002

bei indiziert die durch TTX antagonisierbare Relaxation von Schweine- und Humanpräparaten die Coexistenz eines inhibitorischen Nervensystems, und deckt sich mit ähnlichen Resultaten am humanen Sphinkter ani internus [4]. Durch die Blockade der inhibitorischen Reizantwort durch den NO-Synthaseinhibitor L-NNA konnte gezeigt werden, daß NO auch in diesen Präparaten für die non cholinerge non adrenerge (NANC)-Transmission des GI-Traktes verantwortlich ist. Die selektive Inhibition durch den muskarinergen Antagonisten Atropin belegt ferner, dass ACh für die exzitatorische Komponente als Co-Transmitter von Bedeutung ist [5]. Das ausgeprägte Relaxationspotential von Fundusmuskulatur ermöglicht die Konzeption eines elektrisch induzierbaren Öffnungsmechanismus im Sinne einer willkürlich steuerbaren Darmentleerung. Die Eingangs beschriebene Manschettengröße gewährleistet im Ruhezustand eine tonische Halteökonomie im nahezu physiologischen Bereich. Das beschriebene ESMS-Funktionsprinzip ist aufgrund der Spezies analogen Relaxationseigenschaft glatter Fundusmuskulatur auf ein Humanmodell übertragbar. Die ESMS stellt damit ein völlig neues, glattmuskuläres Sphinkter-in-vitro-Modell dar, welches in weiteren tierexperimentellen Studien validiert werden muß.

Literatur

1. Geerdes BP, Heineman E, Konsten J, Soeters PB, Baeten CG (1996) Dynamic graciloplasty. Complications and management. Dis Colon Rectum 39: 912–917
2. Christiansen J, Rassmussen OO, Lindorff-Larsen K (1999) Long-term results of artificial anal sphincter implantation for severe anal incontinence. Ann Surg 230: 45–48
3. Tottrup A, Forman A, Funch-Jensen P, Raundahl U, Andersson KE (1990) Effects of transmural field stimulation in isolated muscle strips from human esophagus. Am J Physiol 258: G 344–351
4. Glavind EB, Forman A, Madsen G, Tottrup A (1997) Effects of transmural field stimulation in isolated smooth muscle of human rectum and internal anal sphincter. Am J Physiol 272: G 1075–1082
5. Crist J, Gidda JS; Goyal RK (1984) Characteristics of on and off contraction in esophageal circular muscle in vitro. Am J Physiol 246: G137–144

Korrespondenzadresse: Dr. med. H.-J. Schrag, Universität Rostock, Medizinische Fakultät, Klinik und Poliklinik für Chirurgie, Schillingallee 35, 18059 Rostock, Tel.: 03 81-4 94-60 00, Fax: 0 38 14 94 60 02

Auswirkungen der Restaurativen Proktokolektomie auf den Glutaminstoffwechsel bei Patienten mit Colitis Ulcerosa und Patienten mit Familiärer Polyposis Coli

Implications of restorative proctocolectomy for glutamine distribution in patients with ulcerative colitis and in patients with familial adenomatous polyposis coli

E. H. Allemeyer[1], U. Hinz[2], G. Heuschen[1], C. Decker-Baumann[3], J. Stern[4] und U. A. Heuschen[1]

[1] Abteilung Allgemeinchirurgie
[2] Arbeitsgruppe Biostatistik
[3] Arbeitsgruppe Oekotrophologie, Chirurgische Universitätsklinik Heidelberg
[4] Chirurgische Abteilung, St. Josefs-Hospital, Dortmund

Abstract

Background: Restorative proctocolectomy as the surgical treatment of choice for patients with ulcerative colitis (UC) and those with familial adenomatous polyposis coli (FAP) imposes an essential change of function on the terminal ileal mucosa. Glutamine is one of the major nutrients for the small-bowel mucosa; it is metabolized into glutamate and subsequently alanine in the human enterocyte. In a prospective clinical trial we compared glutamine distribution in patients with ulcerative colitis to that in patients with familial adenomatous polyposis coli before and after restorative proctocolectomy, as well as in healthy individuals. *Method:* Concentrations of glutamine, glutamate and alanine were measured pre- and postoperatively in the terminal ileal mucosa, pouch mucosa, skeletal muscle (in median mmol/kg wet weight) and venous blood (in median mmol/l plasma) of patients undergoing total colectomy and construction of an ileoanal pouch for ulcerative colitis (UC, $n = 27$) or familial adenomatous polyposis coli (FAP; $n = 17$). Healthy individuals served as controls for skeletal muscle glutamine concentration. *Results:* Glutamine concentration in the skeletal muscle of healthy individuals, patients with UC and patients with FAP before IPAA did not show a significant difference (9.56, 8.55, 8.11, $p = 0.82$), nor did the glutamine sequence profile in terminal ileal mucosa and blood of UC and FAP patients, respectively. After IPAA, glutamine concentrations in *UC patients* decreased significantly in skeletal muscle (8.55, 7.24, $p = 0.034$). In the mucosa, glutamine increased non-significantly (0.70, 0.88, $p = 0.10$), while glutamate and alanine concentrations increased significantly (2.72, 4.13, $p < 0.001$; 0.76, 1.36, $p = 0.003$). In plasma, glutamine concentrations increased significantly (0.52, 0.58, $p = 0.017$). In *FAP patients*, glutamine levels did not change in skeletal muscle (7.14, 7.08, $p = 0.31$) after IPAA. In mucosa, glutamine levels increased non-significantly (0.64, 0.80, p = 0.73), whereas glutamate (2.18, 3.96, $p < 0.001$) and alanine (0.86, 1.20, $p = 0.011$) increased significantly. In plasma, glutamine levels remained unaltered (0.57, 0.56, $p = 0.59$). After IPAA, glutamine concentration in the pouch mucosa was significantly higher in UC than in FAP patients ($p = 0.029$). *Conclusion:* Glutamine concentrations in the store skeletal muscle of UC patients and FAP patients before surgical therapy were equal to that in healthy individuals. Restorative proctocolectomy resulted in changes in the glutamine sequence profile in ileal mucosa of both groups of patients, but resulted in significant decrease of glutamine concentrations in the store skeletal muscle only in UC patients, indicating redistribution and increased consumption of glutamine by the ileal pouch mucosa. Investigations into possible associations between characteristics of glutamine metabolism and the occurrence of pouchitis in patients with UC are required.

Einleitung

Die restaurative Proktokolektomie mit ileoanaler Pouchanlage (IAP) als chirurgische Therapie der Wahl für Patienten mit Colitis ulcerosa (CU) und Patienten mit familiärer adenomatöser polyposis coli (FAP) bedingt einen Funktionswandel der Schleimhaut des terminalen Ileums [1, 2]. Glutamin ist Hauptenergiesubstrat für Dünndarmenterozyten [3] und zusammen mit Butyrat für Dickdarmenterozyten [4]. Der Glutaminverbrauch steigt unter verschiedenen pathologischen Bedingungen, ablesbar an einem Abfall der Glutaminkonzentration im Speicherorgan Skelettmuskulatur [5]. Fragestellungen der Untersuchung: (I) bestehen vor chirurgischer Therapie Unterschiede zwischen CU- und FAP Patienten in den Konzentrationen von Glutamin und seinen Metaboliten Glutamat und Alanin in Skelettmuskulatur, intestinaler Schleimhaut und Blut? (II) Führt die restaurative Proktokolektomie zu Veränderungen in der Verteilung von Glutamin und seinen Hauptmetaboliten in Skelettmuskulatur, Ileum- bzw. Pouchschleimhaut und Blut?

Methodik

Die Aminosäurekonzentrationen wurden nach Homogenisation, Präzipitation und Zentrifugation mittels Ionenaustausch-Chromatografie und Autoanalyzer bei jeweils konsekutiven CU Patienten (n=27) und FAP Patienten (n=17) vor und nach restaurativer Proktokolektomie, sowie in der Skelettmuskulatur bei Gesunden (n=11) bestimmt.

Ergebnisse

(I) Vor chirurgischer Therapie zeigten sich keine signifikanten Unterschiede zwischen CU- und FAP Patienten in den Glutamin- Glutamat- und Alaninkonzentration in der Schleimhaut des terminalen Ileums und im Blut, sowie keine signifikanten Unterschiede in den Konzentrationen im Glutaminspeicherorgan Skelettmuskulatur zwischen CU-, FAP Patienten und Gesunden. (II) Drei Monate nach Inbetriebnahme des IAP sank die Glutaminkonzentration im Skelettmuskel bei CU Patienten um 20% signifikant, bei FAP Patienten nicht signifikant um 14% ab. In der Pouchschleimhaut beider Patientengruppen stiegen die Glutaminkonzentrationen nicht signifikant und erreichten dabei bei CU Patienten signifikant höhere Werte als bei FAP Patienten. Die Glutamat- und Alaninkonzentrationen stiegen in beiden Patientengruppen signifikant an. Im Plasma stieg die Glutaminkonzentration bei CU Patienten signifikant an und blieb bei FAP Patienten unverändert. Es konnten keine Korrelationen nachgewiesen werden zwischen Kortikoidmedika-

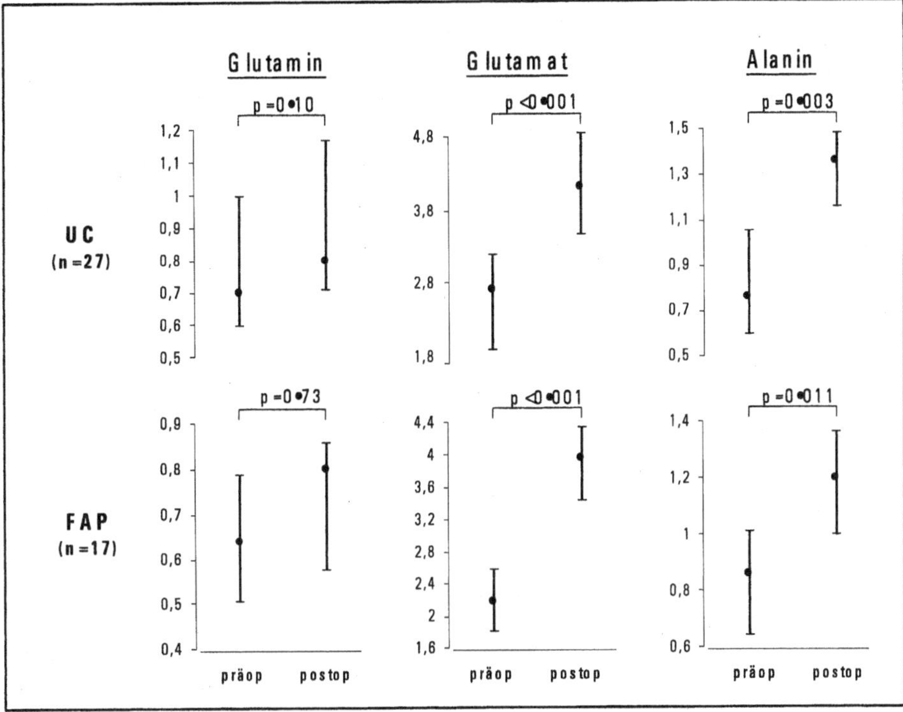

Abb. 1. Konzentrationen von Glutamin, Glutamat und Alanin in der Schleimhaut des terminalen Ileums bzw. des ileoanalen Pouches vor (präop) und nach (postop) restaurativer Proktokolektomie in Median mmol/kg Feuchtgewicht

tion, Ernährungsparametern, Entzündungsparametern und Aminosäurekonzentrationen vor oder nach IAP.

Schlussfolgerung

(I) Vor chirurgischer Therapie besteht bei CU Patienten im Vergleich zu FAP Patienten und Gesunden kein erhöhter Glutaminverbrauch, der zu einem Absinken im Speicherorgan führen würde. (II) Das Absinken der Glutaminkonzentration in der Skelettmuskulatur, zusammen mit ansteigenden Konzentrationen von Glutamin und seinen Metaboliten in der Schleimhaut, sowie ansteigender Glutaminbereitstellung im Blut sind als Hinweis auf erhöhten Glutaminumsatz in der Ileum- bzw. Pouchschleimhaut nach IAP zu verstehen, der bei CU Patienten deutlich ausgeprägter ist als bei FAP Patienten. Ausblick: Es sollte untersucht werden, ob Zusammenhänge zwischen Veränderungen im Glutaminhaushalt und dem bekanntermaßen wesentlich häufigeren Auftreten einer Pouchitis bei CU Patienten als bei FAP Patienten bestehen.

Literatur

1. Christl SU, Scheppach W (1997) Metabolic consequences of total colectomy. Scand J Gastroenterol 32 (Suppl 222): 20–24
2. Chapman MAS, Hutton M, Grahn MF, Williams NS (1997) Metabolic adaptation of terminal ileal mucosa after construction of an ileoanal pouch. Br J Surg 84: 71–73
3. Windmueller HG (1984) Metabolism of vascular and luminal glutamine by intestinal mucosa in vivo. In: Hausinger D, Sies H (Eds.). Glutamine metabolism in mammalian tissues. Springer, Heidelberg, Berlin, New York 61–77
4. Goldin E, Aptekar L, Siguencia J, Tsvang E, Fich A, Zimermann J (1996) Reduced glutamine content in colonic polyps. Scand J Gastroenterol 31: 345–348
5. Hammarquist F, Westman B, Leijonmarck CE, Andersson K, Wernerman J (1996) Decrease in muscle glutamine, ribosomes, and the nitrogen losses are similar after laparoscopic compared with open cholecystectomy during the immediate postoperative period. Surgery 119:417–423

Korrespondenzadresse: Dr. E. Allemeyer, Chirurgische Universitätsklinik Heidelberg, Kirschnerstrasse 1, 69120 Heidelberg, Tel.: 00 49-62 21-56 61 10, Fax: 00 49-62 21-56 59 15, e-mail: Erik_Allemeyer@med.uni-heidelberg.de

Leberregeneration nach Hemihepatektomie in der FGF$_2$ defizienten Maus

Partial hepatectomy and liver regeneration in FGF$_2$ deficient mice

R. Bönninghoff[1], H. Zhang [1], M. Keese[1], N. Gretz[2], S. Post[1] und J. Sturm[1]

[1] Chirurgische Klinik
[2] Zentrum für medizinische Forschung Universitätsklinikum Mannheim, Universität Heidelberg

Abstract

Backround and Aims: To test the hypothesis that basic fibroblast growth factor (FGF$_2$) is a key player in liver regeneration in vivo, we performed partial hepatectomy on FGF$_2$-deficient (–/–) mice. As a control group we used the corresponding FGF$_2$-competent mice. *Method:* Liver regeneration was studied at days 0, 1, 2, 4, 7 and 10 post partial hemihepatectomy. We measured different growth and apoptotic factors, wich are relevant for liver regeneration. The expression of HGF, VEGF, TGFα, Fas, Fas-L , Caspase 3, Bcl-2, Bcl-xL and Bax was compared by semiquantitative rt-PCR and non radioactive Northern Blot. *Results:* Postoperative liver mass was comparable in both groups. VEGF, Caspase-3 and Bcl-xL were shown to be differentially expressed in the two groups. No difference was found for HGF, TGFα, Fas, Fas-L, Bcl-2, and Bax. In conclusion, the role of FGF$_2$ in regeneration, but not in apoptosis, might be substituted by VEGF.

Einleitung

Die Regeneration der Leber wird zeitabhängig von verschiedenen Wachstumsfaktoren wie HGF (Hepatocyte Growth factor), TGFα (Transforming Growth Factor Alpha), VEGF (Vascular Endothelial Growth Factor) gesteuert (Fausto 2000). Auch FGF$_2$ (basic Fibroblast Growth Factor) beeinflusst die Leberregeneration (Kushihata 1997) und wirkt apoptose-protektiv (Karsan 1997). Wir untersuchen den Einfluss dieses Wachstumsfaktors auf das Regenerationsverhalten der Leber und die Expression von verschiedenen apoptoserele-vanten Genen in der FGF$_2$ defizienten Maus im Vergleich zur FGF$_2$-kompetenten Maus.

Methodik

Zu den Zeitpunkten Tag 0, 1, 2, 4, 7 und 10 wurden homozygote FGF$_2$-defiziente (–/–) Mäuse vom C57BI/6J-Stamm (Dono et al 1999) und als Kontrolle homozygote FGF$_2$ kompetente (+/+) Mäuse 60 % links hemihepatektomiert. Die Gruppen (n=8 Tiere/Zeitpunkt) werden mit einem Ketamin/Xylazin-Gemisch 3:1; 7,5 mg Ketamin-Hydrochlorid und 2,5 mg Xylazin pro 100 g Körpergewicht, s. c. narkotisiert. Bestimmt wurde das Gewicht des Leber-Regenerats, das Körpergewicht sowie der postoperative Gewichtsverlust der Mäuse. Aus Leberhomogenat wurde RNA isoliert und über eine semiquantitative Zweischritt-rt-PCR die Expression der proapoptotischen Faktoren TNFα, Fas, Fas-L und Caspase 3 nachgewiesen sowie Bcl-2, Bcl-xL, Bax. Auch die, die Leberregenaration beeinflussenden Wachstums-Faktoren VEGF und HGF wurden bestimmt. Eine Quantifizierung erfolgt durch nicht radioaktiven (DIG) Northern Blot. Die statistische Auswertung erfolgte durch den Wilcoxon-Test und Fisher-Exact-Test.

Ergebnisse

Die Mortalität war perioperativ und über den gesamten Beobachtungszeitraum in allen Versuchsgruppen < 10%. In beiden Gruppen zeigte die Leber ein ähnliches Regenerationsverhalten. (Abb. 1)

In der nichtoperierten Leber der FGF$_2$-defizienten Maus scheint die Caspase-3 als Apoptose Effektor vermehrt exprimiert zu werden, wohingegen die Faktoren Fas, Fas-L und TNFα keinen Unterschied zeigen. Postoperativ zeigen sich in beiden Gruppen sowohl bei Fas, Fas-L und TNFα, als auch bei BcL-2 und Bax keine Unterschiede. Bei der FGF$_2$-defizienten Maus scheint Bcl-xL postoperativ erhöht exprimiert zu werden. Interessanterweise gilt Bcl-xL in wachstumsdefizienten Zellkulturen apoptoseprotektiv (Boise et al 1993). In Anbetracht des nahezu identischen Regenerationverhaltens in beiden Gruppen untersuchen wir, ob in FGF$_2$-defizienten Tieren HGF und VEGF, als weitere regenerati-

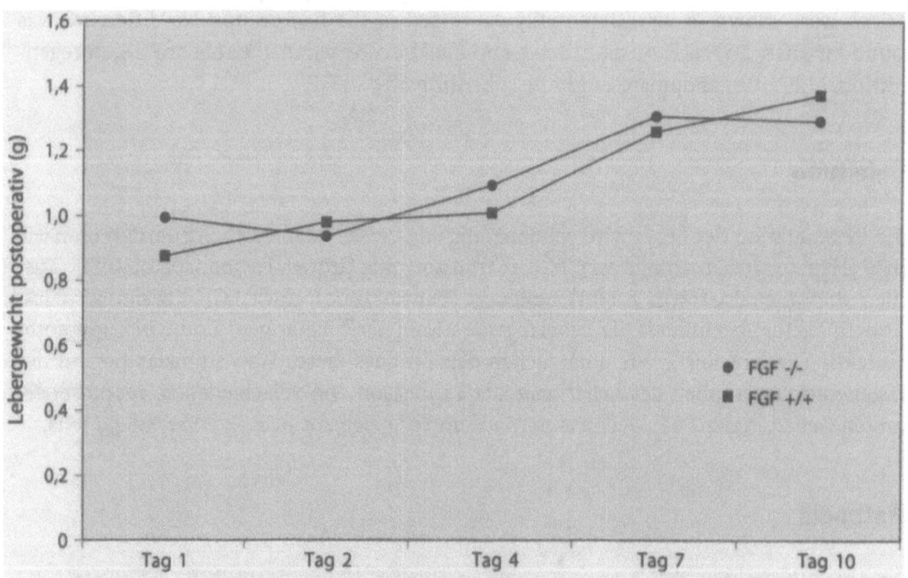

Abb. 1. Regeneration der Leber in Gramm (Gewicht der Leber postoperativ) an Tag 1, 2, 4, 7, 10

onsrelevante Faktoren (Fausto 2000) vermehr exprimiert werden. Bei dem Wachstumsfaktor HGF ist die Expression in den beiden Gruppen identisch. Unterschiede zeigen sich bei VEGF. Hier zeigt sich postoperativ eine Erhöhung in der FGF defizienten Maus.

Schlussfolgerung

Nach unseren Ergebnissen hat der basic Fibroblast Growth Factor (FGF_2) entgegen der bisherigen Meinung keinen entscheidenden Einfluss auf die Regeneration der Leber. Offenbar substituieren während der Leberregeneration andere Wachstumsfaktoren wie beispielsweise VEGF die Funktion von FGF_2. Jedoch werden interessanterweise verschiedene apoptoserelevante Gene zu unterschiedlichen Zeitpunkten der Leberregeneration differentiell exprimiert.

Literatur

1. Fausto N (2000) Liver regeneration. J of Hepatol 32 (suppl. 1): 19 – 31
2. Kushihata F, Matsuda S, Sano A, Aburaya J, Shimahara Y, Kobayashi N, Sakanaka M (1997) Expression of basic fibroblast growth factor-like immunoreactivity in the nuclei of regenerating hepatocytes. Cell Tissue Res 288:517 – 27
3. Karsan A, Yee E, Poirier GG, Zhou P, Craig R, Harlan JM (1997) Fibroblast growth factor-2 inhibits endothelial cell apoptosis by Bcl-2-dependent and independent mechanisms. Am J Pathol 151:1775 – 84
4. Dono R, Texido G, Dussel R, Ehmke H, Zeller R (1998) Impaired cerebral cortex development and blood pressure regulation in FGF-2-deficient mice. EMBO J 17:4213 – 25
5. Boise, LH, Gonzalez-Garcia M, Postema CE, Ding L, Lindsten T, Turka LA, Mao X, Nunez G, Thompson, CB (1993)Bcl-x, a bcl-2-related gene that functions as a dominant regulator of apoptotic cell death. Cell 74: 597 – 608

Korrespondenzadresse: R. G. Bönninghoff, Chirurgische Klinik, Universitätsklinikum Mannheim, Universität Heidelberg, 68135 Mannheim, Tel.: 06 21-3 83 23 57, Fax: 06 21-3 83 21 66, e-mail: roderich.boenninghoff@chir.ma.uni-heidelberg.de

Insertions-Deletions-Polymorphismus im humanen T6 Trypsinogen-Gen: Bedeutung für die Entwicklung einer chronischen Pankreatitis

Insertion-deletion polymorphism in human trypsinogen T6 gene: implications for the development of chronic pancreatitis

H.-U. Schulz[1], A.-K. Böhm[1], W. Halangk[1], H. Lippert[1] und T. Reinheckel[2]

[1] Klinik für Allgemein-, Viszeral- und Gefäßchirurgie, Universität Magdeburg
[2] Institut für Medizinische Molekularbiologie, Universität Freiburg

Abstract

Mutations in the cationic trypsinogen gene (T4) are associated with hereditary pancreatitis. Of those, the R122H variant is the most frequent pancreatitis-related mutation. T6 is considered to be a functional trypsin gene encoding an enzyme which carries histidine at position 122. T6 gene expression is affected by a large insertion-deletion polymorphism in chromosome 7. In the present study, we investigated whether the presence of the T6 alleles as the molecular basis of T6 expression predisposes to pancreatitis. Blood samples from 83 patients with acute pancreatitis (AP), 103 patients with chronic pancreatitis (CP) and 72 healthy blood donors were used for DNA isolation. Two specific PCR reactions were designed to detect the presence or deletion of the T6 alleles. The chi-square test was used for statistical comparison of gene frequencies. The overall allele frequencies in the 258 individuals were 0.53 and 0.47 for the insertion and deletion of the T6 allele, respectively. Most individuals proved to be heterozygous. Testing for a possible influence of age, gender and etiology we found two significant associations: (1) male CP patients older than 30 years of age exhibited an 8-fold and 5-fold lower proportion of deleted T6 genes as compared to cases of juvenile CP and blood donors of the same age, and (2) male patients developing CP due to alcohol abuse had a higher proportion of homozygous T6 genes than male patients with alcohol-induced AP. It is concluded that the presence of T6 gene represents a genetic factor that promotes development of CP, especially in male patients over 30 years of age and in males with alcohol-induced CP.

Einleitung

Die Trypsinogen-Gene sind beim Menschen im Locus des β-T-Zell-Rezeptors (β-TCR) lokalisiert. Neben den kodierenden Genen T4, T6, T8 und T9 gibt es vier Pseudo-Gene [1]. Das T4-Gen kodiert für das kationische Trypsinogen. Für verschiedene Mutationen im T4-Gen ist in den letzten Jahren eine Assoziation mit der Entwicklung einer hereditären Pankreatitis, einer Sonderform der chronischen Pankreatitis, nachgewiesen worden. Unter diesen ist die R122H-Variante, die durch einen Arginin $\rightarrow$ Histidin-Austausch an Position 122 in der Aminosäurenkette charakterisiert ist, die häufigste Trypsinogen-Mutation [2]. Das

T6-Gen enthält konstitutiv einen Histidin-Rest an Position 122. Im β-TCR-Locus existieren zwei Insertions-Deletions-Polymorphismen, von denen einer das Trypsinogen-Gen T6 betrifft [3]. Wir stellten die Hypothese auf, daß das Vorhandensein des T6-Allels einen endogenen Risikofaktor für die Entwicklung einer chronischen Pankreatitis darstellt bzw. dessen Abwesenheit vor der Entstehung der Erkrankung schützt.

Methodik

Genomische DNA wurde aus dem Blut von 103 Patienten mit chronischer Pankreatitis (CP), 83 Patienten mit akuter Pankreatitis (AP) und 72 gesunden Blutspendern (BD) isoliert. 20 Patienten waren jünger als 30 Jahre (AP, n=8; CP, n=12), und 54 waren Frauen (AP, n=30; CP, n=24). Mit einer ersten PCR-Reaktion wurde das Exon 3 des T6-Gens amplifiziert. Ein positives Ergebnis zeigte das Vorhandensein des T6-Gens (Insertion) an. Eine zweite PCR-Reaktion mit einem Primer-Paar, das die Region außerhalb des Polymorphismus erkannte, ergab im Falle einer Deletion ein PCR-Produkt von 2,2 kb Größe. Mittels der PCR ist es nicht möglich, die gesamte Länge der Insertions-Sequenz von 22 kb zu amplifizieren. Die Identität der PCR-Produkte wurde durch DNA-Sequenzierung bestätigt. Zur statistischen Prüfung einer Assoziation zwischen dem T6-Genotyp und einer Pankreaserkrankung fand der Chi-Quadrat-Test Anwendung.

Ergebnisse

Die Allelfrequenzen betrugen 0,53 für die Insertion und 0,47 für die Deletion. Die meisten Individuen waren heterozygot. Aus diesem Grunde wurden für die weiteren Analysen nur die homozygoten Allelträger der T6-Insertion bzw. -Deletion berücksichtigt. Eine Untergruppen-Analyse zielte auf die Verifizierung des Einflusses von Alter, Geschlecht und Pankreatitis-Ätiologie ab. Männer im Alter >30 Jahre mit CP wiesen einen 8fach geringeren Anteil deletierter T6-Gene auf als Männer <30 Jahre mit CP (p<0,05). Männer im Alter >30 Jahre mit CP hatten außerdem einen 5fach geringeren Anteil deletierter T6-Gene als männliche BD >30 Jahre (p<0,05). Schließlich waren Männer mit Alkohol-induzierter CP häufiger homozygote T6-Genträger als Männer mit Alkohol-induzierter AP (p<0,05). Bei der akuten Pankreatitis fanden sich derartige Assoziationen nicht. Aufgrund der geringen Anzahl von Frauen mit CP ergab sich in dieser Gruppe keine statistische Signifikanz.

Diskussion und Schlussfolgerung

Das homozygote Vorhandensein des T6-Allels stellt einen endogenen Risikofaktor für die Entwicklung einer CP bei Männern über 30 Jahre dar. Dies trifft insbesondere zu, wenn Alkohol der exogene ätiologische Faktor ist. Das durch das T6-Gen kodierte Trypsin verhält sich elektrophoretisch wie ein Mesotrypsin, das eine relative Resistenz gegenüber endogenen Proteinase-Inhibitoren aufweist [4]. Dies könnte der der Pankreatitis-Pathogenese zugrunde liegende Mechanismus sein. Die T6-Präsenz ist jedoch nicht essentiell für die Entstehung einer CP. Die Rolle des T6-Genotyps für die Entstehung einer CP bei Frauen bedarf einer weiteren Abklärung durch die Erhöhung der Fallzahl. Die Entwicklung einer AP wird vom T6-Genotyp nicht beeinflußt.

Literatur

1. Rowen L, Koop BF, Hood L (1996) The complete 685-kilobase DNA sequence of the human beta T cell receptor locus. Science 272: 1755–1762
2. Whitcomb DC, Gorry MC, Preston RA, Furey W, Sossenheimer MJ, Ulrich CD, Martin SP, Gates Jr LK, Amann ST, Toskes PP, Liddle R, McGrath K, Uomo G, Post JC, Ehrlich GD (1996) Hereditary pancreatitis is caused by a mutation in the cationic trypsinogen gene. Nature Genet 14: 141–145
3. Seboun E, Robinson MA, Kindt TJ, Hauser SL (1998) Insertion/deletion-related polymorphisms in the human T cell receptor beta gene complex. J Exp Med 170: 1263–1270
4. Rinderknecht H, Renner IG, Abramson SB, Carmack C (1984) Mesotrypsin: a new inhibitor-resistant protease from a zymogen in human pancreatic tissue and fluid. Gastroenterology 86: 681–692

Korrespondenzadresse: Priv.-Doz. Dr. med. Hans-Ulrich Schulz, Klinik für Allgemein-, Viszeral- und Gefäßchirurgie, Otto-von-Guericke-Universität Magdeburg, Leipziger Straße 44, 39120 Magdeburg, Fax: 03 91-6 71 55 70, e-mail: hans-ulrich.schulz@medizin.uni-magdeburg.de

Bedeutung des Erhalts der gastroduodenalen Passage auf die intestino-insulinäre Achse und den Glucose-Metabolismus in der chirurgischen Therapie der chronischen Pankreatitis

Impact of preservation of the gastroduodenal transit on the entero-insulinar axis and glucose metabolism in surgery for chronic pancreatitis

A. M. F. Stenger[1], F. Rinninger[2], T. Wilck[1], O. Mann[1], J. R. Izbicki[1] und C. Bloechle[1]

[1] Abteilung für Allgemeinchirurgie
[2] Medizinische Klinik, Universitätsklinikum Hamburg-Eppendorf

Abstract

Background: In chronic pancreatitis (CP) classical resection, i.e. partial pancreatoduo-denectomy (PD) according to Whipple, includes resection of the distal stomach and duodenum. Duodenum-preserving resection of the head of the pancreas (DPRHP) and local pancreatic head excision with longitudinal pancreaticojejunostomy (LPHE-LPJ) preserve gastrointestinal (GI) transit. The *aim of this study* was to analyse the impact of preserving the GI transit on the entero-insulinar axis and glucose metabolism by measuring of glucose, insulin (INS), C-peptide (C-PEP) and glucagon (GLU). *Patients and methods:* In a prospective randomized trial 28 patients suffering from CP underwent either PD ($n=8$), DPRHP ($n=10$) or LPHE-LPJ ($n=10$). Prior to and 6 months after surgery, serum concentrations of glucose, INS, C-PEP and GLU were determined before and after standardized test meal stimulation (550 ml, 1062 kcal). Seven healthy subjects served as controls. *Results:* Prior to surgery glucose increased from 99.8 to 148 mg/dl ($p<0.01$), INS from 9.4 to 75 uE/ml ($p<0.01$), C-PEP from 2 to 9.2 ng/ml ($p<0.01$), and GLU from 125 to 267 uE/ml ($p<0.05$) in CP patients after stimulation. Six months after surgery, in the PD group the rise of glucose from 107 to 242 mg/dl was delayed. After DPRHP the glucose concentration rose from 106 to 246 mg/dl, and after LPHE-LPJ from 92 to 206 mg/dl. In the PD group the INS concentration rose from 5.2 to 45 uE/ml. After DPRHP INS increased from 6.8 to 46 uE/ml and after LPHE-LPJ from 8.9 to 49 uE/ml. In the PD group C-PEP increased from 1.5 to 9.1 ng/ml. After DPRHP C-PEP rose from 1.3 to 7.9 ng/ml, and after LPHE-LPJ from 1.2 to 8.6 ng/ml. In the PD group GLU increased from 157 to 570 uE/ml, after DPRHP GLU increased from 175 to 379 uE/ml, and after LPHE-LPJ fom 153 to 416 uE/ml. *Conclusions:* Preservation of the GI transit by DPRHP and LPHE-LPJ reduces the secretion of GLU in comparison to PD. Glucose, INS and C-PEP secretion is not significantly influenced by the GI transit.

Einleitung

Die chirurgischen Therapieprinzipien der CP sind Drainage und Resektion [1]. Die klassische Resektion stellt die partielle Pankreatoduodenektomie (PD) nach Whipple dar, die eine Resektion der gastroduodenalen Passage einschließt. Die duodenumerhaltende Pankreaskopfresektion (DPRHP) nach Beger beinhaltet eine subtotale Pankreaskopfresektion. Die erweiterte Drainage nach Frey verbindet eine limitierte Pankreaskopfexzision mit einer longitudinalen Pankreatikojejunostomie (LPHE-LPJ) [2]. DPRHP und LPHE-LPJ erhalten die gastroduodenale Passage und die Gallengangskontinuität. Da anatomische Veränderungen funktionelle Alterationen im Gastrointestinaltrakt durch veränderte Profile gastrointestinaler Hormone bedingen können, war es Ziel dieser Studie, den Einfluß des Erhalts der gastroduodenalen Passage durch die DPRHP und LPHE-LPJ im Vergleich zur PD auf die regulativ auf den Glucose-Metabolismus wirkenden Hormone Insulin (INS) und Glukagon (GLU), sowie auf C-Peptid (C-PEP) und Glucose zu untersuchen.

Methodik

In einer randomisierten Studie wurden 28 Patienten mit CP ohne manifesten Diabetes mellitus entweder einer PD (n=8), einer DPRHP (n=10) oder einer (LPHE-LPJ) (n=10) zugeführt. Zusätzlich zur Standarddiagnostik (CT, ERCP, Doppler-US, Pankreolauryltest, OGTT) wurden jeweils präoperativ und 6 Monate postoperativ die Serumkonzentrationen von INS, GLU, C-PEP und Glukose vor und nach Stimulation durch eine standardisierte Testmahlzeit (t: -30, -15, 0, +15, +30, +45, +60, +75, +90, +120 min) bestimmt. DieTestmahlzeit (550 ml, 1062 kcal) setzte sich zu 15% aus Eiweiß, 27% aus Fett und 58% aus Kohlehydraten zusammen. Als Kontrollgruppe dienten 7 gesunde Probanden. Die Ergebnisse sind als Mittelwerte (MW) mit mittlerem Fehler des Mittelwertes (SEM) angegeben. Die Integrale der nicht normalverteilten Ergebnisse wurden mit dem Mann-Whitney-U Test auf ihre Signifikanz hin untersucht. Das Signifikanzniveau wurde mit $p < 0{,}05$ festgelegt.

Ergebnisse

Zwischen 80 und 120 mg/dl lagen bei den Probanden wie auch den Patienten die Nüchternwerte der Serumglukosekonzentration. Nach Stimulation mit der Testmahlzeit kam es beim Probanden zum kurzfristigen Anstieg auf Maximalwerte von bis zu 110 mg/dl, welche sich innerhalb von 30 min auf Werte um 100 mg/dl stabilisierten. Im Patientenkollektiv kam es nach 75 min. auf Werte von bis 148 mg/dl, welche auf diesem Niveau bis zu 120 min verblieben ($p < 0{,}01$). Die INS-Konzentration vor Stimulation lag sowohl bei Probanden als bei Patienten zwischen einem mittleren Wert von 6–12 uE/ml. Nach Stimulation kam es in der Probandengruppe zum Maximalanstieg nach 60 min mit 80 uE/ml und blieb auf diesem Plateau bis zu 120 min. Bei den Patienten lag dagegen ein etwas geringerer jedoch kontinuierlicher Anstieg bis zu 120 min auf das Maximum von 75 uE/ml ($p < 0{,}05$). Die Nüchternserumkonzentration für C-PEP lag bei Probanden und Patienten zwischen 2 und 3 ng/ml. Nach Stimulation kam es bei der Probandengruppe zum kontinuierlichen Anstieg auf 17 ng/ml nach 120 min. Der kontinuierliche Anstieg war auch bei den Patienten nachweisbar, jedoch deutlich geringer auf ein Maximum von 9,2 ng/ml ($p < 0{,}01$). Die Nüchternserumkonzentration für **GLU** lag in der Probandengruppe und der Patientengruppe zwischen 120 und 125 uE/ml. Nach Stimulation kam es zu einem steilen Anstieg in der Probandengruppe bis zu einem Mittelwert von 380 uE/ml mit anschließendem Plateau. Bei der Patientengruppe war ein kontinuierlicher Anstieg auf 267 uE/ml Maximum bei 120 min. zu verzeichnen ($p > 0{,}05$).

6 Monate postoperativ kam es bei Patienten mit PD zu einem Anstieg der Glukosekonzentration von 107 auf 242 mg/dl 120 min nach Stimulation. Nach DPRHP stieg die Glukosekonzentration von 106 auf 246 mg/dl und nach LPKE-LPJ von 92,9 auf 206 mg/dl 120 min. nach Stimulation. Nach PD betrug die mittlere INS-Konzentration 5,2 uE/ml und zeigte nach Stimulation einen Anstieg bis max. 45 uE/ml nach 120 min. Nach DPRHP stieg die INS-Konzentration kontinuierlich über den gesamten Beobachtungszeitraum von 6,8 auf max. 46 uE/ml und nach LPHE-LPJ von 8,9 auf 49 uE/ml jeweils 120 min. nach Stimulation. Nach PD betrug die mittlere C-PEP-Konzentration 1,5 ng/ml und zeigte nach Stimulation einen kontinuierlichen Anstieg bis maximal 9,1 ng/ml nach 120 min. Nach DPRHP stieg die C-PEP-Konzentration kontinuierlich von 1,3 auf max. 7,9 ng/ml und nach LPHE-LPJ von 1,2 auf 8,6 ng/ml jeweils 120 min nach Stimulation. Nach PD betrug die GLU-Konzentration 157 uE/ml und zeigte nach Stimulation einen Anstieg bis max. 570 uE/ml nach 120 min. Nach DEPKR stieg die GLU-Konzentration von 175 auf max. 379 uE/ml und nach LPHE-LPJ von 153 auf 416 uE/ml jeweils 120 min. nach Stimulation an. Hier lag in allen 3 Gruppen ein steiler Anstieg der Werte bis 30 min. post stimulationem vor mit anschließend langsamen kontinuierlichem Anstieg bis 120 min.

Diskussion

Der Begriff enteroinsulinäre Achse umschreibt die Regulation der Glukosehämeostase durch die pankreatischen Hormone insbesondere das Insulin und Glukagon. Die Ergebnisse dieser Untersuchung zeigen, daß die duodenumerhaltenden Operationsverfahren (DPRHP und LPHE-LPJ) bezüglich der Glukose, INS, C-PEP und GLU-Serumkonzentration der PD überlegen sind. Dabei bestätigen die Ergebnisse die von Bittner et al. [3] aufgezeigten Befunde, wonach nach definierten Glukosereiz mindestens 50% der Gesamtinsulinmenge über die enterale Stimulation der β-Zellen ausgeschüttet werden. Einen eindeutigen Vorteil für das von der Drainage abgeleitete Verfahren der LPHE-LPJ gegenüber der subtotalen Resektion der DPRHP läßt sich anhand der vorliegenden Daten nicht nachweisen.

Literatur

1. Izbicki JR, Bloechle C, Broering DC, Knoefel WT, Kuechler T, Broelsch CE (1998) Extended drainage versus resection in surgery for chronic pancreatitis - Prospective randomized trial comparing the longitudinal pancreaticojejunostomy combined with local pancreatic head excision with the pylorus preserving pancreatoduodenectomy. Ann Surg 228:771–779
2. Izbicki JR, Bloechle C, Knoefel WT, Kuechler T, Binmoeller KF, Broelsch CE (1995) Duodenum preserving resections of the head of the pancreas in chronic pancreatitis - A prospective randomized trial. Ann Surg 221:350–358
3. Bittner R, Butters M, Ebert R, Beger HG (1988) Entero-insulinar axis and surgical trauma. Scand J Gastroenterol 23: 633–635

Korrespondenzadresse: Dr. med. Anya-Maria F. Stenger, Abteilung für Allgemeinchirurgie, Universitätsklinikum HH-Eppendorf, Martinistraße 52, 20246 Hamburg, Tel.: 0 40-4 28 03-24 50, Fax 0 40-4 28 03-67 56

Selektive Cyclooxygenase-2 Inhibition vermindert systemische Reaktionen bei akuter Pankreatitis

Selective inhibition of cyclooxygenase-2 attenuates systemic disease sequelae in acute experimental pancreatitis

T. Foitzik, H.Hotz, B.Hotz und H. J. Buhr

Chirurgische Klinik I, Universitätsklinikum Benjamin Franklin, Freie Universität Berlin

Abstract

Prostaglandins (PG) and PG-derived mediators play an important role in mediating the systemic inflammatory response in acute pancreatitis (AP). Whereas COX-1 produces PG mediators for physiological reactions, COX-2 is overexpressed in AP. The present study investigates whether a selective COX-2 inhibitor alters PG production and attenuates systemic disease sequelae in severe AP in the rat. Six hours after induction of severe AP by intraductal bile salt infusion and i.v. cerulein, 36 rats were randomized for therapy with: [A] the selective COX-2 inhibitor NS-398 (10 mg/kg), [B] indomethacin (3 mg/kg) for non-selective COX inhibition, or [C] saline. Prostaglandin E2 (PGE-2) was measured using ELISA before and after AP induction and 24 h thereafter. Assessment of organ function included measurements of heart rate, blood pressure, blood gases and urine output at 0, 6 and 24 h. At 24 h following AP induction, NS-398-treated animals had significantly lower serum levels of PGE-2 (211±17 pg/ml) than those treated with indomethacin (366±37) and saline (435±13). NS-398-treated animals produced more urine ([A], 18±4; [B], 12±3; [C], 13±3 ml/6–24 h) and had fewer episodes of respiratory distress ([A], 12%; [B], 57%; [C], 71%). It is suggested that selective COX-2 (rather than non-selective COX) inhibition attenuates the systemic inflammatory response to pancreatic injury and that this may be another step towards optimizing therapy in severe AP.

Einleitung

Cyclooxygenasen (COX) sind Schlüsselenzyme der Prostaglandinsynthese und damit mitverantwortlich für einen Teil der systemischen entzündlichen Reaktionen (SIRS) bei der akuten Pankreatitis (AP). Während COX-1 für physiologische Reaktionen zur Verfügung steht, wird COX-2 bei entzündlichen Reaktionen überexprimiert [1–3]. Die vorliegende Studie untersucht, ob die selektive Inhibition von COX-2 bei der AP der Ratte die Prostaglandinproduktion verändert und ob dies Auswirkungen auf den Krankheitsverlauf hat.

Methodik

Induktion einer akut nekrotisierenden Pankreatitis bei 36 Ratten durch eine standardisierte intraduktale Gallesalzinfusion (10 mM Glykodeoyxcholsäure) und anschließende exokrine Hyperstimulation (5 µg/kg/hr Caerulein i.v.). Nach 6 Std. Verifikation der Erkrankungsschwere durch Bestimmung der Trypsinogen-Aktivationspeptide (TAP) im Plasma und des Hämatokrits und Randomisation der Tiere in 3 Gruppen (A-C). Therapie: Gruppe A (n=12) : Selektive COX-2 Blockade durch NS-398 (Alexis Biochem., Switzerland; 10 mg/kg); Gruppe B (n=12): Nicht-selektive COX-Inhibition durch Indomethacin (3mg/kg); Gruppe C (n=12): Keine COX-Inhibition (Kochsalz, vol.eqiv.). Messung von Prostaglandin E2 (PGE-2) mittels ELISA im Serum vor und nach AP Induktion u. 24 Std. nach Therapiebeginn. Zusätzlich Monitoring von Hämatokrit, Herzfrequenz und Blutdruck, arteriellen Blutgasen und Urinproduktion. Am Versuchsende Autopsie und Bestimmung der azinären Zellnekrosen.

Ergebnisse

6 Std. nach AP-Induktion findet sich ein deutlicher Anstieg von TAP im Plasma und PGE-2 im Serum (im Vergleich zu den Werten vor AP-Induktion). Hämatokrit und Herzfrequenz steigen, die Urinproduktion sinkt. Zu diesem Zeitpunkt (vor Therapiebeginn) bestehen keine Unterschiede zwischen den Versuchsgruppen. 24 Std. nach AP-Induktion und Therapie haben die mit dem selektiven COX-2 Inhibitor NS-398 behandelten Tieren (Gruppe A) signifikant ($p < 0.05$) niedrigere PGE-2 Serumspiegel (211 ± 17 pg/ml) als die mit Indomethacin (Gruppe B, 366 ± 37 pg/ml) oder Kochsalz (Gruppe C; 435 ± 13 pg/ml) behandelten Tiere, deren Werte sich nicht signifikant unterscheiden (Abbildung 1). Des weiteren führt die COX-2 Inhibition zu einer besseren Urinausscheidung (A: 18 ± 4 vs. B: 12 ± 3 u. C: 13 ± 3 ml/6 – 24 hrs; $p < 0.05$) und weniger Episoden mit respiratorischen Funktionseinschränkungen ($pO_2 < 80$ mmHg od. $pCO_2 > 50$ od. < 30 mmHg über > 15 Min.; in Gruppe A bei 12% der Tiere, B: 57%, C: 71%; $p < 0.05$). Keine signifikanten Unterschiede

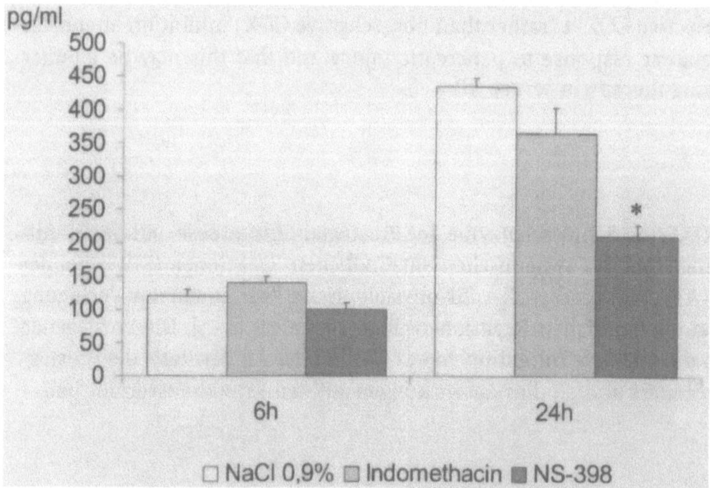

Abb. 1. Prostaglandin E2 im Serum nach Pankreatitis-Induktion (6 h) und Therapie (24 h) ohne COX-Inhibition (NaCl 0,9%), nicht selektiver COX-Inhibition (Indomethacin) und selektiver COX-2 Inhibition (NS-398). [Werte vor Pankreatitis-Induktion (0 h) < 31 pg/ml (Test-Nachweisgrenze)] * $p < 0.05$ vs. NaCl

zwischen den Gruppen finden sich im Ausmaß der Pankreasnekrosen und bei der 24-Std. Mortalität (A: 33%; B: 42%; C: 42%).

Diskussion und Schlussfolgerung

Die vorliegende Untersuchungen zeigt, daß die selektive COX-2 Inhibition (durch NS-398), nicht aber die nicht-selektive COX-Inhibition (durch Indomethacin) in diesem Modell den Serumspiegel pro-inflammatorischer Prostaglandine (hier PGE-2) vermindert. Dies dürfte darauf zurückzuführen sein, daß die AP-assozierte PGE-2 Bildung COX-2 abhängig ist und somit nur von einem selektiven COX-2 Inhibitor wirksam unterdrückt werden kann [4, 5]. Die verbesserte Nieren- und Lungenfunktion der mit dem selektiven COX-2 Inhibitor behandelten Tiere dürfte im direkten Zusammenhang mit der verminderten PGE-2 Produktion stehen, da PGE-2 in der frühen Phase der akuten Pankreatitis pro-inflammatorisch wirkt und zu den AP-assozierten Organdysfunktionen beiträgt [1, 3, 4]. Die vorliegenden Befunde deuten darauf hin, daß diese (PGE-2 induzierten) systemischen Reaktion auf den Pankreasschaden unter selektiver COX-2 Inhibition abgeschwächt sind. Somit könnte der Einsatz von COX-2-Inhibitoren ein weiterer Schritt zur Optimierung der Behandlung der schweren akuten Pankreatitis sein.

Literatur

1. Wallace Jl (1999) Distribution and expression of cyclooxygenase isoenzymes, their physiological roles, and the categorization of nonsteroidal anti-inflammatory drugs. Excerpta Medica 107: 11S – 16S
2. Dinarello CA (1996) Cytokines as mediators in the pathogenesis of septic shock. Curr Microbiol Immunol 216: 133 – 165
3. Vollmar B, Waldner H, Schmand J, Conzen PF, Goetz AE, Habazettl H, Schweiberer L, Brendel W (1989) Release of arachidonic acid metabolites during acute pancreatitis in pigs. Scand J Gastroenterol 24: 1253 – 1264
4. Masferrer IL, Zweifel BS, Maming PT, Hauser SD, Eaky KM, Smith WG, Isakson PC, Siebert K (1994) Selective inhibition of inducible cyclooxygenase-2 in vivo is anti-inflammatory and ulcerogenic. Proc Natl Acad Sci (USA) 91: 3228 – 3232
5. Furst DE (1999) Pharmacology and efficacy of cyclooxygenase inhibitors. Excerpta Medica 107: 18S – 26S

Korrespondenzadresse: PD Dr. T. Foitzik, Chir. Klinik I, Universitätsklinikum Benjamin Franklin, Freie Universität Berlin, Hindenburgdamm 30, 12200 Berlin, Fax: (0 30) 84 45 27 40, e-mail: foitzik@ukbf.fu-berlin.de

Effekt der isovolämischen Hämodilution auf die Lungenmikrozirkulation bei experimenteller Pankreatitis

Effect of isovolemic hemodilution on pulmonary microcirculation in experimental pancreatitis

S. Kahrau, T. Foitzik, P. Schneider und H. J. Buhr

Klinik für Allgemein-, Gefäß- und Thoraxchirurgie, Universitätsklinikum Benjamin Franklin, Berlin

Abstract

Background: Isovolemic hemodilution (IHD) has been shown to ameliorate hemoconcentration and improve pancreatic capillary blood flow in severe experimental pancreatitis. This was associated with decreased pancreatic necrosis and mortality. The clinical practicability of this experimental concept has been tested in a pilot study and is now evaluated in a controlled randomized multicenter trial in patients with severe acute pancreatitis (AP). Meanwhile, further experimental evidence has suggested that improvement of microcirculation (by endothelin receptor blockade) does not only involve the pancreas, but also other organs including the colon, liver and lungs. The present study evaluates whether IHD also exhibits positive effects on pulmonary microcirculation. *Method:* ANP was induced in 12 male Sprague-Dawley rats by standardized time-, pressure- and volume-controlled intraductal infusion of 1.25 ml/kg glycodeoxycholic acid (10 mM/l) and consecutive exocrine hyperstimulation by 5 µg/kg cerulein i.v. over 6 h. Rats were then randomized for either conventional fluid resuscitation with 8 ml/kg/h Ringer's lactate (RL) or isovolemic hemodilution (IHD), i.e. 8 ml/kg blood were replaced by 8 ml/kg hydroxyethyl starch (6% HES 200.000/0.5). Healthy sham-operated rats served as additional controls. Before and at several time points after therapy hematocrit, vital signs and arterial blood gases were measured. After 24 h, animals were mechanically ventilated, and a left thoracotomy was performed for exposure of the lung for intravital microscopic determination of leukocyte sticking, red blood cell velocity and capillary permeability. *Results:* Hematocrit significantly decreased with IHD (39 ± 2 after 7 h vs. 54 ± 2 at 6 h) and was significantly lower than in the RL group at 24 h (36 ± 1 vs. $48\pm2\%$; $p<0.05$). Pulmonary capillary blood flow was significantly reduced in animals with AP treated with RL (compared to healthy sham-operated animals), capillary permeability and leukocyte sticking were increased. IHD significantly enhanced pulmonary capillary blood flow (0.57 ± 0.02 vs. 0.41 ± 0.01 mm/s with RL) and decreased vascular permeability (114 ± 13 vs. $260\pm14\%$). The values recorded after 24 h for capillary blood flow and permeability in IHD-treated animals with AP were not significantly different from those of healthy sham-operated rats; leukocyte sticking, however, was still increased. *Discussion:* This study confirms that IHD also exhibits positive effects on pulmonary microcirculation in this model of severe AP in the rat. Thus, positive results of IHD in the treatment of ANP may not only be explained by enhanced pancreatic microcirculation, but a systemic effect with improvement of disturbed microcirculation in other organs including the lungs. These experimental data support the concept of IHD as a promising novel treatment strategy in severe acute pancreatitis.

Einleitung

Tierexperimentelle Untersuchungen haben gezeigt, daß eine isovolämische Hämodiluton (IHD) mit rascher Absenkung des Hämatokrits bei der schweren akuten Pankreatitis (AP) den gestörten kapillären Blutfluß im Pankreas verbessert, das Fortschreiten der Pankreasnekrosen eindämmt und die Mortalität senkt [1, 2]. Die Praktikabilität dieses Therapieansatzes wurde in einer klinischen Pilotstudie bestätigt [3]. Aufgrund dieser positiven tierexperimentellen und klinischen Ergebnisse wird die IHD derzeit in Form einer randomisierten kontrollierten Studie bei Patienten mit schwerer AP evaluiert. Neueste tierexperimentelle Untersuchungen weisen nun darauf hin, daß die Mikrozirkulationsstörungen bei der AP nicht auf das Pankreas beschränkt, sondern auch in anderen Organen (einschließl. der Lunge) nachweisbar sind, und Maßnahmen zur Verbesserung der Mikrozirkulation mit einer Stabilisierung der AP-assoziierten Organdysfunktionen einhergehen [4]. Vor diesem Hintergrund untersucht die vorliegende Studie, ob die IHD die Mikrozirkulation auch in der Lunge verbessert.

Methodik

Standardisierte Induktion einer AP bei 12 männlichen Sprague-Dawley Ratten durch Infusion von Gallensalz (1,25 ml/kg Glykodesoxycholsäure 10 mM/l) in den Pankreasgang und nachfolgende intravenöse exokrine Hyperstimulation durch 5 µg/kg Cerulein über 6 Std. Danach Randomisation der Tiere in 2 Gruppen: Gruppe A : konventionelle Flüssigkeitstherapie mit 8 ml/kg/h Ringer-Laktat (RL). Gruppe B: Zusätzlich isovolämische Hämodilution (+IHD) durch Austausch von 8 ml/kg Blut gegen 8 ml/kg Hydroxyethylstärke (6% HES 200.000/0.5). Gesunde, schein-operierte Tiere dienten als zusätzliche Kontrollen. Vor und zu verschiedenen Zeitpunkten nach Therapie Kontrolle des Hämatokrits, der Vitalzeichen und arteriellen Blutgase. Nach 24 Stunden wurden die Tiere tracheotomiert, mechanisch beatmet und linksseitig thorakotomiert. Der linke Lungenunterlappen wurde zur intravitalmikroskopischen Untersuchung exponiert. Zur Bestimmung der Leukozyten-Endothelinteraktion erfolgte die Anfärbung mit Rhodamin und Auszählung der über 30 Sekunden an einer Alveole adhärenten Leukozyten an mindestens 10 Alveolen. Die kapilläre Erythrozytenflußgeschwindigkeit wurde nach Applikation FITC-markierter Erythrozyten bestimmt. Zur Bestimmung der Kapillarpermeabilität wurde die Extravasation von FITC-markiertem Dextran (30 Minuten nach i.v. Gabe) mit Hilfe eines computergestützten Bildanalysesystems (CAP-Image, Zeitl, Heidelberg) gemessen [5].

Ergebnisse

Sechs Stunden nach Pankreatitis-Induktion fand sich ein signifikanter Anstieg des Hämatokrits (Hkt) in beiden Gruppen. Die IHD bewirkte eine signifikante Absenkung des

Tabelle 1. (Mittelwert ±SEM nach 24 Std.)

	Hkt (%)	CBF (mm/sec)	CapPerm (%)	Leuko-Stick (n/Alv)
Kontrolle	44 ± 1	0.57 ± 0.02	123 ± 5	1.8 ± 0.2
AP	$48 \pm 2^*$	$0.41 \pm 0.01^*$	$260 \pm 14^*$	$9.4 \pm 0.7^*$
AP +IHD	$36 \pm 1^{*,**}$	$0.59 \pm 0.03^{**}$	$114 \pm 13^{**}$	$8.3 \pm 0.7^*$

* $p < 0.05$ vs. Kontrolle, ** $p < 0.05$ AP vs. AP + IHD

Hkt von 54±2 nach 6 Std. auf 39 ± 2% nach 7. Std. Nach 24 Stunden war der Hkt in der IHD-Gruppe signifikant niedriger als in der RL-Gruppe. Die Erythrozytenflußgeschwindigkeit war in der IHD-Gruppe signifikant höher als in der RL-Gruppe, die Gefäßpermeabilität signifikant niedriger. Kapillärer Blutfluß und Permeabilität unterschieden sich dabei in der IHD-Gruppe nicht signifikant von den bei den gesunden Kontrolltieren eruierten Normalwerten. Das Leukozytensticking blieb dagegen signifikant erhöht (Tabelle 1).

Schlussfolgerung

Diese erste Untersuchung des Effektes der isovolämischen Hämodilution im Bereich der Lungenmikrozirkulation zeigt, daß die IHD auch hier den kapillären Blutfluß verbessert und die Gefäßpermeabilität stablisiert. Die positiven Erfahrungen mit der IHD bei der AP könnten demnach neben den lokalen Effekten auf das Pankreas auch auf systemische Effekte (u.a. in der Lunge) zurückzuführen sein. Dies unterstreicht den potentiellen Nutzen der isovolämischen Hämodilution in der Behandlung der schweren akuten Pankreatitis.

Literatur

1. Hotz HG, Schmidt J, Ryschich EW, Foitzik T, Buhr HJ, Warshaw AL, Herfarth C, Klar E (1995) Isovolemic hemodilution with dextran prevents contrast medium induced impairment of pancreatic microcirculation in necrotizing pancreatitis of the rat. Am J Surg Jan 169(1): 161–166
2. Schmidt J, Huch K, Mithofer K, Hotz HG, Sinn HP, Buhr HJ, Warshaw AL, Herfarth C, Klar E (1996) Benefits of various dextrans after delayed therapy in necrotizing pancreatitis of the rat. Intensive Care Med Nov 22(11): 1207–1213
3. Klar E, Foitzik T, Buhr H, Messmer K, Herfarth C (1993) Isovolemic hemodilution with dextran 60 as treatment of pancreatic ischemia in acute pancreatitis. Clinical practicability of an experimental concept. Ann Surg 217: 369–374
4. Foitzik Th, Eibl G, Kahrau S, Kasten C, Buhr HJ (2000) Nachweis persistierender systemischer Mikrozirkulationsstörungen bei der akuten Pankreatitis. Ansatz für neue Therapiekonzepte. Langenbecks Arch Chir Suppl 1: 595–599
5. Klyscz T, Jünger M, Jung F, Zeintl H (1997) Cap Image: ein neuartiges computer gestütztes Videobildanalysesystem für die dynamische Kapillarmikroskopie. Biomed Technik 42: 168–175

Korrespondenzadresse: S. Kahrau, Abteilung für Allgemein-, Gefäß- und Thoraxchirurgie, Universitätsklinikum Benjamin Franklin, Hindenburgdamm 30, 12200 Berlin, Tel.: 0 30-84 45 25 43; Fax: 0 30-84 45 27 40, e-mail: kahrau@ukbf.fu-berlin. de

Einfluß der verzögerten Intervention mit intravenöser Gabe von bovinem Hämoglobin auf die pankreatische Mikrozirkulation und den Verlauf der schweren akuten Pankreatitis der Ratte

Influence of delayed intravenous intervention with bovine hemoglobin on pancreatic microcirculation and on the course of severe acute pancreatitis in rats

T. Strate[1], S. Rusani[1], H. Kleinhans[1], O. Mann[1], T. Standl[2], D. Kluth[3], J. R. Izbicki[1] und C. Bloechle[1]

[1] Abteilung für Allgemeinchirurgie
[2] Klinik für Anästhesiologie
[3] Abteilung für Kinderchirurgie, Universitätsklinikum Hamburg Eppendorf

Abstract

Background: Pancreatic microcirculation (PM) plays a central role in the development of acute pancreatitis (AP) [1, 2]. If PM is permanently disturbed a grave form of AP with high mortality results, whereas a self-limiting form of the disease results if PM remains normal [1]. In previous experiments a therapeutic benefit was demonstrated when bovine hemoglobin (bHb) was injected intravenously 15 min. after the initiation of AP [3]. The *objective* was to evaluate whether a delayed and therefore clinically relevant injection of bHb still has a beneficial effect on PM and on the outcome of AP. *Methods:* In Wistar rats, AP was induced by administration of gluco-deoxycholic acid (10 mmol/l, 1 ml/kg) i.d. and cerulein (5 ng/kg/h) i.v.. Leukocytes were marked with acridine orange and PM was continuously monitored by fluorescence microscopy. At 180 min after the initiation of AP, animals received either 0.8 ml bHb, HES or 2.4 ml of NaCl i.v. at random. After 6 h, animals were sacrificed and histopathological damage of the pancreas was assessed using a validated histology score (0–16; no max. damage) [2]. *Results:* PM improved in the bHb-treated animals regarding the change in leukocyte adherence after intervention (360 min – 180 min) compared to the NaCl group (6% ($\pm$5) vs. 16% ($\pm$3); $p < 0.001$) and regarding the change in functional capillary density compared to the HES treated animals (−11% ($\pm$5) vs. −25% ($\pm$9), $p = 0.001$) and compared to the NaCl group (−11% ($\pm$5) vs. −24% ($\pm$8); $p = 0.002$). Histological damage was less in the bHb group compared to the HES group [6.75 (5.25–7.75) vs. 9 (7.5–10.5); $p = 0.001$] and compared to the NaCl group [6.75 (5.25–7.75) vs. 12 (8.25–14); $p < 0.001$). Serum-amylase and serum-TAP levels were reduced in the bHb group by 788 U/L ($\pm$1708) and 12.3 nM/L ($\pm$9.4), respectively while it increased in the NaCl group by 3003 U/L ($\pm$2263) and 3.9 nM/L ($\pm$5.6) ($p = 0.002$ and $p = 0.001$), respectively. No differences were seen between the HES and NaCl groups regarding the serum parameter. *Conclusion:* Delayed therapeutic intervention with bHb improves PM and has a beneficial effect on the development of AP.

Einleitung

Die pankreatische Mikrozirkulation (pM) spielt die zentrale Rolle als Wendepunkt einer akuten Pankreatitis (aP) [1, 2]. Ist sie dauerhaft gestört, kommt es zu einer schweren Verlaufsform mit hoher Letalität. Bleibt die pM intakt, so ist mit einer milden, sich selbst limitierenden Verlaufsform zu rechnen [1]. In Vorversuchen wurde nachgewiesen, daß die therapeutische i.v. Gabe von bovinem Hämoglobin (bHb) 15 Minuten nach Induktion einer aP die pM verbessert [3]. Da die therapeutische Gabe unmittelbar nach Induktion der aP erfolgte, stellten wir uns die *Frage*, ob eine spätere und damit klinisch relevantere Applikation von bovinem Hämoglobin immer noch den günstigen Einfluß auf die pM und den Verlauf der aP hat.

Methodik

Wistar Ratten wurden mit Pentobarbital (40 mg/kg i.p.) und Ketamin (10 mg/kg i.p.) narkotisiert. Die pM wurde unter dem Fluoreszenz-Mikroskop (nach Leukozytenmarkierung mit Acridine Orange (1%, 2 ml) beobachtet und auf Videoband gespeichert. Mittels 0,2 ml Glycodeoxycholsäure (10 mmol/l, i.d.) und Cerulein (5 mg/kg/h i.v.) wurde eine schwere aP induziert. 180 min. nach Induktion der aP erfolgte nach standardisierter Gruppenzuteilung eine isovoläme Intervention mittels 0,8 ml Oxyglobin® (bHb) (Biopure, Boston, USA), Hydroxyethylstärke 60000 (HES) oder 2,4 ml. 0,9% NaCl. Zu Beginn und Ende (360 min) des Versuches erfolgte eine Blutentnahme zur Bestimmung von pankreasspezifischer Amylase und Trypsinogen aktivierendem Peptid (TAP) im Serum. Die histopathologische Auswertung der Organschädigung (Pankreas) erfolgte nach einem validierten Score (0–16; keine – max. Schädigung) [2].

Ergebnisse

Die pM verbesserte sich in der bHb Gruppe hinsichtlich der Änderung der Leukozytenadhärenz nach Intervention (360 min. minus 180 min) im Vergleich zur NaCl Gruppe (6% (±5) vs. 16% (±3); p < 0,001) und hinsichtlich der Änderung der funktionellen Kapillardichte im Vergleich zur HES Gruppe (–11% (±5) vs. –25% (±9), p = 0,001) und zur NaCl Gruppe (–11% (±5) vs. –24% (±8); p = 0,002).

Die histologische Schädigung war in der bHb Gruppe niedriger im Vergleich zur HES Gruppe (6,75 (5,25–7,75) vs. 9 (7,5–10,5); p = 0,001) und im Vergleich zur NaCl Gruppe (6,75 (5,25–7,75) vs. 12 (8,25–14); p < 0,001). Die Serum-Amylase und Serum-TAP Werte sanken in der bHb Gruppe um 788 U/L (±1708) bzw. 12,3 nM/L (±9,4)), während sie in der NaCl Gruppe um 3003 U/L (±2263) bzw. 3,9 nM/L (±5,6) stiegen (p = 0,002 bzw. p = 0,001). Zwischen den NaCl- und HES Gruppen ergaben die Serumparameter keine signifikanten Unterschiede.

Schlussfolgerung

Auch die verzögerte therapeutische Gabe von bHb verbessert die pM und hat einen günstigen Einfluß auf die schwere aP.

Literatur

1. Klar E, Werner J (2000) Neue pathophysiologische Kenntnisse der akuten Pankreatitis. Chirurg 71: 253–264
2. Schmidt J, Rattner DW, Lewandrowski K, Compton CC, Mandavilli U, Knoefel WT, Warshaw AL (1992) A better model of acute pancreatitis for evaluating therapy. Ann Surg 215: 44–56.
3. Strate T, Kleinhans H, Mann O, Standl T, Izbicki JR, Bloechle C (2000) Therapie von Mikrozirkulationsstörungen bei akuter Pankreatitis durch intravenöse systemische Infusion von bovinem Hämoglobin. Chirurgisches Forum DGCH 29: 553–555

Korrespondenzadresse: Dr. med. T. G. Strate, Abteilung für Allgemeinchirurgie, UKE, Martinistrasse 52, 20246 Hamburg, Fax: 04 04 28 03 66 77, e-mail: strate@uke.uni-hamburg.de

XI. Transplantation

Intravitalmikroskopische Analyse der Mikrozirkulation der gesunden menschlichen Leber

In vivo microscopic analysis of human hepatic microcirculation

G. Puhl[1], K. Schaser[1], B. Vollmar[3], M. D. Menger[3], N. Haas[2], P. Neuhaus[1] und U. Settmacher[1]

[1] Klinik für Allgemein-, Viszeral- und Transplantationschirurgie
[2] Klinik für Unfall- und Wiederherstellungschirurgie, Charité Campus Virchow-Klinikum, Medizinische Fakultät der Humboldt-Universität zu Berlin
[3] Institut für Klinische und Experimentelle Chirurgie, Universität des Saarlandes, Universitätsklinik Homburg/Saar

Abstract

Disturbances of the hepatic microcirculation following liver resection or transplantation are the main determinants of ischemia and reperfusion (I/R) injury. Current techniques to assess microvascular perfusion clinically are indirect in nature. In contrast, intravital microscopy is the only technique that allows the direct visualization and quantification of microcirculation and additionally enables the simultaneous study of cell-to-cell interactions. However, this method requires fluorescent dyes for contrast enhancement and is usually restricted to small animal studies. The novel technique of orthogonal polarization spectral (OPS) imaging combines illumination of the subject with linearly polarized light and imaging of the microcirculation non-invasively by advanced reflectance spectrophotometry. A total of 11 patients undergoing partial liver resection for live-donor liver procurement were investigated directly after laparotomy. OPS imaging enabled the assessment of sinusoidal diameters, distances between the sinusoids, functional sinusoidal density, red blood cell velocity within the sinusoids, and the calculation of the volumetric blood flow. This study demonstrates for the first time that the new technology of OPS imaging permits direct visualization of human hepatic microcirculation. The results were considered normal for microvascular perfusion of the human liver. OPS imaging provides unique insights into the physiology of microcirculation during live surgery, which is regularly associated with I/R-induced microvascular injury.

Einleitung

Die pathophysiologischen Mechanismen der Schädigung durch temporäre Ischämie und Reperfusion manifestieren sich primär auf der mikrovaskulären Ebene [1, 2]. Am Ende steht die Einschränkung der lokalen Mikrozirkulation und damit die Verschlechterng der nutritiven Perfusion. Der Zusammenhang zwischen Mikrozirkulation, Organdysfunk-

tion, sowie der postoperativen Komplikation wurde tierexperimentell an der Leber nachgewiesen. Auf dieser Basis wurden Konzepte zur therapeutischen Beeinflußbarkeit durch
Verbesserung der Mikrozirkulation erarbeitet. Direkte Verfahren zur Analyse der hepatischen Mikrozirkulation in vivo waren bisher auf die Intravitalmikroskopie im Tierversuch
limitiert, die eine Applikation von Fluoreszenzmarkern erfordert und am Menschen nicht
eingesetzt werden kann. Die bisher am Menschen eingesetzten Verfahren zur Erfassung
der hepatischen Mikrozirkulation ermöglichen die Messung der Gesamt-Gewebedurch-
blutung unter Zuhilfenahme der Techniken Thermodiffusion, Gasclearance, Oxymetrie
oder Laser Doppler Flowmetrie, erlauben aber keine direkte Visualisierung der mikrovaskulären Perfusion und sinusoidalen Architekur. Das Ziel dieser Untersuchungen war die
nicht-invasive Visualisierung und Quantifizierung humaner hepatischer Mikrozirkulation
mittels orthogonaler Reflex-Spektrophotometrie [(OPS)-Imaging; CYTOSCAN™] [3].

Methodik

Die Lebern von 11 gesunden Patienten wurden unmittelbar nach Laparotomie zur Leber-
Lebendspende untersucht. Die OPS-Kamera wurde unter Wasserimmersion an vier Meß-
punkten in beiden Leberlappen direkt auf die Leberoberfläche aufgesetzt (Vergrößerung:
465-fach; Eindringtiefe bis 500 µm). Videosequenzen von 1 min Dauer pro Meßpunkt
wurden aufgezeichnet. Die Quantifizierung der mikrozirkulatorischen Parameter erfolgte
an Videoeinzelbildern und durch Bild-zu-Bild-Technik mittels PC-assistierter Bildanalyse
(CapImage®). Durch direkte Messung wurden die luminalen sinusoidalen Durchmesser
(D), die intersinusoidale Distanz sowie die Erythrozytenfließgeschwindigkeit (RBCV) in
den Sinusoiden ermittelt. Der volumetrische Blutfluß in den Sinusoiden (BV_s) wurde anhand der D und RBCV berechnet ($BV_s = \pi/4 \times D^2 \times RBCV$). Die Bestimmung der funktionellen Sinusoiddichte (FSD) erfolgte nach *Schmid-Schönbein et al.* (1977, *Microvasc Res* 14:
303–317). Alle Daten (Mittelwert ± SD) wurden auf Normalverteilung untersucht (Kolmo-
gorov-Smirnov Test).

Ergebnisse

Es konnten scharfe und gut kontrastierte intravitalmikroskopische Aufnahmen hepatischer mikrovaskulärer Perfusion aufgezeichnet werden. Dabei zeigte sich eine, aus tierexperimentellen Untersuchungen vergleichbare homogene sinusoidale Perfusion, ohne Zeichen einer mikrovaskulären Dysfunktion. In den einzelnen Sinusoiden konnten atmungs-
abhängige Schwankungen der sinusoidalen RBCV und das parallele Auftreten schneller
und langsamer sinusoidaler RBCV innerhalb eines Azinus beobachtet werden. Der mittlere
sinusoidale Durchmesser betrug 8,8 ± 0,9 µm, die intersinusoidale Distanz 22,6 ± 2,5 µm
und die FSD 391 ± 30 cm^{-1}. Die sinusoidale RBCV betrug 0,970 ± 0,432 mm/s. Die Berechnung des BV_s ergab 58 ± 10 pl/s. Mit Ausnahme der RBCV waren alle Werte normalverteilt.

Diskussion

OPS-Imaging erlaubt erstmals die intraoperative und nicht invasive Visualisierung und
Quantifizierung der Mikrozirkulation der menschlichen Leber. Diese Erstbeschreibung

mikrovaskulärer Parameter in Leber-Lebendspendern zeigt die Normwerte humaner hepatischer Mikrozirkulation. Damit werden neue Möglichkeiten in der Beurteilung mikrozirkulatorischer Störungen in humanen Lebern und deren Korrelation zum klinischen Verlauf nach Transplantation oder Resektion eröffnet.

Im Gegensatz zu den bislang nur im Tierversuch intravitalmikroskopisch nachgewiesenen ischämie-induzierten Veränderungen der mikrovaskulären Perfusion stehen bislang keine analogen direkten mikrovaskulären Daten über die Perfusionsänderungen am Menschen zur Verfügung. Der sinusoidale Durchmesser und die sinusoidale Dichte waren den intravitalmikroskopisch erhobenen Werten der Rattenleber [4, 5] vergleichbar. Bei einer insgesamt höheren mittleren Fließgeschwindigkeit resultiert gegenüber der Rattenleber ein deutlich höheres volumetrisches sinusoidales Flußvolumen.

Direkte Visualisierung der mikrovaskulären Endstrombahn durch Intravitalmikroskopie erlaubt die Beurteilung der Mikrozirkulation anhand der Darstellung der verschiedenen mikrovaskulären Segmente. Anhand der in-vivo mikroskopischen Darstellung können die Kapillardichte, Blutflußgeschwindigkeiten und Kapillardurchmesser direkt quantifiziert werden. Neben den bereits etablierten indirekten Messmethoden, die sich auf die Beschreibung makrohämodynamischer oder metabolischer Veränderungen im Gewebe beschränken, stellt OPS imaging ein vollständig neues Verfahren zur Visualisierung und quantitativen Analyse hepatischer Mikrozirkulation dar. Somit können nicht wie bisher nur die postischämischen Effekte des mikrovaskulären Perfusionsversagens, sondern erstmals direkt und online die ischämiebedingten Veränderungen in Form kapillärer Stase, Vasokonstriktion und Sistieren der nutritiven Perfusion, erfasst werden.

Das technische Verfahren der orthogonalen Reflex-Spektrophotometrie ermöglicht der Intravitalmikroskopie vergleichbar, die direkte und nicht-invasive intraoperative Visualisierung sowie quantitative Analyse humaner hepatischer Mikrozirkulation. Weitere Studien werden zeigen, inwieweit eine direkte quantitative Aussage über Veränderungen der Mikrozirkulation vor, während und nach einer Ischämie- und Reperfusionsphase getroffen werden können und eine Korrelation zu den klinischen Parametern erlauben, und somit prognostischen Wert besitzen.

Literatur

1. Clemens MG, McDonagh PF, Caudry IH, Baue AE (1995) Hepatic microcirculatory failure after ischemia and reperfusion: improvement with ATP-MgCl$_2$ treatment. Am J Physiol 248, H804–H811
2. Vollmar B, Menger MD, Glasz J, Leiderer R. Messmer K (1994) Impact of leukocyte-endothelial cell interaction in hepatic ischemia-reperfusion injury. Am J Physiol 267, G786–G793
3. Groner W, Winkelmann JW, Harris AG, Ince C, Bouma GJ, Messmer K, Nadeau RG (1999) Orthogonal polarization spectral imaging: A new method for study of the microcirculation. Nature Med 5, 1209–1213
4. Uhlmann S, Uhlmann D, Spiegel HU (1991) Evaluation of hepatic microcirculation by in vivo microscopy. J Invest Surg 12, 179–193
5. Menger MD, Marzi I, Messmer K (1991) In vivo fluorescence microscopy for quantitative analysis of the hepatic microcirculation in hamsters and rats. Eur Surg Res 99, 158–169

Korrespondenzadresse: Dr. G. Puhl, Klinik für Allgemein-, Viszeral- und Transplantationschirurgie, Charité Campus Virchow-Klinikum, Medizinische Fakultät der Humboldt-Universität zu Berlin, Augustenburger Platz 1, 13353 Berlin, Fax 00 49 30 45 05 29 00, e-mail gero.puhl@charite.de

Konditionierung vor warmer Leberischämie durch Kupfferzell-blockade – Effekte auf Leber, Niere, Herz und Lunge

Preconditioning by blockade of Kupffer cells before induction of warm ischemia of the liver – effects on liver, kidney, heart and lungs

M.v. Frankenberg[1], J. Weimann[2], G. Alsfasser[1], St. Fritz[1], J. Fiedler[1], M. M. Gebhard[3] und E. Klar[1]

[1] Abteilung für Allgemeinchirurgie
[2] Klinik für Anästhesiologie und
[3] Abteilung für Exp. Chirurgie, Universität Heidelberg

Abstract

Introduction: Destruction of Kupffer cells in experimental liver transplantation in pigs has shown to have beneficial effects on macro- and microperfusion of the liver and transplant function, which leads to the possibility of donor preconditioning with gadolinium chloride ($GdCl_3$). No toxic effects on other organ systems have been discovered so far. In order to validate these results investigations were performed to evaluate macro- and microperfusion of the liver, as well as organ damage and function of liver, kidney, heart and lungs after induction of a 45-min warm ischemia of the liver. *Methods:* Five pigs were treated with either i.v. NaCl (0.9%) or with $GdCl_3$ (20 mg/kg), respectively. After 24 h a 45-min warm ischemia was induced by Pringle maneuver and within 6 h after reperfusion and after 7 days perfusion of liver was measured. Using ultrasound flow probes on arteries and veins the total hepatic blood flow (THBF) was measured. Microcirculation was determined using thermodiffusion technology (TD). Additional investigations were undertaken and biochemical parameters were compared to evaluate the function of liver, kidney, heart and lungs. *Results:* After warm ischemia of the liver a significantly higher macro- and microperfusion was seen in preconditioned animals after 6 h, as well as 7 days after reperfusion. As already shown in previous experiments, 24 h after preconditioning with $GdCl_3$ macroperfusion (THBF 731 ± 47 vs. 948 ± 70 ml/min, mean ± SEM, $p \leq 0.05$) and microperfusion of the liver (TD 58 ± 12 vs. 81 ± 18 ml/min/100 g, $p < 0.05$) was significantly higher. In control animals perfusion, especially microperfusion, was also markedly lower 6 h after reperfusion compared to $GdCl_3$ preconditioned animals (THBF 598 ± 54 vs. 811 ± 54 ml/min, $p < 0.05$, TD 62 ± 6 vs. 96 ± 8 ml/min/100 g, $p < 0.05$). A small rise was seen after 7 days in macro- as well as in microperfusion in contro-animals, although there were still significant differences (THBF 638 ± 25 vs. 925 ± 68 ml/min, $p < 0.05$ and TD 68 ± 6 vs. 92 ± 3 ml/min/100 g, $p < 0.05$). Biochemical markers of liver function (coagulation, bilirubin) and liver damage (transaminase level) after blockage of Kupffer cells did not show any difference between both groups. Function of kidney, heart and lungs after 6 h as well as after 7 days also did not differ in either group. *Conclusion:* The destruction of Kupffer cells in pigs significantly improves perfusion of the liver even before and hours after induction of warm ischemia. This effect lasts at least 7 days. Preconditioning with $GdCl_3$ with warm ischemia of the liver in pigs does not exert negative effects on the function of kidney, heart or lungs.

Einleitung

In der Leber hat die Kupfferzellblockade durch Gadoliniumchlorid (GdCl$_3$) eine signifikante Verbesserung der Makro- und Mikroperfusion in den ersten 24 Stunden nach Transplantation gezeigt [1, 2]. Offen bleibt aber die Frage längerfristiger Auswirkungen auf den Ischämie-/Reperfusionsschaden und der Einfluß auf andere Organsysteme. Um diesen Fragen nachzugehen, haben wir im Schwein nach 45 minütiger Ischämie der Leber durch ein Pringle Manöver die Ausprägung des Ischämie-/Reperfusionsschadens, die Makro-und Mikroperfusion und die Organfunktion der Leber über 7 Tage untersucht. Zudem wurden die Organfunktionen und biochemische Schädigungsparameter von Nieren, Herz und Lunge evaluiert.

Methodik

Untersucht wurden 2 Gruppen zu je 5 Schweine der deutschen Landrasse zwischen 18 und 27 Kilogramm Körpergewicht, denen entweder 0,9% NaCl oder 20 mg/Kg GdCl$_3$ i. V., beide mit einem PH von 3,0 injiziert wurde. 24 Stunden später wurden die Tiere in Vollnarkose nach arterieller, zentralvenöser und pulmonalarterieller Instrumentierung laparotomiert und die erste Messung durchgeführt. Gemessen wurde mit Doppler Flowmetrie der portalvenöse und hepatoarterielle Flow, mit Thermodiffusion die Mikrozirkulation im Lebergewebe [3], der mittlere arterielle Druck, der zentralvenöse Druck, Pulmonalarteriendruck und das Schlagvolumen. Zum gleichen Zeitpunkt wurden Blut- und Urinproben genommen und Transaminasen, Cholestaseparameter, Bilirubin, Kreatininclearance, FiO2, Blutbild (BB) und Blutgerinnung bestimmt. Anschließend wurde das Ligamentum hepatoduodenale präpariert, die Pfortader, Gallengang und die Arteria hepatica propria dargestellt und für 45 Minuten abgeklemmt. 1, 2, 4 und 6 Stunden und nach 7 Tagen wurden erneut alle Messungen durchgeführt. Nach 6 Stunden und 7 Tagen wurden zudem sowohl vom Herz als auch von der Lunge an einer definierten Stelle Gewebeproben entnommen und die „wet to dry ratio" (WDR) bestimmt.

Ergebnisse

In der Leber zeigte sich nach 45 minütiger warmer Ischämie sowohl nach 6 Stunden, als auch nach 7 Tagen eine signifikant höhere Mikro-, als auch Makrozirkulation. Wie in den vorhergehenden Versuchen erfolgte bereits vor Beginn der Ischämie, allein durch die Zerstörung der Kupfferzellen eine Perfusionsvermehrung. In beiden Gruppen kam es nach 2 bzw. 4 Stunden zu einem Abfall des Leber-Gesamtblutfluß als Ausdruck des Ischämie-/Reperfusionsschadens, der aber in den präkonditionierten Tieren deutlich geringer ausfiel (Abb. 1). Hierbei kam es in den GdCl$_3$ vorbehandelten Tieren zu einer 80%igen höheren arteriellen Durchblutung nach 6 Stunden und immerhin noch 40% höheren arteriellen Durchblutung nach 7 Tagen. Bei der portalvenösen Durchblutung war der Unterschied mit 52 bzw. 45% nicht ganz so ausgeprägt, aber auch signifikant. In beiden Gruppen kam es 24 Stunden nach Ischämie zu einem Transaminasenanstieg, der aber zwischen den Gruppen nicht signifikant unterschiedlich war. Alle übrigen gemessenen Parameter bezüglich der Organfunktion der Nieren, des Herzens und der Lunge waren ebenfalls nicht

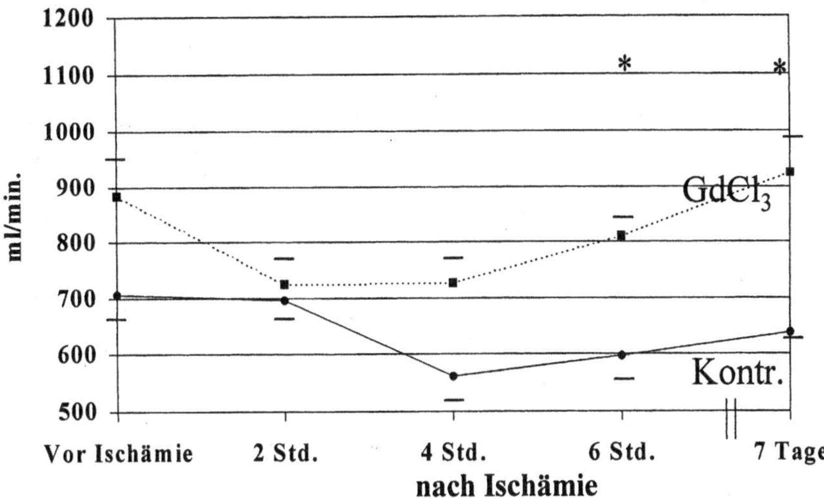

Abb.1. Auswirkungen der Kupfferzellblockade auf den totalen hepatischen Flow (THBF) nach 45 Minuten warmer Ischämie der Leber. In je 5 Schweinen mit und ohne Gadoliniumchlorid Vorbehandlung wurde mit Doppler Flowmetrie in der Portalvene und der Arteria Hepatica vor und zu verschiedenen Zeitpunkten nach 45 minütiger Ischämie der totale heaptische Flow bestimmt. Durchgezogene Linie = Kontrollen, gestrichelte Linie = $GdCl_3$ vorbehandelte Tiere, Striche ober- bzw. unterhalb der Datenpunkte = SEM, * = $p \leq 0{,}05$

unterschiedlich und zu keinem Zeitpunkt ließ sich eine Funktionsstörung oder ein toxischer Effekt der Gadoliniumchloridbehandlung erkennen(Tabelle 1).

Tabelle 1. Nieren- und Herzfunktionsparameter, Kreatinin-clearance und Transaminasen zu verschiedenen Zeitpunkten nach 45 minütiger warmer Ischämie der Leber, Mittelwerte ± SEM, in Kontrollen und Gadoliniumchlorid vorbehandelten Schweinen (n=5)

	„Krea-clearance" nach 24 Std. (ml)	„Cardiac Output" nach 24 Std. (ml/min)	Lung „wet to dry ratio" nach 7 Tagen	GOT nach 24 Std. (U/l)
Kontrollen	61 ± 7	4,5 ± 0,4	5,0 ± 0,1	114 ± 6
$GdCl_3$	61 ± 13	4,3 ± 0,4	5,3 ± 0,3	121 ±14
P	n.s.	n.s.	n.s.	n.s.

Diskussion und Schlussfolgerung

Wie in den vorausgegangenen Experimenten kam es durch die Zerstörung der Kupfferzellen bereits nach 24 Stunden ohne weitere Maßnahmen zu einer Erhöhung der Makro- und Mikroperfusion in den behandelten Tieren. Diese Perfusionsvermehrung verstärkte sich nach 45 minütiger warmer Ischämie nach 6 Stunden und hielt mindestens 7 Tage an. Diese Perfusionsvermehrung, welche vorher auch schon nach kalter Ischämie (Lebertransplantation) gesehen worden war, kann sicherlich als Ausdruck des geminderten

Ischämie-/Reperfusionsschadens interpretiert werden, womit eine nachgewiesene verbesserte Funktion der Hepatozyten (verbesserte Endotoxin Clearance) und ein histologisch geringer ausgeprägter Schaden nach kalter Ischämie korreliert [2].

Wichtig für einen möglichen klinischen Einsatz einer Präkonditionierung von Spendern, insbesondere bei der zunehmenden Anzahl von Lebendspenden auch in der Lebertransplantation, ist der Nachweis der Unbedenklichkeit der Kupfferzellblockade. Bei keinem der behandelten Tiere kam es zu einem beobachteten Auftreten von negativen Nebenwirkungen nach $GdCl_3$ Gabe. Bei ausgedehnt durchgeführter Untersuchung der Organfunktionen von Nieren, Herz und Lunge wurde sowohl vor Ischämie, als auch nach 45 minütiger warmer Ischämie keine Anzeichen einer Organdysfunktion oder gar eines Organversagens gesehen. Präliminare Ergebnisse der Bestimmung der Endotoxinclearance scheinen die positiven Effekte der Gadoliniumchloridbehandlung nach Ischämie zu bestätigen [2]. Somit kann durch diese Untersuchung die positive Auswirkung der Gadoliniumchlorid Vorbehandlung vor Ischämie der Leber auf den Grad der hapatozellulären Schädigung auch nach 7 Tagen bestätigt und eine negative Auswirkung auf Herz, Nieren und Lunge ausgeschlossen werden.

Literatur

1. Frankenberg M v, Stachlewitz RF, Forman DT, Frey W, Bunzendahl H, Lemasters JJ, Thurman RG (1999) Amino acids in rinse effluents as a predictor of graft function after transplantation of fatty livers in rats. Transpl Int 12: 168 – 175
2. Frankenberg M v, Golling M, Mehrabi A, Nentwich H, Thies J, Schaeffer F, Jahnke C, Bud O, Gebhard MM, Otto G, Thurman RG, Herfarth C, Klar E (1999) Destruction of Kupffer's cells increases total liver blood flow and decreases ischemia reperfusion injury in pigs. Transplant Proc 31: 3253 – 3254
3. Klar E, Kraus T, Bleyl J, Newman W, Bowman F, von Kummer R, Otto G, Herfarth, C (1995) Thermodiffusion as a novel method for continuous monitoring of the hepatic microcirculation after liver transplantation. Transplant Proc 28: 2610 – 2612

Korrespondenzadresse: Dr. M. v. Frankenberg, Chirurgische Universitätsklinik, Kirschnerstrasse 1, 69120 Heidelberg, Tel.: +49-62 21 56-61 10, Fax: +49-62 21 56-52 27, e-mail: moritz_von_frankenberg@med.uni-heidelberg.de

Vergleich der rein laparoskopischen mit der hand-assistierten Lebendspendernephrektomie

Comparison of complete laparoscopic versus hand-assisted laparoscopic live donor nephrectomy

Th. Kocher[1], T. Forster[2], P. Vogelbach[1], F. Harder[1], T. Gasser[2] und F. Stoffel[2]

[1] Allgemeinchirurgische Klinik
[2] Urologische Universitätsklinik beider Basel, Departement Chirurgie, Universität Basel, Schweiz

Abstract

Laparoscopic live donor nephrectomy (LLN) has become a valuable alternative to the open procedure in renal transplantation as it is less invasive. Longer OR and warm ischemia times are to some degree disadvantages. As for organ extraction a small laparotomy is unavoidable in LLN we went on to place this incision at an earlier stage of the procedure and used it right away for hand-assisted laparoscopic live donor nephrectomy (HLLN, HandPort, Smith & Nephew). We tested whether HLLN contributes to reducing OR and warm ischemia times, while maintaining the other established advantages of LLN. *Patients and Methods:* A total of 31 patients (20 women, 11 men) underwent either LLN ($n=14$) or HLLN ($n=17$). There were no differences in age or body mass index in both groups. Both the extraction of the kidney and the installation of the HandPort required an 8-cm long infraumbilical median laparotomy. At the time of vascular clamping HLLN, the kidney is already in the hand of the assistant and needs only to be extracted through the HandPort access. *Results:* The following results were obtained by comparing LLN vs. HLLN (mean, range; Mann-Whitney U-test): OP time 225.7 min (200–270) vs. 177.3 min (150–240) $p < 0.001$; warm ischemia 6.9 min (4–9) vs. 2.5 min (1.5–4) $p < 0.002$; hospital stay, 9.4 days (6–16) vs. 7.4 days (4–9) p = n.s. There were no donor deaths. Donor complications included: one wound seroma in each group, and one patient needed a blood transfusion after HLLN. In one case of LLN conversion to open procedure was necessary due to venous bleeding. *Conclusion:* We recommend using the small incision required for renal extraction at an early stage of the laparoscopic procedure for the introduction of a HandPort device. This facilitates the dissection of the kidney and shortens both OR and warm ischemia times significantly. HLLN combines advantages of the conventional open procedure and those of the laparoscopic approach.

Einleitung

Optimale Organqualität, bessere Kurz- und Langzeitresultate sowie Planbarkeit des Eingriffes sind die Vorteile der Lebendorganspende [5]. Durch Förderung der Lebendspende und Ausweitung auf nichtverwandte Spender kann die Anzahl von Spenderorganen erhöht werden [1]. Die offene Spendernephrektomie ist der „Gold-Standard".

Die von Ratner et al. entwickelte laparoskopische Lebendspender-Nephrektomie (LLN) ist eine interessante Alternative [3, 4]. Kritisch diskutiert werden: hohe technische Ansprüche, lange Operationszeit sowie die verlängerte warme Ischämiezeit. Wir untersuchten, ob mittels hand-assistierter LNN (HLLN; HandPort®, Smith & Nephew) diese Faktoren beeinflusst werden.

Methodik

Die Operationen wurden von drei unterschiedlichen OP-Teams mit langjähriger Erfahrung in laparoskopischer bzw. urologischer Chirurgie durchgeführt. Die laparoskopische Spendernephrektomie links erfolgte in Allgemeinanästhesie und in 45° Rechtsseitenlage.

Das Pneumoperitoneum (12 mmHg) wird über eine offene Laparoskopie (2–4 cm supraumbilikal) angelegt. Nach der Inspektion wird je ein 5–12 mm Arbeitstrokar subxiphoidal bzw. im linken Mittelbauch eingebracht. Die Dissektion erfolgt ausschliesslich mit der 5 mm UltraCision® Schere.

Die einzelnen Operationsschritte sind:

1. Mobilisation des linken Hemikolons (Flexur bis Beckeneingang)
2. Anschlingen des linken Ureters
3. Eröffnen der Gerota'schen Faszie und Mobilisation der Niere von lateral her
4. bei der HLLN: Einbringen des HandPorts® über eine 8 cm lange infraumbilikale mediane Laparotomie
5. Präparation entlang der Vena ovarica bzw. spermatica zur Nierenvene
6. Darstellen und Durchtrennen aller in linke Nierenvene mündenen Venen
7. zirkuläres Freipräparieren der A. renalis
8. Präparation entlang der Nebenniere bis die Niere vollständig mobil ist
9. Um keine Länge zu vergeben, werden die Gefässe nur zentral verschlossen und offen durchtrennt: erst A. renalis (Klipps), dann V. renalis (Endo-GIA®)
10. Extraktion der Spenderniere über den HandPort® Zugang (HLLN) oder via Bergebeutel (LLN)
11. Kühlung und Spülung der Niere

In beiden Gruppen wurde zur Extraktion der Niere bzw. für den Einsatz des HandPorts® Systems eine untere mediane Laparotomie von 8 cm Länge gewählt.

Zwischen 03/98 und 07/00 wurde bei 31 Patienten (20 Frauen, 11 Männer) eine laparoskopische Lebendspendernephrektomie durchgeführt (14× LNN, 17× HLLN). Die beiden Gruppen unterschieden sich weder im Alter noch im ,body mass index'.

Ergebnisse

Der Vergleich beider Verfahren (LLN vs. HLLN) hat folgende Resultate ergeben (Mittelwert, Minimum-Maximum, Mann-Whitney U-Test): Operationszeit 225,7 Min. (200–270) vs. 177,3 Min. (150–240), $p < 0.001$; warme Ischämia 6,9 Min. (4–9) vs. 2,5 Min. (1,5–4), $p < 0,002$; Hospitalisation 9,4 Tage (6–16) vs. 7,4 Tage (4–9), $p = $ n.s.

Kein Patient ist verstorben. In der LNN-Gruppe musste einmal wegen einer laparoskopisch nicht sicher beherrschbaren Blutung auf das offene Verfahren gewechselt werden. In der HLLN-Gruppe erhielt ein Patient eine Bluttransfusion. Je ein Patient hatte eine Wundkomplikation, die konservativ behandelt werden konnte.

Diskussion und Schlussfolgerung

Komplexe Eingriffe sind mit dem neuen Konzept der hand-assistierten laparoskopischen Chirurgie einfacher und sicherer durchführbar [2]. Durch sorgfältigen Zug und Gegenzug wird die anspruchsvolle Dissektion erleichtert und die Exposition verbessert. Die manuelle Manipulation ist atraumatisch.

Die bei der LLN ohnehin erforderliche Unterbauchlaparotomie zur Organbergung wird bei der HLNN schon frühzeitig angelegt. Durch Zug am Spenderorgan können die Gefässe gestreckt werden. Zusätzliche Gefässlänge erreicht man, indem Arterie und Vene nur zentral verschlossen und offen abgesetzt werden. Durch das hand-assistierte Vorgehen verkürzen sich Operationszeit und warme Ischämiezeit signifikant. Die HLNN vereint die Vorteile des offenen und des laparoskopischen Vorgehens. Die Spendernephrektomie ist eine ideale Indikation für hand-assistierte laparoskopische Chirurgie.

Literatur

1. Gridelli B, Remuzzi G (2000) Strategies for making more organs available for transplantation. N Engl J Med 343: 404 – 410
2. Litwin DE, Darzi A, Jakimowicz J, Kelly JJ, Arvidsson D, Hansen P, Callery MP, Denis R, Fowler DL , Medich DS, O'Reilly MJ, Atlas H, Himpens JM, Swanstrom LL, Arous EJ, Pattyn P, Yood SM, Ricciardi R, Sandor A, Meyers WC (2000) Hand-assisted laparoscopic surgery (HALS) with the HandPort system: initial experience with 68 patients. Ann Surg 231: 715 – 723
3. Ratner LE, Kavoussi LR, Sroka M, Hiller J, Weber R, Schulam PG, Montgomery R (1997) Laparoscopic assisted live donor nephrectomy-α comparison with the open approach [see comments]. Transplantation 63: 229 – 233
4. Ratner LE, Montgomery RA, Kavoussi LR (1999) Laparoscopic live donor nephrectomy: the four year Johns Hopkins University experience. Nephrol Dial Transplant 14: 2090 – 2093
5. Thiel G (1998) Living kidney donor transplantation-new dimensions. Transpl Int 11 Suppl 1: S50 – S56

Korrespondenzadresse: Dr. med. Th. Kocher, Departement Chirurgie der Universität, 1. OA, Allgemeinchirurgische Klinik, Spitalstraße 21, 4031 Basel, Schweiz, Tel.: 00 41-61-2 65 71 79, Fax: 00 41-61-2 65 71 79, e-mail: thomas.kocher@unibas.ch

Hat die operative Technik einen Einfluss auf das Transplantatüberleben nach kombinierter Nieren-Pankreastransplantation? Multivarianzanalyse von 120 konsekutiven Transplantationen.

Influence of the operative technique on graft survival after combined kidney-pancreas transplantation? Multivariate analysis of 120 consecutive transplants

M. Stangl, J. Theodorakis, W. D. Illner, H. Schneeberger und W. Land

Abteilung für Transplantationschirugie, LMU München

Abstract

In a multivariate analysis of 120 consecutive kidney-pancreas transplants the influence of the operative technique regarding the management of exocrine secretion was investigated. Neither pancreas nor kidney graft survival depended on the type of exocrine drainage. The most significant factor was the type of primary immunosuppression with a clear advantage for tacrolimus as baseline agent. The outcome was further influenced by the type of dialysis of the recipient prior to transplantation and the CMV risk constellation.

Einleitung

Die kombinierte Nieren-Pankreastransplantation stellt heute die Therapie der Wahl für insulinabhängige Diabetiker mit terminaler Niereninsuffizienz dar. Trotz erheblicher Fortschritte in den letzten Jahren mit einer deutlichen Reduktion der chirurgischen Komplikationen sowie verbesserter Langzeitergebnisse gibt es keine Standardtechnik bezüglich der Drainage des exokrinen Sekretes. In einer Multivarianzanalyse wurden der Einfluss der operativen Technik sowie Spender- und Empfängerrisikofaktoren auf das Transplantatüberleben und postoperative Komplikationen untersucht.

Methodik

Von 6/94 bis 5/00 wurden 120 kombinierte 1. Nieren-Pankreastransplantationen durchgeführt. Bei 74 Patienten wurde eine enterale Drainage (ED), bei 46 Patienten eine Blasendrainage (BD) durchgeführt. Die Immunsuppression erfolgte von 6/94 bis 12/95 in 25 Fällen mit einer Quadruple Therapie bestehen aus Cyclosporin A, ATG, Azathioprin und Kortison. Seit 1/96 wurden alle Patienten (n=95) prospektiv randomisiert, zunächst im Rahmen einer Pilotstudie später nach dem Protokoll der EUROSPK-Studie (Tacrolimus/Cyclosporin A, MMF, ATG, Kortison).

Folgende Faktoren wurden auf ihren Einfluss auf das Transplantatüberleben untersucht: Spenderfaktoren, Transplantationsfaktoren, Empfängerfaktoren und Verlaufsfaktoren. Die beiden Drainagetechniken für das exokrine Sekret wurden im postoperativen Verlauf gesondert bezüglich des Auftretens von schweren Komplikationen (Nachblutung, Pankreatitis, Peritonitis, intraabdomineller Infekt, Anastomosenleckage, arterielle/venöse Thrombose, Ileus) sowie leichten Komplikationen (Harnwegsinfekt, CMV Infekt, Fieber unklarer Genese) verglichen.

Ergebnisse

Beide Gruppen waren bezüglich Alter und Geschlecht der Patienten, Anzahl der präformierten Antikörper, Art der Dialysetherapie, Spenderalter, HLA-Missmatch und CMV-Risikokonstellation vergleichbar. Ein signifikanter Unterschied ergab sich bezüglich des Spenderortes (mehr lokale Spender bei ED, p=0,0001), der kalten Ischämiezeit (kürzere Zeiten bei ED, p= 0,039) und der Art der primären Immunsuppression (mehr Tac. in ED).

In der Multivarianzanalyse ergaben sich 3 signifikante Faktoren für das Überleben von Pankreastransplantaten nach kombinierter Transplantation. Den stärksten Einfluss zeigte die primäre Immunsuppression (Tacrolimus > CyA, p=0,002), die Art der Dialysebehandlung (Hämodialyse > CAPD, p=0,026) und die CMV Risikokonstellation (CMV+ > CMV–, p=0,043) (Tabelle 1). Die operative Technik (Blasendrainage versus enterale Drai-

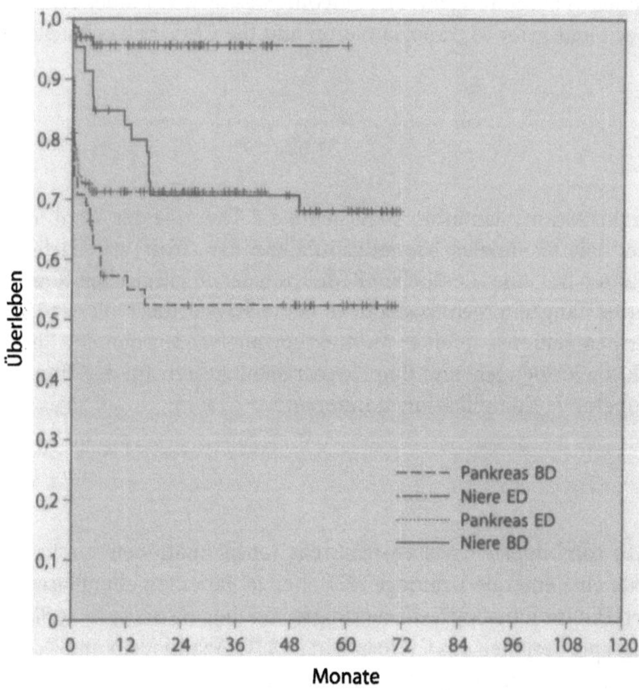

Abb. 1. Nieren- und Pankreastransplantatüberleben nach NPTX in Abhängigkeit von der Pankreasdrainagetechnik (BD n=46; ED n=74)

Tabelle 1. Einflussfaktoren auf das Pankreastransplantatüberleben nach kombinierter NPTX

Faktor	Signifikanz
Immunsuppression (Tacrolimus vs. CyA)	0,002
Dialyse (HD vs. CAPD)	0,026
CMV Risikokonstellation (+ vs. –)	0,043
Chirurgische Komplikation (ja vs. Nein)	0,051
Spenderreanimation (ja vs. nein)	0,075
Spenderhypotension (ja vs. nein)	0,161
Infektion (ja vs, nein)	0,163
Spenderalter (<40 vs. > 40)	0,196
Kalte Ischämiezeit (<16h vs. >16 h)	0,238
Technik (ED vs. BD)	0,240
HLA-Missmatch (<3 vs. >3)	0,261
Infekt intraabdom. (ja vs. nein)	0,272
Akute Abstossungsreaktion (ja vs. Nein)	0,409
CMV Infekt (ja vs. Nein)	0,576
Spenderort (lokal vs. fremd)	0,734
Präformierte Antikörper (ja vs. Nein)	–
Primäre Transplantatfunktion (ja vs. nein)	–

Tabelle 2. Postoperative Komplikationen in Abhängigkeit von der chirurgischen Technik

	ED1 (n=74)		BD1 (n=46)		χ^2
	Anzahl	Prozent	Anzahl	Prozent	
Ohne Komplikationen	22	29,7	6	13,0	< 0,05
Schwere Komplikationen	30	40,5	27	58,7	n.s.
Leichte Komplikationen	22	29,7	13	28,3	n.s
Ureternekrose	2	2,6	5	10,9	n.s
Nachblutung	6	8,1	2	4,3	n.s.
Ileus	1	1,3	1	2,2	n.s.
Abszeß, Peritonitis	11	14,9	4	8,7	n.s.
Duodenalinsuff	2	2,6	0	0	n.s.
Duodenalblutung	1	1,3	3	6,5	n.s.
Cholycystitis	2	2,6	1	2,2	n.s.
HWI	9	12,2	17	37,0	< 0,01
CMV	19	25,7	18	39,1	n.s.
Fieber	5	6,7	2	4,3	n.s.
Gastritis,Ösophagitis	2	2,6	1	2,2	n.s.
Platzbauch	0	0	1	2,2	n.s.
Pneumonie	0	0	1	2,2	n.s.
Apoplex	0	0	2	4,3	n.s.
Chirugische Komplikationen	13	17,6	7	15,2	n.s.
Re-Op Rate	32	43,2	31	67,4	< 0,05
Pankreatitis	7	9,4	5	10,9	n.s.
Abstossungsreaktionen	13	17,6	16	34,8	<0,05

nage) zeigte keinen Einfluss auf das Langzeitüberleben von Pankreastransplantaten nach kombinierter Transplantation. Überraschenderweise zeigte sich ein signifikant besseres Nierentransplantatüberleben in der Gruppe ED (p=0,0006) (Abbildung 1). Die Analyse der Transplantatverluste ergab jedoch ausschliesslich immunologische, also von der Technik der Pankreastransplantation unabhängige Gründe. Da in der ED Gruppe signifikant mehr Patienten mit Tacrolimus behandelt wurden, liegt der Unterschied nicht in der chirurgischen Technik begründet. Bei den postoperativen Komplikationen zeigten sich in der BD Gruppe erwartungsgemäß mehr Harnwegsinfekte (Tabelle 2). Die Unterschiede in der Inzidenz der Abstossungsreaktionen und den Reoperationen wird durch die häufigeren Pankreastransplantatverluste in der BD Gruppe verursacht.

Schlussfolgerung

1. Beide operative Techniken zur Ableitung des exokrinen Sekretes (Enterale- und Blasendrainage) sind in ihren Langzeitergebnissen für das Pankreastransplantatüberleben nach NPTX gleichwertig [1].
2. Das Transplantatüberleben wird in erster Linie von der primären Immunsuppression bestimmt. Hier zeigt sich eine auf Tacrolimus basierende Kombinationstherapie einer mit Cyclosporin A deutlich überlegen.
3. Ein CMV-Matching könnte das Transplantatüberleben weiter verbessern.
4. Die Peritonealdialyse stellt einen selbständigen Risikofaktor in der NPTX dar. Für Patienten die eine Peritonealdialyse durchführen ist die Blasendrainage zu bevorzugen [2].

Literatur

1. Gruessner AC (1999) Analyses of the Pancreas Transplant Outcomes for United States Cases Reported to The United Network for Organ Sharing (UNOS) and Non-US Cases Reported to The International Pancreas Transplant Registry (IPTR). Clinical Transplants: 51–69
2. Humar A, Durand B, Arrazola L, Gruessner RW, Gruessner A, Sutherland DER (2000) Bladder drainage is safer than enteric drainage in pancreas transplant recipients on peritoneal dialysis. ASTS Chicago

Korrespondenzadresse: Dr. M. J. Stangl, Chirurgische Klinik und Poliklinik der TU München, Klinikum rechts der Isar, Ismaningerstr. 22, 81675 München, Fax: 0 89 41 40 48 70, e-mail: stangl@nt1.chir.med.tu-muenchen.de

Erfolgreiche Konservierung und Transplantation von Herzen vom non-heart-beating donor (NHBD) mittels modifizierter HTK-Lösung und Coronarer O$_2$-Persufflation (COP)

Successful preservation and transplantation of hearts from non-heart-beating donor using modified HTK solution and coronary oxygen persufflation (COP)

S. Jeschkeit-Schubbert[1], G. Yotsumoto[2], C. Funcke[1], F. Kuhn-Régnier[3] und J. H. Fischer[1]

1 Institut für Experimentelle Medizin der Universität zu Köln
2 II. Department of Surgery der Universität Kagoshima
3 Klinik für Herz- und Thoraxchirurgie der Universität zu Köln

Abstract

Hearts from non-heart-beating donors (NHBD) are not as yet acceptable for transplantation. The additional hypothermic storage preservation period after a normothermic ischemia period is not tolerated by the graft. Experiments were performed on 16 pigs, which were bled in anesthesia from the aorta. After a period of 16-min in situ ischemia the hearts were flushed with HTK solution (Custodiol, $n=4$) or modified hyaluronidase and BDM containing HTK solution (mBHTK, $n=12$). All hearts were stored in the flush solutions for 3.3 h on average with six of the mBHTK hearts being simultaneously persufflated with gaseous oxygen via the coronary arteries (coronary oxygen persufflation, COP). After orthotopic transplantation and 2 h of reperfusion weaning from HLM was attempted. Measurements were made after 3 h of reperfusion at zero HLM flow. Following mBHTK + COP the CO reached 68% of normal values and the transplanted hearts were able to guarantee the circulation of the recipient for the test period of 1 h without any HLM support. Flush and storage in HTK did not allow a recovery of heart function after transplantation. The use of mBHTK for simple storage improved the recovery of CO compared to HTK, but the function was still insufficient for weaning from HLM with only 12 min of sustained function without HLM support on average. Thus only the combination of COP and the use of mBHTK guarantees a sufficient myocardial recovery after 3.3 h storage of NHBD hearts predamaged in 16 min normothermic in situ ischemia.

Einleitung

Bisher wurden Herzen von herztoten Spendern (sogenannten non-heart-beating-donors, NHBD) nicht für eine Organtransplantation akzeptiert. Die zusätzliche Belastung durch eine warmischämische Periode vor der hypothermen Konservierung wird durch das Transplantat bei einer einfachen Lagerungskonservierung nicht toleriert. Ziel unserer Studie war es, durch Verwendung einer möglichst einfachen Konservierungstechnik ohne komplizierte Dauerperfusionsverfahren eine vollständige Funktionserholung bei NHBD-Herzen zu erreichen.

Wir nutzten ein Verfahren, welches bereits 1978 bei der Konservierung von normotherm ischämisch vorgeschädigten Nieren zu ausgezeichneten Ergebnissen geführt hatte, die Persufflation des Gefäßsystems mit gasförmigem Sauerstoff während der hypothermen Konservierungszeit [1]. Auch für die Leberkonservierung konnte die Persufflationstechnik mit Erfolg adaptiert werden [2], ein Verfahren, welches gerade in den letzten Jahren durch Minor et al. [3] intensiv am Ratten- und Schweinemodell erprobt wurde. Während die Sauerstoff-Gas-Persufflation an Niere und Leber als „Retrograde O2 Persufflation (ROP)" über die Venen erfolgte, erwies sich am Herzen die orthograde Persufflation des Coronarsystems in Form der „Coronaren O2 Persufflation" (COP) als effektivstes Verfahren zur längerfristigen Myokardoxygenierung ohne Coronarschädigung [4, 5].

Methodik

16 Schweine wurden in tiefer Anästhesie mittels Durchtrennung der Aorta abdominalis entblutet, um innerhalb einer Minute einen systemischen Blutdruck < 10 mm Hg zu erreichen. Nach weiteren 16 Minuten wurden die Herzen in situ mit HTK-Lösung (Custodiol®; HTK, $n=4$) oder modifizierter HTK-Lösung (mBHTK, $n=12$) freigespült. Alle Herzen wurden im Mittel 198 Minuten in der jeweiligen Konservierungslösung gelagert, wobei 6 der mit mBHTK-Lösung konservierten Herzen gleichzeitig über die Coronargefäße mit gasförmigem Sauerstoff unter einem Druck von 45 mmHg persuffliert wurden (Coronare O$_2$ Persufflation, COP). Der hierdurch erzielte Gasfluss betrug im Mittel ca. 80 ml/min. Nach orthotoper Transplantation erfolgte initial ein 10-minütiges Freispülen des Coronarsystems mit oxygenierter Krebs-Henseleit-Lösúng, welches die sichere Entfernung des Gases aus dem Coronargefäßsystem gewährleistete. Die weitere Reperfusion erfolgte mit Vollblut aus der Herz-Lungen-Maschine (HLM). Nach 2 Std Reperfusion wurde die Entwöhnung von der HLM versucht, bei nicht ausreichender Funktion wurden erneute Entwöhnungversuche nach 2,5 und 3 Stunden durchgeführt. Die Funktionsmessungen wurden immer nach 3 h Reperfusion unter Stillstand der HLM durchgeführt, wobei alle Empfängertiere identische Katecholamininfusionen erhielten.

Ergebnisse

3 h Konservierung und Lagerung mit HTK-Lösung nach 16 min normothermer Ischämie erlaubten in diesen Versuchen keine Erholung der Herzfunktion (s. Tabelle 1). In der mBHTK-Lagerungsgruppe zeigten die Herzen zwar ein besseres Herz-Zeit-Volumen

Tabelle 1. Mittelwerte von Herz-Zeit-Volumen (HZV), linksventrikulärer Druckamplitude (LVDA) und Dauer der konstanten Funktion ohne HLM-Unterstützung im Anschluß an eine 2-stündige Reperfusionsphase. * $p<0,05$ gegenüber HTK-Lagerung, # $p<0,05$ gegenüber mBHTK-Lagerung (ANOVA und Student-Newman-Keuls Test)

	HZV (l/min)	LVDA (mmHg)	min ohne HLM
HTK-Lagerung	0,1	11	<1
mBHTK-Lagerung	1,1 *	38	12
mBHTK+COP	2,8 * #	101 * #	63 * #

(HZV), welches aber im Durchschnitt nur für 12 min ohne Unterstützung durch die HLM den Kreislauf aufrecht erhalten konnte. Dagegen konnten Herzen der mBHTK+COP-Gruppe mit einem HVZ von 68% der Normalwerte vollständig von der HLM entwöhnt werden. Diese Funktionserholung gewährleistete eine sichere Aufrechterhaltung des Kreislaufs des Empfängers über die Testperiode von einer Stunde mit normalen Blutdrücken.

Schlussfolgerung

Unsere Versuche zeigen, daß noch nach 16 min in situ Ischämie beim NHBD die Verwendung der modifizierten HTK-Lösung (mBHTK) zusammen mit der COP-Technik über 3,3 Stunden hypothermer Lagerung des Herzens eine vollständige Erholung der Funktion mit Aufrechterhaltung des Empfängerkreislaufs garantiert. Eine Lagerungskonservierung dieser Herzen mit HTK erlaubt keine Erholung, die Verwendung von mBHTK ohne COP eine dem gegenüber verbesserte Funktionsrestitution, welche jedoch nicht für die Versorgung des Empfängers ausreicht.

Die Technik der Coronaren O_2 Persufflation in Kombination mit der mBHTK-Lösung ermöglicht somit nicht nur – wie bereits früher gezeigt – eine 14-stündige Langzeitkonservierung von Herzen und gute Erhaltung der Endothelfunktion der Koronargefäße, sondern erlaubt auch die erfolgreiche Verwendung von 16 min normotherm ischämischen Herzen für eine gut 3-stündige Konservierung und nachfolgende orthotope Transplantation.

Literatur

1. Fischer JH, Czerniak A, Hauer U, Isselhard W (1978) A new simple method for optimal storage of ischemically damaged kidneys. Transplantation 25: 43 – 49
2. Fischer JH, Fuhs M, Miyata M, Isselhard W (1980) Hypothermic liver preservation using different flush solutions and retrograde oxygen persufflation technique. Eur Surg Res 12 Suppl. 1: 19 – 20
3. Minor T, Saad S, Nagelschmidt M, Kotting M, Fu Z, Paul A, Isselhard W (1998) Successful transplantation of procine livers after warm ischemic insult in situ and cold preservation including postconditioning with gaseous oxygen. Transplantation 65: 1262 – 1264
4. Fischer JH, Kuhn-Régnier F, Jeschkeit S, Switkowski R, Bardakcioglu Ö, Sobottke R, de Vivie ER (1998) Excellent recovery after prolonged heart storage by preservation with coronary oxygen persufflation (COP): orthotopic pig heart transplantations after 14 h storage. Transplantation 66: 1450 – 1459
5. Kuhn-Régnier F, Fischer JH, Jeschkeit S, Switkowski R, Bardakcioglu Ö, Sobottke R, de Vivie ER (2000) Coronary oxygen persufflation combined with HTK cardioplegia prolongs the preservation time in heart transplantation. Europ J Cardio-thoracic Surg 17: 71 – 76

Korrespondenzadresse: Dr. med. vet. S. Jeschkeit-Schubbert, Institut für Experimentelle Medizin der Universität zu Köln, Robert-Koch-Straße 10, 50931 Köln, Fax: 0 22 14 78 62 64, e-mail: Stephanie.Jeschkeit@medizin.uni-koeln.de

Kinetik und Charakterisierung des zellulären Infiltrates in diskordanten Xenotransplantaten in Abwesenheit des Membranen Attack Komplexes

Kinetics and characterisation of the cellular infiltrate in discordant xenografts in the absence of the Membrane Attack Complex

R. B. Brauer, T. Beck, I. Stehle und C. D. Heidecke

Chirurgische Klinik und Poliklinik, Klinikum rechts der Isar, Technische Universität München

Abstract

Introduction: Complement factor C6 as part of the membrane attack complex (MAC) (C5b–C9) plays a major role in the rejection of discordant xenografts (DXTx). The survival of DXTx in a rat strain with an isolated genetic deficiency in C6 [PVG (C–)] was prolonged from 0.5 ± 0.1 h ($n=10$) to 29.2 ± 3.5 h ($n=6$). The kinetics and phenotypes of the cellular infiltrate in the xenografts was investigated to explore the mechanism of discordant xenograft rejection and to evaluate new therapeutic strategies. *Material and Methods:* DXTx from guinea pig hearts were heterotopically xenografted in fully C6 deficient PVG (C–) rats. Xenografts were removed after 0, 6, 12 and 24 h ($n=6$). Histologic evaluation was performed by H & E and immunperoxidase staining for further differentiation of the cellular infiltrate. Fucoidin (inhibits leukocyte-adhesion) and busulfan (inhibits myelopoetic stem cell proliferation) was administered by i.p. injection to further delay xenograft rejection. *Results:* Already 6 h after DXTx in the absence of the MAC, little perivascular edema with some isolated infiltrating PMN was found. 12 h after DXTx PMNs were adherent on endothelial cells of veins. After 24 h an intense infiltration of CD 11b/c+ cells with interstitial haemorrhage was present. The inhibition of leukocyte adhesion by fucoidin did not lead to further prolongation of xenograft survival ($n=4$). Depletion of the PMN in bone marrow by administering of busulfan did prolong survival of DXTx to 62 ± 22 h ($n=7$). *Conclusion:* The selective depletion of PMN by busulfan significantly prolonged the survival of DXTx and demonstrated the participation of these infiltrating cells in the xenoreactive rejection process after overcoming the hyperacute rejection.

Einleitung

Erfolgreiche diskordante Xenotransplantationen (DXTx), die den Mangel an verfügbaren Spenderorganen in der Allotransplantation ausgleichen könnten, werden schon initial durch die hyperakute Abstoßungsreaktion verhindert. Natürliche Antikörper, mehrheitlich des IgM Typs, im Serum des Empfängers binden an die xenoreaktiven Epitope α_{1-3}-Gal der Endothelzellen des Spenderorgans. Durch die nachfolgende Aktivierung der Komplementkaskade kommt es zur Formierung des MAC und Zerstörung der osmotischen Barriere der Zellen mit anschließendem Transplantatversagen innerhalb weniger Minuten [1, 2].

Unter Verwendung eines Rattenstammes [(PVG (C−)], die aufgrund eines isolierten genetischen Defektes den Komplementfaktor C6 [3] nicht synthetisieren können und deren kongenen PVG (C+) Ratten mit vollständiger Komplementkaskade, wurde die Bedeutung der sogenannten späten Komplementfaktoren an der initialen und der nachfolgenden vaskulären Phase des xenoreaktiven Abstoßungsprozesses gezeigt [1, 2]. Völlig C6 defekte PVG (C−) Ratten, unfähig den MAC (C5b−C9) zu formieren, stießen diskordante Xenotransplantate vom Meerschweinchen verzögert in 29,2±3,5 h ($n=6$) ab, im Gegensatz zu PVG (C+) Ratten, die ihre Xenotransplantate in 0,5±0,1 h ($n=10$) hyperakut abstießen. DXTx, die von C6 defekten PVG (C−) Ratten verzögert abgestoßen wurden, wiesen deutliche zelluläre Infiltrate mit intensiver interstitieller Hämorrhagie und Parenchymuntergängen auf [2]. Die Kinetik und Phänotypen des zellulären Infiltrates wurden untersucht, um die Bedeutung und Beteiligung des zellulären Infiltrates an dem Abstoßungsmechanismus von DXTx weiter zu disseziieren und um neue therapeutische Strategien zu verfolgen.

Methodik

DXTx vom Meerschweinchenherzen wurden in mikrochirurgischer Technik heterotop in PVG (C−) RT1^c Ratten transplantiert, die aufgrund einer Punktmutation im C6 Gen den MAC (C5b-C9) nicht formieren können. DXTx wurden nach 0, 6, 12 und 24 h ($n=6$) entnommen. Die Kinetik und Phänotypisierung des zellulären Infiltrates wurde durch H&E und Immunperoxidasefärbung mit einem Panel von monoklonalen Antikörpern (mAk) untersucht. Granulozyten wurden mit mAk für CD11b/c, Makrophagen mit mAk für ED1, NK-Zellen mit mAk für CD161 und T-Zellen mit mAk für CD3 identifiziert. Die Auswertung erfolgte durch Auszählen von je 10 High Powerfeldern. Zur Verlängerung des Überlebens von Xenotransplantaten, wurde das Polysaccharid Fucoidin (15mg/kg/KG) i.p. appliziert, welches in in-vitro Untersuchungen die Adhäsion von Leukozyten am Endothel inhibierte [4]. Zur Ausschaltung der infiltrierenden Zellen in das Xenotransplantat wurde Busulfan (30mg/kg/KG), welches die myelopoetischen Stammzellen im Knochenmark ausschaltet [5] am Tag −3 vor der DXTx (t=0) i.p. appliziert.

Ergebnisse

Bereits 6 h nach DXTx in Abwesenheit des MAC konnte ein gering ausgeprägtes, perivaskuläres Ödem mit vereinzelt infiltrierenden CD11b und ED1 pos. Zellen gefunden werden. 12 h nach DXTx fand sich eine deutliche Zunahme der Infiltration mit perlschnurartiger Adhäsion von CD11b und ED1 am Endothel von venösen Gefäßen. Nach 24 h dominierte eine Infiltration von CD11b$^+$ und ED1$^+$ Zellen mit interstitieller Hämorrhagie und beginnender Schädigung des perivaskulären Gewebes und des Myokards. Nur eine vereinzelte

Infiltration von CD161 und CD3 pos. Zellen war zu allen Zeitpunkten zu beobachten. Die Ausschaltung der Granulozyten im Knochenmark durch Applikation von Busulfan am Tag –3, verlängerte das Überleben von DXTx von 29,2±3,5 h (n=6) auf 62±22h (p≤ 0,005) (n=6). Die Inhibition der Adhäsion von Leukozyten mit Fucoidin führte zu keiner signifikanten Lebensverlängerung 34±15 h (n=4).

Diskussion

In einem diskordanten Xenotransplantationsmodell vom Meerschweinchenherz in die Ratte, wurde die zelluläre Beteiligung in der vaskulären Phase des xenoreaktiven Abstoßungsprozesses in Abwesenheit des MAC untersucht. Im Gegensatz zu vielen anderen Modellen konnte auf eine unkontrollierte Aktivierung des Komplementsystems, wie sie unter Verwendung von Cobra Venom Faktor auftritt, verzichtet werden und so die Charakterisierung des zellulären Infiltrates untersucht werden. In dem Modell der C6 defekten Ratte wird die Komplementkaskade bis C5b ohne Bildung des MAC (C5b–C9) aktiviert. Die Splitprodukte C3a, C4a und C5a werden gebildet und führen aufgrund ihrer chemotaktischen Wirkung zur sukzessiven zellulären Infiltration des DXTx. Bereits 6 h nach DXTx trat eine Infiltration von CD11b und zum Teil ED1 pos Zellen ein, die nach 12 h nahezu abgeschlossen war. Die selektive Ausschaltung von Granulozyten durch Busulfaninjektion konnte durch eine signifikante Überlebensverlängerung, die Beteiligung dieser Zellen am xenoreaktiven Abstoßungsprozess zeigen. NK-Zellen und CD3 Zellen waren im Gegensatz zu Granulozyten und Makrophagen bei diesem Abstoßungsprozess nicht dominant.

Literatur

1. Candinas D, Seebach JD (1999) Mechanismen der Xenotransplantatabstoßung. Zentralbl Chir 124: 591–599
2. Brauer RB, Baldwin WMd, Daha MR, Pruitt SK, Sanfilippo F (1993) Use of C6-deficient rats to evaluate the mechanism of hyperacute rejection of discordant cardiac xenografts. J Immunol 151: 7240–7248
3. van Dixhoorn MG, Timmerman JJ, Van Gijlswijk-Janssen DJ, Muizert Y, Verweij C, Discipio RG, Daha MR (1997) Characterization of complement C6 deficiency in a PVG/c rat strain. Clin Exp Immunol 109: 387–396
4. Granert C, Raud J, Xie X, Lindquist L, Lindbom L (1994) Inhibition of leukocyte rolling with polysaccharide fucoidin prevents pleocytosis in experimental meningitis in the rabbit. J Clin Invest 93: 929–936
5. Brodsky I, Bulova S, Crilley P (1989) The role of busulfan/cyclophosphamide regimens in allogeneic and autologous bone marrow transplantation. Cancer Invest 7: 509–513

Korrespondenzadresse: Dr. R. B. Brauer, Chirurgische Klinik und Poliklinik, Klinikum rechts der Isar, TU-München, Ismaningerstraße 22, 81675 München, Fax: 0 89-41 40-48 05, e-mail: brauer@nt1.chir.med.tu-muenchen.de

Modulation der T-Zellreaktivtät durch MHC-Klasse-II bindende Allopeptide: Unterschiedliche Strategien die Immunreaktion gegen das Allotransplantat selektiv zu beeinflußen

Modulation of T-cell reactivity by MHC class-II binding allopeptides: Strategies to influence the alloresponse against the allograft

W. Timmermann[1], G. Sitaru[2], C. Otto[2], H. J. Gassel[1], K. Ulrichs[2] und A. Thiede[1]

[1] Chirurgische Klinik und Poliklinik
[2] Experimentelle Transplantations-Immunologie der Chirurgischen Klinik, Universität Würzburg

Abstract

T-cells are able to recognize a variety of donor-specific peptides presented in the context of self-MHC by recipient APC. These MHC-derived peptides show different immunomodulatory effects. In combination with cyclosporine A, the class-II MHC-derived peptide RT1.B2 prolonged small bowel allograft survival in 43% of the recipients to a mean of 106 ± 24.2 days. Peptide RT1.D2 showed inhibitory effects in a donor-specific fashion after oral administration. The specific down-regulation of T-cell activation is demonstrated in vivo as inhibition of DTH. The MHC class-I peptides RT1.A3 and RT1.A4 induce T-cell proliferation associated with the production of the Th2-related cytokine IL-4. This potential of both peptides to induce a Th2 milieu may be useful since the Th1 to Th2 immune deviation prolong allograft survival. Therefore, MHC-derived peptides exert their effects at many diverse sites of T-cell activation, and offer the potential to modulate the alloresponse more specifically.

Einleitung

Transplantatabstoßung ist eine Immunreaktion gegen das fremde Organ. Hierbei sind die relevanten Alloantigene die Moleküle des Haupthistokompatibilitätskomplex (major histocompatibility complex, MHC) vom Spender. Sie werden von antigenpräsentierenden Zellen des Empfängers aufgenommen, in Peptidfragmente zerlegt und als Komplex mit Selbst MHC-Klasse-II Molekülen den eigenen CD4$^+$ T-Zellen präsentiert. Auf diese Aktivierung hin sezernieren sie unterschiedlichste Cytokine, die zur Induktion weiterer, für die Transplantatabstoßung verantwortlicher Effektorzellen führt. In dieser Studie wird analysiert, auf welchem Weg synthetische MHC-Peptide die T-Zellreaktivität in vivo und in vitro beeinflussen können.

Methodik

Die Peptide RT1.D2 und RT1.B2 stammen aus dem β1-Bereich der β-Kette des MHC-Klasse-II Komplexes der Wistar Furth (WF) Ratte und sind jeweils 25 Aminosäuren lang. Die Peptide RT1.A3 und RT1.A4 sind aus dem α1 bzw. α2 Bereich der α-Kette des MHC-

Klasse-I Moleküls. Die orthotope Dünndarmtransplantation (DDTx) wird in der Ratten-stamm-Kombination Wistar Furth (WF) auf Lewis (LEW) durchgeführt.

Ergebnisse

Alle vier MHC-Peptide werden von T-Zellen erkannt, wobei die beiden MHC-Klasse-II Peptide eine stärkere T-Zellproliferation induzieren als die MHC-Klasse-I Peptide. Mit folgenden Strategien ist die T-Zellreaktivität zu beeinflussen: *Immunintervention.* Wer-den Empfängertiere 7 Tage vor Transplantation mit Peptid RT1.B2 sensibilisiert, so kön-nen nach Transplantation die durch dieses immundominante Peptid induzierten T-Zellen selektiv depletiert oder inhibiert werden, wenn kurzfristig Calcineurin-Inhibitoren, z. B. CsA, eingesetzt werden [1]. Im Vergleich zur alleinigen Applikation von CsA (die Trans-plantatfunktionszeit beträgt hier 49,9 ± 8,3 Tage) wird bei 42% der so vorbehandelten Tiere die Transplantatfunktion auf 106 ± 24,2 Tage verlängert. Dabei werden bereits an Tag 40 nach Transplantation keine RT1.B2-reaktiven T-Lymphozyten mehr detektiert. *In-duktion oraler Toleranz:* Die orale Verabreichung immundominanter MHC-Peptide zur systemischen Reduktion der Alloreaktivität ist ein äußerst attraktiver Ansatz. Durch Ap-plikation von Peptid RT1.D2 an 5 aufeinanderfolgenden Tagen wird die Reaktivtät der T-Lymphozyten dahingehend beeinflußt, daß sie nach erneutem Kontakt mit diesem Peptid kein IFN-γ mehr bilden. Dies geht mit einer Reduzierung der T-Zellreaktivität in vivo (verminderte DTH-Reaktion) einher. *Immundeviation:* Die beiden Peptide RT1.A3 und RT1.A4 führen ebenfalls zu einer T-Zell-Aktivierung (Produktion von IFN-γ), die aber mit einer spezifischen Produktion des Th-2 Zytokins IL-4 einhergeht. Diese Fähigkeit der Peptide ein Th2-Milieu zu induzieren, läßt möglicherweise die gezielte Induktion alloan-tigenspezifischer Regulatorzellen in vivo zu.

Diskussion und Schlussfolgerung

Da jede T-Zellantwort durch die Erkennung eines bestimmten Peptid-MHC-Komplexes ausgelöst wird, sollte sich die T-Zell-Reaktivität in Abhängigkeit vom verwendeten Peptid beeinflussen lassen [2]. Für die Transplantation bedeutet dies die gezielte Hemmung uner-wünschter Immunreaktionen gegen das fremde Organ. Diese Studie zeigt, daß die T-Zell-reaktivität durch synthetische MHC-Peptide auf unterschiedlichstem Weg modifiziert wer-den kann, ohne dabei alle T-Lymphozyten des Immunsystem langfristig zu inhibieren.

Literatur

1. Timmermann W, Otto C, Rohde AC, Gasser M, Gassel HJ, Waaga AM, Ulrichs K, Thiede A (2000) Unter-suchungen zur Immunogenität und Immunmodulation von MHC-Klasse-II Peptiden der Ratte in vitro und nach orthotoper Dünndarmtransplantation. Langenbecks Arch Chir I (Forumband 29): 263–265
2. Waaga AM, Murphy B, Sayegh M (1999) Major histocompatibility complex-derived peptides as novel forms of immunosuppression. Current Opinion in Organ Transplantation 4: 211–218

Korrespondenzadresse: Prof. Dr. med. W. Timmermann, Universität Würzburg, Chirurgi-sche Klinik und Poliklinik, Josef-Schneider-Strasse 2, 97080 Würzburg, Telefon/Fax: 09 31 - 2 01-32 09, e-mail: timmermann@chirurgie.uni-wuerzburg.de

Zum Stellenwert der Toleranzentstehung durch Leber-passenger-leucocytes nach orthotoper Lebertransplantation chimärer und nicht-chimärer Leberorgane im Rattenmodell

The impact of tolerance induction by liver passenger leucocytes after orthotopic liver transplantation of chimeric and non-chimeric liver grafts in a rat model

B. Dresske, X. Lin, G. Zehle, B. Kremer und F. Fändrich

Klinik für Allgemeine und Thoraxchirurgie, Christian-Albrechts-Universität zu Kiel

Abstract

Background: Hepatocyte-related MHC class I antigens as well as liver passenger leucocytes (PLs) are discussed as being responsible for spontaneous tolerance after orthotopic liver transplantation. For better differentiation of these liver-related cell populations chimeric liver transplants were induced to characterize their tolerogenicity after transplantation in allogeneic and syngeneic recipients. *Methods:* Orthotopic liver transplantation was performed in the following experimental groups using male inbred rats ($n = 6$): (1) DA (RT1.^{avl}) $\rightarrow$ LEW (RT1.^{l}); (2) LEW $\rightarrow$ DA; (3) LEW $\rightarrow$ LEW; (4) LEW (10 Gy total body irradiation day -7) $\rightarrow$ DA; (5) LEW (10 Gy total body irradiation day -7) $\rightarrow$ LEW; (6) LEW (10 Gy total body irradiation day -7) $\rightarrow$ LEW (parked in LEW for 36 h) $\rightarrow$ DA; (7) LEW (10 Gy total body irradiation day -7) $\rightarrow$ DA (parked in DA for 36 h) $\rightarrow$ DA. Flow cytometric analysis and immunohistochemical staining with Ox-3 (LEW-MHC class II antigen) and MN4 (DA-MHC class I antigen) were performed to evaluate donor chimerism in various recipient organs and blood. *Results:* The mean survival differed significantly between the groups (M $\pm$ SD): (1) 11.2 $\pm$ 1.0; (2) >100; (3) >100; (4) 9.0 $\pm$ 0.5; (5) >100; (6) 5/6 >100 and (7) 8.0 $\pm$ 1.5 days. Parking in the allogeneic recipient (DA) for 36 h failed to induce tolerance of LEW- liver grafts although these organs revealed a DA-specific PL population. Conversely, parking of the irradiated grafts in a syngeneic (LEW) recipient led to long-term graft survival after transplantation in allogeneic DA recipients. Despite tolerance induction liver-chimerism was not related to long-term chimerism in DA recipients (spleen, thymus and blood). *Conclusions:* Chimeric liver grafts with allogeneic parenchyma and syngeneic PLs are acutely rejected whereas the reconstitution of donor PLs again induced tolerance. These results prove the tolerogenicity of passenger leucocytes which is sensible to irradiation. Furthermore, it could be demonstrated that long-term chimerism is not substantial for the induction of organ-specific tolerance.

Einleitung

Seit über 30 Jahren ist bekannt, daß transplantierte Lebern häufig trotz MHC-Imkompatibilität spontan akzeptiert werden. Soluble Hepatocyten-assoziierte MHC-Klasse I Antigene, welche zu einer Blockierung CD8^{+}-Effektorzellen führen [1], als auch nicht-residente Leberzellen (passenger leucocytes, PLs) [2] werden derzeit im Zusammenhang mit der nach orthotoper Lebertransplantation beobachteten Spontantoleranz diskutiert.

Zur genaueren Differenzierung dieser Lebereigenen Zellpopulationen wurden chimäre Lebertransplantate induziert, deren Tolerogenität dann nach Transplantation in allogenen und syngenen Empfängerorganismen charakterisiert wurde.

Methodik

Tiere und Tiergruppen: Die orthotope Lebertransplantation erfolgte in den folgenden experimentellen Tiergruppen zwischen männlichen Inzuchtratten (n = 6): (I) Da (RT1.^{avl}) → LEW (RT1.^{l}); (II) LEW → DA; (III) LEW → LEW; (IV) LEW (10 Gy Ganzkörperbestrahlung Tag –7) → DA; (V) LEW (10 Gy Ganzkörperbestrahlung Tag –7) → LEW; (VI) LEW (10 Gy Ganzkörperbestrahlung Tag –7) → LEW (für 36 Stunden in LEW geparkt) → DA; (VII) LEW (10 Gy Ganzkörperbestrahlung Tag –7) → DA (für 36 Stunden in DA geparkt) → DA.

Die Persistenz von Spender-PLs in in allogenen Empfängertieren wurde zum einen durch ein LEW-spezifischen RT1.^{l} Markerantigen (Ox-3) determiniert und zum anderen durch den PCR-Nachweis mit Y-Chromosom-spezifischen Sonden nach geschlechtsdifferenter orthotoper Lebertransplantation von männlichen Spender auf weibliche Empfängertiere.

Durchflußzytometrie sowie immunhistochemische Färbungen (APAAP-Methode) der mit den monoklonalen Antikörpern Ox-3 und MN4 (DA-spezifisches MHC-Klasse I Antigen) wurden eingesetzt, um das Ausmaß des Spenderchimerismus in den einzelnen Versuchsgruppen mit der jeweiligen Überlebensrate zu korrelieren.

Die Ergebnisse der Organüberlebensraten wurden nach Kaplan-Meier analysiert und nach dem generalisierten log-rank-test nach Mantel-Cox verglichen.

Ergebnisse

Während Lebertransplantate von DA-Spendertieren in LEW-Empfängern nach 11.2 ± 1.0 Tagen akut abgestoßen werden, kommt es nach orthotoper Transplantation von LEW-Spenderlebern in DA-Empfänger zur Ausbildung einer Spontantoleranz (Organ-Überlebenszeit in Gruppe (II) > 100 Tage). Eine Ganzkörperbestrahlung des LEW-Spendertieres 7 Tage vor Transplantation mit 10 Gy hingegen verhindert die Ausbildung einer Spontantoleranz und führt nach Transplantation in einen DA-Empfänger zu einer akzelerierten Abstoßung nach $9,0 \pm 0,5$ Tagen. Eine Zwischenstation dieser Transplantate bestrahlter LEW-Spender im allogenen DA-Empfänger konnte ebenfalls keine Akzeptanz des LEW-Leberorgans induzieren, obwohl die für 36 Stunden im DA-Wirt geparkten Lebern in den immunhistochemischen Färbungen eine MN4-positive und somit DA-spezifische PL-Population aufwiesen. Die Transplantatabstoßung erfolgte in dieser Gruppe nach $8,0 \pm 1,5$ Tagen. Dahingegen rettete eine syngene Zwischenstation (Gruppe (VI)) die vorbestrahlten Lebertransplantate, wenn sie nach 36 Stunden auf allogene DA-Empfänger weitertransplantiert werden; 5 von 6 Tieren dieser experimentellen Gruppe zeigten nach Rekonstitution der spendereigenen passenger leucocytes eine Organüberlebenszeit von >100 Tagen. Die durchflußzytometrischen Messungen sowie die immunhistochemischen

Färbungen spender-und empfängerspezifischer Zellen 100 Tage nach Transplantation zeigten in den toleranten Gruppen (II) und (VI) zwar eine Chimerismus in den Lebertransplantaten, ein Langzeitchimerismus in den übrigen empfängereigenen Organen (Milz, Thymus und peripheres Blut) konnte jedoch nicht nachgewiesen werden.

Diskussion und Schlussfolgerung

Chimäre Lebertransplantate, deren Parenchym allogen und deren PLs syngen zum Empfänger sind, werden akut abgestoßen, wohingegen die Rekonstitution mit spendereigenen PLs diesen Toleranzverlust reversiert. Diese Ergebnisse belegen die Tolerogenität der nicht-residenten Leberzellpopulation, welche strahlensensibel ist. Der Wirkungsmechanismus dieser Zellpopulation ist bislang noch nicht hinreichend geklärt. Diskutiert werden die Induktion einer Transplantat-gegen-Wirt ähnlichen Reaktion [3] sowie die Aktivierung einer sofort einsetzenden T-Zellantwort mit konsekutiver Ausschüttung von IL-2 und INF-γ in den lymphatischen Organen des Empfängers [4]. Die Entwicklung tolerogener Antigen-präsentierender dendritischer Zellen scheint ebenfalls durch die Anwesenheit von PLs unterstützt zu werden [5]. Ein Langzeitchimerismus von Spenderzellen im Empfänger scheint jedoch nicht obligat für die Induktion von Langzeitorganakzeptanz zu sein.

Literatur

1. Kamada N (1985) The immunology of experimental liver transplantation in the rat. Immunology 55: 369–389
2. Sriwatanawonsga V, Davies HFS, Calne RY (1995) The essential roles of parenchymal tissues and passenger leukocytes in the tolerance induced by liver grafting in rats. Nature Med 1: 428–432
3. Starzl TE, Demetris AJ, Murase N, Trucco M, Thomson AW, Rao AS (1996) The lost chord: microchimerism and allograft survival. Immunol Today 17: 577–584
4. Bishop GA, Sun J, de Cruz DJ, Rokahi KL, Sedgwick JD, Sheil AGR, Gallagher nD, Mc Caughan GW (1996) Tolerance to rat liver allografts. III. Donor cell migration and tolerance-associated cytokine production in peripheral lymphoid tissue. J Immunol 156: 4999925–4931
5. Qian S, Demetris AJ, Murase N, Rao AS, Fung JJ, Starzl TS (19949 Murine liver allograft transplantation: tolerance and donor chimerism. Hepatology 19: 916–924

Korrespondenzadresse: B. Dresske, Klinik für Allgemeine und Thoraxchirurgie, Christian-Albrechts-Universitat zu Kiel, Arnold-Heller-Straße 7, 24105 Kiel, Fax: ++49-4 31-5 97 45 46, e-mail: Dresske@t-online.de

Anzahl der „Passenger" Leukozyten im Lebertransplantat (LTx) bestimmt Entstehung eines in-vivo Mikrochimärismus und Ausmaß von MLC-Reduzierung nach LTx

Amount of co-transplanted donor-derived leukocytes as examined in liver graft biopsies determines in vivo microchimerism and mixed lymphocyte culture changes post-liver transplantation

B. H. Markus, S. Weber, C. Allers und R. A. Blaheta

Abteilung für Allgemein- und Gefäßchirurgie, Johann Wolfgang Goethe-Universität, Frankfurt am Main

Abstract

Background and Methods: Between January 1997 and May 1999 26 orthotopic liver transplant recipients were prospectively evaluated for immunological changes based on the co-transplantation of donor-derived leukocytes. Intraoperatively harvested liver biopsies and peripheral blood lymphocytes of liver transplant recipients were sampled at various time points. Donor spleen cells were obtained during organ procurement. *Results:* HLA-PCR analysis demonstrated a stable pattern of microchimerism in 15 out of 26 patients. Microchimerism was detectable by PCR up to a mean of 7 weeks after transplantation, when chimerism in the peripheral blood became negative. Passenger donor leukocytes were present in all biopsies obtained during backtable preparation of the liver graft. For the 15 patients presenting microchimerism the rate of passenger leukocytes in the liver graft biopsies showed a mean of 155.8 leukocytes per mm^2 liver tissue (SD $\pm$ 23.2 cells/mm^2, range 121 to 217 cells per mm^2 tissue). Otherwise, patients without chimerism showed a mean of 90.4 passenger leukocytes per mm^2 tissue (SD $\pm$ 14.5 cells/mm^2, range 52 – 99 cells/mm^2). Lymphocyte proliferation, determined by donor-specific "multiple" single-way mixed-lymphocyte cultures (dsmMLC) was reduced to a mean of 62.2% of preoperative values (SD $\pm$14.5%, range 33% – 88%) in the 15 patients with stable microchimerism. Otherwise, in the 11 patients without microchimerism dsmMLC results stayed at continuously higher levels with a mean of 106% (SD $\pm$13.4, range 92% – 134%). When third party lymphocytes were used as stimulators in the same dsmMLC setup of chimeric liver graft recipients, no reduction was present, suggesting that the decreased immune reactivity of chimeric recipient lymphocytes seems to be a donor-specific effect. *Conclusion:* The results from these studies of microchimerism and lymphocyte reactivity after liver transplantation suggest that the co-transplantation of donor leukocytes plays an important and active role in the modulation of the host immune system.

Einleitung

Die Leber zeigt im Vergleich zu anderen Organtransplantationen eine immunologische Sonderstellung, welche jedoch noch einer weiteren Klärung bedarf. Ziel dieser Untersuchungen war es dabei, die Rolle der kotransplantierten, mononukleären Spenderzellen, welche mit einem Lebertransplantat übertragen werden („Passenger" Leukozyten), zu analysieren. Im Rahmen der durchgeführten Arbeiten sollte der Einfluß der übertragenen Spenderleukozyten auf die Entwicklung eines Mikrochimärismus und eine daraus resultierende immunologische Modulation des Empfänger-Immunsystems untersucht werden.

Methodik

26 LTx-Empfänger wurden prospektiv auf immunologische Veränderungen in Bezug auf die Ko-Transplantation von Spender-abstammenden („Passenger")-Leukozyten untersucht. Lebertransplantatbiopsien wurden bei der Präparation am Seittisch und Spendermilzzellen bei der Organentnahme gewonnen. Periphere Blutlymphozyten von LTx-Empfängern wurden prä- und postoperativ wöchentlich bis zu 3 Monaten abgenommen.

Die Übertragung von „Passenger" Leukozyten wurde mittels immunhistologischer Färbung dieser Zellen mit Antikörpern gegen CD45 (Leukozyten spezifisches Antigen) an diesen intraoperativ gewonnen Spenderleber-Biospien durchgeführt. Die Auszählung erfolgte mit Hilfe eines Zählrasters unter dem Mikroskop.

Der molekularbiologische Nachweis eines Chimärismus im Blut des Transplantatempfängers wurde mittels HLA-PCR/SSP-Methode durchgeführt. Für die Analyse der immunologischen Veränderungen wurde die Spender-spezifische „multiple" gemischte Lymphozyten-Kultur (ssmMLC) eingesetzt. Die Versuchsansätze wurden zu Kontrollzwecken auch parallel mit unverwandten Drittzellen durchgeführt.

Ergebnisse

Die HLA-PCR Analyse zeigte einen Mikrochimärismus in 15 von 26 Patienten, welcher bis durchschnittlich 7 Wochen post LTx im Blut nachzuweisen war. „Passenger" Leukozyten waren in allen bei der Präparation am Seittisch gewonnenen Leberbiospien nachweisbar. Für die 15 Patienten, welche post-LTx einen Mikrochimärismus aufzeigten, war die Rate der „Passenger"-Leukozyten im Lebergewebe im Mittel 155,8 Leukozyten/mm^2 Lebergewebe (SA ± 23,2 Zellen/mm^2, min-max: 121–217 Zellen/mm^2 Gewebe). Andererseits zeigten Patienten ohne Chimärismus ein Mittel von 90,4 „Passenger"-Leukozyten/mm^2 Lebergewebe (SA ± 14,5 Zellen/mm^2, min-max: 52–99 Zellen/mm^2). Die Lymphozytenproliferation, ermittelt anhand der Spender-spezifischen „multiplen" gemischten Lymphozyten-Kultur, war bei den 15 Patienten mit Mikrochimärismus auf 62,2% der präoperativen Werte erniedrigt (SA ±14,5%, min-max: 33%–88%). Hingegen zeigten die 11 Patienten ohne Mikrochimärismus kontinuierlich hohe Werte in der ssmMLC (Mittelwert: 106%, SA ±13,4, min-max: 92%–134%) entsprechend der präoperativen Ausgangswerte. Wenn Lymphozyten von unverwandten Drittspendern als Stimulatorzellen in demselben MLC Versuchsansatz benutzt wurden, zeigte sich für die MLC der chimären Transplantatempfänger keine Reduktion.

Diskussion

Mit Hilfe der immunhistochemischen Färbung intraoperativ gewonnener Leberbiopsien konnte gezeigt werden, daß „Passenger"-Leukozyten des Spenders im Gewebe des Transplantats in den Empfänger des Organs übertragen werden. Die Übertragung einer höheren Anzahl „Passenger"-Leukozyten im Lebertransplantat führt zu einer höheren Wahrscheinlichkeit der Ausbildung eines im Blut des LTx-Empfängers mittels PCR nachweisbaren Mikrochimärismus.

Gleichzeitig ist bei diesen Patienten, welche einen Mikrochimärismus ausbilden, die Lymphozytenproliferation gemessen in der ssmMLC über die Dauer von 12 Wochen auf 2/3 der präoperativen Ausgangswerte erniedrigt. Dieses gilt dabei nur spezifisch bezogen auf Spenderantigene. In Kontrollversuchen mit unverwandten Drittzellen als Stimulatorzellen in der MLC fanden sich kontinuierlich hohen MLC Resultate entsprechend den Ausgangswerten.

Die Resultate dieser prospektiven Studie des Mikrochimärismus und der Lymphozytenreaktivität nach humaner Lebertransplantation weisen darauf hin, daß die Ko-Transplantation von Spender-Leukozyten im Lebertransplantat eine wichtige und aktive Rolle in der Modulation des Empfänger Immunsystems einnimmt. Gründe für die Übertragung unterschiedlicher Mengen an „Passenger"-Leukozyten liegen wahrscheinlich in spender-spezifischen Ausgangswerten wie Alter, Todesursache, intensivmedizinischer Behandlung und event. Entnahmetechnik.

Literatur

1. Demetris AJ, Markus BH. Immunopathology of liver transplantation (1989) Crit Rev Immunol 9 (2): 67
2. Starzl TE, Demetris AJ, Trucco M, Ramos H, Zeevi A, Rudert WA, et al. (1992) Systemic chimerism in human female recipients of male livers. Lancet 340 (8824): 876
3. Spriewald BM, Wassmuth R, Carl HD, Kockerling F, Reichstetter S, Kleeberger A, et al (1998) Microchimerism after liver transplantation: prevalence and methodological aspects of detection. Transplantation 66 (1): 77
4. Thomson AW, Lu L, Murase N, Demetris AJ, Rao AS, Starzl TE (1995) Microchimerism, dendritic cell progenitors and transplantation tolerance. Stem Cells (Dayt) 13 (6): 622
5. Weber S (2000) Analyse der immunologischen Sonderstellung der Leber nach Lebertransplantation - Einfluß von kotransplantierten Spenderleukozyten. Dissertation, Johann Wolfgang Goethe-Universität, Frankfurt am Main

Korrespondenzadresse: Priv.-Doz. Dr. med. B. H. Markus, Klinik für Allgemein- und Gefäßchirurgie, Johann Wolfgang Goethe-Unversität, Theodor-Stern-Kai 7, 60590 Frankfurt am Main, Tel.: 0 69/63 01-50 80, Fax: 0 69/63 01-74 52, e-mail: markus@em.uni-frankfurt.de

Charakterisierung der Toleranz durch Alloantigen und einmalige Applikation eines monoklonalen Antikörpers gegen CD45 in der Ratte

Features of tolerance achieved by antigen and a single injection of a monoclonal antibody against CD45 in rats

M. D. Jäger, K. Wonigeit, J. Klempnauer und H. J. Schlitt

Klinik für Viszeral- und Transplantationschirurgie, Medizinische Hochschule Hannover

Abstract

A single injection of a depleting monoclonal antibody (mAb) against CD45 induces tolerance for fully MHC mismatched heart allografts in rats. The purpose of this study was to characterize the resulting state of tolerance. The experimental system consisted of LEW.1W ($RT1^u$) rats receiving a LEW ($RT1^l$) heart graft 1 day after a single injection of the anti-CD45 mAb. FACS analyses of PBMC and graft-infiltrating cells (GIC) were performed weekly. Cytokine patterns within grafts were sequentially analyzed by RT-PCR. Tolerant animals were challenged by secondary skin or heart transplants on day 100 (donor and third party). The anti-CD45 mAb particularly depleted T-cells ($CD4^+$ T-cells more effectively than $CD8^+$ T-cells). Massive reduction of $CD4^+$ T-cells (< 1% of PBMC) was associated with tolerance for allogeneic heart grafts in 19 of 25 treated animals (MST > 200 days). The remaining six rats rejected heart allografts in a delayed fashion (MST 31 ± 7 days). $CD4^+$ T-cells among GIC were primarily activated ($CD25^{high}$) on day 14 (> 40%), but the proportion of activated T-cells decreased considerably during peripheral T-cell reconstitution (> day 21). The proportion of activated $CD8^+$ T-cells was significantly reduced (< 25%) compared with acute rejection (> 50%). The intragraft cytokine profile shifted from a Th1 dominance on days 14 and 21 to a Th2 pattern (IL-4, IL-10) during tolerance stabilization (> day 21). Only secondary heart grafts of the donor strain were tolerated. In conclusion, this anti-CD45 mAb required an effective T-cell depletion to achieve tolerance, which was associated with a Th2 pattern of cytokine production.

Einleitung

In vorangegangenen Experimenten konnte gezeigt werden, dass im Rattensystem eine einmalige Injektion eines monoklonalen Antikörpers (mAk) gegen CD45 Toleranz für allogene Herztransplantate bewirken kann [1]. Auch im Maussystem kann durch die Applikation eines depletierenden anti-CD45RB mAk Toleranz für allogene Nierentransplantate erzielt werden [2]. Verglichen mit den effektiven, aber wenig definierten, polyklonalen Anti-Lymphozyten Seren (ALS), die anti-CD45 Antikörper enthalten, sollte eine verläßlichere Toleranzinduktion durch mAk gegen CD45 möglich sein. In dieser Studie wurden Mechanismus und Charakter der induzierten Toleranz analysiert.

Methodik

Monoklonaler Antikörper (mAk) gegen CD45 wurde LEW.1W Ratten (RT1^u) intravenös injiziert (5 mg/kg KG). Am Folgetag wurden allogene Herztransplantate von LEW Spenderratten (RT1^l) intra-abdominell transplantiert. Die depletierende Wirkung des anti-CD45 mAk wurde durch wöchentliche FACS-Analysen der Leukozytensubpopulationen im peripheren Blut dokumentiert. Transplantat infiltrierende Zellen (GIC) wurden in wöchentlichen Abständen isoliert (Tag 7, 14, 21, 28 sowie 100) und phänotypisch per FACS untersucht. Zusätzlich wurde das Zytokinprofil der GIC auf mRNA-Ebene per RT-PCR analysiert. Als Kontrollen dienten akute Abstoßungen, isogene Transplantate (Tag 100) und nach Cyclosporin-Applikation tolerierte Allotransplantate (Tag 100). Tolerante Tiere erhielten an Tag 100 Zweittransplantate (Haut bzw. Herz) von spenderidentischen Ratten (LEW) und 3rd party Ratten (BN, RT1^n).

Ergebnisse

Der anti-CD45 mAk depletierte hauptsächlich T Lymphozyten und NK Zellen, während absolute Zellzahlen von B Lymphozyten und Granulozyten wenig beeinflußt wurden. Nach 4 Wochen entsprachen die Absolutzahlen von Leukozyten sowie T Lymphozyten wieder der Norm. CD4$^+$ T Lymphozyten, die an Tag 0 in der Regel weniger als 1% aller Leukozyten im Blut ausmachten, wurden effektiver depletiert als CD8$^+$ T Lymphozyten. Von insgesamt 25 behandelten Tieren tolerierten 19 die allogenen Herztransplantate mehr als 200 Tage. Im peripheren Blut dieser Tiere blieb die Fraktion von CD4$^+$ T Lymphozyten mindestens 7 Tage unter 1%; für CD8$^+$ T Lymphozyten wurden teilweise höhere Anteile bestimmt (bis zu 4%). Sechs Tiere stießen die Herztransplantate während der T Lymphozyten-Rekonstitution verzögert ab (MST 31 ± 7 Tage). Unbehandelte Kontrolltiere stießen die allogenen Herztransplantate akut ab (MST 7 ± 1 Tage).

In effektiv behandelten Tieren infiltrierten während der Frühphase nach Transplantation (Tag 14) besonders CD4$^+$ T Lymphozyten die Herztransplantate (> 50% aller GIC). Im Durchschnitt besaßen über 40% dieser CD4$^+$ T Lymphozyten eine erhöhte IL-2-Rezeptor Expression (CD25). Im Vergleich zu akuten Abstoßungen war die Aktivierung von infiltrierenden CD8$^+$ T Lymphozyten während dieser Phase gering (< 25% an Tag 14, akute Abstoßung > 50% an Tag 6). Der Anteil an aktivierten T Lymphozyten reduzierte sich mit zunehmender Transplantatakzeptanz deutlich (Tag 21 für CD4$^+$ T Zellen < 20%, für CD8$^+$ T Zellen < 10%).

Die Zytokinanalyse der GIC zeigte eine anfängliche Th1-Dominanz (Nachweis von mRNA für IFN-γ und IL-2 an Tag 7, 14 und 21). Ab Tag 21 setzte eine Verschiebung zu einem Th2-Übergewicht in allen 4 analysierten Transplantaten ein (zunehmender Gehalt an mRNA für IL-4 und IL-10, bei gleichzeitiger Reduktion für IFN-γ und IL-2). An Tag 100 nach Herztransplantation fiel ein deutlich erhöhter Gehalt an mRNA für IL-4 im Vergleich zu Herztransplantaten von isogenen sowie Cyclosporin behandelten Kontrolltieren auf.

In Alloreaktivitätsstudien wurden spenderidentische sowie 3rd party Hauttransplantate an Tag 100 nach Herztransplantation akut abgestoßen ohne die Toleranz für Herztransplantate einzuschränken. Die systemische Alloreaktivität gegen spenderidentische Antigene (LEW Lymphozyten) wurde in der gemischten Lymphozyten Kultur bestätigt.

Sekundäre Herztransplantate vom LEW-Typ wurden für weitere 100 Tage akzeptiert, vom BN-Typ akut abgestoßen.

Diskussion

Der eingesetzte anti-CD45 mAk ermöglicht Toleranz für allogene Herztransplantate im Rattensystem durch eine ausgeprägte T Lymphozyten-Depletion. Während der Frühphase nach Transplantation kommt es vorrangig zu einer Infiltration der Transplantate durch aktivierte CD4$^+$ T Lymphozyten, welche mit einem Th1 gewichteten Zytokinprofil assoziiert ist. Allerdings kommt es bei ausgeprägter T Lymphozyten-Depletion nicht zu einer ausreichenden Aktivierung von cytotoxischen CD8$^+$ T Lymphozyten, um die allogenen Herzen abzustoßen. Vielmehr verschiebt sich das Zytokinprofil während fortgeschrittener T Lymphozyten-Rekonstitution zu einem Th2-Übergewicht.

Für die Frühphase nach Transplantation ist es daher denkbar, dass der relative Antigen-Overload für die geringe Zahl an verbleibenden CD4$^+$ T Lymphozyten die Toleranzinduktion maßgeblich beeinflußt (3). Desweiteren scheint das Th2-Übergewicht im Transplantat für die Toleranzstabilisierung und – erhaltung nach einmaliger anti-CD45 mAk Applikation von Bedeutung zu sein, obwohl unklar bleibt, ob die gesteigerte Expression von IL-4 oder die Abnahme der Th1-Zytokine während der frühen Induktionsphase entscheidend für die Toleranzbildung ist [4, 5].

Literatur

1. Ko S, Jäger MD, Tsui T-Y, Deiwick A, Dinkel A, Rohde F, Dahlke MH, Lauth O, Wonigeit K, Schlitt HJ (2001) Long-term allograft acceptance induced by a single dose anti-leukocyte common antigen (RT7) antibody in the rat. Transplantation *in press*
2. Lazarovits AI, Visser L, Asfar S, LeFeuvre-Haddad CE, Zhong T, Kelvin DJ, Kong C, Khandaker MH, Singh B, White M, Jevnikar A M, Zhang Z, Poppema S (1999) Mechanisms of induction of renal allograft tolerance in CD45RB-treated mice. Kidney Int 55: 1303–1310
3. Waldmann H (1999) Transplantation tolerance – where do we stand? Nature Med 5: 1245–1248
4. Nicolaidou E, Okada Y, Zuo XJ, Toyoda M, Marchevsky A, Matloff J, Jordan S C (1999) Prolongation of skin allograft survival is associated with reduced Th1 cytokine responses in the WKY→F344 rat model. Transplantation 68: 1393–1401
5. Bushell A, Niimi M., Morris P. J., Wood K. J. (1999) Evidence for immune regulation in the induction of transplantation tolerance: a conditional but limited role for IL-4. J Immunol 162: 1259–1366

Korrespondenzadresse: Dr. med. M. D. Jäger, Klinik für Viszeral- und Transplantationschirurgie, Medizinische Hochschule Hannover, Carl-Neuberg Strasse 1, 30623 Hannover, Tel.: +49-5 11-5 32-41 66, Fax: +49-5 11-5 32-83 26, e-mail: jaeger.mark@mh-hannover.de

Tiermodelle in der Transplantationsimmunologie:
Screening auf MHC-Antigene hoher Homologie
durch RFLP-Analyse als Alternative zur Durchflußzytometrie

Animal models in transplantation immunology:
Screening for highly homologous MHC antigens by RFLP analysis
as an alternative to flow cytometry

T. J. Musholt, S. H. G. Klebs, P. B. Musholt, B. Bayer, J. Klempnauer und M. W. Hoffmann

Viszeral- und Transplantationschirurgie & Klinische Chemie, Medizinische Hochschule Hannover

Abstract

Background. Transgenic animal models have had a significant impact on life sciences research, including many areas of immunology. Meticulously characterized inbred mouse strains provide an appropriate genetic background for the production of transgenic mice used in major histocompatibility complex (MHC)-related experiments. Flow cytometry (FACS) with MHC-specific monoclonal antibodies is considered the method of choice to determine the exact phenotype – MHC class I or class II molecules – of the mice. The high homology between various MHC gene products, however, results in a considerable cross-reactivity of the monoclonal antibodies that are usually used for FACS analysis. We established an alternative screening method that reliably determines different MHC class I antigens (H-2K^b, H-2K^{bm11}, H-2K^d, H-2K^k) and allows discrimination of homozygous and heterozygous individuals. *Methods.* Mice of the strains C57Bl/6 (H-2^b), B6.C-H-2^{bm11} (H-2^{bm11}), BALB/c (H-2^d), and B10.BR (H-2^k), as well as crosses thereof were used. FACS analysis was carried out after incubation of cells of homozygous animals with MHC-specific antibodies (A112F, AF6, 34.1.2s, 5F1, 28.8.6s, 14.4.4s, K9.178). For restriction fragment length polymorphism (RFLP) analysis, leukocyte DNA and tail tissue DNA was extracted and corresponding highly homologous DNA sequences of the respective MHC genes were amplified by PCR. Haplotype-specific restriction sites were discriminated by digestion of the amplification products with ApaL1 (restriction site in H-2K^d amplicons only) and BsiE1 (restriction site in H-2K^b amplicons only). Sequence differences of the amplification products were confirmed by non-isotopic single strand conformational variant (SSCV) analysis and direct sequencing. *Results.* Discrimination of the MHC antigens H-2K^b, H-2K^{bm11}, H-2K^d, and H-2K^k was not completely successful with FACS analysis due to high antibody cross-reactivity. RFLP analysis, on the other hand, faultlessly determined homozygous and heterozygous MHC H-2 haplotypes of all 200 mice examined. *Conclusion.* FACS is a generally accepted standard technique for the determination of MHC alleles. However, homology of the MHC antigens H-2K^b, H-2K^{bm11}, H-2K^d, and H-2K^k limits the usability of monoclonal antibodies for their discrimination. On condition that polymorphic restriction sites are present in the sequences examined, RFLP analysis provides a cost-effective and reliable screening method for highly homologous MHC antigens. Our analysis allows not only an unmistakable discrimination of the H-2 genotypes examined, but also accomplishes a definite identification of heterozygous animals. The latter offers a significant advantage compared to a RFLP method for detection of H-2 alleles developed by Shanmugam et al. which can not accurately discriminate heterozygotes due to only minor length differences of restriction fragments. Requiring basic molecular biology devices only, RFLP also offers an alternative technique for research groups provided with limited laboratory equipment.

Einleitung

Zur Etablierung definierter Tiermodelle gewinnen rekombinante oder transgene Tierstämme an Bedeutung. Inzucht-Mausstämme bieten einen optimalen genetischen Hintergrund für die Züchtung von transgenen Tieren zur Untersuchung von Funktionen der Haupt-Histokompatibilitätskomplexe (major histocompatibility complex, MHC) [1]. In der Transplantationsimmunologie wird zur Differenzierung unterschiedlicher MHC-Antigene – kodierend für MHC Klasse I oder Klasse II Moleküle – zumeist die Durchflußzytometrie (fluorescence activated cell sorting, FACS) unter Verwendung spezifischer monoklonaler Antikörper eingesetzt. Die Spezifität der Antikörper-vermittelten Detektion nimmt jedoch mit zunehmender Homologie der Antigene ab, so daß Kreuzreaktionen die Versuchsergebnisse beeinträchtigen können. Im Rahmen von Untersuchungen zur Nebennieren-Tranplantation in T-Zell-Rezeptor transgenen Mäusen [2] nutzten wir zur Verbesserung der Identifikation der MHC-Klasse I Antigene $H-2K^b$, $H-2K^{bm11}$, $H-2K^d$ und $H-2K^k$ einen Restriktions-Polymorphismus (restriction fragment length polymorphism, RFLP) zur Entwicklung einer Analyse, welche eine eindeutige Identifikation dieser MHC Genotypen in homozygoten als auch in heterozygoten Individuen ermöglicht.

Methodik

Mäuse der Stämme C57Bl/6 ($H-2^b$), B6.C-$H-2^{bm11}$ ($H-2^{bm11}$), BALB/c ($H-2^d$), B10.BR ($H-2^k$) und K^{b-hi} transgene Mäuse (transgenes $H-2K^b$ mit hoher Expression auf B10.BR-Hintergrund) sowie Rekombinationen dieser Stämme wurden untersucht [3]. Nach Inkubation mit MHC-spezifischen monoklonalen Antikörpern (A112F, AF6, 34.1.2s, 5F1, 28.8.6s, 14.4.4s, K9.178) wurden Zellen homozygoter Tiere, welche die MHC-Antigene $H-2K^b$, $H-2K^{bm11}$, $H-2K^d$ und $H-2K^k$ exprimierten, mit Hilfe eines Durchflußzytometers analysiert. Zur RFLP-Analyse anhand von aus Blut oder Schwanzgewebe isolierter DNA wurden spezifische Oligonukleotide für die betreffenden MHC-Klasse I-Antigene entwickelt und korrespondierende DNA-Abschnitte hoher Homologie amplifiziert [4]. Die PCR-Produkte wurden anschließend mit den Restriktionsenzymen ApaL1 (Schnittstelle exklusiv in $H-2K^d$) bzw. BsiE1 (Schnittstelle exklusiv in $H-2K^b$) verdaut und mittels Gel-Elektrophorese getrennt. Zur Verifizierung der Ergebnisse wurden exemplarische PCR-Amplifikate durch eine nicht-isotopische Single Strand Conformational Variant (SSCV) Analyse untersucht sowie direkt sequenziert.

Ergebnisse

Mittels Durchflußzytometrie war eine vollständige, eindeutige Zuordnung der MHC-Antigene aufgrund der Kreuzreaktivität der verwendeten Antikörper nicht möglich. Jedoch konnte bei Untersuchung von mehr als 200 Individuen die Expression der einzelnen MHC Klasse I Genotypen mittels RFLP in jedem Fall ermittelt werden. Nur unter sub-optimalen PCR-Bedingungen kam es bei der Analyse heterozygoter Tiere zur Induktion von Heteroduplexen, welche jedoch die Eindeutigkeit der Ergebnisse nicht beeinträchtigten.

Diskussion

Die Durchflußzytometrie unter Verwendung monoklonaler Antikörper, welche sich als Standardverfahren zur Charakterisierung von MHC-Antigenen hoher Akzeptanz erfreut, ist jedoch in ihrer verlässlichen Differenzierung mit zunehmender Homologie der zu untersuchenden MHC-Antigene eingeschränkt. Bei vergleichbarem Zeitaufwand und geringeren Kosten erwies sich dagegen die RFLP-Analyse – bei Vorliegen entsprechender Restriktions-Polymorphismen – als zum Screening nahezu homologer MHC Genotypen besonders geeignet. Die von uns entwickelte Analyse erlaubt nicht nur eine eindeutige Unterscheidung der untersuchten H-2 Antigene, sondern auch eine eindeutige Identifikation der heterozygoten Tiere. Damit bietet sie einen entscheidenden Vorteil zu der von Shanmugam et al. vorgestellten Methode eines Restriktionsdigest für H-2 Allele, welche durch die minimalen Längenunterschiede der Schnittfragmente keine eindeutige Aussage bei heterozygoten Tieren erlaubt [5]. Die beschriebene Untersuchungstechnik eines MHC-Screening mittels einer RFLP-Analyse stellt eine Alternative für Arbeitsgruppen mit limitiertem apparativen Equipment dar, da nur die Grundausstattung eines molekularbiologischen Labors (Thermocycler, Elektrophorese, Geldokumentation) zur Versuchsdurchführung erforderlich ist.

Literatur

1. Simpson E (1988) Function of the MHC. Immunol Suppl 1: 27–30
2. Ellerkamp V, Musholt TJ, Klebs SH, Musholt PB, Scheumann GF, Klempnauer J, Hoffmann MW (2000) A murine model of allogeneic adrenocortical cell transplantation: perspectives for the treatment of Addison's disease in humans. Surgery 128: 999–1006
3. Hoffmann MW, Heath WR, Ruschmeyer D, Miller JF (1995) Deletion of high-avidity T cells by thymic epithelium. Proc Natl Acad Sci USA 92: 9851–9855
4. Kuhner MK, Goodenow RS (1989) DNA sequences of mouse H-2 and Qa genes. Immunogenetics 30: 458–464
5. Shanmugam V, Haines D, Lake JP, Saha BK (1996) Tracking H-2 alleles in transgenic mice by RFLP and heteroduplex analysis. Transgenic Res 5: 203–208

Korrespondenzadresse: Dr. med. T. J. Musholt, Viszeral- und Transplantationschirurgie, Medizinische Hochschule Hannover, Carl-Neuberg-Straße 1, 30625 Hannover, Tel.: 05 11-5 32-65 34, Fax: 05 11-5 29 45 50, e-mail: Thomas@Musholt.com

In-vitro Analysen zum klinischen Einsatz isolierter humaner Hepatozyten

In vitro analysis for the clinical use of isolated human hepatocytes

K. Leckel, R. A. Blaheta, K. A. Boost, H.-J. Kim und B. H. Markus

Abteilung für Allgemein- und Gefäßchirurgie, Klinikum der Johann Wolfgang Goethe-Universität, Frankfurt am Main

Abstract

Introduction: As an alternative to orthotopic liver transplantation, hepatocyte transplantation could be an attractive tool in the treatment of severe liver diseases. However, to allow clinical use, a cell culture system has to be established which guarantees a sufficient amount of hepatocytes with stable liver-specific function. The present study investigates to what extent isolated human hepatocytes can be triggered towards dedifferentiation – a prerequisite for the induction of cell mitosis or differentiation – necessary for physiological activity, in a controlled manner. *Material and Methods:* Hepatocytes were derived from human liver tissue and grown either on a two-dimensional or in a three-dimensional collagen matrix. Cellular differentiation status was influenced by two different media, which were added to the hepatocytes either separately or alternately. The differentiation medium was based on DMEM and enriched with hormones and human serum. The dedifferentiation medium consisted mainly of DMEM/F12, supplemented with growth factors EGF/HGF. Hepatocyte growth factor receptor (HGF-r), epidermal growth factor-receptor (EGF-r), as well as the intermediate filaments CK18 and CK19 served as differentiation markers. Expression was analyzed by Western blot analysis, FACS measurement and laser-scan microscopy. *Results:* Human hepatocytes cultured in differentiation medium stably expressed EGF-r and HGF-r. CK18 was detected constantly at a low level, whereas CK19 was not visualized before day 10. In contrast, hepatocytes cultured in dedifferentiation medium showed a significant upregulation of HGF-r and CK18 and the novo CK19 synthesis. This phenomenon was more pronounced when the cells were cultured on a two-dimensional matrix compared to the three-dimensional matrix. *Discussion:* The external modulation of human hepatocytes allows the controlled triggering of the cellular differentiation status. Further studies will investigate to what extent the dedifferentiation status is associated with enhanced mitotic activity.

Einleitung

Die orthotope Lebertransplantation hat sich als erfolgreiches Verfahren zur Behandlung des akuten und chronischen Leberversagens sowie genetisch bedingter Lebererkrankungen etabliert. Die begrenzte Verfügbarkeit von geeigneten Spenderorganen führt jedoch dazu, dass eine wachsende Zahl von Patienten auf die Transplantation warten muss und möglicherweise auf der Warteliste verstirbt. Ein interessantes alternatives Behandlungskonzept stellt die Repopulation der Leber durch die Transplantation isolierter humaner Hepatozyten dar. Voraussetzung für den klinischen Einsatz solcher aus kleinen Lebergewebsproben gewonnenen Hepatozytenkulturen ist jedoch

a) ein in-vitro Zellkultursystem, das den Erhalt der leberspezifischen Leistungen der humanen Hepatozyten auch nach der Isolation aus der Leber garantiert und
b) ein in-vitro Zellkultursystem, das die Vermehrung dieser Zellen auf ein für den klinischen Einsatz benötigtes Mindestmaß (ca. 10^{10} Zellen) ermöglicht.

Die vorliegende Arbeit beschreibt die Etablierung eines Zellkultursystems, das die kontrollierte Induktion der Hepatozyten-Entdifferenzierung als Voraussetzung für eine mitotische Aktivität, sowie die Redifferenzierung zur Gewährleistung der leberspezifischen Synthesenleistungen garantiert.

Methodik

Humane Hepatozyten wurden aus Leberteilresektaten mit Hilfe einer 2-Schritt-Perfusion nach Seglen isoliert. Eine anschließende Percoll-Dichtegradientenzentrifugation. (Dichte: 1,065 g/ml) diente der Auftrennung von vitalen und nicht-vitalen Hepatozyten sowie der Beseitigung nichtparenchymaler Zellen. Die gewonnenen Hepatozyten wurden entweder auf einer zweidimensionalen Kollagen I Matrix ausplattiert oder in einer drei-dimensionalen Kollagen I Matrix angezüchtet. Zur Kultivierung wurden zwei modifizierte Kulturmedien verwendet (Differenzierungs- versus Entdifferenzierungsmedium). Das Differenzierungsmedium basierte auf DMEM (Gibco) unter Zusatz von Hormonen (Insulin, Dexamethason), Spurenelementen sowie Humanserum. Dagegen enthielt das Entdifferenzierungsmedium mit den Wachstumsfaktoren „hepatocyte-growth-factor" (HGF) und „epidermal growth factor" (EGF) angereichertes DMEM/F12 (Gibco). Als Differenzierungsparameter wurden die Wachstumsrezeptoren HGF-R und EGF-R sowie die Intermediärfilamente CK 18 und CK 19 zu verschiedenen Zeitpunkten nach Zellaussaat gemessen. Expression und zelluläre Verteilung der Meßparameter wurden dabei mittels FACS-Analysen, Western-Blot und Laser-Scan-Mikroskopie ermittelt.

Ergebnisse

Werden humane Hepatozyten auf einer zwei-dimensionalen Kollagen I-Matrix ausplattiert und mit Differenzierungsmedium kultiviert,so zeigt sich sowohl eine stabile Expression der Wachstumsrezeptoren EGF-R, HGF-r, als auch des Intermediärfilaments CK 18. In den ersten 10 Kulturtagen weist CK 18 die für einen hohen Differenzierungsgrad typische bienenwabenartige Struktur auf. Mit fortschreitender Kulturdauer beginnen sich die Fasern zu verdicken und Querverstrebungen des Zellgerüstes aufzulösen. CK 19 als Entdifferenzierungsmarker ist nicht nachweisbar. Im Gegensatz dazu weisen mit Entdifferenzierungsmedium inkubierte Hepatozyten schon in den ersten Kulturtagen einen deutlichen Anstieg der HGF-r als auch er CK 18-Expression auf. Bereits nach 5 Tagen verdicken sich die CK 18-Längsfasern, Querverstrebungen sind zu diesem Zeitpunkt abgebaut. Mit forschreitender Kulturdauer zerfällt das Intermediärfilamentgerüst. Parallel dazu induziert das Entdifferenzierungsmedium in der Frühphase die de novo Synthese von CK 19-Filamenten.

Durch die Einbettung der Hepatozyten in ein dreidimensionales Kollagen-I-Gel können die CK18-aufregulierenden Eigenschaften des Entdifferenzierungsmediums teilweise kompensiert werden.

Werden Hepatozyten auf einer zweidimensionalen Kollagen-I-Matrix ausgesät und alternierend mit Differenzierungs- bzw. Entdifferenzierungsmedium behandelt, so reagieren die Zellen mit signifikanten, reversiblen Veränderungen des Zytokeratingehalts. So führt die initiale Inkubation der Zellen mit Differenzierungsmedium in den ersten fünf Kulturtagen zu einer konstanten CK18-Expression. CK19 ist in diesem Zeitraum nicht nachweisbar. Der Wechsel zu Entdifferenzierungsmedium (Tag 5–10) bewirkt eine deutliche CK18-Expressionserhöhung sowie eine rasche de-novo-Synthese von CK19. Der erneute Wechsel zum Differenzierungsmedium ab Tag 10 ist wiederum von einer Reduktion der CK18 als auch der CK19-Expression gekennzeichnet. Im umgekehrten Falle, d.h. initiale Zellinkubation mit Entdifferenzierungsmedium, gefolgt von einem Wechsel zu Differenzierungsmedium und anschließenden Wechsel zu Entdifferenzierungsmedium lassen sich solche Modulationen ebenfalls beobachten.

Diskussion

Der hepatozelluläre Differenzierungsgrad lässt sich durch eine geeignete Modifikation des Zellkulturmediums kontrolliert steuern. Verschiedene Autoren weisen darauf hin, dass die Induktion der Zellmitose nur unter reversibler Entdifferenzierung der Hepatozyten zu erfolgen hat. Da für eine klinische Anwendung isolierter Zellen neben der Gewinnung einer genügend großen Zellmenge die Funktionalität der Zellen von entscheidender Relevanz ist, ist demnach ein biphasisches in vitro Zellkultursystem notwendig, welches eine gezielte Beeinflussung der Hepatozytenphysiologie erlaubt. Das vorgestellte Kultursystem wird diesen Anforderungen gerecht. Jedoch sind weitere Studien erforderlich, die eine signifikante mitotische Aktivität, induziert im Entdifferenzierungszustand, nachweisen.

Literatur

1. Blaheta RA, Kronenberger B, Woitaschek D, Scholz M, Schuldes H, Encke A, Markus BH (1998) Dedifferentiation of human hepatocytes by extracellular matrix proteins in vitro: quantitative and qualitative investigation of cytokeratin 7, 8, 18, 19 and vimentin filaments. J Hepatol 28: 677–690
2. Blaheta RA, Kronenberger B, Schick Ch, Woitaschek D, Oppermann E, Auth MKH, Weber S, Encke A, Markus BH (1998) Characterization of intermediate filaments in hepatocytes as a marker for liver function. TxMed 10: 89–93
3. Fox IJ, Chowdhury JR, Kaufmann SS, Timothy C, Goertzen C, Chowdhury NR, Warkentin PI, Dorko K, Sauter BV, Strom SC (1998) Brief report: Treatment of the Crigler-Najjar Syndrome Typ I with Hepatocyte Transplantation. N Engl J Med 338: 1422–1426
4. Runge DM, Runge D, Dorko K, Pusarov LA, Leckel K, Kostrubsky VE, Thomas D, Strom SC, Michalopoulos GK (1999) Epidermal growth factor- and hepatocyte growth factor-receptor activity in serum-free cultures of human hepatocytes. J Hepatol 30: 265–274
5. Schröder AJ, Blaheta RA, Scholz M, Encke A, Markus BH (1994) Isolation and Separation humaner adulter Hepatozyten aus Leberresektaten: Zellausbeute und Reinheit bei Anwendung verschiedener Methoden. Zentralbl Chir 119: 127–138

Korrespondenzadresse: Dr. Kerstin Leckel, Klinik für Allgemein- und Gefäßchirurgie, Johann Wolfgang Goethe-Universität, Theodor-Stern-Kai 7, 60590 Frankfurt am Main, Tel.: 0 69/63 01-64 15, Fax: 0 69/63 01-71 08, e-mail: leckel@em.uni-frankfurt.de

Verbesserung der Transplantatfunktion marginaler Spenderorgane durch Induktion der Hämoxygenase-1 (HO-1) im Spendertier

Improved graft function of marginal organs following the induction of hemoxygenase-1 in donor animals

S. G. Tullius[1], S. Jonas[1], J. Pratschke[1], R. Buelow[3], H.-D. Volk[2] und P. Neuhaus[1]

[1] Klinik für Chirurgie, Charité-Virchow Klinikum
[2] Abteilung für Medizinische Immunologie, Charité, Berlin und
[3] Sangstat Medical Coop., Ca. U.S.A.

Abstract

We tested the potentially protective effects of hemoxygenase-1 (HO-1) in a model for the utilization of marginal organs by using grafts from elderly donors with prolonged ischemia. F-344 12-months-old rats were pretreated (-24 h) with the HO-1 inducer cobalt protoporphyrin (CoPP 10 mg). Grafts were perfused with University of Wisconsin solution (UW) and stored for 5 min, 2, 4 and 24 h at 4 °C. Following transplantation into bilaterally nephrectomized LEW rats treated with low-dose short-term immunosuppression (CyA 1.5 mg/kg$\times$10 days) grafts were observed for 24 weeks. Similarly treated grafts without CoPP pretreatment served as controls ($n = 6$/group). CoPP treatment increased intragraft HO-1 activity (mRNA and bioactivity) significantly following brief and prolonged ischemia ($p < 0.01$). After a short ischemic period (≤ 2 h) all CoPP treated and control animals survived long-term. After prolonged ischemia (24 h) the majority of CoPP pretreated grafts (60%) survived indefinitely, while untreated grafts *never* started to function. Proteinuria in CoPP treated grafts with a long ischemic period (24 h) were remarkably reduced compared to untreated grafts with a short ischemic time (2 h) (190 ± 15 mg/24h vs. 350 ± 52 mg/24 h; $p < 0.01$). Moreover, functional deterioration in grafts with a brief ischemic period (2 h) improved following HO-1 induction (70 ± 14 mg/24 h; $p < 0.01$). In addition, morphological alterations improved: glomerulosclerosis was reduced significantly when comparing CoPP treated grafts with a long (24 h) ischemic period to untreated grafts following a short ischemia (34 ± 5 vs. > 50%). ED-1+monocytes/macrophages infiltrates and MHC II expression were comparable in CoPP treated grafts with 24 h ischemia and untreated grafts with 2 h ischemia, while T-cell infiltrates had increased with prolonged ischemia. Gene-expression for IL-6, TNF-α and IFN-γ were decreased, while levels for IL-4 and bclx were elevated ($p < 0.05$ and 0.01, respectively) following HO-1 induction.

Einleitung

Organe sogenannter marginaler Spender kommen zunehmend in Folge einer steigenden Diskrepanz zwischen zur Verfügung stehenden Transplantaten und Patienten auf den Wartelisten zur Anwendung. Gleichzeitig zeigen diese Organe eine eingeschränkte Langzeitfunktion. Das Spenderalter sowie eine verlängerte Ischämiezeit tragen erheblich zu einer Qualitätseinschränkung bei. In einer früheren Untersuchung konnten wir einen synergistischen Zusammenhang zwischen diesen Risikofaktoren zeigen [1]. Zusammenhänge zwischen den Folgen des Ischämie/Reperfusionsschadens und erhöhten Raten einer initialen Nicht- oder verzögerten Transplantatfunktion sowie vermehrter akuter und chronischer Abstossungsraten sind bekannt. In früheren Untersuchungen konnte gezeigt werden, daß die Induktion sogenannter protektiver Gene wie der Hämoxygenase unspezifische inflammatorische Schäden verhindern kann [2]. In einem Nierentransplantationsmodell in der Ratte untersuchten wir eine mögliche Verbesserung der Transplantatqualität durch eine Hämoxygenase-Induktion im Spendertier.

Methodik

12 Monate alte F-344 Spendertiere (300–350 g) wurden 24 h vor der Organentnahme mit dem Hämoxygenase-induzierenden Cobalt Protoporphyrin (CoPP 10 und 5 mg) behandelt. Der Einfluss der Hämoxygenase Induktion auf eine prolongierte Ischämiezeit wurde durch Lagerungen der entnommenen Nieren nach Perfusion mit University of Wisconsin Solution (UW) über einen Zeitraum von 5 min., 2, 4 und 24 h bei 4°C untersucht ($N = 6$/Untersuchungsgruppe). Nach dem jeweiligen Ischämieintervall wurden Nierentransplantationen in bilateral nephrektomierte LEWIS Empfängertiere (CyA 1,5 mg/kg×10 Tage) durchgeführt.

Transplantationen in einer gleichen Versuchsanordnung ohne CoPP Vorbehandlung dienten als Kontrollen ($N = 6$/Untersuchungsgruppe).

Ergebnisse

Bioaktivität und HO-1 mRNA Expression in den Transplantaten zeigten eine signifikante Induktion der Hämoxygenase nach CoPP Therapie des Spendertieres ($p < 0,01$ im Vergleich zu Kontrollen).

Nach einer kurzen Ischämiezeit (≤ 2 h) zeigten alle vorbehandelten und Kontrolltiere ein uneingeschränktes Transplantatüberleben über 24 Wochen. Im Gegensatz dazu zeigte sich nach einer langen Ischämiezeit (24 h) keine Funktionsaufnahme eines nicht vorbehandelten Transplantates, während 60% der vorbehandelten Tiere den Beobachtungszeitraum überlebten.

Die Proteinurie in vorbehandelten Tieren war nach einer langen Ischämiezeit (24 h) erheblich reduziert und vergleichbar mit Werten wie sie in nicht-vorbehandelten Organen nach einer kurzen Ischämiezeit (2 h) gefunden wurden (190 ± 15 mg/24 h vs. 350 ± 52 mg/24 h; $p < 0,01$). Darüber hinaus zeigte sich eine Funktionsverbesserung in vorbehandelten Transplantaten nach einer kurzen Ischämiezeit (2 h; 70 ± 14 mg/24 h; $p < 0,01$). Ebenso zeigten sich nach einer Vorbehandlung signifikant reduzierte morphologische Veränderungen. Die Glomerulosklerose-Rate war nach eine Hämoxygenase-Induktion in Tieren mit einer Ischämiezeit von 24 h geringer als in nicht-vorbehandelten Tieren mit einer kurzen Ischämiezeit (34 ± 5 vs. $> 50\%$). Zelluläre Infiltrate insbesondere ED-1+ Monozyten/ Makrophagen waren signifikant in vorbehandelten Organen reduziert. Ebenso zeigte sich eine reduzierte MHC II Expression. Die mRNA Expression für IL-6, TNF-α

und IFN-γ war nach einer Hämoxygenase Induktion reduziert, während für IL-4 und bclx erhöhte Werte gefunden wurden ($p < 0{,}05$, bzw. $0{,}01$).

Diskussion

Die zunehmende Diskrepanz zwischen Patienten auf den Wartelisten und zur Verfügung stehenden Organen stellt ein bedeutendes Problem der Transplantationsmedizin dar. Mit dieser Entwicklung kommt es zu einer zunehmenden Verwendung sogenannter marginaler Spenderorgane (2). Diese Organe zeigen eine eingeschränkte Transplantatfunktion, wobei weitere Alloantigen-spezifische Schädigungen wie Folgen des Ischämie/Reperfusionschadens zu einer weiteren Qualitätseinschränkung führen. In früheren Untersuchungen konnte gezeigt werden, daß die Induktion sogenannter ‚protektiver Gene' wie der Hämoxygenase unspezifische inflammatorische Schäden beeinflussen kann [3–5]. In unserer aktuellen Untersuchung konnten wir eine beeindruckende Verbesserung der Langzeitfunktion sub-optimaler Organe zeigen. Die Induktion der Hämoxygenase könnte eine neue Therapie zur Verbesserung der Qualität marginaler Spenderorgane darstellen und zu einer Erweiterung des Spenderaufkommens beitragen.

Unterstützt durch eine Sachbeihilfe der Deutschen Forschungsgemeinschaft (DFG Tu 63/5-1)

Literatur

1. Tullius SG, Reutzel-Selke A, Egermann F, et al. (2000) J Am Soc Nephrol; 11: 1317
2. United Network of Organ Sharing (1999) Annual Report
3. Willis D, Moore AR, Frederick R, Willoughby DA (1996) Nature Med; 2: 87
4. Hancock WW, Buelow R, Sayegh MH, Turka LA (1998) Nature Med: 4: 1392
5. Amersi F, Buelow R, Kato, H, et al. (1999) J Clin Invest; 104: 1631

Korrespondenzadresse: PD Dr. med. S. G. Tullius, Chirurgische Klinik, Charité, Virchow-Klinikum, Augustenburger Platz 1, 13353 Berlin, Tel.: 0 30-45 05 23 03, Fax: 0 30-45 05 29 13, e-mail: stefan.tullius.charite.de

Immuntoleranz nach experimenteller Lebertransplantation: Das von aktivierten intrahepatischen CD4$^+$ T-Lymphozyten sezernierte Cytokinmuster wird in der Spätphase vom Th2-Cytokin IL-13 dominiert

Tolerance after experimental liver transplantation: The cytokine pattern secreted by activated intrahepatic CD4$^+$ T lymphocytes is dominated by the Th2 cytokine IL-13 in the late phase

H.-J. Gassel[1], C. Otto[2], U. Steger[2], W. Timmermann[1], K. Ulrichs[2] und A. Thiede[1]

[1] Chirurgische Klinik und Poliklinik
[2] Experimentelle Transplantations-Immunologie der Chirurgischen Klinik, Universität Würzburg

Abstract

Tolerance induction after allogeneic rat liver transplantation (LTx) is well described; however, the underlying immune mechanisms remain unclear. We analyzed the cytokine expression from intrahepatic CD4$^+$ T-cells after LTx. Orthotopic arterialized LTx was performed in two allogeneic rat strain combinations with remaining rejection (DA-LEW) and tolerance (LEW-DA). Intrahepatic CD4$^+$ T-cells were isolated on different days after transplantation. Their mRNA cytokine expression was analyzed by semiquantitative RT-PCR. The early phase after transplantation was clearly dominated by the Th1-type cytokines IL-2 and IFN-γ in both models of rejection and tolerance. In the late phase, CD4$^+$ T-cells from tolerized animals expressed the Th2-type cytokine IL-13 after restimulation. It seems that the liver environment facilitates the antigen-stimulated development of a CD4$^+$ regulatory T-cell population, which may be responsible for the maintenance of immunological tolerance.

Einleitung

Die Toleranzinduktion nach experimenteller allogener Lebertransplantation dokumentiert, daß es möglich ist, periphere T Zell-Toleranz in adulten Organempfängern zu induzieren. Verschiedenste Mechanismen, wie Deletion, Anergie oder Suppression durch regulatorische Th2-Cytokine, werden diskutiert. In dieser Studie wird die aktive Beteiligung des Lebertransplantates an der Toleranzinduktion untersucht. Dazu wird das Cytokinmuster aktivierter intrahepatischer CD4$^+$ T-Lymphozyten zu unterschiedlichen Zeitpunkten nach Transplantation analysiert, um ein mögliches regulatorisches Cytokinmuster nachzuweisen.

Methodik

Die orthotope arterialisierte Lebertransplantation [1] wurde in den Rattenstamm-Kombinationen DA-LEW (Abstoßungs- (REJ) Modell) und LEW-DA (Toleranz- (TOL) Modell) durchgeführt [2]. Intrahepatische CD4$^+$ T-Lymphozyten wurden mit einer Reinheit von mehr als 95% immunmagnetisch isoliert. Ihre Cytokinexpression wurde auf mRNA-Ebene direkt nach Aufreinigung bzw. nach einer dreistündigen Restimulierung in vitro semiquantitativ mit RT-PCR analysiert. Diese Restimulierung, die einen Antigenkontakt simuliert, wurde mit den beiden monoklonalen Antikörpern R73 (anti-T-Zellrezeptor $\alpha\beta$) und JJ319 (anti-CD28) durchgeführt.

Ergebnisse

Die Transplantatfunktion ohne Immunsuppression ist im REJ-Modell auf max. 12 Tage begrenzt, während sie im TOL-Modell langfristig (> 100 Tage) ist. In der Frühphase (Tag 3 bis 7) nach Transplantation kommt es in den Lebertransplantaten beider Modelle zu einer Immunaktivierung: (1) die Transplantate werden sehr stark infiltriert; zwischen 1,2-1,7$\times$10^7 Leukozyten pro g Leber werden aus ihnen isoliert (aus syngen transplantierten Lebern: 1,1–1,9$\times$10^6 Leukozyten/g Leber); (2) die in diesem Infiltrat dominierenden T-Lymphozyten exprimieren sehr stark die Th1-Cytokine IL-2 und IFN-γ. Ab Tag 14 kommt es im TOL-Modells zu einer schrittweisen Reduktion des Infiltrats, bis dieses an Tag 100 nahezu dem Profil syngen transplantierter Lebern entspricht. Ebenfalls ab Tag 14 ist die Expression der Th1-Cytokine IL-2 und IFN-γ deutlich reduziert (um bis zu 50% im Vergleich zu Tag 3), wenngleich diese Zellen nach Restimulierung eine vergleichbare Expression an IL-2 aufweisen wie an Tag 3. Interessanterweise ist bei diesen Zellen ebenfalls nach Restimulierung die Produktion von IFN-γ erniedrigt, während die Expression von IL-13 stark erhöht ist. Dieses Phänomen wird bis zum Versuchsende am Tag 100 beobachtet.

Diskussion und Schlussfolgerung

In den Lebertansplantaten beider Modelle findet eine frühe Immunaktivierung statt, die durch einen hohen Leukozytenanteil und durch die Th1-Cytokine IL-2 und IFN-γ charakterisiert ist. Im TOL-Modell sind ab Tag 14 intrahepatische CD4+ T-Lymphozyten nachweisbar, die nach erneutem Antigenkontakt kein IFN-γ, jedoch das Th2-Cytokin IL-13 produzieren. Diese Regulatorzellen scheinen somit für Induktion und Erhaltung der Toleranz relevant zu sein, indem sie die T-Zellreaktivität im Lebertransplantat nach erneutem Antigenstimulus herunterregeln oder supprimieren.

Literatur

1. Gassel HJ, Steger U (1998) Liver transplantation. In: Timmermann W, Gassel H-J, Ulrichs K, Zhong R, Thiede A (Hrsg) Organ transplantation in rats and mice. Berlin: Springer Verlag, S 123–131
2. Bishop GA, Sun J, Sheil AG, McCaughan GW (1997) High-dose/activation-associated tolerance: a mechanism for allograft tolerance. Transplantation 64: 1377–1382

Korrespondenzadresse: PD Dr. med. H.-J. Gassel, Universität Würzburg, Chirurgische Klinik und Poliklinik, Josef-Schneider-Straße 2, 97080 Würzburg, Telefon/Fax: 09 31-2 01 32 27, e-mail: heinz.jochen.gassel@mail.uni-wuerzburg.de

Verhinderung des primären Organversagens nach Transplantation von Fettlebern durch adenoviralen Gentransfer von Cu/Zn-Superoxiddismutase

Gene delivery of superoxide dismutase with an adenovirus increases survival after transplantation of fatty livers in the rat

T. G. Lehmann[1,5], M. D. Wheeler[1], R. F. Schwabe[2], H. Bunzendahl[3], D. A. Brenner[2], R. J. Samulski[4] und R. G. Thurman[1]

[1] Lab. of Hepatobiology and Toxicology, Dept. of Pharmacology
[2] Dept. of Gastroenterolgy
[3] Dept. of Surgery
[4] Gene Therapy Center – University of North Carolina at Chapel Hill, Chapel Hill, NC 27599, USA
[5] Chirurgische Universitätsklinik Heidelberg

Abstract

Oxygen-derived free radicals play a key role in mechanisms of reperfusion injury after organ transplantation. Endogenous radical scavenger systems such as superoxide dismutase (SOD) degrade toxic radicals. The hypothesis that treatment of a fatty, marginal donor liver with an adenoviral vector encoding the Cu/Zn-SOD gene (SOD1) would protect the organ against injury and increase survival in a rat model of liver transplantation was tested. *Methods:* Donors were fed a Liber–DiCarli diet to induce steatosis. Fatty donors were infected with SOD1, while untreated grafts, fatty grafts and livers infected with the indicator gene *lacZ* encoding bacterial β-galactosidase served as controls. After orthotopic liver transplantation, survival, serum transaminases and histopathology were evaluated. *Results:* Approximately 80% of hepatocytes expressed β-galactosidase 72 h after injection of *lacZ*. SOD1 protein activity was increased three-fold in the SOD1 group. Following transplantation, 10% of controls receiving fatty grafts as well as 100% of donors receiving healthy livers survived. In contrast, all SOD1-treated fatty grafts survived. Transaminases measured 8 h after transplantation in fatty SOD1 rats were approximately the same as in healthy grafts, whereas transaminases of fatty livers without pretreatment were increased about three-fold. *Conclusion:* This study provides clear evidence that gene therapy with SOD increases survival and decreases hepatic injury after liver transplantation of fatty grafts. Genetic modification of the liver represents a future approach to protect organs against injury where oxygen derived free radicals are involved.

Einleitung

Der Ischämie/Reperfusionsschaden ist die wesentliche Ursache des frühen Transplantatversagens nach Lebertransplantation [1]. Insbesondere verfettete Lebern zeigen ein ausgeprägtes Schädigungsmuster nach Transplantation dieser Organe. Der Mangel an Spenderorganen beherrscht die klinische Transplantationsmedizin, der Bedarf übersteigt bei

Weitem das Angebot, sodaß jährlich tausende Patienten auf ein Organ wartend versterben. Dieser Mangel hat zu einer vermehrten Nutzung von Fettlebern geführt, trotz deutlich höherer Raten an primärem Organversagen bzw. Dysfunktion. Derzeit existiert kein einziger therapeutischer Ansatz, verfettete Spenderlebern so zu behandeln, daß eine reduzierte Organschädigung bzw. eine höhere Überlebensrate daraus resultieren könnte. Freie Sauerstoffradikale spielen bei der Pathogenese des Ischämieschadens eine zentrale Rolle. Diese werden bei Reperfusion zu einem Großteil in Kupffer'schen Sternzellen als auch in Parenchymzellen produziert [2]. Freie Sauerstoffradikale sind entscheidend für Leberzellschädigung nach Reperfusion und führen zu Entzündung, Nekrose und Apoptose [3] und werden von endogenen Radikalfängern wie im Wesentlichen der Superoxiddismutase (SOD) abgebaut. Exogen zugeführte Radikalfänger zeigen keine suffiziente Wirkung. Der adenovirale Gentransfer ist auch unter den Bedingungen einer Transplantation eine etablierte Methode, intrazellulär die Expression und Aktivität eines Zielproteins mehrfach zu erhöhen [4]. Vor Kurzem konnte durch Gentransfer von Superoxiddismutase (Cu/Zn-SOD) ein verminderter Organschaden und eine erhöhte Überlebensrate im Modell der Lebertransplantation erstmals aufgezeigt werden [5]. Das Ziel dieser Studie war es, im Modell der Transplantation von genetisch modifizierten Fettlebern in der Ratte mittels adenoviralen Gentransfer mit SOD eine konstant erhöhte Proteinexpression zu erzeugen und somit die Leber vor Reperfusionsschäden zu bewahren und die Überlebensrate zu erhöhen.

Methodik

Rekombinanter Adenovirus, welcher das Transgen für Cu/Zn-SOD (Ad.SOD1), oder für β-Galaktosidase (*Ad.lacZ*) enthält, wurde nach standardisierten Protokollen angefertigt. Bei weiblichen Sprague-Dawley Ratten (190–230 g) wurde durch die Fütterung mit einer Ethanol- und fettreichen Diät (Lieber-DiCarli) über 4 Wochen eine ausgeprägte Steatose der Spenderlebern erzielt. Spendertieren wurde 72 Std. vor Organentnahme SOD1 enthaltendes Adenovirus intravenös injiziert. Als Kontrollen dienten verfettete Spenderorgane, welchen *Ad.lacZ* injiziert wurde, Fettlebern ohne Adenovirus und unbehandelte Organe. Nach 24 Std. kalter Konservierung wurden Lebern orthotop transplantiert. Die Gentransfektionsrate wurde durch immunhistochemischen Nachweis von β-Galaktosidase ermittelt. Enzymaktivitäten und -expression wurden im Homogenat biochemisch bzw. im Western Blot bestimmt. Darüber hinaus wurden Überlebensraten, Transaminasen und histopathologische Befunde ermittelt sowie die Aktivierung von Transkriptionsfaktoren und deren Kinasen bestimmt. Freie Radikale wurden in der Galle mittels Elektronenspin-Resonanz-Spektroskopie nachgewiesen.

Ergebnisse

72 Std. nach Injektion von Ad.*lacZ* exprimieren über 80% aller Parenchymzellen auch in Fettlebern das Indikatorenzym β-Galaktosidase. In der Ad.SOD1 Gruppe war die Proteinaktivität 3-fach erhöht und im Western Blot ließ sich nur in diesen Organen eine spezifische Bande für humanes Cu/Zn-SOD nachweisen. 8 h nach Reperfusion beträgt GPT bei Tieren mit einer gesunden Transplantatleber etwa 418 U/l, bei Fettlebern ohne Virus

etwa 1813 U/l, bei Fettlebern mit Ad.SOD1 jedoch nur 636 U/l. Für GOT ergeben sich identische Verhältnisse. Alle Empfänger von gesunden Spenderlebern überlebten, jedoch nur etwa 10% der Empfänger von Fettlebern. In der Histologie zeigte sich bei den Fettlebern eine Nekroserate von etwa 35% aller Hepatozyten 8 h nach Reperfusion. Bei gesunden Lebern beträgt diese Rate etwa 16%. Bei den verfetteten Organen mit Ad.SOD1 finden sich 9,4% aller Hepatozyten nekrotisch. Die Elektronenspin-Resonanz-Tomographie beweist, daß Ad.SOD1 die Freisetzung von Radikalen 3 h nach Reperfusion um 50% reduziert. Auch die Aktivierung von NF-κB wird deutlich reduziert ebenso wie die Aktivierung von JNK. Alle Ergebnisse zwischen Fettlebern mit und ohne Ad.SOD1 sind signifikant unterschiedlich.

Schlussfolgerung

Das primäre Organversagen stellt eine wesentliche Ursache der frühen postoperativen Morbiditat und Mortalität nach Lebertransplantation insbesondere von verfetteten Spenderorganen dar. Eine klinisch erprobte und zuverlässige Therapiemöglichkeit existiert nicht. Der Ischämie/Reperfusionsschaden steht im Mittelpunkt der pathophysiologischen Mechanismen, welche zum Organversagen führen, wobei freie Sauerstoffradikale die zentrale Rolle spielen. Die durch adenoviralen Gentransfer induzierte endogene, intrazelluläre Überexpression von Superoxiddismutase führt zu einer kontinuierlichen Expressions- und Aktivitätssteigerung des Zielproteins. Die Ergebnisse zeigen, daß der adenovirale Gentransfer dazu geeignet ist, ein Protein in einer zu transplantierenden Leber erfolgreich zu überexprimieren. Diese Studie weist nach, daß ein adenoviraler Gentransfer mit SOD die Organschädigung nach Transplantation von Fettlebern deutlich vermindert, die Überlebensrate dramatisch erhöht und die Ergebnisse denen von der Transplantation gesunder Organe gleich kommt. Weiterhin zeigt diese Studie, daß die Überexpression von SOD die Radikalproduktion deutlich vermindert und somit deren zentrale Bedeutung belegt wird. Transkriptionsfaktoren wie NF-κB sind wichtige Mediatoren des zellulären Stresses und extrem sensibel auf Änderungen des Redox-Status. In dieser Studie konnte gezeigt werden, daß NF-κB wie auch JNK nach kalter Ischämie maximal aktiviert wird. Die verminderte Produktion freier Radikale, der verminderte Gewebeschaden, das gesteigerte Überleben scheinen mit der verminderten Aktivierung von NF-κB in Verbindung zu stehen. Daraus folgern wir, daß der Redoxstatus in Hepatozyten mit der Aktivierung von Transkriptionsfaktoren in Zusammenhang steht. Der adenovirale Gentransfer ist ein therapeutisches Verfahren der Zukunft, um Organe vor reperfusionsbedingtem Versagen zu schützen. Insbesondere grenzwertig verfettete Spenderlebern könnten hiermit genetisch modifiziert werden, um die hohe primäre Versagensquote dieser Organ zu vermindern. Dies würde zu einer dringend benötigten Erweiterung des Spenderpools führen.

Literatur

1. Lemasters JJ, Bunzendahl H, Thurman RG (1995) Reperfusion injury to donor livers stored for transplantation. Liver Transplant Surg 1: 124–138
2. Lemasters JJ, Caldwell-Kenkel JC, Currin RT, Tanaka Y, Thurman RG (1988) Activation of Kupffer cells following reperfusion of rat liver stored in Euro-Collins solution. Hepatology 18: 8

3. Gabler WL, Tsukuda N (1991) The influence of divalent cations and doxycycline on iodoacetamide-inhibitable leukocyte adherence. Research Communications in Chemical Pathology and Pharmacology 74: 131–140
4. Jaffe HA, Danel C, Longenecher G, Metzger M, Setoguchi Y, Rosenfeld MA (1992) Adenovirus-mediated *in vivo* gene transfer and expression in normal rat liver. Nat Genet 1: 372–378
5. Lehmann TG, Wheeler MD, Schoonhoven R, Bunzendahl H, Samulski RJ, ThurmanRG (2000) Delivery of Cu/Zn-superoxide dismutase genes with a viral vector minimizes liver injury and improves survival after liver transplantation in the rat. Transplantation 69: 1051–1057

Korrespondenzadresse: Dr. T. G. Lehmann, Chirurgische Universitätsklinik Heidelberg, Im Neuenheimer Feld 110, 69120 Heidelberg, Tel.: (0 62 21) 56 61 10, Fax: (0 62 21) 56 57 81, e-mail: Thorsten_Lehmann@med.unc.edu

Antikörper-vermittelte Blockade von $\beta7$ Integrinen, jedoch nicht deren „Knockout" verlängert das Überleben allogener Dünndarmtransplantate in der Maus.

Antibody-mediated blockade of $\beta7$ integrins but not their "knockout" prolongs survival of intestinal allografts in mice

R. Kellersmann[1], A. Lazarovits[2], R. Zhong[2], D. Grant[3], B. Garcia[2], N. Wagner[4], W. Müller[4], K. Ulrichs[1] und A. Thiede[1]

[1] Chirurgische Universitätsklinik Würzburg
[2] University of Western Ontario and the J. P. Robarts Research Institute, London, Kanada
[3] University of Toronto, Kanada
[4] Institut für Genetik, Universität Köln

Abstract

Introduction: $\beta7$ Integrins mediate homing and retention of lymphocytes to the normal and inflamed small bowel. In the present study, we investigated the expression of $\beta7$ integrins after small bowel transplantation (SBT) and tested the immunosuppressive efficacy of blocking $\beta7$-mediated pathways through knockout or monoclonal antibodies. *Methods:* Heterotopic SBT from BALB/c to C57BL/6 (B6) was used as a surgical model. The expression of $\beta7$ integrins was measured on recipient lymphocytes ($CD4^+$ and $CD8^+$) in spleen, blood, and mesenteric lymph nodes (MLN) by flow cytometry. To analyse the effects of blocking $\beta7$ on graft survival, either $\beta7$-deficient B6 or wild-type B6 mice that were treated with monoclonal antibodies against $\beta7$ (mAb) were assessed. The course and endpoint of rejection were determined macroscopically and histologically. *Results:* After allogeneic SBT, there was a marked increase of $\alpha4\beta7^{\text{high}}$ recipient $CD8^+$ lymphocytes in MLN and blood as early as 3 days postoperatively. Integrin levels in isograft recipients were similar to those of normal mice. Median survival of intestinal allografts was not affected by $\beta7$ deficiency (7 days) compared to wild-type mice (7.5 days), but mAb significantly prolonged graft survival (12.5 days). *Conclusion:* As indicated by the early increase of $\alpha4\beta7^{\text{high}}$ population, this integrin appears to play a significant role in SBT allograft rejection. The discrepancy in survival data obtained by mAb and $\beta7$ deficiency may be due to more rapid activation of compensatory mechanisms in the knockout mice.

Einleitung

Integrine gehören zur Familie der Adhäsionsmoleküle und sind wichtige Mediatoren immunologischer Interaktionen zwischen Zellen. Für den Dünndarm sind die $\beta7$ Integrine ($\alpha4\beta7$ und $\alpha E\beta7$) von besonderer Bedeutung, da sie dort die Invasion von Lymphozyten in die intestinalen lymphatischen Kompartimente (sog. homing) und ihre Retention vermitteln [1]. $\alpha4\beta7$ Integrin ist exprimiert auf Lymphozyten, Makrophagen, NK-Zellen und eosinophilen Granulozyten und bindet hauptsächlich an seinen Liganden MadCAM-1

](#)

(mucosal addressin cellular adhesion molecule 1), alternativ aber auch an VCAM-1 (vascular adhesion molecule 1) und Fibonektin. $\alpha E \beta 7$ Integrin ist vor allem auf CD8$^+$ Lymphozyten exprimiert und hat E-Cadherin als Liganden. Es wird vermutet, daß $\alpha E \beta 7$ die Bindung und Interaktion von intraepithelialen Lymphozyten mit intestinalen Epithelzellen vermittelt. Die Blockade von $\beta 7$ Integrinen hat therapeutische Effekte z. B. bei der Behandlung entzündlicher Darmerkrankungen gezeigt [2]. In der vorliegenden Arbeit bestimmten wir die Expression von $\beta 7$ Integrinen nach allogener Dünndarmtransplantation (DTx) und untersuchten die immunsuppressive Effektivität einer Antikörper-vermittelten Blockade bzw. des „Knockout" von $\beta 7$.

Methodik

Als experimentelles Modell diente die heterotope DTx in der Maus. Die Narkose erfolgte durch eine Kombination aus intraperitonealer Gabe von Pentobarbital und subkutaner Applikation von Buprenorphin. Allogene Spendertiere waren BALB/c Mäuse. Als Empfänger wurden entweder normale ($\beta 7^{+/+}$) oder $\beta 7$-Knockout ($\beta 7^{-/-}$) C57BL/6 Mäuse verwendet [1]. Für die immunologischen Untersuchungen wurden die Tiere in randomisierter Form am 3., 5., und 7. postoperativen Tag (p. T.) euthanasiert. Die Expression der Integrine wurde unter Verwendung entsprechender Antikörper durchflußzytometrisch auf Lymphozyten aus mesenterischen Lymphknoten (MLK), Blut oder Milz ermittelt. Quantifiziert wurde jeweils die Population der Zellen mit hoher Expression des jeweiligen Integrins (z. B. $\beta 7^{\text{hoch}}$). Die Bestimmung der Expression der Liganden (VCAM-1, MadCAM-1) erfolgte durch Immunhistologie. Zur Bestimmung der Überlebenszeit allogener Dünndarmtransplantate nach unterschiedlicher $\beta 7$ Blockade wurden normale Empfänger, die entweder mit einem irrelevanten Antikörper (n=5) oder mit einem monoklonalen Antikörper (mAk) gegen $\beta 7$ (Fib 27) (n=5) in einer Dosis von 80 µg/Maus/Tag vom 1. bis 6. p. T. behandelt wurden, sowie $\beta 7^{-/-}$ Mäuse (n=6) verwendet.

Ergebnisse

Bereits am 3. p. T. ergab sich eine signifikante Zunahme von $\alpha 4 \beta 7^{\text{hoch}}$ Zellen nach allogener DTx vor allem für CD8$^+$-Lymphozyten in MLK und Blut des Empfängers, verglichen mit der Expression in Empfängern syngener Dünndarmtransplantate oder in normalen, nicht operierten C57BL/6 Mäusen. Ein ähnliches Bild zeigte sich, wenn Antikörper verwendet wurden, die gegen die Integrin-Untereinheiten $\alpha 4$ oder $\beta 7$ gerichtet waren. Eine signifikante Änderung der αE Expression konnte nicht beobachtet werden. Intestinale Endothelien zeigten eine gleichbleibende MadCAM-1-Expression nach syngener und allogener DTx, wohingegen die Expression von VCAM-1 während der Abstoßung bis zum 5. postoperativen Tag deutlich hochreguliert war. Durch $\beta 7^{-/-}$ konnte keine Verlängerung des medianen Transplantatüberlebens (7,5 Tage) gegenüber den $\beta 7^{+/+}$ Kontrollen (7 Tage) erreicht werden, jedoch ließ sich durch Behandlung mittels mAk ein signifikanter Überlebensvorteil (12,5 Tage, P < 0,05) erzielen.

Diskussion

$\beta7$ Integrin-vermittelte Funktionen spielen eine wesentliche Rolle bei der akuten Abstoßung nach allogener DTx. Der bereits am 3. p. T. beoachtete Anstieg der $\alpha4\beta7^{hoch}$ Population läßt eine frühe Aktivierung dieses Integrins vermuten. Ein ähnliches Expressionsmuster, d.h. Zunahme der $\beta7^{hoch}$ Zellen wurde auf Lymphozyten nach Zytokinstimulation oder z. B. in Mäusen mit chronisch entzündlichen Darmerkrankungen gefunden [2, 3]. Es wird vermutet, daß eine hohe $\alpha4\beta7$ Integrin-Expression die Bindungsaffinität an die Liganden verstärkt und damit die Migration der Zellen an den Ort einer Entzündung erleichtert. Die Tatsache, daß die Zunahme der $\alpha4\beta7^{hoch}$ Lymphozyten-Population vor allem CD8$^+$ Zellen betrifft, unterstreicht die besondere Bedeutung dieser Zellen bei der Abstoßung intestinaler Transplantate [4, 5]. In $\beta7^{-/-}$ Mäusen wurde ebenfalls eine Zunahme der $\alpha4^{hoch}$ Lymphozyten in MLK des Empfängers und im Blut gesehen. Da in diesen Tieren die $\beta7$-Untereinheit fehlt, kann nur ein Anstieg von $\alpha4\beta1$ hierfür verantwortlich sein. Dies läßt vermuten, daß zumindest die Aktivierung der $\alpha4\beta1$/VCAM-1 Bindung das Fehlen der $\alpha4\beta7$/MadCAM-1 Interaktion in den $\beta7^{-/-}$ Mäusen kompensiert. Möglicherweise erklärt sich die Diskrepanz zwischen der Ineffektivität der Immunsuppression durch $\beta7^{-/-}$ vs. der Effektivität durch Blockade mittels mAk durch eine schnellere Aktivierung kompensatorischer Mechanismen in den $\beta7^{-/-}$ Mäusen. Ähnliche Unterschiede zwischen den Ergebnissen von "Knockout" und Antikörper-behandelten Mäusen wurden bereits in der Literatur berichtet [5].

Literatur

1. Wagner N, Löhler J, Kunkel EJ, Ley K, Leung E, Krissansen G, Rajewsky K, Müller W (1996) Critical role for $\beta7$ integrins in formation of the gut-associated lymphoid tissue. Nature 382: 366–370
2. Picarella D, Hurlbut P, Rottman J, Shi X, Butcher E, Ringler DJ (1997) Monoclonal antibodies specific for $\beta7$ integrin and mucosal addressin cell adhesion molecule-1 (MadCAM-1) reduce inflammation in the colon of scid mice reconstituted with CD45RB^{high} CD4$^+$ T cells. J Immunol 158: 2099-2106
3. Kilshaw PJ, Murant SJ (1991) Expression and regulation of $\beta7(\beta p)$ integrins on mouse lymphocytes: relevance to the mucosal immune system. Eur J Immunol 21: 2591–2597
4. Cagiannos C, Zhong R, Zhang Z, Jiang J, Garcia B, Chakrabarti S, Jevnikar A, Sinclair N, Grant D (1998) Effect of major histocompatibility complex expression on murine intestinal graft survival. Transplantation 66: 1369–1374
5. He G, Hart J, Kim O, Szot G, Siegel C, Thistlethwaite J, Newell K (1999) The role of CD8 and CD4 T cells in intestinal allograft rejection: a comparison of monoclonal antibody-treated and knockout mice. Transplantation 67: 131–137

Korrespondenzadresse: Dr. med. R. Kellersmann, Chirurgische Universitätsklinik und Poliklinik, Josef-Schneider Straße 2, 97080 Würzburg, Fax: 09 31-2 01-32 03; e-mail: rkellers@mail. uni-wuerzburg.de

Inhibition früher Spender-Hirntod assoziierter inflammatorischer Prozesse im Transplantat durch P-Selektin Glykoprotein Ligand (sPSGL Ig) nach allogener Nierentransplantation

Inhibition of donor brain death-related inflammation of transplanted kidneys by recombinant soluble P-Selectin Glycoprotein Ligand (sPSGL-Ig)

M. Gasser[1,4], A. M. Waaga[2], I. Laskowski[1], G. D. Shaw[3] und N. L. Tilney[1]

[1] Dept. of Surgery, Surgical Research Laboratory
[2] Laboratory of Immunogenetics, Brigham and Women's Hospital, Harvard Medical School
[3] Genetics Institute, Boston, USA
[4] Chirurgische Universitätsklinik und Poliklinik, Würzburg

Abstract

Recent clinical and experimental data have shown that a variety of donor-associated risk factors may influence adversely the short- and long-term outcome after transplantation (Tx). In our study, we focused on systemic changes occurring after donor brain death (BD). Donor BD leads in the experimental situation to accelerated acute kidney allograft rejection in unmodified hosts and intensifies their later functional and morphological deterioration. As shown previously, sPSGL-Ig inhibits selectin activity and subsequent inflammatory events in organs damaged by ischemia/reperfusion injury. To define its effects on late graft changes, we compared kidney allo- and isografts from BD and living donors over time in a chronic rejection model in the rat. Gradual onset BD was induced in F344 donors via inflation of an intracranially inserted Fogarty catheter. Animals were mechanically ventilated and hemodynamically monitored for 6 h. The left kidney was then grafted into LEW recipients. Kidneys from living donors (LD, group I) and normotensive BD donors (MAP > 80 mmHg, group II) served as controls. To determine the effect of sPSGL-Ig, donors were treated i.v. (50 µg) 3 h after induction of BD. A second dose was given to the recipient immediately after Tx ($n = 8$, group III). All recipients received low dose cyclosporin A (1.5 mg/kg) for 10 days post Tx. Proteinuria (24-h urine) was measured monthly up to 6 months after Tx ($n = 8$/group). Grafts were examined by semiquantitative RT-PCR for mRNA of cell products. Urinary protein levels from animals in group I increased progressively after 12 weeks post Tx (168 ± 55.5 mg at 6 months), but was more pronounced in group II animals (273 ± 87.2 mg). However, minimal protein loss occurred over time in animals from group III (25.6 ± 10.6 mg). RT-PCR analysis of the contralateral kidney at the initial time point, i.e. 6 h after induction of BD, showed higher transcription of representative cytokines and chemokines in untreated BD controls compared with those from sPSGL-Ig treated animals. These results suggest that treatment with sPSGL-Ig inhibits donor BD-associated early inflammatory processes in transplanted kidneys. This new form of intervention of early antigen-independent events within the graft appears to influence both short- and long-term survival of renal allografts and therefore may be of special interest for those grafts of potentially diminished quality.

Einleitung

Bei weiter steigendem Organbedarf sowie unverändertem Spendermangel werden heute zunehmend auch Organe potentiell eingeschränkter Qualität zur Transplantation (Tx) akzeptiert. Verschiedene spenderassoziierte Risikofaktoren können sich in diesem Zusammenhang negativ auf das Langzeit-Transplantatüberleben auswirken. Untersucht wurde hierzu in einem standardisiertem Hirntodmodell der inhibierende Effekt der Selektin-Aktivität durch sPSGL-Ig auf (1.) die Unterdrückung initialer inflammatorischer Prozesse im Transplantat und (2.) die Beeinflussung des Langzeit-Transplantatüberlebens in einem chronischen Nierentransplantationsmodell.

Methodik

Der Hirntod wurde in F344 ($RT1^{lv1}$) Spenderratten durch Ballondilatation über einen subdural implantierten 3F-Fogarty Katheter induziert. Die mechanische Beatmung erfolgte über 6 Stunden hinweg bei hämodynamischer Überwachung über einen intraarteriell liegenden Katheter (MAP > 80 mmHg). Anschliessend wurde die linke Niere in einen LEW($RT1^{l}$) Empfänger transplantiert. Als Kontrollen (jeweils n = 8) dienten Empfänger mit transplantierten Nieren aus Lebendspendern (Gruppe I) sowie unbehandelten hirntoten Spendern (MAP > 80 mmHg, Gruppe II). Spendern der Gruppe III (n = 8) wurde 3 hr nach Hirntod-Induktion sPSGL-Ig (50 µg) intravenös verabreicht. Die Empfänger erhielten eine zweite Dosis unmittelbar nach Tx. Die Imunsuppression (Gruppen I – III) erfolgte mit Cyclosporin A in einer Standard-Dosis für die Untersuchung chronischer Abstoßung von 1,5 mg/kg für 10 Tage. Proteinurien (24 hr Urin) wurden monatlich bis zum Endzeitpunkt von 200 Tagen bestimmt. Die Transplantate wurden histologisch und durch semiquantitative RT-PCR vor (6 hr nach Hirntodinduktion) und nach Tx (200 Tage) untersucht.

Ergebnisse

Tiere der Gruppe I und II entwickelten bis zum Tag 200 nach Tx zunehmende Proteinurien (168 ± 55,5 vs. 273 ± 87,2 mg) sowie histologische Zeichen chronischer Abstoßung. Nieren aus hirntoten Spendern (Gruppe II) wiesen deutlich fortgeschrittenere Stadien interstitieller Fibrosierung und Glomerulosklerose auf. Diese funktionellen/morphologischen Veränderungen fanden sich nicht in Tieren der Gruppe III (25,6 ± 10,6 vs. syngen 9,7 ± 3,6 mg). Die RT-PCR Analyse ergab erhöhte Expressionen von IL-1β, TNF-α, TGF-β, ICAM-1, IFN-γ und MCP-1 6 hr nach Induktion des Hirntodes in Nieren aus hirntoten Spendern (Gruppe II). Zum Endzeitpunkt, 200 Tage nach Tx, fanden sich in den makroskopisch unauffällig erscheinenden Transplantaten aus Tieren der Gruppe III keine erhöht exprimierten Zytokine.

Diskussion und Schlussfolgerung

Während die Zahlen für das 1 Jahres-Transplantatüberleben heute für die meisten Transplantationsorgane über 80% liegen, bleibt die Rate chronischer Transplantatatverluste in den vergangenen Jahren relativ unverändert. Verschiedene Risikofaktoren des Transplantatempfängers sowie auf Spenderseite beeinflussen den Akut- und Langzeitverlauf nach Organtransplantation. Der Spender-Hirntod scheint hierbei, wie in jüngeren Arbeiten gezeigt, bedeutungsvoll zu sein [1, 2]. Es gibt Evidenzen dafür, daß akute und chronische Abstoßungsreaktionen nicht nur durch verschiedene Faktoren im Empfänger selber zellulär induziert werden, d.h. durch Vorgänge nach Transplantation, sondern bereits im Organspender, also vor Transplantation initiiert werden können. Die vorliegenden Ergebnissse hochregulierter Akut-Phasen-Zytokine und Chemokine in der Niere bereits wenige Stunden nach Induktion des Hirntodes weisen auf einen komplex gesteuerten und zum Teil durch Ischämie erklärten systemischen Einfluß des Hirntodes auf periphere Organe im Spender hin. Dieses steht im Einklang mit vorausgegangenen Ergebnissen der eigenen Arbeitsgruppe wie auch den bislang erst wenig vorhandenen Daten anderer Gruppen [3, 4]. Die offensichtlich bereits im Spender induzierten, anfänglich unspezifisch ablaufenden inflammatorischen Reaktionen erfolgen über hochregulierte Selektine, wie dem P- und dem E-Selektin, und Integrinen, wie dem nachgewiesenen ICAM-1 auf dem Gefäßendothel dieser Organe und den Liganden verantwortlicher Zellen. PSGL-Ig, ein in rekombinanter und löslicher Form vorliegendes Fusionsprotein aus der terminalen Aminosäurekette des PSGL-1 Moleküls und einem humanen IgG1, blockiert den Prozeß dieser initialen Zell-Adhäsion am Gefäßendothel und nachfolgenden Infiltration mononukleärer Zellen in geschädigte Organe [5].

Die Ergebnisse zeigen nach sPSGL-Ig Gabe initial eine deutliche Inhibition der mit einer akuten und besonders einer folgenden chronischen Abstoßung assoziierten Zytokine und Chemokine im Transplantat. Die vorliegenden Daten weisen erstmals darauf hin, daß sPSGL-Ig mit dem Spender-Hirntod assoziierte frühe inflammatorische Prozesse nach Organübertragung blockieren kann. Diese neue Form der Intervention nicht-immunogener, spenderassoziierter Faktoren scheint damit, wie in der vorliegenden Analyse gezeigt, positive Effekte auf das Langzeit-Transplantatüberleben zu haben und ist somit von besonderem Interesse für Transplantationen von Organen potentiell eingeschränkter Qualität.

Literatur

1. Busson M, Benoit G, N'Doye P, Hors J (1995) Analysis of cadaver donor criteria on the kidney transplant survival rate in 5,129 transplantations. J Urol 154: 356–360
2. Gasser M, Waaga AM, Laskowski I, Tilney NL (2001) Organ transplantation from brain dead donors: its impact on short and long term outcome revisited. Ann Transpl (in press)
3. Takada M, Nadeau KC, Hancock W, MacKenzie HS, Shaw GD, Waaga AM, Chandraker A, Sayegh MH, Tilney NL (1998) Effects of explosive brain death on cytokine activation of peripheral organs in the rat. Transplantation 65: 1533–1542
4. Pratschke J, Wilhelm M, Kusaka M, Beato F, Milford E, Hancck W, Tilney NL (2000) Accelerated rejection of renal allografts from brain-dead donors. Ann Surg 232: 263–271
5. Somers WS, Tang J, Shaw GD, Camphausen RT (2000) Insights into the molecular basis of leukocyte tethering and rolling revealed by structures of P- and E-Selectin bound to Sle^x and PSGL-1. Cell 103: 467–479

Korrespondenzadresse: Dr. med. M. Gasser, c/o Prof. Dr. N. Tilney, Dept. of Surgery, Surgical Research Lab., Brigham and Women's Hospital, Harvard Medical School, 75 Francis Street, Boston MA 02115 USA, Tel.: 6 17-7 32-68 17, Fax: 6 17-2 32-95 76, e-mail: m.gasser@usa.net

Videomikroskopie der bakteriellen Translokation in einem Ileus-Modell der Ratte

Videomicroscopy of bacterial translocation in a rat model of intestinal obstruction

S. Samel[1], M. Keese[1], S. Lanig[1], M. Kleczka[2], M. Hafner[3], N. Gretz[2], S. Post[1] und J. Sturm[1]

[1] Chirurgische Klinik
[2] Zentrum für Medizinische Forschung, Universitätsklinikum Mannheim, Universität Heidelberg
[3] Inst. für Biotechnologie, Fachhochschule für Technik u. Gestaltung, Mannheim

Abstract

Background and Aims: In order to study the pathophysiology of bacterial translocation *in vivo* we developed a new animal model using videomicroscopy. *Methods:* Intestinal obstruction was simulated by ligation of a segment of ileum in Wistar rats. The ligated segment of bowel was either ischemic (group 1) or obtained the corresponding perfusion via mesenteric vessel (groups 2 and 3). *Green fluorescent protein*-transfected, vital *E. coli* in a watery suspension were injected into the obstructed lumen. The bowel segment was exposed beneath an optical window for videomicroscopy. Kinetics of BT and leukocyte-endothelial interaction are presented as median, mean and s.e.m. and were compared using Student's *t*-Test (significant, $p < 0.05$). *Results: Green fluorescent protein*-transfected *E. coli* appeared in the submucosal layer after a median of 9.5 min in group 1 and after 40 min in group 2. Penetration of the subserosa was evident after a median of 68.5 min and 76.5 min, respectively. A significant accumulation of rolling and sticking leukocytes was observed after 60 min of intestinal obstruction. *Conclusion:* The median time interval for translocation of *E. coli* in our model is far shorter than observed in other experimental settings. Cellular inflammatory response follows immediately but phagocytosis does not occur within the observed time interval.

Einleitung

Intestinale Obstruktion und Darmischämie ermöglichen eine fulminante Translokation intraluminaler Bakterien entlang des gesamten Intestinums [1], die zur Kontamination der Peritonealhöhle, zur Bakeriämie und konsekutiv zu Peritonitis und Sepsis führen kann [2]. Wir haben ein neues Tiermodell entwickelt, welches die Darstellung der Translokationskinetik mittels Videomikroskopie *in vivo* ermöglicht.

Methodik

In je 10 männlichen Wistar-Ratten pro Versuchsgruppe wurde in i.m. Ketanest-Thiopental Narkose durch Ligatur eines Ileumsegmentes ein Ileus simuliert. Das Segment war dabei entweder vollständig ischämisch (Gruppe 1) oder blieb über ein Arkadengefäß versorgt (Gruppen 2 und 3). In das Lumen des okkludierten Segmentes wurden 10^6 *green fluorescent protein-* (*GFP*) transfizierte E. coli in 1 ml wäßriger Suspension (Gruppen 1 und 2) oder NaCl-Lösung (Gruppe 3) injiziert. Das Ileus-Segment wurde dann in einem zuvor in die Bauchdecke implantierten Bauchdeckenexpander unter ein optisches Fenster ausgelagert. Nach i.v. Bolus-Applikation von Rhodamin G wurde die transmurale Migration der *GFP*-E. coli in den Gruppen 1 und 2 und die lokale zelluläre Immunreaktion (Leukozyten-Endothel Interaktion) in den Gruppen 2 und 3 mittels serosaseitiger Videomikroskopie des Ileumsegmentes erfaßt und aufgezeichnet. *Off-Line* wurden die Kinetik der transmuralen Migration und die Leukozyten-Endothel Interaktion quantitativ bestimmt. Mediane, Mittelwerte und S. E. M. wurden mittels *Student t*-Test verglichen (Signifikanzniveau $p < 0.05$).

Ergebnisse

Die Translokation GFP-transfizierter E. coli durch die ischämische Darmwand (Gruppe 1) geschah signifikant schneller als bei residualer Darmwandperfusion im Ileussegment (Gruppe 2). Signifikant mehr Endothel-adhärente Leukozyten (*Roller* und *Sticker*) waren 60 Minuten nach *GFP*-E. coli Injektion auszumachen (Gruppe 2) als in einem lediglich mit NaCl aufgefüllten Ileussegment (Gruppe 3). Die mediane Dauer der Translokation (ΔT) in die Submucosa und die Subserosa und die mittlere Anzahl (Mittelwert und Standardabweichung) aktivierter Leukozyten (Roller und Sticker) in submucösen Venolen sind der Tabelle 1 zu entnehmen (*signifikant zwischen Gruppen, °signifikant zwischen To und T60; p < 0.05). Histologisch ließen sich *GFP*-transfizierte E. coli in Milz und Leber aller Tiere nachweisen.

Tabelle 1

	G 1: Vollischämie + *GFP*-E. coli		G 2: Teilischämie + *GFP*-E. coli		G 3: Teilischämie + NaCl
ΔT muscularis [min]	9,5	(7–22)	40,0*	(24–46)	–
ΔT subserosa [min]	68,5	(59–90)	76,5*	(67–98)	–
Sticker [n] T 0	–		2,3		0,8
T 60	–		3,8°		2,0°*
Roller [n] T 0	–		1,05		0,29*
T 60	–		0,6		0,4

Diskussion

Die Translokation intraluminaler Bakterien durch die Darmwand und in den portalvenösen und systemischen Kreislauf setzt im Gegensatz zu bisherigen experimentellen Beobachtungen [3] unmittelbar nach der Darmobstruktion ein, und wird durch eine Ischämie der Darmwand beschleunigt. Die Akkumulation aktivierter Leukozyten in submucösen Venolen steht in zeitlichen Zusammenhang mit der bakteriellen Translokation. Ihre Kompetenz zur Phagozytose translozierender Bakterien nach Verlust der Barrierefunktion der Mukosa ist jedoch unklar [4].

Literatur

1. Fukushima R, Gianotti L, Alexander JW (1994) The primary site of bacterial translocation. Arch Surg 129: 53–58
2. Sagar PM, Macfie J, Sedman P, May J, Mancey-Jones B, Johnstone D (1995) Intestinal obstruction promotes gut translocation of bacteria. Dis Colon Rectum 38: 640–644
3. Antequera R, Bretana A, Cirac A, Brito A, Romera MA, Zapata R (2000) Disruption of the intestinal barrier and bacterial translocation in an experimental model of intestinal obstruction. Acta Cient Venez 51: 18–26
4. Sun Z, Wang X, Deng X, et al. (2000) Phagocytic and intestinal endothelial and epithelial barrier function during the early stage of small intestinal ischemia and reperfusion injury. Shock 13: 209–216

Korrespondenzadresse: Stephan T. Samel, Chirurgische Klinik, Universitätsklinikum Mannheim, Universität Heidelberg, 68135 Mannheim, Tel.: 06 21-3 83 22 25, Fax: 06 21-3 83 38 09, e-mail: stephan.samel@chir.ma.uni-heidelberg.de

CD39 ist ein kritischer Modulator der Thrombozyten- und Endothelzellaktivierung nach Ischämie-Reperfusion

CD39 is a crucial modulator of platelet and endothelial cell activation following ischemia reperfusion

O. Guckelberger[1,3], J. Sévigny[1], M. Imai[1], J. B. Kruskal[2], K. Enjyoji[1], E. Kaczmarek[1], P. Neuhaus[3] und S. C. Robson[1]

[1] Immunobiology Research Center and [2] Dept. of Radiology, Beth Israel Deaconess Medical Center, Harvard Medical School, Boston
[3] Dept. of Surgery, Charité, Campus Virchow-Klinikum, Berlin .

Abstract

Background: CD39 is expressed on vascular endothelial cells (EC) and effectively hydrolyzes extracellular ATP and ADP (NTPDase). Hydrolysis of ADP to AMP in the presence of wild-type EC ameliorates platelet aggregation *in vitro*, while *cd39*-null EC fail to demonstrate these effects. Furthermore, supplementation of soluble NTPDase (apyrase) was able to significantly decrease type-1 EC activation *in vitro*. Both platelet aggregation and EC activation play important roles in the pathogenesis of ischemia-reperfusion injury (IRI). *Methods:* Wild-type and *cd39*-null mice were subjected to intestinal ischemia by occlusion of the mesenteric superior artery. All animals were injected with either 0.2 U/g apyrase or an equivalent volume of 0.9% saline before blood flow was recommenced. Platelet-EC interactions were studied by intravital videomicroscopy (IVM) using fluorescent labeled donor platelets. Capillary leakage of fluorescent labeled albumin was considered a measure of EC activation and also assessed by IVM. Furthermore, characterization of IRI was achieved by observing survival rates and analysis of serum and tissue samples taken 60 min after blood flow re-establishment. *Results:* The survival rate in untreated wild-type mice was 40%, while all apyrase-treated animals survived long-term ($p = 0.038$, 60 min of ischemia). In *cd39*-null mice, 20% survived the induced IRI without treatment, while apyrase treatment demonstrated a trend towards prolonged and increased survival (40% survival). Also, interleukin-6 concentrations and histological IRI grading showed trends towards improvement early after blood flow release in apyrase-treated wild-type animals. IVM demonstrated five adherent platelets per mm^2 in wild-type mice that underwent sham surgery. In untreated ischemic mice these numbers increased to $28/mm^2$, while the numbers of adherent platelets stayed at baseline levels in apyrase-treated ischemic animals ($3/mm^2$, $p = 0.014$). At 60 min after blood flow release, measurements of capillary leakage (light intensity of perivascular tissue/light intensity of post-capillary venules) demonstrated a significant increase in *cd39*-null mice compared to wild-type animals (1.47 vs. 1.14, $p = 0.035$, 45 min of ischemia). However, baseline values did not significantly differ from animals that underwent sham surgery (wild-type, 1.08; *cd39*-null; 1.19, sham, 1.05 or 1.08). *Conclusion:* We were able to prove the crucial role of intravascular CD39 activity on platelet and endothelial cell activation during IRI *in vivo*. Therapeutic benefits from supplementation with soluble NTPDase in solid organ transplantation or other inflammatory states might be expected.

Einleitung

CD39 ist die vaskuläre Nukleotid-Phosphodehydrolase (NTPDase), wird von vaskulären Endothelzellen (EC) exprimiert, und hydrolisiert effektiv extrazelluläres ATP und ADP. Die Hydrolyse von ADP zu AMP in Gegenwart von wildtyp EC führt zu einer deutlichen Hemmung der stimulierten Thrombozytenaggregation *in vitro*, während *cd39*-defiziente EC die Aggregation kaum beeinflussen [1]. Weiterhin läßt sich *in vitro* durch Substitution von löslicher NTPDase (Apyrase) die Typ1-Aktivierung von EC signifikant vermindern [2]. Beide Mechanismen, Thrombozytenaggregation und EC-Aktivierung, sind von wesentlicher pathogenetischer Bedeutung für das Ausmaß des Ischämie-Reperfusionsschadens (IRS).

Methodik

Alle Versuche wurden mit wildtyp ($cd39^{+/+}$) oder $cd39^{-/-}$-Mäusen (C57BL/6x129Svj) nach 16-stündigem Fasten bei freiem Wasserzugang durchgeführt. Die Protokolle entsprechen den Tierschutzbestimmungen und wurden durch die lokale Kommission genehmigt. Der Ischämie-Reperfusions-Schaden des Dünndarmes wurde durch 60-minütige selektive Okklusion der A. mes. sup. induziert. Die Beurteilung der Thrombozyten-EC-Interaktionen in Wildtyp Mäusen erfolgte mittels intravitaler Videomikroskopie (IVM). Vor Reperfusion erhielten alle Tiere intravenös 0,2 U/g Apyrase oder ein äquivalentes Volumen 0,9%-ige Kochsalzlösung und fluoreszierende Wildtyp Spender-Thrombozyten (Calcein AM, 5×10^6 murine Thrombozyten pro g Körpergewicht). Je 7–10 Arteriolen und Venolen pro Tier wurden über 30 Sekunden innerhalb von 45 Minuten aufgezeichnet. Zur Bestimmung des ‚Capillary Leakage‘ als Maß der EC-Aktivierung wurden wildtyp oder $cd39^{-/-}$-Mäuse nach 45-minütiger Dünndarmischämie über einen venösen Port mit fluoreszierendem Albumin injiziert (4 μl/g Körpergewicht einer 6,25 mg/ml FITC-Albumin-Lösung). Sofort nach Reperfusion wurde eine ‚Region of Interest‘ des Jejunums über eine Stunde in 10-Minuten-Intervallen für jeweils 10 s aufgezeichnet. Weitere Tiere wurden bis zu 7 Tage zur Beurteilung der Überlebensrate nach 60-minütiger Ischämie nachbeobachtet oder eine Stunde nach Reperfusion zur Gewinnung von Serum- und Gewebeproben euthanasiert.

Ergebnisse

Unbehandelt überlebten zwei von fünf wildtyp Mäusen (40%) die Dünndarmischämie, und nur eine von fünf *cd39*-knockout Mäusen (20%). Durch Substitution der intravasalen NTPDase-Aktivität ließ sich in wildtyp Mäusen ein 100%-iges Überleben erreichen (p=0,038). Entsprechende Trends fanden sich für die histologische Klassifikation des IRS und die Zytokin-Konzentrationen im Serum (IRS-Grading: 5 vs. 7, Skala: 0-15; IL-6: 962 pg/ml vs. 1889 pg/ml). In knockout Mäusen zeigte sich lediglich ein Trend zur Verbesserung der Überlebensrate nach Apyrase-Behandlung (zwei von fünf, verlängertes Intervall).

Sham-operierte Wildtypen wiesen in der IVM fünf adhärente Thrombozyten pro mm² in postkapillären Venolen auf. In ischämischen Tieren waren es durchschnittlich 28 adhärente Thrombozyten pro mm², während die Anzahl nach NTPDase-Substitution im Bereich der Ausgangswerte verblieb (3/mm², p=0,014). Der Index für das ‚Capillary Leakage' (Lichtintensität des Gewebes/Lichtintensität der Referenzvenole) zeigte 60 Minuten nach Reperfusion signifikant höhere Werte in *cd39*-knockout Mäusen im Vergleich zu wildtyp Tieren (1,47 vs. 1,14, p = 0,035), während die Nullwerte noch im Bereich sham-operierter Tiere lagen (*cd39* +/+: 1,08; *cd39* –/–: 1,19; Sham: 1,05 und 1,08).

Diskussion

Wir konnten die Bedeutung der intravasalen CD39-Aktivität für die Modulation der Thrombozyten- und Endothelzellaktivierung im Rahmen des IRS *in vivo* bestätigen. Die Thrombozyten-Endothelzell-Interaktionen wurden durch Apyrase-Substitution signifikant vermindert, und die fehlende cd39-Expression in der knockout Maus führte zu einem erheblichen Anstieg des ‚Capillary Leakage' als Ausdruck einer unkontrollierten EC-Aktivierung. In früheren Publikationen konnten wir zeigen, daß der Verlust der NTPDase-Aktivität nach Transplantation solider Organe bereits unmittelbar nach Reperfusion eintritt [3]. Ein therapeutischer Nutzen der Substitution mit löslicher NTPDase zur Minimierung des IRS nach Organtransplantation kann somit postuliert werden. Weitere positive Effekte bei anderen inflammatorischen Indikationen sind denkbar.

Gefördert durch ein Forschungsstipendium der DFG für O. G. (Gu 490/1-2)

Literatur

1. Enjyoji K, Sevigny J, Lin Y, Frenette PS, Christie PD, Esch JS 2nd, Imai M, Edelberg JM, Rayburn H, Lech M, Beeler DL, Csizmadia E, Wagner DD, Robson SC, Rosenberg RD (1999) Targeted disruption of cd39/ATP diphosphohydrolase results in disordered hemostasis and thromboregulation. Nature Med 5: 1010–1017
2. Goepfert C, Imai M, Brouard S, Csizmadia E, Kaczmarek E, Robson SC (2000) CD39 modulates endothelial cell activation and apoptosis. Mol Med 6: 591–603
3. Imai M, Takigami K, Guckelberger O, Enjyoji K, Lin Y, Csizmadia E, Sévigny J, Smith RN, Rosenberg RD, Bach FH, Robson SC (1999) Modulation of nucleotide triphosphate diphosphohydrolase-1 (NTPDase-1)/ cd39 in xenograft rejection. Mol Med 5: 743–52

Korrespondenzadresse: O. Guckelberger, Charité, Campus Virchow-Klinikum, Chirurgische Klinik, Augustenburger Platz 1, 13353 Berlin, Fax: 0 30/45 05 29 00, e-mail: olaf.guckelberger@charite.de

Vasoaktives intestinales Polypeptid bewirkt nach intestinaler Ischämie-Reperfusion eine verbesserte Villusperfusion

Vasoactive intestinal peptide improves villus perfusion after ischemia and reperfusion

T. Stojanovic[1], M. Heuser[2], O. Pöpken[1], I. Kleinman[1], H. Becker[1] und S.Post[3]

[1] Klinik und Poliklinik für Allgemeinchirurgie
[2] Abteilung für Urololgie Universität Göttingen
[3] Chirurgische Universitätsklinik Mannheim

Abstract

Introduction: Intestinal regulatory peptides such as vasoactive intestinal polypetide (VIP) play important roles in resorption, motility and regulation of intestinal perfusion. The role of VIP in intestinal ischemia and reperfusion, however, is not yet well understood. *Methods:* Forty-minute ischemia was induced in female Wistar rats by clamping the superiour mesenteric artery. Ten minutes before reperfusion VIP infusion was started. After reperfusion, intestinal microcirculation was investigated by means of intravital microscopy. Functional capillary density (FCD) of mucosa and muscle layers, red blood cell velocity (RBCV), overall perfusion index (PI) and the percentage of all non-perfused villi were evaluated. Control animals were subjected to the same ischemia time, omitting the VIP infusion. *Results:* VIP infusion prior to reperfusion improved mucosal FCD and RBCV significantly. FCD of muscle layers and PI did not change significantly. *Conclusion:* VIP improved villus perfusion after ischemia and reperfusion.

Einleitung

Intrinsische regulatorische Peptide wie das vasoaktive intestinale Polypeptid (VIP) haben für die Steuerung der intestinalen Resorption, Perfusion und Motilität eine wichtige Funktion. Durch ihre Sekretion wird eine Anpassung des intestinalen Funktionszustandes an die jeweiligen sekretorischen und metabolischen Anforderungen erreicht [1]. Im Rahmen einer Ischämie-Reperfusion wurde auf vasodilatatorische Effekte des VIP hingewiesen, die möglicherweise die postischämische Hyperämie erklären [2]. Über diese Funktionen hinaus scheint VIP jedoch auch immunmodulatorische Effekte auszuuben indem es die Produktion von proinflammatorischen Zytokinen hemmt und die Bildung anti-inflammatorischer Zytokine begünstigt [3]. Einige Studien wiesen daraufhin, daß VIP-Applikation im Rahmen einer temporären Minderperfusion zu einer Reduzierung des Ischämie-Reperfusion Schadens führt [4, 5]. Im Gegensatz zu diesen Effekten ist die Bedeutung des VIP für die mikrovaskuläre Perfusion im Rahmen der Ischämie-Reperfusion des Darmes bisher noch nicht untersucht.

Methodik

Um dies zu klären, wurde an weiblichen Wistar-Ratten (200 g) in Ethernarkose die Arteria mesenterica superior für 40 Minuten abgeklemmt. 10 Minuten vor Reperfusion wurde mit der Infusion von VIP in einer Konzentration von 200 pmol/kg/h begonnen. Nach Reperfusion wurde ein jejunales Dünndarmsegment antimesenterial inzidiert und auf einer heizbaren Mikroskopierbühne ausgelagert. Nach Injektion der Fluoreszenzfarbstoffe FITC-Dextran und Rhodamin 6G erfolgte in Auflicht-Technik die intravitalmikroskopische Untersuchung der mukosalen mikrovaskulären Perfusion. Dabei wurden im einzelnen die funktionelle Kapillardichte (FKD) von Mukosa und Muskularis, die kapillären Durchmesser, die kapilläre arterioläre Blutflußgeschwindigkeit sowie die Perfusionsverteilung (Perfusionsindex) und der prozentuale Anteil nicht perfundierter Villi beurteilt. Als Kontrollgruppen dienten Tiere ohne Ischämie-Reperfusion und Tiere nach Ischämie-Reperfusion mit Infusion physiologischer Kochsalzlösung (I/R-Kontrolle).

Ergebnisse

Nach Ischämie-Reperfusion verringerte sich die FKD der Mukosa signifikant von 813 ± 13 cm^{-1} auf 419 ± 10 cm^{-1}, die der Muskularis von 313 ± 10 cm^{-1} auf 259 ± 15 cm^{-1}. VIP-Infusion führte zu einem signifikanten Anstieg der Villus-FKD (664 ± 9 cm^{-1}; $p < 0.05$ vs. I/R), dagegen zu keiner signifikanten Veränderung der Muskularis-Perfusion (281 ± 17 cm^{-1}). Während komplette villäre Stase in keiner der drei Gruppen auftrat, zeigte sich nach Ischämie-Reperfusion eine deutliche Abnahme des Perfusionsindex auf $0,6 \pm 0,02$. Obwohl der Perfusionsindex nach VIP-Gabe im Vergleich zur I/R-Kontrolle nicht signifikant erhöht war ($0,61 \pm 0,03$), spiegelte sich die gesteigerte Perfusion jedoch in einer signifikant erhöhten kapillären Blutflußgeschwindigkeit wieder ($0,46 \pm 0,006$ mm/s vs. $0,35 \pm 0,005$ mm/s (I/R); $p < 0,05$ vs. I/R-Kontrolle).

Schlussfolgerung

Vasoaktives intestinales Polypeptid in pharmakologischer Konzentration führt zur Steigerung der Villusperfusion nach Ischämie-Reperfusion, ohne daß dabei Umverteilungsphänomene innerhalb der intramuralen intestinalen Gefäßentitäten eine entscheidende Rolle spielen.

Literatur

1. Fujimiya M, Inui A (2000) Peptidergic regulation of gastrointestinal motility in rodents. Peptides 21(10): 1565–1582
2. Meleagros L, Ghatei MA, Bloom SR (1994) Release of vasodilator, but not vasoconstrictor, neuropeptides and of enteroglucagon by intestinal ischaemia/reperfusion in the rat. Gut 35(12): 1701–1706
3. Delgado M, Gomariz RP, Martinez C, Abad C, Leceta J (2000) Anti-inflammatory properties of the type 1 and type 2 vasoactive intestinal peptide receptors: role in lethal endotoxic shock. Eur J Immunol 30(11): 3236–3246

4. Kalfin R, Maulik N, Engelman RM, Cordis GA, Milenov K, Kasakov L, Das DK (1994) Protective role of intracoronary vasoactive intestinal peptide in ischemic and reperfused myocardium. J Pharmacol Exp Ther 268(2): 952–958
5. Uzuner K, Tuncel N, Aydin Y, Tuncel M, Gurer F, Benli P, Ak D (1995) The effect of vasoactive intestinal peptide (VIP) on superoxide dismutase and catalase activities in renal tissues of rats exposed to hemorrhagic ischemia-reperfusion. Peptides 16(5): 911–915

Korrespondenzadresse: Dr. T. Stojanovic, Klinik und Poliklinik für Allgemeinchirurgie Universität Göttingen, Robert-Koch Straße 40, 37073 Göttingen, Fax: 05 51 39 61 06, e-mail: tstojan@gwdg.de

Interleukin-2 vermindert die hepatische Schädigung nach isolierter Ischämie des Darmes

Interleukin-2 treatment diminishes hepatic tissue destruction following isolated intestinal ischemia

N. C. Nüssler, A. R. Müller, P. Neuhaus und A. K. Nüssler

Klinik für Allgemein-, Viszeral- und Transplantationschirurgie, Humboldt Universität zu Berlin

Abstract

Introduction: Intestinal ischemia/reperfusion (IR) results in tissue destruction in the gut, but may also induce oxidative stress and cellular damage in distant organs, such as the liver. It remains unclear whether inhibition or stimulation of the inflammatory response may help to reduce tissue destruction after IR. Therefore, the effects of pro- and anti-inflammatory cytokines on oxidative stress and tissue destruction in the intestine and liver after intestinal IR were analyzed. *Methods:* Male Lewis rats underwent 60 min of intestinal ischemia by clamping of the superior mesenteric artery or were sham operated. Animals received an IV bolus of 40 µg/kg IL-2, IL-10 or vehicle before reperfusion. At 20 min 1 h, 4 h, and 24 h after reperfusion animals were sacrificed and blood and tissue samples were obtained for analysis of serum levels of NO_2^-/NO_3^-, hyaluronic acid (HA), transaminases (AST), and tissue GSH levels, as well as for RT-PCR of the inducible nitric oxide synthase (NOS-2) and hemeoxygenase-1 (HO-1) mRNA. *Results:* IR resulted in tissue destruction and oxidative stress in both organs indicated by elevated HA and AST serum levels and significantly reduced GSH tissue levels. Concomitantly increased expression of NOS-2 and HO-1 mRNA was detectable in liver and intestine after IR. IL-2 administration resulted in diminished hepatic tissue destruction despite sustained reduction of GSH. IL-2 further increased NOS-2 and HO-1 mRNA expression in both organs after IR. In contrast, IL-10 resulted in increased tissue damage, but failed to increase NOS-2 or HO-1 mRNA expression in the small intestine or liver after IR. *Discussion:* Intestinal IR does not only result in oxidative stress in the intestine but elicits also oxidative stress in the liver. The beneficial effect of IL-2 was not due to reduction of oxidative stress, but rather due to increased expression of NOS 2 and HO 1 mRNA. In contrast, IL-10 which failed to increase NOS-2 and HO-1 mRNA expression in both organs led to increased tissue destruction after IR. *Conclusions:* Tissue destruction and oxidative stress in intestinal IR are not limited to the intestine. The beneficial effect of IL-2 on IR may be due to decreased neutrophil infiltration and enhanced neutralization of oxygen intermediates by nitric oxide in the intestine and liver.

Einleitung

Ischämie/Reperfusion (I/R) des Dünndarmes führt nicht nur zu Gewebeschädigung ischämischer Darmabschnitte, sondern kann auch in anatomisch entfernten zuvor nicht ischämischen Organen, wie z. B. der Leber zu erheblichen Veränderungen führen [1]. Diese bislang wenig verstandene Dissemination des Ischämie/Reperfusionsschadens (I/RS) beruht möglicherweise auf toxischen Substanzen, wie z. B. Sauerstoff- und Stickstoffintermediaten, die aus dem ischämischen Organ mit dem Blutstrom im Organismus verteilt werden und gewebeschädigend wirken [1]. Unklar ist, wie sich Stimulation oder Hemmung der inflammatorischen Antwort auf diese Gewebeschädigung auswirken. In der vorliegenden Studie wurde daher versucht durch Gabe von pro-inflammatorischen Interleukin-2 (IL-2) oder anti-inflammatorischen Interleukin-10 (IL-10) den Gewebeschaden in Darm und Leber nach selektiver intestinaler I/R zu beeinflussen.

Methodik

Männliche Lewis-Ratten wurden einer 60 min. Dünndarmischämie durch selektives Abklemmen der A. mesenterica superior unterzogen. Kontrolltiere wurden nur laparatomiert. Vor Reperfusion erhielten die Tiere eine i.v. Injektion mit 40 µg/kg IL-2, 40 µg/kg IL-10 oder NaCl. 20 min., 1, 4 und 24 Stunden nach Reperfusion wurden Blut- und Gewebeproben aus Dünndarm und Leber zur Bestimmung von Transaminasen (AST), Hyaluronsäure (HA) und NO_2^-/NO_3^- Konzentration im Serum, der GSH Gewebekonzentration und zur quantitativen Bestimmung der NOS-2 und HO-1 mRNA Expression mittels TaqMan PCR gewonnen.

Ergebnisse

Intestinale IR führte zu oxidativem Streß in beiden Organen, sichtbar am Abfall der GSH Gewebekonzentrationen. Damit verbunden war eine Gewebeschädigung in Darm und Leber, nachweisbar an der signifikanten Erhöhung der Serumkonzentrationen von HA und AST (Tabelle 1). Gleichzeitig war in Darm und Leber auch eine im Vergleich zur Kontrolle verstärkte Expression der HO-1 und NOS-2 mRNA zu beobachten. Die Gabe von IL-2 verminderte den hepatischen Gewebeschaden nach IR trotz einer anhaltenden Senkung der GSH Konzentration in der Leber. Zusätzlich führte die Gabe von IL-2 im Vergleich zu unbehandelten Tieren in beiden Organen zu einer signifikanter Zunahme der NOS-2 und

Tabelle 1. Serumkonzentrationen von Hyaluronsäure, AST, NO_2^-/NO_3^- und GSH-Gewebekonzentrationen in Darm und Leber nach intestinaler Ischämie/Reperfusion

	Ischämie/Reperfusion (IR)[a]			
	Kontrolle[b]	IR	IR±IL-2	IR±IL-10
Hyaluronsäure (IU/ml)	52 ±7	349 ±120	570 ±215	538 ±110
AST (IU/ml)	80 ±8	198 ± 12	150 ± 20	250 ± 20
NO_2^-/NO_3^- (µmol/l)	13,8±2,1	46,4± 10,4	57,8± 6,4	33,1± 5,4
GSH Darm (nmol/mg)	28,7±4,2	20,8± 6,1	16,8± 4,2	8,9± 6,2
GSH Leber (nmol/mg)	30 ±8,3	21,5± 5,5	13,8± 4,9	19,1± 5,2

[a] Blut und Gewebeproben wurden nach 60 min. intestinaler Ischämie und nachfolgender 60 min. Reperfusionsphase gewonnen. Die Interleukingabe (jeweils 40 µg/kg) erfolgte 5 min. vor Reperfusion.
[b] Kontrolltiere wurden nur laparotomiert.

HO-1 mRNA Expression nach IR, sowie zu einer Steigerung der NO_2^-/NO_3^- Serumkonzentration. Im Gegensatz zu diesem positiven Effekt der IL-2 Gabe war nach Gabe von IL-10 eine Zunahme sowohl des hepatischen als auch des intestinalen IR-Schadens zu beobachten (Tabelle 1). Diese vermehrte Gewebeschädigung war jedoch nur im Darm nicht aber in der Leber von einem verstärkten GSH Abfall begleitet. Jedoch fehlte nach IL-10 Gabe sowohl die nach IL-2 beobachtete Steigerung der HO-1 und NOS-2 mRNA Expression, als auch die Zunahme der NO_2^-/NO_3^- Serumkonzentration.

Diskussion

Neben oxidativem Streß wurde bislang der inflammatorischen Antwort eine maßgebliche Rolle bei der Entstehung des IR-Schadens zugeschrieben und die Strategien zur Minderung des IR-Schadens basierten auf der Hemmung der inflammatorischen Reaktion [2]. Im Gegensatz dazu konnte in dieser Studie ein positiver Effekt auf den Gewebeschaden nach intestinaler IR durch die Gabe des pro-inflammatorischen IL-2 beobachtet werden. Dieser positive Effekt von IL-2 scheint jedoch nicht auf einer Minderung des oxidativen Streß in den betroffenen Organen zu beruhen, sondern vielmehr auf der Induktion endogener Schutzmechanismen, wie der verstärkten Expression von HO-1 und NOS-2 und der damit verbundenen vermehrten Produktion von NO, sichtbar am Anstieg der NO_2^-/NO_3^- Serumkonzentration [3]. NO werden zwar im Rahmen des I/R auch negative Effekte nachgesagt, seine positive Wirkung auf die Mikrozirkulation, die Hemmung der Leukozyteninfiltration und nicht zuletzt seine Rolle bei der mukosalen Barrierefunktion deuten aber auf eine protektive Rolle beim IR/S hin [4, 5]. Im Gegensatz dazu fand sich nach Gabe des anti-inflammatorischen Interleukin-10 eine Zunahme der Gewebeschädigung nach IR. Dieser negative Effekt des IL-10 kann aber nicht nur durch die Zunahme des oxidativen Streß (insbesondere im Darm), sondern vielmehr mit der fehlenden Induktion endogener Schutzmechanismen in Darm und Leber nach IR erklärt werden.

Schlussfolgerung

Die Aktivierung der endogenen inflammatorischen Antwort vermindert die Gewebeschädigung nach IR. Dieser protektive Effekt wird aber nicht durch Minderung des oxidativen Stresses, sondern durch Aktivierung endogener Schutzmechanismen wie der Expression der induzierbaren NOS-2 und HO-1 bewirkt. Eine Hemmung der inflammatorischen Antwort bleibt aufgrund der fehlenden Aktivierung dieser Schutzmechanismen ohne positiven Effekt auf den Gewebeschaden nach intestinaler IR.

Diese Arbeit wurde durch die universitäre Forschungsförderung der Charité (2000-662; N. C. N.) unterstützt

Literatur

1. Poggetti RS, Moore FA, Moore EE, Koeike K, Banerjee A (1992) Simultaneous liver and lung injury following gut ischemia is mediated by xanthine oxidase. J Trauma 32: 723–728

2. Lane JS, Todd KE, Lewis MPN, Gloor B, Ashley SW, Reber HA, McFadden DW, Chandler CF (1997) Interleukin-10 reduces the systemic inflammatory response in a murine model of ischemia/reperfusion. Surgery 122: 288–294
3. Yachie A, Niida Y, Wada T, Igarashi N, Kaneda N, Toma T, Ohta K, Kasahara Y, Koizumi S (1999) Oxidative stress causes enhanced cell injury in human heme oxygenase-1 deficiency. J Clin Invest 103: 129–134
4. Hoffman RA, Zhang G, Nüssler NC, Gleixner SL, Ford HR, Simmons RL, Watkins SC (1997) Constitutive expression of inducible nitric oxide synthase in the mouse ileal mucosa. Am J Physiol 272: G383–392
5. Nussler AK, Beger HG, Liu Z-Z, Billiar TR. NO, hepatocytes and inflammation (1995) Res. Immunol 146: 671–675

Korrespondenzadresse: Dr. med. N. C. Nüssler, Klinik für Allgemein-, Viszeral- und Transplantationschirurgie, Charité Campus Virchow-Klinikum, Humboldt Universität zu Berlin, Augustenburger Platz 1, 13353 Berlin, Tel.: 0 30/4 50 55 24 23, Fax: 0 30/4 50 55 29 60, e-mail: natascha.nuessler@charite.de

Männliche und weibliche Sexualhormone: Gegensätzliche Effekte auf die Immunantwort nach traumatisch-hämorrhagischem Schock

Male and female sex hormones: Differential effects on the depressed immune response following trauma-hemorrhage

M. K. Angele[1], M. Knöferl[2], E. Faist[1], I. H. Chaudry[2] und F. W. Schildberg[1]

[1] Chirurgische Klinik und Poliklinik, Klinikum Großhadern, Ludwig-Maximilians Universität, München
[2] Department of Surgery, University of Alabama at Birmingham, Birmingham, AL, USA

Abstract

Studies indicate that androgens are responsible for the depressed splenocyte Th1 cytokine release in males following trauma-hemorrhage. In contrast, female mice maintain their Th1 cytokine release capacity following trauma-hemorrhage. Nonetheless, the effect of male and female sex steroids on Th1 and Th2 cytokine release following trauma-hemorrhage remains unknown. Male C3H/HeN mice were castrated and treated with pellets containing either vehicle, 5α-dihydrotestosterone (DHT), 17β-estradiol (estradiol), or a combination of both steroid hormones, for 14 days prior to soft-tissue trauma (i.e. laparotomy) and hemorrhagic shock (35 ± 5 mmHg for 90 min followed by adequate fluid resuscitation) or sham operation. The animals were sacrificed 24 h later plasma was obtained and splenocytes harvested. Plasma DHT and estradiol levels in treated animals were comparable with intact male and female mice, respectively. A significant depression of splenocyte Th1 cytokines, i.e. IL-2, IFN-γ, was observed in DHT-treated castrated animals, as opposed to maintained Th1 cytokine release in vehicle, estradiol and estradiol/DHT-treated castrated animals. The release of the anti-inflammatory cytokine IL-10 was markedly increased in vehicle and DHT-treated mice following trauma-hemorrhage, but decreased in estrogen-treated mice. These results suggest that male and female sex steroids differentially affect the release of Th1 and Th2 cytokines following trauma-hemorrhage and should be further studied for their potential to modulate splenocyte function in trauma victims.

Einleitung

Klinische und epidemiologische Studien weisen auf eine erhöhte Inzidenz septischer Komplikationen infolge eines Traumas in männlichen Patienten im Vergleich zu weiblichen Patientinnen hin [1]. Des weiteren zeigte sich eine Hemmung der zell-vermittelten Immunantwort in männlichen Versuchstieren nach traumatisch-hämorrhagischem Schock im Vergleich zu weiblichen Tieren, bei denen keine Depression der Immunantwort auftritt [2, 3]. Sexualhormone scheinen für die geschlechtsspezifische Immunantwort nach traumatisch-hämorrhagischen Schock verantwortlich zu sein. Kastration männlicher Mäuse oder die Behandlung mit dem Testosteronrezeptorblocker Flutamid verhindert die sonst zu beobachtende Suppression der Makrophagenfunktion nach traumatisch-hämorrhagischem Schock [4, 5]. Es ist jedoch unbekannt, welchen Effekt männliche und weibliche Sexualhormone auf die Th1/Th2 Lymphokinsekretion durch T-Zellen nach traumatisch-hämorrhagischem Schock ausüben.

Methodik

Um die immunomodulatorischen Eigenschaften von Sexualhormonen nach traumatisch-hämorrhagischem Schock zu untersuchen, wurden kastrierte männliche Mäuse mit Placebo, Dihydrotestosteron (DHT), Estradiol oder DHT und Estradiol für die Dauer von 19 Tagen vor traumatisch-hämorrhagischem Schock oder Kontrolloperation behandelt. Bei Tieren mit traumatisch-hämorrhagischem Schock wurde eine Laparotomie durchgeführt und nachfolgend der mittlere arterielle Blutdruck auf 35 mmHg auf eine Dauer von 90 min reduziert, gefolgt von einer Flüssigkeitssubstitution mit 4 mal dem zuvor entnommenen Blutvolumen in Form von Ringer's Laktat. 24 Std. nach traumatisch-hämorrhagischem Schock wurden T-Lymphozyten aus der Milz gewonnen und die Freisetzung der Th1 Lymphokine IL-2, IFN-γ und des Th2 Lymphokins IL-10 in den Zellüberständen bestimmt. Zusätzlich wurden die Estradiol und Testosteron Plasmaspiegel gemessen.

Ergebnisse

Die Vorbehandlung kastrierter Mäuse mit physiologischen DHT Konzentrationen führte zu einer signifikanten Unterdrückung der Sekretion von IL-2 und IFN-γ nach traumatisch-hämorrhagischem Schock im Vergleich zu Placebo behandelten Tieren (Tabelle 1). Die Freisetzung von IL-10 wurde jedoch nicht durch DHT beeinflusst. Im Gegensatz dazu

Tabelle 1. Effekt von Dihydrotestosteron (DHT) und Estradiol auf die Sekretion von Th1 und Th2 Lymphokinen

	IL-2 (pg/ml)	IL-3 (1000 U/ml)	IFN-γ (U/ml)	IL-10 (pg/ml)	DHT (pg/ml)	Estradiol (pg/ml)
Veh/Kontr	$2,3\pm0,9$	$1,9\pm0,5$	32 ± 5	557 ± 51	$99,7\pm\ 6$	$37,2\pm\ 3$
Veh/Häm	$2,8\pm1,0$	$1,3\pm0,2$	32 ± 7	807 ± 129[#]	$84,1\pm\ 6$	$26,4\pm\ 4$
DHT/Kontr	$5,1\pm1,4$	$2,8\pm0,7$	31 ± 2	425 ± 53	$2567\ \pm145$*	$46,3\pm\ 3$
DHT/Häm	$1,4\pm0,8$*	$0,8\pm0,2$*	12 ± 3*[#]	713 ± 93*[#]	$2103\ \pm279$*	$29,4\pm\ 4$
Estr/Kontr	$1,0\pm0,3$	$1,8\pm0,4$	31 ± 1	517 ± 56	$86,2\pm\ 6$	$207\ \pm49$*
Estr/Häm	$0,8\pm0,3$	$1,8\pm0,3$	27 ± 1	321 ± 29[$]	$80,1\pm\ 5$	$208\ \pm39$*
DHT/Estr/Kontr	$2,9\pm1,0$	$1,1\pm0,3$	31 ± 3	459 ± 61	$2572\ \pm289$*	$206\ \pm29$*
DHT/Estr/Häm	$2,3\pm0,9$	$1,3\pm0,2$	27 ± 3	430 ± 70	$1920\ \pm246$*	$178\ \pm29$*

Männliche C3H/HeN Mäuse wurden kastriert und für 2 Wochen entweder mit Placebo, Dihydrotestosteron (DHT), Estradiol (Estr) oder DHT und Estradiol für die Dauer von 19 Tagen vor traumatisch-hämorrhagischem Schock (Häm) oder Kontrolloperation (Kontr) behandelt.
24 Std. nach traumatisch-hämorrhagischem Schock wurden T-Lymphozyten aus der Milz gewonnen und die Freisetzung der Th1 Lymphokine IL-2, IFN-γ und des Th2 Lymphokins IL-10 in den Zellüberständen sowie Plasma Estradiol und Testosteronspiegel bestimmt.
Die Werte entsprechen Durchschnittswerten $\pm$ SEM von 7 Tieren/Gruppe. Statistischer Test ANOVA: [#]$p < 0.05$ vs. Veh/Kontr, *$p < 0.05$ vs. DHT/Kontr, [$]$p < 0.05$ vs. Estr/Kontr

führte die Behandlung von kastrierten Mäusen mit physiologischen Estradiol Konzentrationen zu einer signifikanten Hemmung der Sekretion von IL-10, ohne die Th1 Lymphokine zu beeinflussen (Tabelle 1). In Tieren, die zusätzlich zu DHT noch mit Estradiol behandelt wurden, verhinderte Estradiol jedoch die durch DHT induzierte Unterdrückung der Immunantwort (Tabelle 1).

Schlussfolgerung

Estradiol verhindert eine Unterdrückung der Immunantwort möglicherweise durch Hemmung der Sekretion von antiinflammatorischem IL-10 nach traumatisch-hämorrhagischem Schock, während Testosteron zu einer Depression der Immunantwort führt. Nachdem männliche und weibliche Steroidhormone die Sekretion von Th1 und Th2 Lymphokinen nach traumatisch-hämorrhagischem Schock gegensätzlich beeinflussen, könnte die Gabe von Sexualhormonen oder ihren entsprechenden Blockern eine neuartige Therapiestrategie zur Modulation der Immunantwort nach schwerem Trauma und Blutverlust darstellen.

Literatur

1. Wichmann MW, Inthorn D, Andress HJ, Schildberg FW (2000) Incidence and mortality of severe sepsis in surgical intensive care patients: the influence of patient gender on disease process and outcome. Intensive Care Med 26: 167–172
2. Angele MK, Ayala A, Cioffi WG, Bland KI, Chaudry IH (1998) Testosterone: The culprit for producing splenocyte depression following trauma-hemorrhage. Am J Physiol 274: C1530–C1536
3. Angele MK, Ayala A, Monfils BA, Cioffi WG, Bland KI, Chaudry IH (1998) Testosterone and/or low estradiol: Normally required but harmful immunologically for males after trauma-hemorrhage. J Trauma 44: 78–85
4. Angele MK, Knöferl MW, Schwacha MG, Ayala A, Cioffi WG, Bland KI, Chaudry IH (1999) Testosterone and estrogen regulate pro- and antiinflammatory cytokine release by macrophages following trauma-hemorrhage. Am J Physiol 277: C35–C42
5. Angele MK, Wichmann MW, Ayala A, Cioffi WG, Chaudry IH (1997) Testosterone receptor blockade after hemorrhage in males: Restoration of the depressed immune functions and improved survival following subsequent sepsis. Arch Surg 132: 1207–1214

Korrespondenzadresse: Dr. M. Angele, Chirurgische Klinik und Poliklinik, Klinikum Großhadern, Marchioninistraße 15, 81377 München, Tel.: 49-89-70 95-1, e-mail: mangele@aol.com

NO Scavenging mit NOX reduziert die Leberschädigung und verbessert das Überleben im hämorrhagischen Schock

NO scavenging with NOX reduces hepatic injury and improves survival following hemorrhagic shock

C. Hierholzer[1,2], T. R. Billiar[2], D. J. Tweardy[3] und J. R. Siewert[1]

[1] Chirurgische Klinik und Poliklinik, Technische Universität München
[2] Departments of Surgery, and
[3] Medicine, University of Pittsburgh, USA

Abstract

In this study we tested the hypothesis that NO scavenging with NOX reduces liver inflammation and improves survival following hemorrhagic shock. Rats ($n=5$) were subjected to severe HS with MAP of 40 mmHg for 100 min followed by resuscitation and sacrifice at 24 h. Shock animals ($n=5$) demonstrated increased mRNA levels of IL-6 and ICAM-1 and increased activation of the transcription factors NF-κB and Stat3. Treatment with NOX (30 mg/kg/h infused 60 min following the onset of shock over 4 h) resulted in a significant reduction in cytokine mRNA expression and transcriptional factor activation. In addition, NOX-treated shock animals demonstrated reduced PMN infiltration, attenuated liver injury and improved survival. These results suggest that excessive NO contributes to hemorrhage-induced tissue inflammation and that reducing the bio-availability of NO using an NO scavenger may be beneficial in hemorrhagic shock.

Einleitung

Im hämorrhagischen Schock (HS) führt die Aktivierung einer inflammatorischen Kaskade zur Freisetzung von Mediatoren und Rekrutierung von neutrophilen Granulozyten und kann Organschädigung und erhöhte Mortalität zur Folge haben. Wir haben die Bedeutung der iNOS abhängigen Aktivierung von NF-κB für die inflammatorische Reaktion nachgewiesen [1]. Wir haben ebenfalls nachgewiesen, dass selektive iNOS Inhibition im HS zur verminderten Lungenschädigung, reduzierten Aktivierung von Transkriptionsfaktoren und Zytokinexpression führt [2]. Diese Ergebnisse zeigen, dass überschüssiges induziertes NO zur Inflammation und Organschädigung maßgeblich beiträgt. Selektive iNOS Inhibitoren können in höherer Dosierung als unerwünschte Nebenwirkung mit der endothelialen (e)NOS Aktivität interferieren, die für die Aufrechterhaltung der Organperfusion erforderlich ist. Eine therapeutische Alternative bieten NO Radikalenfänger, die extrazelluläres NO am Produktionsort abfangen und die Toxizität von überschüssigem NO reduzieren können [3]. In der vorliegenden Studie überprüften wir die Hypothese, dass die Reduktion von induziertem NO durch den Einsatz des NO Radikalenfängers NOX die Induktion der inflammatorischen Signalkaskade reduziert, die Organschädigung begrenzt und das Überleben verbessert.

Methodik

Die vorliegende Studie wurde von der Ethikkommission genehmigt und ist in Übereinstimmung mit den Richtlinien des National Institutes of Health (NIH) für die Haltung und Verwendung von Labortieren. Sprague-Dawley Ratten (n = 5) wurden einem schweren hämorrhagischen Schock mit einem mittleren arteriellen Blutdruck von 40 mmHg für 100 Minuten ausgesetzt, gefolgt von Volumensubstitution und Tötung der Tiere nach 24 Stunden. Scheinoperierte Tiere (n = 5) dienten als Kontrollen. Die Behandlung mit NOX (30 mg/kg/h) erfolgte 60 Minuten nach Schockbeginn über eine Zeitdauer von 4 Stunden. Semiquantitative Reverse Transcriptase (RT)-PCR wurde zur Bestimmung der mRNA Spiegel von IL-6 und ICAM-1 verwendet. Elektrophoretischer Mobilitäts- Shift Assay (EMSA) wurde mit 20 µg Proteinextrakt aus der Leber und radioaktiv markiertem hSIE (high-affinity serum-inducible element) oder NF-κB Duplex Oligonukleotid, basierend auf der NF-κB Bindungsstelle upstream des murinen iNOS Promoters, durchgeführt. Die Leberschädigung im HS wurde durch Plasma Ornithin-Carbamoyltransferase (OCT) Spiegel, histologische Untersuchung und PMN Infiltration bestimmt.

Ergebnisse

NO Scavenging im HS führt zur verminderten IL-6 und ICAM-1 mRNA Expression in der Leber. Die Schockratten wiesen in der Leber eine 4.4 und 3.8-fache Erhöhung der mRNA Spiegel von IL-6 und ICAM-1 (RT-PCR) im Vergleich zu scheinoperierten Kontrolltieren auf. NOX Behandlung führte in Schockratten zu einer 40% und 56% Reduktion der IL-6 und ICAM-1 mRNA Expression.

NO Scavenging im HS führt zur verminderten Aktivierung von NF-κB und Stat3 in der Leber. In Schocktieren wurde eine 2.4 und 3.3-fache Erhöhung der Bindungsaktivität für NF-κB und Stat3 im Vergleich zu scheinoperierten Kontrolltieren beobachtet. In NOX behandelten Schocktieren kam es zu einer Reduktion der NF-κB und Stat3 Aktivierung um 44% und 62%. Die Identität des aktivierten NF-κB Komplexes wurde mit Supershift Analysen mit spezifischen Antikörper p50 oder p65 konfirmiert.

NO Scavenging im HS verringert die Leberschädigung und verbessert das Überleben. Die Leberschädigung wurde durch Bestimmung der Plasma Spiegel von OCT und Histologie an H+E und MPO gefärbten Präparaten untersucht. Schockratten wiesen eine 3-fache Erhöhung der OCT Spiegel, histologische Zeichen der akuten Leberschädigung und PMN Infiltration im Vergleich zu scheinoperierten Kontrolltieren auf. Nach NOX Gabe waren in den Schockratten die OCT Spiegel auf Werte der scheinoperierten Tiere reduziert. Die histologische Leberschädigung und die PMN Infiltration waren ebenfalls vermindert. Das 24 Stunden Überleben der Kontrolltiere betrug 100%, das der NOX behandelten Schocktiere 83% und das der unbehandelten Schocktiere 33%.

Diskussion

Im hämorrhagischen Schock stellt die Ischämie-Reperfusionsschädigung einen oxidativen Zellstress dar und induziert eine inflammatorischen Kaskade mit erhöhter Expression von pro-inflammatorischen Mediatoren und Zytokinen. Wir haben nachgewiesen, dass HS zur erhöhten Expression der induzierbaren NO Synthase iNOS führt [2]. iNOS ist in der Lage, große Mengen an NO zu synthetisieren. Nitric oxide (NO) kann mit Superoxid toxische Peroxynitrit Radikale bilden und zur oxidativen Zellschädigung beitragen [4]. NO besitzt intrazelluläre Signalfunktion und moduliert die Aktivierung von Transkriptionsfaktoren, die zelluläre Genexpression und Enzymaktivität. Darüber hinaus reguliert NO die Aggregation von Thrombozyten und PMN, die Vasodilatation und die lokale Organperfusion. NO kann die Zell- und Organfunktion im HS vielfältig beeinflussen.

In vorausgegangenen Studien haben wir unter Verwendung von selektiven iNOS Inhibitoren und iNOS Knock-out Mäusen die essentielle Bedeutung von iNOS und exzessivem induzierten NO für die Initialisierung der inflammatorischen Antwort und Organschädigung im HS nachgewiesen. Im Gegensatz hierzu führte in einer anderen Studie die Inhibition von NOS mit Verbindungen, die nicht selektiv sind oder überwiegend eNOS inhibieren, zu erhöhter Organschädigung [5]. Aus der Zusammenfassung dieser Resultate ergibt sich, dass eNOS eine protektive Wirkung besitzt und für die Beibehaltung der Organ- und Gewebeperfusion erforderlich ist, dass jedoch große Mengen von NO, die von iNOS produziert werden, eine Organschädigung auslösen können. Das therapeutische Ziel stellt daher die Verwendung von selektiven iNOS Inhibitoren dar, welche die inflammatorische Wirkung von iNOS reduzieren und die protektiven Effekte von eNOS nicht vermindern. Die therapeutische Anwendbarkeit von selektiven iNOS Inhibitoren ist in höherer Dosierung durch eine unerwünschte Interferenz mit der eNOS Aktivität limitiert. Alternativ können NO Radikalenfänger zum Einsatz kommen, die überschüssiges NO abfangen. Der NO Scavenger NOX ist ein Dithiocarbamat, das extrazelluläres NO mit hoher Affinität bindet und die Toxizität von exzessiv gebildeten, induzierten NO reduzieren kann.

In unserer Studie haben wir den NO Scavenger NOX mit kontinuierlicher Infusion appliziert und konnten die inflammatorische Antwort und Leberschädigung reduzieren. NOX Behandlung führte zur reduzierten Expression der Zytokine IL-6 und ICAM-1 als auch der Aktivierung der Transkriptionsfaktoren NF-κB und Stat3. Die reduzierte Leberschädigung nach NOX Behandlung war mit einer verminderten PMN Infiltration in die Leber assoziiert. NOX könnte eine protektive Wirkung durch die Reduktion der Schock-induzierten Infiltration von inflammatorischen Zellen haben. Diese Ergebnisse zeigen, dass die Reduktion der inflammatorischen Antwort durch NOX Behandlung im HS vorteilhaft ist. Die NOX Behandlung besaß nicht nur eine anti-inflammatorische Wirkung, sondern verlängerte auch das Überleben.

Schlussfolgerung

Die Resultate zeigen, dass NO zur Aktivierung der inflammatorischen Signalkaskade und Leberschädigung im HS beiträgt. Die Reduktion der NO Bioverfügbarkeit durch den Einsatz von NO Radikalenfänger könnte im HS die Organschädigung verringern und das Überleben verbessern.

Literatur

1. Hierholzer C, Kalff JC, Harbrecht B, Billiar TR, Bauer AJ, Tweardy DJ, Siewert JR (1999) Nuclear factor-kappa B (NF-kappa B) regulates nitric oxide (NO) induced intestinal inflammation and stasis following hemorrhagic shock. Langenbecks Arch Surg, 577–581
2. Hierholzer C, Harbrecht B, Menezes JM, Kane J, MacMicking J, Nathan CF, Peitzman AB, Billiar TR, Tweardy DJ (1998) Essential role of induced nitric oxide in the initiation of the inflammatory response following hemorrhagic shock. J Exp Med 187: 917–928
3. Dickinson E, Tuncer R, Nadler E, Boyle P, Alber S, Watkins S, Ford H. (1999) NOX, a novel nitric oxide scavenger, reduces bacterial translocation in rats after endotoxin challenge. Am J Physiol 277: G1281–G1287
4. Szabo C (1996) The pathophysiological role of peroxynitrite in shock, inflammation, and ischemia-reperfusion injury. Shock 6: 79–88
5. Harbrecht BG, Wu B, Watkins SC, Marshall HP, Peitzman AB, Billiar TR (1995) Inhibition of nitric oxide synthase during hemorrhagic shock increases hepatic injury. Shock 4: 332–337

Korrespondenzadresse: Priv.-Doz. Dr. C. Hierholzer, Chirurgische Klinik, Technische Universität München, Ismaningerstraße 22, 81675 München, Fax: 0 89/ 41 40 48 97, e-mail: hierholzer@nt1.chir.med.tu-muenchen.de

Intravitalmikroskopie des Dünndarms nach Ischämie und Reperfusion der Leber

Intravital microscopy of the small intestine following ischaemia and reperfusion of the liver

P. M. Markus[1], I. Leister[1], J. Sydow[1], T. Stojanovic[1], L. Füzesi[2] und H. Becker[1]

[1] Abteilung für Allgemeinchirurgie
[2] Zentrum Pathologie, Georg-August-Universität Göttingen

Abstract

Background: The extent to which microcirculation in the small intestine decreases following ischaemia and reperfusion of the liver is not known to date. The present study aims to examine the pathophysiological effects of hepatic ischaemia on the microcapillary perfusion of the small intestine in a rat model. *Method:* Under anaesthesia (pentobarbital 50 mg/kg), Wistar rats underwent laparotomy with continuous haemodynamic monitoring. Ischaemia of the left hepatic lobe was induced by clamping the supplying blood vessels for a period of 40-min followed by 60-min reperfusion. The control group was prepared in a similar fashion without clamping of liver vessels. Microcirculatory parameters such as functional capillary density (FCD $[cm^{-1}]$), both in the mucosa as well as in the muscularis, red blood cell velocity (RBCV [mm/s]), perfusion index (PI) and leukocyte-endothelial interactions (LEI $[Stickers/mm^2]$) were determined for the small intestine using intravital microscopy (plasma stain, FITC-dextran; leukocyte stain, rhodamine 6G). Significant differences were calculated using the Wilcoxon test (mean ± SEM). *Results:* The FCD of the small intestine following ischaemia and reperfusion of the left hepatic lobe (I/R group) showed a significant reduction in comparison with the control group in both the mucosa (I/R 515 + 20 vs. control 770 ± 18 $[cm^{-1}]$; $p < 0.01$) and the muscularis (I/R 272 ± 9 vs. control 320 ± 5 $[cm^{-1}]$; $p < 0.01$). In parallel, the PI was significantly decreased (I/R 0.68 ± 0.025 vs. control 0.93 ± 0.013; $p < 0.01$). The RCBV was significantly lower in the I/R group than in the control group (I/R 0.35 ± 0.007 vs. control 0.49 ± 0.013 [mm/s]; $p < 0.01$). Accordingly, LEI were significantly more frequent in the I/R group (I/R 544 ± 54 vs. control 310 ± 37 $[Sticker/mm^2]$; $p < 0.01$). *Conclusion:* Following ischaemia and reperfusion of the left hepatic lobe in a rat model, it may be shown that profound alterations in the FCD, RBCV, PI and LEI occur in the small intestine in comparison with the control group. The changes in microvascular perfusion of the small intestine indicate that not only primary shock organs such as the lung and kidney may be affected by ischaemia-reperfusion damage to a remote organ system. On the contrary, on the basis of the present intravital microscopic study, we find a microvascular correlation with frequently described postoperative functional disorders of the small intestine up to increased resorption of enterotoxins. As such, the protection of intestinal function appears to be of importance in hepatobiliary surgery as well. Preoperative preparation of the intestine should be considered in cases of extended periods of ischaemia.

Einleitung

Die Ischämie mit nachfolgender Reperfusion der Leber kann im Tiermodell zu einem Mukosaschaden des Dünndarms führen [1]. Darüber hinaus sind Störungen der Gefäßpermeabilität und eine gesteigerte Enterotoxinresorption beschrieben worden [2, 3]. Diese Veränderungen sind möglicherweise mit einer gesteigerten postoperativen Mortalität gerade bei Eingriffen mit längeren Ischämiezeiten assoziiert.

Das Ausmaß der Mikrozirkulationsstörung im Dünndarm nach Ischämie und Reperfusion der Leber ist bisher nicht bekannt. In der vorliegenden intravitalmikroskopischen Studie sollen die pathophysiologischen Auswirkungen der hepatischen Ischämie auf die mikrokapilläre Perfusion des Dünndarms am Rattenmodell untersucht werden.

Methodik

Unter Pentobarbitalnarkose (50 mg/ kg) wurden Wistar Ratten (n = 12) unter kontinuierlichem hämodynamischen Monitoring laparotomiert. Durch Abklemmen der zuführenden Gefäße wurde für 40 min. eine Ischämie des linken Leberlappens induziert, gefolgt von einer Phase der Reperfusion von 60 Minuten. Die Kontrollgruppe wurde in gleicher Weise jedoch ohne Abklemmen der Lebergefäße präpariert. Mittels Intravitalmikroskopie wurden anschließend die mikrozirkulatorischen Parameter funktionelle Kapillardichte (FKD [cm^{-1}]) in der Mukosa sowie in der Muskularis, Blutflußgeschwindigkeit (RBCV [mm/s]), Perfusionsindex (PI) und die Leukozyten-Endothel-Interaktionen (LEI [Sticker/mm^2]) des Dünndarms bestimmt (Plasmafarbstoff: FITC-Dextran; Leukozytenfarbstoff: Rhodamin 6G). Signifikante Unterschiede wurden mittels Wilcoxon-Test ermittelt. (Mittelwert ± SEM)

Ergebnisse

Die FKD des Dünndarms nach Ischämie und Reperfusion des linken Leberlappens (I/R-Gruppe) zeigte sowohl in der Mukosa (I/R 515 ± 20 vs. Kontrolle 770 ± 18 [cm^{-1}]; p < 0,01) als auch in der Muskularis (I/R 272 ± 9 vs. Kontrolle 320 ± 5 [cm^{-1}]; p < 0,01) einen signifikanten Abfall im Vergleich zur Kontrollgruppe. Parallel dazu war der PI signifikant erniedrigt (I/R 0,68 ± 0,025 vs. Kontrolle 0,93 ± 0,013; p < 0,01). Die RBCV war in der I/R-Gruppe signifikant geringer als in der Kontrolle (I/R 0,35 ± 0,007 vs. Kontrolle 0,49 ± 0,013 [mm/s]; p < 0,01). Demgegenüber war die LEI in der I/R-Gruppe signifikant erhöht (I/R 544 ± 54 vs. Kontrolle 310 ± 37 [Sticker/mm^2]; p < 0,01).

Diskussion

Nach Ischämie und Reperfusion des linken Leberlappens zeigten sich im Rattenmodell schwere Alterationen in der funktionellen Kapillardichte, der Blutflußgeschwindigkeit, dem Perfusionsindex und der Leukozyten-Endothel-Interaktion des Dünndarms im Vergleich zur Kontrollgruppe.

Die beschriebenen Veränderungen der mikrovaskulären Perfusion des Dünndarms weisen darauf hin, daß nicht nur primäre Schockorgane wie Lunge und Niere vom Ischämie-Reperfusionsschaden eines entfernten Organsysrtems betroffen sein können. Vielmehr findet sich anhand der vorliegenden intravitalmikroskopischen Studie ein mikrovaskuläres Korrelat vielfach beschriebener postoperativer Funktionsstörungen des Dünndarms bis hin zur gesteigerten Enterotoxinresorption [1, 2, 3]. Daher erscheint der Schutz intestinaler Funktionen auch in der hepatobiliären Chirurgie wichtig und eine präoperative Darmvorbereitung sollte in Fällen längerer Ischämiezeiten erwogen werden. Die pharmakologische Beeinflussung der mikrovaskulären Perfusion des Dünndarms nach Ischämie und Reperfusion der Leber ist Gegenstand weiterer Untersuchungen.

Literatur

1. Simic M, Vukovic R, Fabri M (1990) Damage in the hemato-enteral barrier in experimental liver transplantation. Acta Chir Jugosl 37: 75–78
2. Liu DL, Jeppsson B, Hakansson CH, Odselius R (1996) Multiple-system organ damage resulting from prolonged hepatic inflow interruption. Arch Surg 131: 442–447
3. Liu P, Lu X, Han M (1998) Influence of portal triad clamping on the intestine in pigs. Hunan I Ko Ta Hsueh Hsueh Pao 23: 246–824

Korrespondenzadresse: PD Dr. med. P. M. Markus, Abteilung für Allgemeinchirurgie, Georg-August-Universität, 37075 Göttingen

Steatose führt zu einem geänderten Mechanismus der Ischämie und Reperfusionsstörung der Leber

Mechanisms of ischemic injury are different in the steatotic and normal rat liver

M. Selzner[1], H. A. Rüdiger[1], K. T. E. Beckurts[2] und P. A. Clavien[1]

[1] Department für Viszeral- und Transplantationschirurgie, Universitätsspital Zürich
[2] Klinik für Viszeral- und Gefässchirurgie der Universität zu Köln

Abstract

Hepatic steatosis is associated with significant morbidity and mortality after liver resection and transplantation. While apoptosis is a key mechanism of reperfusion injury in the normal liver, the pathway leading to cell death in steatotic hepatocytes is unknown. A model of hepatic ischemia and reperfusion injury in fatty and lean Zucker rats was used. Fatty animals had increased AST release and decreased survival following 60 min of ischemia compared to lean animals. Apoptosis was the predominant form of cell death in the lean rats (82%), whereas necrosis was minimal. In contrast, fatty animals developed only moderate amounts of apoptosis but demonstrated massive necrosis (73%) after 24 h of reperfusion. Intracellular mediators of apoptosis, such as caspase 8, caspase 3 and cytochrome c, were significantly lower in the steatotic than in the lean liver indicating dysfunction in activation of the apoptotic pathway. The high percentage of necrosis in the steatotic rats was associated with renal acute tubular necrosis following 24 h of reperfusion in the fatty, but not in lean rats. Caspase inhibition significantly decreased reperfusion injury in lean animals, but was ineffective in fatty animals. The results indicate that the increased susceptibility of fatty livers to reperfusion injury is associated with a change from an apoptotic form of cell death to necrosis. We conclude that new therapeutic strategies are necessary in the fatty liver.

Einleitung

Bei Patienten mit Fettlebern (Steatose) sind bereits kurze Ischämiezeiten im Rahmen von Resektionen und Transplantationen mit einer erhöhten Morbidität und Mortalität verbunden [1, 2]. Die Ursache der schlechten Ischämietoleranz der Fettleber ist unbekannt. Apoptose wurde kürzlich als ein wichtiger Mechanismus der Ischämie/Reperfusionsstörung der Leber beschrieben [3, 4]. Wir stellten die Hypothese auf, dass Fettlebern eine Störung der apoptotischen Signalkette aufweisen und dadurch nach Ischämie und Reperfusion vermehrt Apoptosen oder Nekrosen entwickeln.

Methodik

Homozygote Zuckerratten entwickeln im Alter von 6 Wochen eine massive Fettleber, während heterozygote Zuckerratten zeitlebens einen schlanken Phänotyp beibehalten. Wir unterzogen steatotische und schlanke Zuckerraten einer 60 minütigen Ischämie von

70% der Leber und bestimmten das Ausmass von Leberzellschädigung (GOT), von Apoptose (TUNEL, Caspase 3 & 8, Cytochom C Freisetzung), von Nekrosen sowie die Überlebensrate der Versuchstiere in beiden Gruppen. Zusätzlich wurden sekundäre Organschädigungen in Lunge und Nieren nach hepatischer Ischämie und Reperfusion untersucht.

Ergebnisse

Ratten mit Fettlebern hatten deutlich erhöhte GOT-Spiegel 6 hr nach Ischämie und Reperfusion verglichen mit schlanken Versuchstieren (3500 U/L vs 1500 U/L; $p < 0.05$). Die TUNEL Färbung als Apoptose-Marker war signifikant erniedrigt in steatotischen Tieren im Vergleich zur schlanken Kontrollgruppe (39% vs 85%; $p < 0.05$). Mediatoren der apoptotischen Signalkette, wie z. B. Caspase 8, Cytochrome C, Caspase 3, waren in Fettlebern 50% niedriger als in Lebern von schlanken Tieren ($p < 0.05$ bei jedem Mediator). Im Gegensatz dazu entwickelten Fettlebern massive Nekrosen 24 h nach Reperfusion (60%), während bei den schlanken Kontrolltieren nur vereinzelt Nekrosen zu beobachten waren (10%). Beide Versuchsgruppen zeigten keine Lungenveränderungen. Ratten mit Fettlebern entwickelten jedoch eine massive akute tubuläre Nekrose (Grad 4) der Nieren 48 h nach hepatischer Ischämie und Reperfusion, während bei schlanken Tieren nur minimale Tubulusveränderungen (Grad I) sichtbar waren. Schliesslich verstarben sämtliche Ratten mit Fettlebern nach 60 Minuten totaler hepatischer Ischämie, während alle schlanken Versuchstiere unter den gleichen Bedingungen dauerhaft überlebten. Blockierung von Apoptosen mittels Caspase-Blockade führte zu signifikanter Senkung der GOT-Spiegel in schlanken Tieren, hatte jedoch keinen Effekt auf die GOT-Spiegel bei Ratten mit Fettlebern.

Schlussfolgerung

Während normale Leberzellen nach Ischämie/Reperfusionsstörungen vorwiegend Apoptosen entwickeln, dominiert bei Fettlebern die nekrotische Form des Zelltodes. Durch die massiven Leberzellnekrosen werden sekundäre Organschäden, wie z. B. akute tubuläre Nekrosen der Nieren, hervorgerufen. Wiederherstellung der apoptotischen Signalkette könnte eine neue Strategie darstellen, um Reperfusionsstörungen in Patienten mit Fettlebern zu vermindern.

Literatur

1. Behrns KE, Tsiotos GG, DeSouza NF, Krishna MK, Ludwig J, Nagorney DM (1998) Hepatic steatosis as a potential risk factor for major hepatic resection. J Gastro Surg; 2(3): 292–298
2. D'Alessandro A, Kalayoglu M, Sollinger H, Hoffmann RM, Reed A, Knechtle SJ, Pirsch JD, Hafez GR, Lorentzen D, Belzer FO (1991) The predictive value of donor liver biopsies for the development of primary nonfunction after orthotopic liver transplantation. Transplantation; 51: 157–163
3. Kohli V, Selzner M, Madden JF, Bentley, RC, Clavien, PA (1999) Endothelial cell and hepatocyte deaths occur by apoptosis after ischemia-reperfusion injury in the rat liver. Transplantation; 67(8): 1099–1105
4. Gao W, Bentley RC, Madden JF, Clavien PA (1998) Apoptosis of sinusoidal endothelial cells is a critical mechanism of prevention injury in rat liver transplantation. Hepatology; 27: 1652–1660

Korrespondenzadresse: Dr. M. Selzner, Universitätsspital Zürich, Department für Viszeral- und Transplantationschirurgie, Rämistraße 100, 8091 Zürich, Schweiz, Fax: +41-1-2 55 44 49, e-mail: mselzner@yahoo.com

Einfluß der Thrombozyten-Endothelzell-Interaktion auf den hepatischen Ischämie-Reperfusionsschaden

Influence of platelet-endothelial cell interaction on hepatic ischemia-reperfusion injury

A. Khandoga, P. Biberthaler, K. Meßmer und F. Krombach

Institut für Chirurgische Forschung, Klinikum der Universität München, Ludwig-Maximilians-Universität München

Abstract

Background: In the recent literature, a potential role for platelets in the development of hepatic ischemia-reperfusion (I/R) injury has been discussed. The aim of this study was to investigate the impact of platelets on microvascular hepatic I/R injury using intravital microscopy. *Methods:* In C57BL/6 mice, an *in situ* ischemia of the left liver lobe was induced for 90 min. Platelets were separated from a syngeneic donor, labeled *ex vivo* using rhodamine 6G, and infused i.v. after 20 min of reperfusion. Leukocytes were stained by i.v. injection of rhodamine 6G. Platelet- and leukocyte-endothelial cell interactions were analyzed using intravital microscopy within identical postsinusoidal venules in a sham group, an I/R group, and an I/R group after i.v. administration of an anti-fibrinogen antibody ($n = 7$ each). For the determination of hepatocellular damage, the activities of AST and ALT were measured at the end of the experiment. *Results:* After 90 min of normothermic ischemia, numbers of permanently adherent platelets and leukocytes as well as liver enzyme activities were markedly increased. Administration of anti-fibrinogen antibody resulted in an attenuation of platelet adhesion, whereas the interaction of leukocytes with the postischemic endothelium was not affected. The activities of ALT and AST were significantly reduced compared to the non-treated group. *Conclusion:* Our data demonstrate that hepatic I/R induces platelet-endothelial cell interaction in postsinusoidal venules. The selective blockade of platelet adhesion preserved the cellular integrity of the liver. In conclusion, our results suggest that platelets play a critical role in hepatic I/R injury.

Einleitung

Der hepatische Ischämie-Reperfusionsschaden (IRS) stellt ein relevantes Problem nach Lebertransplantation und -resektion in passagerer Blutsperre sowie nach hämorrhagischem Schock dar. Es gibt zunehmend Hinweise darauf, daß Thrombozyten an der Ausbildung des hepatischen IRS beteiligt sind [1, 2]. Ziel dieser Studie war es daher, mittels intravitaler Fluoreszenzmikroskopie den Einfluß der Thrombozyten-Endothelzell-Interaktion auf den IRS der Leber zu analysieren.

Methodik

Weibliche C57BL/6 Mäuse wurden in Inhalationsanästhesie (FiO2: 35%, N$_2$O: 63%, Isofluran 2%) auf einer Heizplatte positioniert. In die A. carotis communis und in die V. jugularis interna wurden Polyethylenkatheter (PE 50, ID 0,28 mm, Portex, Hythe, GB) zur Kontrolle der Makrohämodynamik und Applikation von Farbstoffen eingebracht. Nach medianer Laparotomie wurde eine isolierte reversible Ischämie des linken Leberlappens für 90 min (n=7) induziert [3]. Zur Visualisierung der Thrombozyten-Endothelzell-Interaktion wurden syngene Thrombozyten isoliert und *ex vivo* mit Rhodamin-G6 markiert (0,05%, MWG 479, Sigma Aldrich, St. Louis, USA). Nach 20 min Reperfusion wurden 100x10^6 Thrombozyten intravenös injiziert und deren Interaktion mit dem Endothel in postischämischen Venolen mittels intravitaler Fluoreszenzmikroskopie quantitativ analysiert [4]. Die Leukozyten-Endothelzell-Interaktion wurde nach zusätzlicher i.v. Injektion von 0,1 ml Rhodamin 6G in den identischen postischämischen Venolen untersucht. Schein-operierte Tiere dienten als Kontrolle (n=7). In einer dritten Versuchsgruppe (n=7) wurde die Interaktion von Thrombozyten mit dem postischämischen Endothel durch einen polyklonalen Antikörper gegen Maus-Fibrinogen (4 mg/kg; Nordic Immunology, Tilburg, Netherlands) blockiert [5]. Die intravitalmikroskopischen Aufnahmen wurden auf Videoband aufgezeichnet und off-line computergestützt ausgewertet. Zellen, welche am Endothel länger als 20 Sekunden an identischen Stellen der postsinusoidalen Venolen anhafteten, wurden als permanent adhärierende Zellen pro mm^2 Endothelzelloberfläche registriert. Zur Quantifizierung des hepatozellulären Schadens wurde den Tieren am Versuchsende Blut abgenommen, um die Aktivitäten der Enzyme GOT und GPT zu bestimmen.

Ergebnisse

Der mittlere arterielle Blutdruck blieb in allen Versuchsgruppen über den gesamten Beobachtungszeitraum konstant. In den postsinusoidalen Venolen schein-operierter Tiere fand sich nur eine geringe Anzahl permanent adhärierender Thrombozyten und Leukozyten. Nach 90 min Ischämie hingegen war die Anzahl permanent adhärierender Thrombozyten und Leukozyten erhöht (543±64 bzw. 344±14 [1/mm^2], p < 0,05); die Aktivitäten der Leberenzyme GOT und GPT waren im Vergleich zu schein-operierten Tieren um das 8-fache bzw. 20-fache angestiegen. Während sich die Anzahl permanent adhärierender Leukozyten in den postsinusoidalen Venolen nach der Applikation des Fibrinogen-Antikörpers nicht wesentlich änderte (277±20 [1/mm^2]), war die Anzahl adhärierender Thrombozyten im Vergleich zu nicht-behandelten Tieren reduziert (122±17 [1/mm^2], p < 0,05) gleichzeitig waren die Aktivitäten der Leberenzyme GOT und GPT um 50% bzw. 75% vermindert.

Diskussion

Die Ergebnisse dieser *in vivo* Studie demonstrieren, daß nach hepatischer Ischämie-Reperfusion die Anzahl der am Endothel von postsinusoidalen Venolen permanent adhärierenden Thrombozyten signifikant vermehrt ist. Durch die Blockade der Fibrinogenvermittelten Interaktion zwischen Thrombozyten und dem postischämischen Endothel konnte deren Adhärenz signifikant reduziert werden. Zusätzlich fanden sich die Aktivitäten der Leberenzyme GOT und GPT ebenfalls signifikant reduziert, obwohl die Adhärenz von Leukozyten nicht vermindert war. Diese Ergebnisse bestätigen die Bedeutung von Thrombozyten bei der Ausprägung des hepatischen IRS.

Literatur

1. Cywes R, Parkham MA, Tietze L, Sanabria JR, Harvey PR, Philips MJ, Strasberg SM (1993) Role of platelets in hepatic allograft preservation injury in the rat. Hepatology 18: 635–647
2. Sindram D, Porte R.J, Hoffman MR, Bentley RC, Clavien PA (2000) Platelets induce sinusoidal endothelial cell apoptosis upon reperfusion of the cold ischemic rat liver. Gastroenterology 118: 183–191
3. Biberthaler P, Luchting B, Massberg S, Teupser D, Langer S, Leiderer R, Krombach F, Messmer K (2001) Ischemia at 4°: a novel mouse model to investigate the effect of hypothermia on postischemic hepatic microcirculatory injury. Res Exp Med (Berl.) 200: 93–105
4. Massberg S, Enders G, Leiderer R, Eisenmenger S, Vestweber D, Krombach F, Messmer K (1998) Platelet-endothelial cell interaction during ischemia-reperfusion: the role of P-selectin. Blood 92: 507–515
5. Massberg S, Enders G, Matos FC, Tomic LI, Leiderer R, Eisenmenger S, Messmer K, Krombach F (1999) Fibrinogen deposition at the postischemic vessel wall promotes platelet adhesion during ischemia-reperfusion in vivo. Blood 94: 3829–3838

Korrespondenzadresse: A. Khandoga, Institut für Chirurgische Forschung, Klinikum der Universität München, Ludwig-Maximilians-Universität München, Marchioninistraße 15, 81366 München, Tel.: ++49-89-70 95-43 55, Fax: ++49-89-70 95-43 53, e-mail: Andrej.Khandoga@icf.med.uni-muenchen.de

Endotoxin-Vorbehandlung desensibilisiert die Leber für Ischämie-Reperfusion durch Konditionierung sinusoidaler Endothelzellen der Leber (LSEC)

Endotoxin pretreatment desensitizes the liver for ischemia-reperfusion via preconditioning of liver sinusoidal endothelial cells

R. Banafsche[1], M. Kremer[1], P. A. Knolle[2], C. Herfarth[1] und E. Klar[1]

[1] Chirurgische Klinik der Universität Heidelberg
[2] Zentrum für Molekulare Biologie, Heidelberg

Abstract

Hepatic ischemia-reperfusion is a demanding pathophysiology that initiates many pathways of protective and destructive molecular mechanisms that can be analyzed for potential targets to improve stress tolerance of the liver. Here we present data that show that liver sinusoidal endothelial cells (LSEC) contribute to enhanced stress tolerance of the liver 24 h after endotoxin pretreatment. Improved hepatic microcirculation and hepatocellular injury parameters disclosed a strong potential of liver sinusoidal endothelial cells to achieve a state of stress-irresponsiveness that mediates significant protection of the postischemic liver. A good candidate to analyze the underlying molecular mechanism seems to be the blockade of the NF-κB regulated gene transcription.

Einleitung

Die hepatische Ischämie-Reperfusion repräsentiert in der Chirurgie eine pathophysiologische Entität mit deutlicher Morbidität und Mortalität. Insbesondere im Rahmen von Leberresektion und -transplantation stellt die Toleranz der Leber für warme und kalte Ischämie-Reperfusion einen limitierenden Faktor für das chirurgische Handeln dar. Für die Steigerung der Ischämietoleranz der Leber existieren aktuell verschiedene Ansätze mit unterschiedlicher Effektivität. Die Analyse des hepatischen Stress-Response auf molekularer Ebene hat hierbei zur Erschließung organoprotektiver Mechanismen geführt.

Sinusoidale Endothelzellen der Leber (LSEC) eliminieren Endotoxin (LPS) ohne Induktion einer Immunreaktion. In eigenen Vorarbeiten zeigte sich nach LPS-Vorbehandlung und Ischämie-Reperfusion eine Reduktion der ICAM-1- und VCAM-1-Expression, der Mikroperfusion und der Leukozyten-Endothel-Interaktion (LEI) nach erneuter LPS-Exposition [1]. Diese bei repetitiver LPS-Belastung erzielte Desensibilisierung sollte auf ihre Übertragbarkeit auf hepatische Ischämie-Reperfusion geprüft und quantifiziert werden.

338

Methodik

Männliche Wistar-Ratten erhielten 0,1 mg LPS/kg KG i.p. (Vorbehandlung, n=6, A), Tiere der Kontrollgruppe B erhielten entsprechend Ringer i. p. (n=6). Nach 24 h wurden die Tiere beider Gruppen einer warmen Ischämie des linken Leberlappens von 60 min unterzogen. In der Reperfusionsphase wurde mittels intravitaler Videomikroskopie die hepatische Mikrozirkulation nach 1 h, 2 h, 6 h, 12 h und 24 h quantifiziert, Leberenzyme und Histologie wurden analysiert.

Ergebnissse

24 Stunden nach Applikation von LPS zeigte sich in A eine signifikant verbesserte hepatische Mikroperfusion nach partieller warmer Leberischämie. Ebenfalls über den gesamten Reperfusionszeitraum war in A eine gegenüber B reduzierte sinusoidale Leukozyten-Endothel-Interaktion zu beobachten (vgl. Tabelle 1). Die Serum-Transaminasen in A zeigten ab 24 h ebenfalls signifikant erniedrigte Werte ($p < 0,05$). Eine reduzierte Adhäsionsmolekül-Expression in A wurde beobachtet.

Tabelle 1

Reperfusion [h]	Perfusionsausfall [%]			Adhärente Leukozyten [n/mm² Leberoberfläche]		
	Gruppe A (±SEM)	Gruppe B (±SEM)	p	Gruppe A (±SEM)	Gruppe B (±SEM)	p
0	1,107±0,018	1,014±0,014	n. s.	36,437±15,927	17,743± 9,642	n. s.
1	6,553±0,028	10,554±0,026	n. s.	40,812± 8,281	62,521±16,318	n. s.
2	8,953±0,022	19,421±0,014	0,021	43,476±10,512	72,171±17,356	n. s.
6	8,211±0,015	17,379±0,033	0,037	37,799± 6,198	68,852± 4,893	0,025
12	9,078±0,018	18,469±0,025	0,016	30,882± 3,965	70,755± 7,639	0,004
24	7,875±0,031	17,794±0,035	0,028	21,348± 5,877	49,676± 4,775	0,009

Parameter der Mikroperfusion und Leukozyten-Endothel-Interaktion nach partieller warmer Ischämie-Reperfusion. Gruppe A: nach Endotoxin-Vorbehandlung, 24 h Pause und 1 h Ischämie, Gruppe B: Kontrolle mit Ringer, 24 h Pause und 1 h Ischämie-Reperfusion.
SEM = Standardfehler

Diskussion und Schlussfolgerung

Bei einmaliger Vorstimulation mit LPS zeigt sich nach 24 h eine 55%ige Reduktion des sinusoidalen Perfusionsausfalls und eine 57% Reduktion der LEI nach hepatischer Ischämie-Reperfusion. Dieser Effekt korrelierte stark mit der bereits in vitro aufgefallenen Suppression der poststimulatorischen Adhäsionsmolekül-Überexpression auf LSEC nach Endotoxin-Vorbehandlung. Die zentrale Rolle der LSEC als Interface zwischen Parenchym und Mikrozirkulation [2] kann erklären, wieso dieser primäre LSEC-Effekt so deutlichen Einfluß auf den Gesamtverlauf nach hepatischer Ischämie-Reperfusion hat. Eine Analyse der transkriptionellen Regulation in diesem Zustand der Stress-Refraktärität erbrachte Hinweise auf eine Blockade der transkriptionellen Aktivität von NF-κB. Als Kandidaten für die Signaltransduktion der LPS-Präkonditionierung von LSEC sind außer dem CD 14-Rezeptor noch weitere Rezeptoren wie die Toll like Rezeptor-Klasse zu analysieren [3]. Auf dem Weg zur klinischen Umsetzung im nächsten Schritt muß daher zunächst in vitro und dann in vivo der optimale nicht-toxische Ligand zur Stimulation der Rezeptor-Kadidaten für die LPS-Signaltransduktion identifiziert werden, bevor die putativen Blockade-Mechanismen analysiert werden können.

Literatur:

1. Knolle PA, Gerken G (2000) Local control of the immune response in the liver. Immunol Rev 174: 21–34
2. Menger MD, Richter S, Yamauchi J, Vollmar B (1999) Role of microcirculation in hepatic ischemia/reperfusion injury. Hepatogastroenterology 46 (Suppl. 2): 1452–1457
3. Yang RB, Mark MR, Gurney AL, Godowski PJ (1999) Signalling events induced by lipopolysaccharide-activated toll-like receptor 2. J Immunol 163: 639–643

Korrespondenzadresse: Dr. med. R. Banafsche, Chirurgische Klinik, Universität Heidelberg, Kirschnerstraße 1, 69120 Heidelberg, Fax: 0 62 21/56-57 81, e-mail: Ramin_Banafsche@ med.uni-heidelberg.de

Hämodilution mit bovinem Hämoglobin (HBOC) vermindert den Ischämie/Reperfusionsschaden nach partiell warmer Leberischämie an der Ratte

Hemodilution with bovine hemoglobin (HBOC) reduces ischemia/reperfusion injury after partial warm liver ischemia in the rat

C. Zapletal[1], A. Bode[2], G. Papapostolou[1], M. M. Gebhard[2], C. Herfarth[1] und E. Klar[1]

[1] Chirurgische Klinik
[2] Abteilung für Experimentelle Chirurgie der Universität Heidelberg

Abstract

Background: Hemodilution is known to reduce ischemia/reperfusion injury. This is limited by the simultaneous reduction of the oxygen transport capacity. The aim of this study was to evaluate the effect of hemodilution with an oxygen carrying solution, HBOC, in comparison with colloidal and crystalloidal solutions on liver microcirculation in a model of partial warm liver ischemia. *Methods:* In four groups (seven male DA rats each) warm ischemia of the left liver lobe was performed for 70 min followed by 30 min of reperfusion. No hemodilution was carried out in the control group. The other groups received hemodilution with Ringer's lactate, dextran or HBOC, respectively, to a hematocrit of 30% before the onset of ischemia. Intravital microscopic analysis was done after reperfusion with respect to sinusoidal perfusion, leukocyte-endothelium interaction and blood cell velocity. *Results:* Intravital microscopic analysis showed no improvement in liver microcirculation after hemodilution with Ringer's lactate. Microcirculation in the dextran group was significantly improved compared to control and Ringer's lactate. A further improvement could be achieved by hemodilution with HBOC compared to all other groups ($p < 0.05$). *Conclusion:* Hemodilution with HBOC results in a significant reduction of ischemia/reperfusion injury compared to all other groups, even compared to dextran. This additional effect could be achieved by the oxygen transport capacity of HBOC in an oxygen-deprived tissue after ischemia.

Einleitung

Die Leukozyten-Endothel-Interaktion in der Mikrostrombahn ist eine Hauptdeterminante des Ischämie/Reperfusionsschadens. Eine Verbesserung der Mikrozirkulation kann durch Herabsetzung der Blutviskosität mittels Hämodilution erreicht werden. Das Verfahren wird durch die gleichzeitige Verminderung der Sauerstofftransportkapazität limitiert. Ziel der vorliegenden Studie war es, den Effekt einer Hämodilution mittels einer sauerstofftragenden Lösung (HBOC) auf die hepatische Mikroperfusion nach warmer Ischämie/Reperfusion anhand der Intravitalmikroskopie zu evaluieren.

Methodik

Die Versuche erfolgten mit Genehmigung des Regierungspräsidiums Karlsruhe. Die isovolämische Hämodilution in den Versuchsgruppen erfolgte mit Ringerlösung, Dextran 70 (Longasteril® 70) bzw. HBOC 201(= Hemoglobin based oxygen carrier; Fa. Biopure, Cambridge, USA). Bei HBOC handelt es sich um ein mit Glutaraldehyd polymerisiertes, ultrapurifiziertes bovines Hämoglobin mit einem Molekulargewicht zwischen 32 000 (< 5%) und 500 000 (> 15%) Dalton in einer isoosmolaren (290 – 310 mOsmol/l) Elektrolytlösung mit einem Hämoglobingehalt von 13 g/dl [1]. Der Versuchsaufbau bestand aus 4 Gruppen von je 7 Tieren (männliche DA-Ratten, 220 ± 28 gr KG). Alle Tiere erhielten eine 70-minütige warme Ischämie und 30-minütige Reperfusion des linken Leberlappens unter Narcoren i.p./Ketanest i.m. Anaesthesie. In der Kontrollgruppe wurde keine Hämodilution durchgeführt. Die anderen Gruppen erhielten vor Beginn der Ischämie eine isovolämische Hämodilution mit Ringer, Dextran 70 bzw. HBOC auf einen Zielhämatokrit von 30%. Nach Abschluß der Reperfusion erfolgte die Intravitalmikroskopie. Während des gesamten Versuches erfolgte ein Monitoring von Körpertemperatur, arteriellem Blutdruck (MAP), Blutgasanalyse (BGA) und Hämatokrit (Hkt). Zusätzlich wurden am Ende der Versuche Transaminasen aus Plasmaproben bestimmt. Die Ergebnisse werden als Mittelwert ± Standardabweichung angegeben. Die statistische Analyse erfolgte mittels ANOVA Rangtest (p < 0,001) gefolgt von paarweisem Rangsummentest unter Korrektur nach Bonferroni-Holm.

Ergebnisse

Zwischen den Gruppen zeigten sich keine signifikanten Unterschiede des MAP (100 – 125 mmHg). Die Körpertemperatur wurde konstant zwischen 37 und 37,5 °C gehalten. Die Hämodilution wurde anhand von Hkt-Messungen engmaschig kontrolliert. Durchschnittlich wurden während der Hämodilutionsphase 3 – 4 ml Blut ausgetauscht, in der Ringergruppe wurde das 3-fache an Volumen ersetzt.

Die Ergebnisse der Intravitalmikroskopie zeigen keine signifikante Verbesserung der Lebermikrozirkulation nach Hämodilution mit Ringer. Hämodilution mit Dextran 70

Tabelle 1. Ergebnisse der Intravitalmikroskopie nach Hämodilution mit Ringer, Dextran 70 und HBOC 201 versus Kontrolle

	Kontrolle	Ringer	Dextran	HBOC
Sinusoidale Perfusion [%]	82,09 ± 5,6	85,46 ± 6,6 #o	93,39 ± 3,1 * + o	98,21 ± 1,5 * + #
Leukozytenadherenz in Sinusoiden [n/mm^2 Leberoberfläche]	291,61 ± 60,8	263,29 ± 81,7 #o	106,27 ± 34,8 * + o	72,53 ± 36,7 * + #
Leukozytenadherenz in Venolen [n/mm^2 Endothel]	569,0 ± 171,9	364,5 ± 167,3 * #o	131,68 ± 58,3 * + o	68,44 ± 20,3 * + #
Flußgeschwindigkeit in Sinusoiden [mm/sec]	0,22 ± 0,03	0,29 ± 0,07 o	0,37 ± 0,05 * o	0,45 ± 0,03 * + #

Ergebnisse in M ± SD; *: signifikant vs. Kontrolle; +: signifikant vs. Ringer; #: signifikant vs. Dextran; o: signifikant vs. HBOC und HBOC ist der Hämodilution mit Ringer klar überlegen, wobei eine weitere signifikante Verbesserung der Ergebnisse durch HBOC im Vergleich zu Dextran 70 zu erkennen ist (Tabelle 1). Analoge Ergebnisse zeigen sich bei der Analyse der Transaminasen.

Diskussion

Die Hämodilution mit Dextran 70 und HBOC vor Anlage der Ischämie zeigt eine signifikante Verbesserung der Lebermikrozirkulation nach warmer Ischämie/Reperfusion. Hämodilution mit HBOC scheint eine wirksame Maßnahme zur Reduktion des Ischämie/Reperfusionsschadens in der Leber zu sein. In klinischen und experimentellen Studien konnte gezeigt werden, daß HBOC einen sicheren Blutersatz gewährleistet [1]. Durch HBOC besteht die Möglichkeit die Effekte der Hämodilution (Verbesserung der Fließeigenschaften des Blutes durch Verminderung der Plasmaviskosität) mit der zusätzlichen Bereitstellung von Sauerstoff an postischämisches Gewebe zu kombinieren. Durch eine veränderte Sauerstoffbindungskurve wird hierbei die Sauerstoffabgabe im Gewebe zusätzlich erleichtert [1]. Nach Ischämie/Reperfusion ist bei Tieren, die mit anderen Hämoglobinlösungen (Diaspirin crosslinked Hemoglobin) therapiert worden waren, eine verminderte Leukozyten-Endothel-Interaktion [2] beobachtet worden, wobei es zu keiner vermehrten Produktion von Sauerstoffradikalen durch das vermehrte Sauerstoffangebot in der Reperfusionsphase kam [3].

Der spezifische Effekt von HBOC 201 bzw. ein potentiell additiver Effekt durch kombinierte Hämodilution mit Dextran 70 und HBOC muß in Folgestudien noch näher evaluiert werden.

Literatur

1. Standl T, Wilhelm S, Horn E-P, Burmeister M, Gundlach M, Schlulte am Esch J (1997) Präoperative Hämodilution mit bovinem Hämoglobin. Akute hämodynami-sche Auswirkungen bei Patienten in der Leberchirurgie. Anaesthesist 46: 763–770
2. Pickelmann S, Nolte D, Leiderer R, Schutze E, Messmer K (1998) Attenuation of postischemic reperfusion injury in striated skin muscle by diaspirin-cross-linked Hb. Am J Physiol 275: H361–H368
3. Pincemail J, Detry O, Phiippart C, Defraigne JO, Franssen C, Burhop K, Deby C, Meurisse M, Lamy M (1995) Diaspirin crosslinked hemoglobin (DCLHb): absence of increased free radical generation following administration in a rabbit model of renal ischemia and reperfusion. Free Rad Biol Med 19: 1–9

Korrespondenzadresse: Frau Dr. med. C. Zapletal, Chirurgische Universitätsklinik Heidelberg, Im Neuenheimer Feld 110, 69120 Heidelberg, Tel.: 0 62 21/56-61 10; Fax: 0 62 21/56-57 81, e-mail: christina_zapletal@med.uni-heidelberg.de

Inhibitoren zyklischer Nukleotid-Phosphodiesterasen reduzieren die Mikrozirkulationsstörung und den Gewebeschaden in hepatischer Ischämie-Reperfusion

Cyclic nucleotide phosphodiesterase inhibitors ameliorate microcirculation failure after warm ischemia in rat livers

M. Kume[1, 4], R. Banafsche[1], Y. Yamamoto[4], Y. Yamaoka[4], W. Fiehn[2], M. M. Gebhard[3], C. Herfarth[1] und E. Klar[1]

[1] Chirurgische Klinik
[2] Zentrallabor der Medizinischen Klinik
[3] Abteilung Experimentelle Chirurgie der Universität Heidelberg
[4] Abteilung für Gastroenterologische Chirurgie der Universität Kyoto

Abstract

To determine the effect of phosphodiesterase inhibitors, milrinone and zaprinast on a hepatic warm ischemia-reperfusion injury, changes in hepatic microcirculation and liver injury were examined in a partial hepatic warm ischemia-reperfusion model in rats. In milrinone- and zaprinast-pretreated rats, leukocyte-endothelial interaction was suppressed and hepatic microcirculation was ameliorated after reperfusion. ALT blood level was significantly suppressed by these treatments. Milrinone augmented cAMP and zaprinast elevated cAMP and cGMP concentrations in the liver tissue. These data suggested that cyclic nucleotides may have some important function in this tolerance induction mechanism against ischemia-reperfusion injury.

Einleitung

Der hepatische Ischämie-Reperfusionsschaden stellt in der Leberchirurgie ein wesentliches Problem dar. Da die Pathophysiologie des hepatischen Ischämie-Reperfusionsschadens komplex ist, ist es für therapeutische Ansätze erforderlich, molekulare Mechanismen der hepatischen Ischämie-Reperfusionsschädigung zu analysieren. Für solche Ansätze bieten sich daher prinzipiell Methoden zur Induktion protektiver Mechanismen der Leber an, wie sie beispielsweise die Ischämische Präkonditionierung darstellt [1]. Ischämische Präkonditionierung der Leber vermag ohne exogene Applikation von pharmakologischen Substanzen, nach einer kurzen Ischämie-Reperfusionsphase die Ischämietoleranz der Leber für eine folgende Ischämie-Reperfusionsepisode wesentlich zu steigern. Dies unterstreicht, daß die Leber über funktionelle Mechanismen zur Ischämie-Protektion verfügt, wobei hier Adenosin und Stickstoff-Monoxyd (NO) als bedeutende Faktoren identifiziert wurden. Durch ischämische Präkonditionierung wird über den Adenosinrezeptor A2 die hepatische Adenylatzyklase und über NO die Guanylatzyklase induziert. Dadurch akkumulieren cAMP und cGMP, die ihrerseits eine Vielzahl von hepatischen Signaltransduktionswegen regulieren. Es wird daher angenommen, daß eine pharmakologische Beeinflussung dieser zyklischen Nukleotide in der Leber den Effekt der ischämischen Präkonditionierung nachempfinden kann. Das Ziel dieser Untersuchung war daher die Prüfung der Möglichkeit, mittels intravenöser Applikation von Milrinone (Phosphodiesterase-3-Inhibitor) oder Zaprinast (Phosphodiesterase-5-Inhibitor) den Abbau zyklischer Nukleotide zu blockieren. Damit sollten die intrazellulären Spiegel von cAMP und cGMP erhöht werden, um zu evaluieren, ob eine solche pharmakologische Vorbehandlung zu einer Augmentation der Ischämie-Reperfusionstoleranz der Leber führt.

Methodik

Männliche Wistar-Ratten (240 – 280 g) in drei Gruppen erhielten (A, Kontrolle) 3ml/h Ringer, (B) Milrinon 5 µg/kg/min über 20 min und (C) Zaprinast 500 µg/kg/min über 20 min. Nach dieser Vorbehandlung folgte eine partielle warme Leberischämie von 60 min bei allen Tieren. Nach einer Reperfusion von 30 min wurden Leberbiopsien entnommen und die hepatische Mikroperfusion und Leukozyten-Endothel-Interaktion für 120 min quantifiziert. Nach Abschluß der Beobachtung (150 min) wurden Blutproben entnommen die Serum-GPT bestimmt.

In den gewonnenen Gewebeproben wurden cGMP, cAMP und ATP gemessen. Die statistische Analyse erfolgte mittels einfaktorieller ANOVA und Mann-Whitney-U-Test, die Ergebnisse wurden mit Mitteltwert ±Standardabweichung angegeben.

Ergebnisse

Der arterielle Blutdruck in allen Gruppen war vergleichbar. Die Applikation von Milrinon (B) erhöhte die Gewebespiegel für cAMP, Zaprinast (C) erhöhte die cAMP- und cGMP-Spiegel. In B und C war die ATP-Regeneration signifikant gegenüber A verbessert. Der sinusoidale Perfusionsausfall in B und C war um mehr als 50% gegenüber A reduziert, die Anzahl stagnierender Leukozyten war in B und C ebenfalls signifikant verringert. Entsprechend der verbesserten Mikrozirkulation in B und C war die GPT-Freisetzung in diesen Gruppen ebenfalls signifikant reduziert (s. Tabelle 1).

Tabelle 1

	SPA	sSticker	vSticker	sGPT	cAMP	cGMP	ATP
A	13,1 ± 9,3	205 ± 129	427 ± 199	630 ± 227	1,00 ± 0,19	0,044 ± 0,014	0,84 ± 0,29
B	5,5 ± 9,5*	41 ± 21*	112 ± 78*	304 ± 130*	1,38 ± 0,15*	0,053 ± 0,005	1,80 ± 0,67*
C	3,9 ± 4,3*	29 ± 31*	92 ± 81*	195 ± 49*	1,79 ± 0,14*	0,062 ± 0,006*	1,71 ± 0,38*

SPA: sinusoidaler Perfusionsausfall, [%]
sSticker: sinusoidale LEI hoher Affinität, [n/mm^2 Leberoberfläche]
vSticker: venoläre LEI hoher Affinität, [n/mm^2 Endotheloberfläche]

Diskussion und Schlussfolgerung

Sowohl Milrinon als auch Zaprinast potenzierten die hepatische Ischämietoleranz. Da beide Vorbehandlungen cAMP in der Leber erhöhen, muß in Übereinstimmung mit anderen Autoren [2] angenommen werden, daß cAMP eine zentrale Rolle bei der Vermittlung dieser Protektion zukommt. Durch die Induktion von Proteinkinasen vermag cAMP in eine Vielzahl von hepatischen und leukozytären Zellfunktionen einzugreifen [3] und damit die Mikrozirkulation langfristig günstig zu beeinflussen. Damit wird deutlich, daß durch Vorbehandlung mit Phosphodiesterase-Inhibitoren mittels Erhöhung hepatischer cAMP- und cGMP-Spiegel ein Mimikry der protektiven Wirkung der ischämischen Präkonditionierung der Leber möglich ist. Als wesentlicher Vorteil der pharmakologischen gegenüber der ischämischen Präkonditionierung ist für klinische Applikationen der Wegfall bedeutender Nebeneffekte zu berücksichtigen.

Literatur

1. Peralta C, Hotter G, Closa D, Gelpí E, Bulbena O, Roselló-Catafau J (1997) Protective effect of preconditioning on the injury associated to hepatic ischemia-reperfusion in the rat: Role of nitric oxide and adenosine. Hepatology 25: 934–937
2. Arai H, Thurman R, Lemasters J (2000) Contribution of adenosine A2 receptors and cyclic adenosine monophosphate to protective ischemic preconditioning of sinusoidal endothelial cells against storage/reperfusion injury in rat livers. Hepatology 32: 297–302
3. Derian CK, Santulli RJ, Rao PE, Solomon HF, Barrett JA (1995) Inhibition of chemotactic peptide-induced neutrophil adhesion to vascular endothelium by cAMP modulators. J Immunol. 154: 308–317

Korrespondenzadresse: Dr. med. M. Kume, Chirurgische Klinik, Universität Heidelberg, Im Neuenheimer Feld 110, 69120 Heidelberg, Fax: 0 62 21-56-57 81, e-mail: kumac@khup. kyoto-u.ac.jp

Die Aktivierung des CD95/FAS-Komplexes antagonisiert die Sepsis induzierte Hemmung der Apoptose neutrophiler Granulozyten

The activation of CD95/FAS counterregulates sepsis-induced inhibition of neutrophil apoptosis

W. Ertel[1], L. Härter[1], M. Keel[1], H. Hentze[2], U. Steckholzer[1], U. Ungethuem[1] und O. Trentz

[1] Klinik für Unfallchirurgie, Universitätspital Zürich
[2] Biochemische Pharmakologie, Universität Konstanz

Abstract

This study investigates the involvement of the CD95/APO1/Fas complex for sepsis induced inhibition of neutrophil (PMN) apoptosis. PMN from septic patients and healthy volunteers were incubated with or without agonistic anti-CD95 in the presence or absence of the caspase inhibitor zVAD-fmk. The reduced spontaneous apoptosis of PMN from septic patients could be increased ($p < 0.05$) through anti-CD95. Inhibition of caspases counterregulated the effect of anti-CD95. Thus, activation of CD95/Fas may prevent sepsis induced increase of neutrophil lifespan.

Einleitung

Die Mechanismen, die beim Patienten mit schwerer Sepsis zur Reduktion der Apoptose neutrophiler Granulozyten (PMN) führen, sind ungeklärt [1]. Die Steuerung der Apoptose durch die Aktivierung einer Gruppe intrazellulärer Proteasen, den Caspasen, konnte in verschiedenen Zellen gezeigt werden [2]. In dieser Arbeit wurde die CD95-induzierte Apoptose neutrophiler Granulozyten von Patienten mit Sepsis mit der von gesunden Probanden verglichen. Ebenso wurde die Beteiligung von Caspasen an der spontanen und CD95-vermittelten Apoptose in PMN untersucht.

Methodik

Neutrophile Granulozyten (1×10^6 PMN/ml) von Patienten mit schwerer Sepsis und von gesunden Probanden wurden mit oder ohne den polyspezifischen Caspaseinhibitor zVAD-fmk (20 µM) vorinkubiert. Danach wurden die PMN über 15 Stunden mit dem agonistischen anti-CD95 Antikörper (CH11; 100 ng/ml) stimuliert. Die Anzahl apoptotischer Zellen wurde mit Propidiumjodid bzw. FITC-Annexin-V Färbung durchflusszytometrisch

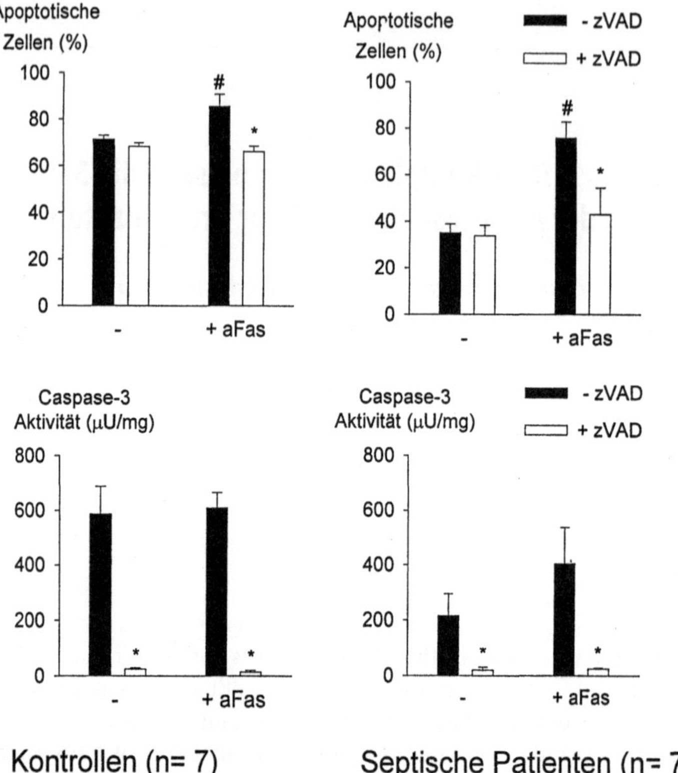

Abb. 1. Apoptose bzw. Caspase-3-Aktivität neutrophiler Granulozyten von gesunden Probanden und septischen Patienten nach Inkubation mit agonistischem anti-Fas mit oder ohne zVAD-fmk (20 µM). Mittelwert $\pm$ SEM; t-Test; *p<0,05 +/– zVAD-fmk; #p<0,05 +/– anti-Fas

bestimmt. In Parallelansätzen wurde die Caspase-3 Aktivität im Zelllysat durch Proteolyse von DEVD-afc gemessen.

Ergebnisse

Im Vergleich zur hohen Spontanapoptose bei gesunden Probanden wurde bei septischen Patienten eine signifikant erniedrigte PMN Apoptose (–43%) gefunden. Die Aktivierung von CD95 mit agonistischen anti-CD95 Antikörpern erhöhte die Apoptose der PMN in beiden Gruppen. Sowohl bei PMN von gesunden Probanden als auch bei Patienten führte die Hemmung der intrazellulären Caspasenkaskade mit zVAD-fmk zu einer signifikanten Reduktion der anti-CD95 induzierte PMN Apoptose.

Schlussfolgerung

Diese Ergebnisse zeigen, dass CD95 sowohl bei Kontrollen als auch bei Patienten mit Sepsis über Caspasen die Apoptose neutrophiler Granulozyten induziert. Hingegen ist die spontane Apoptose in beiden Gruppen von Caspasen unabhängig. Die hier dargestellten Ergebnisse machen deutlich, dass die Aktivierung des CD95/Fas Komplexes die bei septischen Patienten vorliegende lokale Akkumulation von Granulozyten antagonisieren könnte.

Literatur

1. Jimenez MF, Watson RW, Parodo J, Evans D, Foster D, Steinberg M, Rotstein OD, Marshall JC (1997) Dysregulated expression of neutrophil apoptosis in the systemic inflammatory response syndrome. Arch Surg 132: 1263–1270
2. Rathmell JC, Thompson CB (1999) The central effectors of cell death in the immune system. Annu Rev Immunol. 17: 781–828

Korrespondenzadresse: Prof. Dr. med. W. Ertel, Klinik für Unfallchirurgie, Universitätsspital Zürich, Rämistrasse 100, 8091 Zürich, Schweiz, Tel.: 00 41-1-2 55-36 57, Fax: 00 41-1-2 55-44 06, e-mail: wolfgang.ertel@chi.usz.ch

Endotoxin und Interferon-γ aktivieren unterschiedliche MAP Kinasen in neutrophilen Granulozyten

Endotoxin and interferon-γ activate different MAP kinases in neutrophil granulocytes

L. Härter, M. Keel, U. Steckholzer, U. Ungethuem, O. Trentz und W. Ertel

Klinik für Unfallchirurgie, Universitätsspital Zürich, Schweiz

Abstract

Purpose of Study: During sepsis reduced neutrophil (PMN) apoptosis leads to the accumulation of PMN at the site of inflammation, thus enhancing tissue destruction through the release of toxic metabolites. Proinflammatory mediators such as endotoxin (LPS) or interferon-γ (IFN-γ) reduce PMN apoptosis through the activation of protein kinases. The role of the mitogen-activated protein kinases (MAPK) p38 and ERK in the regulation of PMN apoptosis during sepsis was studied. *Methods:* PMN from 13 patients with severe sepsis (APACHE II 23.1±5.6 points) and from 9 healthy controls were isolated from heparinized peripheral blood and incubated for 1 h with the broad kinase inhibitor herbimycin (1 µM), the p38 specific inhibitor SB203580 (5 µM), or the ERK specific inhibitor PD98059 (50 µM). Subsequently, cells were stimulated with LPS (1 µg/mL) or IFN-γ (100 ng/mL) or left untreated for an additional 15 h. Apoptosis was measured in FACS after PI staining. *Results:* Spontaneous PMN apoptosis was reduced in patients with sepsis ($-39.4\%, p < 0.05$) compared to controls. Stimulation with LPS or IFN-γ reduced PMN apoptosis in healthy controls as well as in patients with sepsis which could be reconstituted by inhibition with herbimycin. Inhibition of ERK kinases only elevated the LPS-reduced apoptosis (94±9.0%), whereas inhibition of p38 only reconstituted the IFN-γ-mediated effect (102±4.1%). *Conclusion:* The results presented here demonstrate that the reduction of spontaneous PMN apoptosis through inflammatory stimuli is transmitted by different MAPKs. Therefore, the inhibition of single kinases to counterregulate sepsis induced inhibition of PMN apoptosis is likely to remain unsuccessful.

Einleitung

Im Rahmen der Sepsis kommt es zu einer Reduktion der spontanen Apoptose neutrophiler Granulozyten und einer Akkumulation dieser Zellen am Entzündungsherd [1]. Endotoxin (LPS) und pro-inflammatorische Zytokine wie Interferon-γ (IFN-γ) reduzieren die Apoptose der PMN [2], wobei Tyrosinkinasen eine wichtige Rolle im Rahmen der Signaltransduktion spielen [3]. Es war das Ziel dieser Arbeit, die Beteiligung von mitogen-aktivierten Protein (MAP) Kinasen an der Reduktion der PMN Apoptose durch LPS und IFN-γ zu untersuchen.

Methodik

PMN von 13 Patienten mit schwerer Sepsis (APACHE II: 23,1±5,6 Punkte) und von gesunden Probanden (n=9) wurden mit dem allgemeinen Kinaseinhibitor Herbimycin (1 µM), dem ERK Kinaseinhibitor PD98059 (50 µM) bzw. dem p38 MAP Kinaseinhibitor SB203580 (5 µM) vorinkubiert. Anschliessend wurden die Zellen mit LPS (1 µg/ml) oder IFN-γ (100 ng/ml) für weitere 15 Stunden stimuliert. Die Apoptose der PMN wurde nach Färbung mit Propidiumjodid durchflusszytometrisch gemessen.

Ergebnisse

Die spontane Apoptose von PMN septischer Patienten war gegenüber Kontrollen deutlich reduziert (–39,4%; P<0,05). Die Stimulation von PMN gesunder Spender mit LPS reduzierte die spontane Apoptose um –45,5% und mit IFN-γ um –77,3%. Bei PMN von sep-

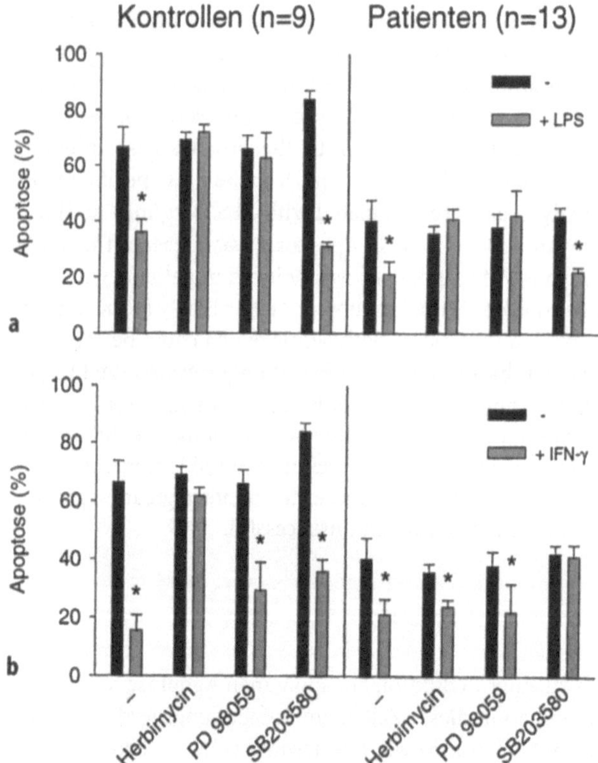

Abb. 1a, b. Bedeutung von Proteinkinasen für die Apoptose von neutrophilen Granulozyten (PMN). Isolierte PMN (10^6/ml) von gesunden Probanden (n=9) und Patienten mit Sepsis (n=13) wurden für 1 Stunde mit Herbimycin (1 µM), PD98059 (50 µM) oder SB203580 (5 µM) vorinkubiert und anschliessend 15 Stunden mit oder ohne (**a**) LPS (1 µg/ml) oder (**b**) IFN-γ (100 ng/ml) stimuliert. Der Anteil apoptotischer Zellen wurde nach Färbung mit Propidiumjodid durchflusszytometrisch ermittelt. Angegeben sind die Mittelwerte±SEM. * P≤0,05±LPS; * P≤0,05±IFN-γ (Student t-Test).

tischen Patienten fand sich eine vergleichbare Reduktion der Apoptose nach Stimulation mit LPS (Abb. 1a) oder IFN-γ (Abb. 1b). Diese Reduktion konnte durch Vorinkubation mit Herbimycin vollständig (Abb. 1a), oder teilweise (Abb. 1b) aufgehoben werden. Die Hemmung der ERK Kinase konnte nur die LPS-vermittelte Hemmung der Apoptose aufheben (Abb. 1a), wohingegen der p38 Inhibitor spezifisch den Einfluss von IFN-γ auf die PMN Apoptose hemmte (Abb. 1b).

Diskussion

Diese Ergebnisse zeigen, dass die inflammatorischen Stimuli LPS und IFN-γ über unterschiedliche Signaltransduktionsproteine die Apoptose neutrophiler Granulozyten beeinflussen. So wird sowohl bei gesunden Probanten als auch Patienten das LPS-induzierte Signal über die MAP-Kinase ERK reguliert, wohingegen das IFN-γ Signal nur beim Patienten über die MAP-Kinase p38 vermittelt wird. Somit lässt sich durch die Inhibition einzelner Signaltransduktionsproteine die verminderte Apoptose beim septischen Patienten nicht oder nur unzureichend beeinflussen.

Unterstützt vom Schweizerischen Nationalfonds (SNF): 32-52932.97

Literatur

1. Jimenez MF, Watson RW, Parodo J, Evans D, Foster D, Steinberg M, Rotstein OD, Marshall JC (1997) Dysregulated expression of neutrophil apoptosis in the systemic inflammatory response syndrome. Arch Surg 132: 1263–1270
2. Colotta F, Re F, Polentarutti N, Sozzani S, Mantovani A (1992) Modulation of granulocyte survival and programmed cell death by cytokines and bacterial products. Blood 80: 2012–2020
3. Ertel W, Keel M, Infanger M, Ungethüm U, Steckholzer U, Trentz O (1998) Circulating mediators in serum of injured patients with septic complications inhibit neutrophil apoptosis through up-regulation of protein-tyrosine phosphorylation. J Trauma 44: 767–775

Korrespondenzadresse: Dr. L. Härter, Klinik für Unfallchirurgie, Universitätsspital Zürich, Rämistrasse 100, 8091 Zürich, Schweiz, Tel.: 00 41-1-2 55-36 57, Fax: 00 41-1-2 55-44 06, e-mail: luc.haerter@chi.usz.ch

Escherichia coli, aber nicht *Streptococcus pneumoniae* induziert eine cPLA$_2$-abhängige parakrine Signaltransduktion vom alveolaren zum kapillaren Lungenkompartiment

Escherichia coli, but not Streptococcus pneumoniae, induces a cPLA$_2$-dependent paracrine signaling pathway between alveolar and capillary compartments of the lung

W. M. Kuebler[1,2], J. Mizgerd[3], J. Bhattacharya[1] und K. Messmer[2]

[1] Lung Vascular Biology Lab., Columbia University, New York
[2] Institut für Chirurgische Forschung, LMU München
[3] Harvard School of Public Health, Boston

Abstract

Bacterial pneumonias evoke an inflammatory response characterized by neutrophil influx into the alveolar space. Depending on the initial pathogen, neutrophil emigration in the lung occurs via two distinct adhesion cascades: *Escherichia coli* (*E. coli*)-induced emigration is dependent on CD18-positive β_2-integrins, whereas neutrophil recruitment by *Streptococcus pneumoniae* (*S. pneumoniae*) is CD18-independent [1, 2]. The differential stimulation of these two emigration pathways may be controled by different signal transduction pathways. We have recently identified a TNF-α-inducible paracrine signaling mechanism between alveolar epithelium and capillary endothelium [3]: A TNF-receptor-1 (TNFR1)-mediated, calcium-dependent activation of the epithelial cytosolic phospholipase A$_2$ (cPLA$_2$) generates arachidonic acid, which acts as a paracrine mediator and induces a calcium influx into juxtaposed endothelial cells. Here, we investigated the relevance of this signaling pathway for the inflammatory response to alveolar *E. coli* and *S. pneumoniae*. In isolated blood-perfused rat lungs, the cytosolic calcium concentration ($[Ca^{2+}]_i$) was quantified in alveolar epithelial and capillary endothelial cells *in situ* using our recently described fura-2 ratio technique [4]. Intra-alveolar infusion of *E. coli* (10^8 CFU/ml), but not of *S. pneumoniae* (10^9 CFU/ml), induced a rapid (< 2 min) and prolonged (> 20 min) increase of $[Ca^{2+}]_i$ both in alveolar epithelial and capillary endothelial cells ($n = 4$ each). Hence, the epithelial response varies depending on the infused microorganism. The *E. coli*-induced signal transduction, quantified as an endothelial $[Ca^{2+}]_i$ response to the alveolar stimulus, was completely blocked by pretreatment of the alveolar epithelium with: [1] the intracellular Ca^{2+}-chelator BAPTA (40 µM), or [2] the cPLA$_2$-inhibitor AACOCF$_3$ (1 µM) 10 min prior to *E. coli* infusion ($n = 4$ each). Thus, the signal pathways induced by *E. coli* and TNF-α are similar. However, epithelial pretreatment with the blocking anti-TNFR1-antibody E-20 (10 µg/ml) had no effect on the endothelial $[Ca^{2+}]_i$ response to *E. coli*. Hence, the epithelial $[Ca^{2+}]_i$ response is TNFR1-independent. *E. coli,* but not *S. pneumoniae,* induces an endothelial $[Ca^{2+}]_i$ response through an alveolo-capillary signaling mechanism similar to that recently described for TNF-α. This signal pathway may play a crucial role in the CD18-dependent inflammatory reaction to *E. coli.*

The induction of epithelial $[Ca^{2+}]_i$ transients may be an essential trigger mechanism for the differential regulation between CD18-dependent and -independent emigration pathways.

Einleitung

In den distalen Atemwege evozieren Bakterien eine inflammatorische Abwehrreaktion, die durch die Emigration neutrophiler Granulozyten in den Alveolarraum charakterisiert ist. In Abhängigkeit vom auslösenden Agens läuft diese Leukozytenrekrutierung über unterschiedliche Adhäsionskaskaden ab: Während gramnegative Bakterien wie *Escherichia coli* (E. coli) eine Emigration induzieren, die durch CD18-positive β_2-Integrine vermittelt wird, ist die Granulozytendiapedese bei grampositiven Bakterien wie *Streptococcus pneumoniae* (Strep. pneu.) CD18-unabhängig [1]. Die differentielle Regulation dieser beiden Migrationswege scheint dabei durch Induktion unterschiedlicher Signaltransduktionswege zu erfolgen [2].

Kürzlich identifizierten wir folgenden TNF-α-induzierbaren, parakrinen Kommunikationsmechanismus zwischen alveolarem Epithel und kapillarem Endothel: TNF-α induziert über eine TNF-Rezeptor-1 (TNFR1)-mediierte, Calcium-abhängige Aktivierung der zytosolischen Phospholipase A_2 (cPLA$_2$) die parakrine Freisetzung von Arachidonsäure aus alveolaren Epithelzellen, die einen Calcium-Influx in angrenzende Endothelzellen vermittelt. Dieser Anstieg der zytosolischen Calcium-Konzentration ($[Ca^{2+}]_i$) in den Endothelzellen erscheint hinsichtlich der Rekrutierung inflammatorischer Zellen relevant, da $[Ca^{2+}]_i$ die Expression von Adhäsionsmoleküle auf transkriptioneller und posttranslationaler Ebene reguliert.

Im Folgenden untersuchten wir, ob vitale Bakterien eine ähnliche alveolo-kapillare Kommunikation induzieren, und ob hinsichtlich dieser Signaltransduktion Unterschiede zwischen typischen Auslösern der CD18-abhängigen (E. coli) und der CD18-unabhängigen (Strep. pneu.) Leukozytenemigration bestehen.

Methodik

Die Untersuchungen erfolgten am Modell der isoliert-perfundierten Rattenlunge. Exzidierte Lungen männlicher Sprague-Dawley Ratten (563 ± 19 g) wurden kontinuierlich mit 14 ml/min autologen, heparinisierten Bluts bei einem positiven Atemwegsdruck von 5, einem pulmonal-arteriellen Druck von 10 und einem linksatrialen Druck von 5 cmH$_2$O perfundiert.

Die Messung der zytosolischen Calcium-Konzentration ($[Ca^{2+}]_i$) in alveolaren Epithel- und kapillaren Endothelzellen erfolgte *in situ* mittels der Fura-2 Ratio-Imaging-Technik [4]. Epithelzellen wurden durch Mikropunktion des Alveolarraumes, Endothelzellen über einen venös gewedgten Mikrokatheter mit dem Calcium-Indikator Fura-2 beladen (10 μM). Die Fluoreszenz Fura-2-beladener Epithel- und Endothelzellen wurde bei Anregungswellenlängen von 340 und 380 nm registriert, und das Verhältnis dieser Fluoreszenzintensitäten mittels digitaler Bildverarbeitung unter Einbeziehung entsprechender Kalibrierungsparameter [4, 5] in absolute $[Ca^{2+}]_i$-Werte konvertiert.

Die Bakterien wurden spektrophotometrisch auf Konzentrationen von 10^8 CFU/ml (E. coli) bzw. 10^9 CFU/ml (Strep. pneu.) eingestellt und über Mikropunktion in den Alveolarraum infundiert. Diese Bakterienkonzentrationen induzieren nach intra-trachealer Instillation ein vergleichbares Ausmaß der Leukozytenemigration [2]. Die erfolgreiche Applikation in den Alveolarraum wurde durch Mikroinfusion FITC-konjugierter Bakterien verifiziert. Der cPLA$_2$-Inhibitor AACOCF$_3$ (1 µM), der intrazelluläre Ca^{2+}-Chelator BAPTA (40 µM) sowie der blockiernde anti-TNFR1-Antikörper E-20 bzw. der Kontrollantikörper RP-2 (je 10 µg/ml) wurden jeweils 10 min vor Applikation von E. coli in den Alveolarraum infundiert.

Ergebnisse

Intra-alveolare E.coli induzierten einen raschen ($<$2 min) und prolongierten ($>$20 min) $[Ca^{2+}]_i$-Anstieg im alveolaren Epithel (p$<$0,05 vs. Kontrolle, n$=$4). Simultan stieg auch das $[Ca^{2+}]_i$ in den angrenzenden Endothelzellen an (p$<$0,05 vs. Kontrolle, n$=$4). Folglich besteht eine rasche Fortleitung des inflammatorischen Signals vom Alveolarraum an die pulmonalen Mikrogefäße. Hingegen zeigten intra-alveolare Strep.pneu. weder im Alveolarepithel noch im Kapillarendothel einen $[Ca^{2+}]_i$-Effekt (p$<$0,05 vs. E. coli, je n$=$4).

Die Vorbehandlung des alveolaren Epithels durch BAPTA oder AACOCF$_3$ inhibierte die endotheliale $[Ca^{2+}]_i$-Antwort auf eine nachfolgende Infusion von E. coli vollständig (p$<$0,05 vs. E. coli, je n$=$4). Hingegen hatten weder der anti-TNFR1-Antikörper E-20 noch der Kontrollantikörper RP-2 einen Effekt auf die endotheliale $[Ca^{2+}]_i$-Antwort nach Infusion von E. coli (je n$=$4).

Schlussfolgerung

Intra-alveolare Infusion von *Escherichia coli*, aber nicht *Streptococcus pneumoniae*, induziert $[Ca^{2+}]_i$-Fluxe in alveolaren Epithelzellen, die über eine cPLA$_2$-abhängige Signaltransduktion an die Endothelzellen der angrenzenden Kapillargefäße fortgeleitet werden. Der Induktion epithelialer $[Ca^{2+}]_i$-Fluxe könnte daher bzgl. der differentiellen Regulation zwischen CD18-abhängigen und -unabhängigen Emigrationsmechanismen eine Triggerfunktion zukommen.

Die E. coli-induzierte alveolo-kapillare Kommunikation erfolgt in Abhängigkeit vom epithelialen $[Ca^{2+}]_i$ und von der epithelialen cPLA$_2$. Vermutlich wird sie analog der TNF-α-induzierten Signaltransduktion durch eine parakrine Freisetzung von Arachidonsäure aus dem Alveolarepithel vermittelt. Jedoch wird der E. coli-induzierte epitheliale $[Ca^{2+}]_i$-Anstieg nicht durch die Bindung von TNF-α an TNFR1 initiiert, sondern wahrscheinlich durch direkte Einwirkung der Bakterien auf luminale epitheliale Rezeptoren. Diesem cPLA$_2$-abhängigen Kommunikationsweg könnte eine wesentliche Funktion für die inflammatorische Reaktion der distalen Atemwege auf gramnegative Bakterien zukommen.

Literatur

1. Doerschuk CM, Winn RK, Coxson HO, Harlan JM (1990) CD18-dependent and independent mechanisms of neutrophil emigration in the pulmonary and systemic microcirculation in rabbits. J Immunol 144: 2327–2333
2. Burns AR, Doerschuk CM (1994) Quantification of L-selectin and CD18 expression on rabbit neutrophils during CD18-independent and CD18-dependent emigration in the lung. J Immunol 153: 3177–3188
3. Kuebler WM, Parthasarathi K, Wang PM, Bhattacharya J (2000) A novel signaling mechanism between gas and blood compartments of the lung. J Clin Invest 105: 905–913
4. Ying XY, Minamiya Y, Fu C, Bhattacharya J (1996) Ca^{2+} waves in lung capillary endothelium. Circ Res 79: 898–908
5. Grynkiewicz G, Poenie M, Tsien RY (1985) A new generation of Ca^{2+} indicators with greatly improved fluorescence properties. J Biol Chem 260: 3440–3450

Korrespondenzadresse: Dr. W. M. Kübler, Institut für Chirurgische Forschung, Ludwig-Maximilians-Universität München, Marchioninistraße 27, 81377 München, Tel.: 0 89/70 95 43 56, Fax: 0 89/70 95 43 53, e-mail: kuebler@icf.med.uni-muenchen.de

Wirkung von Lipoteichonsäure aus *Staphylococcus aureus* im Modell der isoliert perfundierten Rattenlunge

Effect of lipoteichoic acid from Staphylococcus aureus in a model of the isolated perfused lung in rats

U. Heydasch[1], R. Göggel[2], U. T. Hopt[1] und S. Uhlig[2]

[1] Abteilung Allgemeine Chirurgie, Gefäß-, Thorax- und Transplantationschirurgie, Universität Rostock
[2] Laborgruppe Lungenpharmakologie, Forschungszentrum Borstel

Abstract

Isolated rat lungs were ventilated and perfused with a recirculating blood free buffer solution supplemented with albumin. To study the pathophysiology of gram-positive sepsis we used lipoteichoic acid (LTA) from *Staphylococcus aureus* as a model substance. The addition of LTA (10 µg/ml) to the perfusion medium resulted in a significant increase in airway resistance.

Einleitung

Das Lipopolysaccharid (LPS) gramnegativer Bakterien verursacht in verschiedenen Tiermodellen einen Anstieg des Atemwegswiderstands (Resistance) als Ausdruck einer Lungenschädigung. Dies konnte auch im Modell der Isoliert Perfundierten Lunge (IPL) an Ratten gezeigt werden [1]. Sepsis und nachfolgendes Lungenversagen sind in der Klinik jedoch vielfach durch grampositive Bakterien verursacht, deren Zellwand hauptsächlich aus Lipoteichonsäure (LTA) und Peptidoglycan besteht [2, 3]. Unsere Studie untersuchte die Wirkung von LTA am Modell der IPL.

Methodik

Beide Lungen von Wistar-Ratten (200–260 g) wurden mit rezirkulierendem Krebs-Henseleit-Puffer (150 ml) unter Zusatz von 2% Rinderserumalbumin mit konstantem hydrostatischem Druck (12 mm H_2O) perfundiert und in einer Beatmungskammer mittels konstantem negativem Druck beatmet (Frequenz 80/Minute, Tidalvolumen ca. 2 ml). Die Meßeinrichtung (Hugo Sachs Electronics) erlaubte die kontinuierliche PC-gestützte Aufzeichnung von Atemwegswiderstand (Resistance), Tidalvolumen, vasculärem Druck (arteriell und venös) und Lungengewicht [4]. Die Meßdauer betrug jeweils 150 Minuten (min). Die Zugabe von LTA (Staphylococcus aureus) bzw. LPS (Salmonella minnesota) erfolgte immer nach 40 min. Es wurden 4 Versuchsgruppen untersucht (Zahlenangaben sind Konzentrationen im zirkulierenden Puffer in µg/ml): Kontrolle (n = 6), LTA 10 (n = 6), LTA 3,3 (n = 4) und LPS 50 (n = 4).

Ergebnisse

(Angaben sind Mittelwerte, SEM; Einheit: cm $H_2O \times s/ml$; $p < 0{,}02$ (One/Way-ANOVA, Bonferoni)) Während der ersten 40 Minuten (min) unter Baseline-Bedingungen unterschied sich die Resistance nicht signifikant zwischen den Gruppen (Kontrolle 0 min: 0,26, 0,01; 40 min: 0,25, 0,01/LTA 10 0 min: 0,28, 0,01; 40 min: 0,28, 0,01/LTA 3,3 0 min: 0,29, 0,01; 40 min: 0,28, 0,02/LPS 50 0 min: 0,25, 0,01; 40 min: 0,25, 0,01). Bei der Kontrolle und LTA 3,3 blieb die Resistance auch weiterhin stabil (bei 150 min: Kontrolle 0,26, 0,01 und LTA 3,3 0,31, 0,03). In der Gruppe LTA 10 kam es etwa 30 min nach Zugabe von LTA zu einem signifikanten Anstieg der Resistance, der bei 140 min 0,74, 0,21 erreichte. Kurz danach konnte in einem Experiment aufgrund von nur noch minimalem Tidalvolumen (Conductance gegen 0) nicht mehr gemessen werden. Bei 150 min lagen die Werte zwischen minimal 0,39 und nicht meßbar hoch. Der ebenfalls nach etwa 30 min beginnende Anstieg bei den Versuchen mit LPS erreichte bei 102 min 0,41, 0,06. Anschließend war im ersten von zwei Experimenten ein so extremer Anstieg zu verzeichnen, daß keine verläßlichen Meßwerte mehr zu gewinnen waren. Am Ende der Untersuchungsdauer waren Werte zwischen minimal 0,45 und nicht meßbar hoch zu verzeichnen.

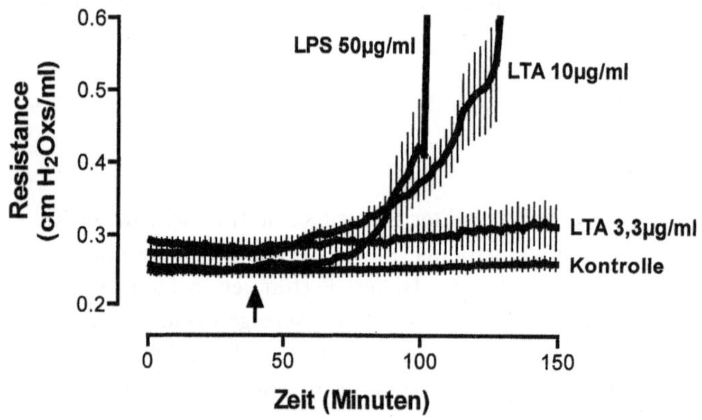

Abb. 1. Atemwegswiderstand (Resistance) in isoliert perfundierten Rattenlungen nach Zugabe (bei 40 Minuten, *Pfeil*) von Lipoteichonsäure (*LTA*) und Lipopolysaccharid (*LPS*) in das rezirkulierende Perfusionsmedium

Schlussfolgerung

LTA bewirkt im Modell der IPL in Rattenlungen ähnlich wie LPS einen starken Anstieg der Resistance. Dieser tierexperimentelle Befund untermauert die Hypothese, daß Zellwandbestandteile auch grampositiver Bakterien bei einer Sepsis zu Lungenschäden und ARDS führen können.

Literatur

1. Uhlig S, Nüssing R, von Bethmann A, Featherstone RL, Klein T, Brasch F, Müller KM, Ullrich V, Wendel A (1996) Cyclooxygenase-2-Dependent Bronchoconstriction in Perfused Rat Lungs Exposed to Endotoxin. Molecular Medicine 2: 373–383
2. Bone RC (1994) Gram-positive Organisms and Sepsis. Arch Intern Med 154: 26–34
3. De Kimpe SJ, Kengatharan M, Thiemermann C, Vane JR (1995) The cell wall components peptidoglycan and lipoteichoic acid from Staphylococcus aureus act in synergy to cause shock and multiple organ failure. Proc Natl Acad Sci 92: 10359–10363
4. Uhlig S (1998) The isolated perfused lung. In: Uhlig S, Taylor AE (Hrsg) Methods in Pulmonary Research. Birkhäuser Verlag, Basel, S. 29–55

Korrespondenzadresse: Dr. U. Heydasch, Universität Rostock, Klinik und Poliklinik für Chirurgie, Abteilung für Allgemeine Chirurgie, Gefäß-, Thorax- und Transplantationschirurgie, Schillingallee 35, 18055 Rostock, Fax: 03 81-4 94-60 02, e-mail: ulrich.heydasch@medizin.uni-rostock.de

Immunmodulation verhindert intraperitoneales Wachstum und Lungenschaden bei experimenteller Staph. aureus Peritonitis

Immunomodulation prevents intraperitoneal bacterial growth and pulmonary damage in experimental Staphylococcus aureus peritonitis

J. M. Mayer[1], V. J. O. Laine[2], S. Kolodziej[1], T. J. Nevalainen[2] und H. G. Beger[1]

[1] Chirurgische Klinik I, Universität Ulm
[2] Abteilung Pathologie, Universität Turku, Finnland

Abstract

The effect of immunosuppressive drugs on gram-positive peritonitis is not very well understood. We examined the effect of FK506 (Tacrolimus) and OKT3 (Orthoclone) on *Staphylococcus aureus* peritonitis in mice. At 12 h after s.c. injection of NaCL 0.9% (control, $n=22$), 0.32 mg/kg FK506 ($n=22$) or 0.6 mg/kg OKT3 ($n=22$) a 2.0×10^6 *S. aureus* in 1 ml NaCl 0.9% was injected intraperitoneally to Balb/C mice. After 16 h $n=12$ mice in each group were bled, serum collected, lungs harvested and a peritoneal lavage performed. Pulmonary wet weight/dry weight ratio and myeloperoxidase activity was determined. IL-6 was measured in serum and peritoneal fluid. Pulmonary damage was scored histologically in HE-stained sections in a blinded fashion. The 48 h survival was determined in 10 mice in each group. At 48 h after induction, survival of *S. aureus* peritonitis was higher and bacterial growth in the peritoneal cavity at 16 h after induction was lower in Fk506 and OKT3 treated mice than in control mice. While IL-6 was lower in peritoneal fluid of OKT3 treated mice, serum IL-6 was higher in OKT3 and Fk506 mice than in control mice. Lung myeloperoxidase activity was lower in Fk506 mice and the pulmonary damage score was lower in Fk506 and OKT3. OKT3 and FK506 reduced mortality, pulmonary damage and bacterial growth in *S. aureus* peritonitis. Both drugs have an anti-inflammatory potential in acute peritonitis that needs further examination.

Einleitung

Die Gram-positive Peritonitis ist eine gefürchtete Komplikation bei immunsupprimierten Patienten, jedoch ist der Einfluß der Immunsuppression auf den Verlauf der Erkrankung nicht hinreichend bekannt. Zudem konnte kürzlich ein protektiver Effekt von Immunmodulatoren auf die akute Pankreatitis gezeigt werden [1]. Wir haben daher den Effekt zweier Immunsuppressiva, des Calcineurin-Inhibitors FK506 und des CD3-Antikörpers OKT3, auf die experimentelle Peritonitis untersucht.

Methodik

Weiblichen 7–8 Wochen alten und 18–22 g schweren Balb/C Mäusen wurde entweder 100 µl NaCL 0,9% (Kontrolle, n=22) oder 0,32 mg/kg FK506 in 100 µl NaCl 0,9% (FK, n=22) oder 0,6 mg/kg OKT3 in 100 µl NaCl 0,9% (OKT, n=22) subkutan appliziert. Nach 12 h wurde durch intraperitoneale Injektion einer Suspension mit $2,0 \times 10^6$ Staph. aureus in 1 ml NaCl 0,9% eine Peritonitis induziert. Die Mäuse hatten danach freien Zugang zu Wasser und Futter und je 12 Tiere wurden 16 h nach Induktion der Peritonitis durch Ausbluten getötet. Je 10 Tiere wurden zur Bestimmung des Langzeitüberlebens weitere 48 h beobachtet. Sofort wurde eine Peritoneal- Lavage durchgeführt und das Bakterienwachstum nach 12 h Inkubation bestimmt. Die Lungen wurden entnommen, der rechte Lungenflügel wurde zur Hälfte schockgefroren und Myeloperoxidase darin bestimmt, die andere Hälfte wurde gewogen und das Trockengewicht bestimmt. Die linke Lunge wurde Formalin-fixiert und die HE-gefärbten Schnitte der histologischen Schäden evaluiert. Im Serum und in der Peritonealflüssigkeit wurde IL-6 bestimmt.

Ergebnisse

Nach 48 h haben 90% der FK506-Gruppe, 100% der OKT3-Gruppe aber nur 60% der Kontrolle überlebt ($p < 0,01$). Bakterienwachstum war geringer bei FK506 (1000 CFU/ml (300–1725)) und OKT3 (1500 CFU/ml (250–7500)) als bei Kontrolle (9500 CFU/ml (7000–49000)). IL-6 im Peritoneum war geringer bei OKT3 (63,2 ng/ml$\pm$14; $p < 0,01$) als bei FK506 (107,6 ng/ml$\pm$24,4) oder Kontrolle (121,6 ng/ml$\pm$9,9). Serum IL-6 war höher bei OKT3 (923,2 ng/ml$\pm$129) und FK506 (409,6 ng/ml$\pm$103) als bei Kontrolle (136,8 ng/ml $\pm$66; $p < 0,01$). MPO in der Lunge war bei FK506 (173 mU/l$\pm$76) niedriger als bei OKT3 (323 mU/l$\pm$97) oder Kontrolle (443 mU/l$\pm$96). Der histologische Lungenschaden war geringer bei FK506 (1,5$\pm$0,3) und OKT3 (1,2$\pm$0,4) als bei Kontrolle (3,1$\pm$0,7; $p < 0,03$).

Diskussion und Schlussfolgerung

Überraschenderweise verschlimmert eine vorangegangene Immunsuppression nicht das Überleben bei experimenteller Peritonitis. Im Gegenteil fand sich ein verringertes intraperitoneales Bakterienwachstum und eine verminderte Lungenschädigung unter Therapie mit FK506 und OKT3. In einer ähnlichen experimentellen Studie hatte auch das chirurgische Trauma keine Verminderung der Resistenz gegenüber intraperitonealen Bakterien zur Folge [2]. Dies deutet darauf hin, daß der Effekt verschiedener Immunsuppressiva auf die Peritonitis differenziert betrachtet werden muß, zumal eine Therapie mit dem Th2-stimulierenden Zytokin IL-2 als typische Nebenwirkung die bakterielle Sepsis fördert [3]. Ein möglicher protektiver Effekt einer T-Zell-Modulation auf den Verlauf der Peritonitis als akut entzündliche Erkrankung muß näher untersucht werden.

Literatur

1. Mayer J, Laine VJO, Gezgin A, Kolodziej S, Nevalainen TJ, Storck M, Beger HG (2000) Single shot FK506 and OKT3 reduces early severity in experimental acute pancreatitis. Eur J Surg 166: 734–741
2. DeWilde JP, Lebrunn E, Bournonville B, Kinnaert P (1998) Surgical trauma does not decrease resistance to infection. Eur J Surg 164: 339–343
3. Snydman DR, Sullivan B, Gill M, Gould JA, Parkinson DR, Atkins MB (1999) Nosocomial sepsis associated with interleukin-2. Ann Intern Med 112: 102–107

Korrespondenzadresse: Dr. J. Mayer, Chirurgie I, Steinhövelstraße 9, 89075 Ulm, Tel.: 07 31-50 02-72 00, Fax: 07 31-50 02-72 14, e-mail: jens.mayer@medizin.uni-ulm.de

Bedeutung von ROS und NF-κB/AP-1 für die iNOS-Induktion unter Hyperoxie

Influence of ROS and NF-κB/AP-1 on iNOS induction under hyperoxia

S. Pepperl[1], M. Dörger[1], F. Ringel[1], C. Kupatt[2] und F. Krombach[1]

[1] Institut für Chirurgische Forschung
[2] Medizinische Klinik I der Ludwig-Maximilians-Universität München

Abstract

Background: Inhalation of high concentrations of oxygen can lead to hyperoxic lung injury. We could already show that hyperoxia can increase nitric oxide (NO) production in alveolar macrophages (AM) after stimulation with LPS and IFN-γ in comparison to normoxic exposure. The mechanism, however, is not fully understood. Therefore, we investigated the effects of hyperoxia on intracellular reactive oxygen species (ROS), their influence on redox sensitive transcription factors NF-κB and AP-1 and regulation of iNOS expression. *Methods:* AM were obtained by bronchoalveolar lavage of anesthetized CD rats. Cells were incubated under 21% or 85% O_2 and treated with 100 ng/ml LPS and/or 100 U/ml IFN-γ for 24 h. ROS were detected fluorometrically by quantitating oxidation of $2',7'$-dichlorofluorescin. Inhibition of ROS was determined using N-acetyl L-cysteine (NAC) (30 mM) and pyrrolidine dithiocarbamate (PDTC) (50 µM) as antioxidants. Activation of redox-sensitive transcription factors NF-κB and AP-1 was analysed using electrophoretic mobility shift assays (EMSA) and induction of iNOS mRNA was investigated by RT-PCR. *Results:* Hyperoxia caused a significant increase in intracellular ROS production after stimulation with LPS/IFN-γ (LPS/IFN-γ 21% O_2, 200.3±6.3% of control; LPS/IFN-γ 85% O_2, 246.2±24.7% of control). Treatment with NAC and PDTC led to a dramatic decrease in intracellular ROS levels after stimulation with LPS/IFN-γ under normoxia as well as under hyperoxia (LPS/IFN-γ + NAC 21% O_2, 123.5±5.1% of control; LPS/IFN-γ + NAC 85% O_2, 122.8±5.7% of control; LPS/IFN-γ + PDTC 21% O_2, 151.3±1.3% of control; LPS/IFN-γ + PDTC 85% O_2, 168.5±3.8% of control). Activation of redox-sensitive transcription factors NF-κB and AP-1 was elevated under hyperoxia in unstimulated AM and after stimulation with LPS/IFN-γ in comparison to normoxic exposure. INOS induction after treatment with LPS/IFN-γ was further enhanced under hyperoxic conditions and inhibited by adding the antioxidants NAC or PDTC under normoxia as well as hyperoxia. *Conclusion:* Our results indicate that there is an increased production of intracellular ROS under hyperoxia that plays an important role in activating redox-sensitive transcription factors and regulating iNOS gene expression. We conclude that ROS play a key role in the pathogenesis of hyperoxic lung injury.

Einleitung

Die Beatmung mit erhöhten Sauerstoffkonzentrationen ist heute aus dem klinischen Alltag nicht mehr wegzudenken. Dennoch birgt die künstliche Hyperoxie und der dadurch entstehende oxidative Stress auch Gefahren, denn die Inhalation von Sauerstoff in höheren Konzentrationen kann, vor allem bei längerer Anwendung, zum hyperoxischen Lungenschaden führen [1, 2]. Die Pathogenese des hyperoxischen Lungenschadens ist jedoch nicht vollständig geklärt. Wir konnten bereits zeigen, daß Alveolarmakrophagen (AM) in vitro nach Stimulation mit LPS und IFN-γ unter 85% O_2 mehr Stickstoffmonoxid (NO) produzieren als unter 21% O_2 [3]. Der Mechanismus, der diesem Synergismus zwischen LPS/IFN-γ und Hyperoxie zugrunde liegt, ist jedoch unklar. Wir untersuchten daher die Wirkung von Hyperoxie und LPS/IFN-γ auf die Bildung von intrazellulär gebildeten reaktiven Sauerstoffspezies (ROS), deren Einfluß auf die redoxsensitiven Transkriptionsfaktoren NF-κB/AP-1 und die Regulation der Expression der induzierbaren NO Synthase (iNOS).

Methodik

AM wurden mittels bronchoalveolärer Lavage von anästhesierten CD-Ratten gewonnen. Die Zellen wurden entweder bei 21% O_2 oder 85% O_2 kultiviert und mit 100 ng/ml Lipopolysaccharid (LPS) und/oder 100 U/ml IFN-γ für 24 h stimuliert. Intrazelluläre ROS wurden fluorimetrisch durch Messung der Oxidation von 2',7'-Dichlorofluorescin (DCFH) nachgewiesen. Dazu wurden die AM für 30 min mit 10 μM 2',7'-Dichlorofluoreszindiacetat inkubiert. Dieses diffundiert in die Zellen und wird dort von Esterasen zu DCFH gespalten, das dann durch intrazelluläre ROS, hauptsächlich H_2O_2 und Hydroxylradikale, zu seinem fluoreszierenden Analogon oxidiert wird. Als Antioxidantien dienten N-Acetylcystein (NAC) (30 mM) und Pyrrolidindithiocarbamat (PDTC) (50 μM). Die Aktivierung der redoxsensitiven Transkriptionsfaktoren NF-κB und AP-1 wurde mittels Electrophoretic Mobility Shift Assays (EMSA) untersucht. Die Induktion der iNOS mRNA wurde durch RT-PCR nachgewiesen.

Ergebnisse

In LPS/IFN-γ stimulierten AM konnte unter Hyperoxie eine im Vergleich zur Normoxie signifikant höhere Produktion intrazellulärer ROS nachgewiesen werden (angegeben in% des Ausgangswertes) (LPS/IFN-γ 21% O_2: 200,3$\pm$6,3%; LPS/IFN-γ 85% O_2: 246,2$\pm$24,7%). Die Antioxidantien NAC und PDTC führten nach Stimulation mit LPS/IFN-γ sowohl unter Normoxie als auch unter Hyperoxie zu einer signifikanten Abnahme intrazellulärer ROS (LPS/IFN-γ+NAC 21% O_2: 123,5$\pm$5,1%; LPS/IFN-γ+NAC 85% O_2: 122,8$\pm$5,7%; LPS/IFN-γ+PDTC 21% O_2: 151,3$\pm$1,3%; LPS/IFN-γ+PDTC 85% O_2: 168,5$\pm$3,8%). Die redoxsensitiven Transkriptionsfaktoren NF-κB und AP-1 waren unter Hyperoxie in unstimulierten wie in LPS oder IFN-γ stimulierten AM im Vergleich zur Normoxie vermehrt aktiviert. Die Zugabe von NAC oder PDTC führte auch auf der Ebene der Transkriptionsfaktoren zu einer deutlichen Abnahme der NF-κB und AP-1 Aktivität. Die Induktion der iNOS nach Stimulation mit LPS/IFN-γ konnte durch 85% O_2 im Vergleich zu 21% O_2 weiter gesteigert werden und durch Zugabe von Antioxidantien sowohl unter Normoxie als auch unter Hyperoxie gehemmt werden.

Schlussfolgerung

Unsere Ergebnisse zeigen, daß unter Hyperoxie vermehrt intrazelluläre ROS gebildet werden, die die Aktivierung redoxsensitiver Transkriptionfaktoren wie NF-κB und AP-1 und damit die Genexpression der iNOS induzieren. Die Antioxidantien NAC und PDTC konnten sowohl die Bildung von ROS als auch die Aktivierung von NF-κB und AP-1 sowie die Induktion der iNOS hemmen. Wir schließen daraus, daß der Aktivierung von redoxsensitiven Transkriptionsfaktoren durch intrazelluläre ROS bei der Pathogenese des hyperoxischen Lungenschadens eine entscheidende Bedeutung zukommt.

Literatur

1. Crapo JD, Barry BE, Foscue HA, Shelburne J (1980) Structural and biochemical changes in rat lungs occuring during exposure to lethal and adaptive doses of oxygen. Am Rev Respir Dis 122: 123–143
2. Jamieson D (1989) Oxygen toxicity and reactive oxygen metabolites in mammals. Free Radic Biol Med 7: 548–555
3. Pepperl S, Dörger M, Krombach F (1999) Hyperoxie steigert die LPS- und IFN-γ-induzierte NO-Freisetzung durch Alveolarmakrophagen. In: Rühland D (Hrsg). Langenbeck's Archives of Surgery. Supplement I Forumband: 473–476

Korrespondenzadresse: S. Pepperl, Institut für Chirurgische Forschung, Marchioninistraße 15, 81366 München, Fax: 0 89-70 95-88 97, e-mail: spepperl@hotmail.com.

Etablierung von CMRT's (Clinic Modelling Randomised Trials) im Knock-out-Mausmodell: Einfluß des Komplementsystems in der postoperativen Peritonitis und Sepsis

Establishment of clinic modelling randomised trials in a knock-out-mouse model: Influence of complement system on postoperative peritonitis and sepsis

I. Celik[1], C. Stover[2], M. Botto[3], M. J. Walport[3], W. Lorenz[1] und W. Schwaeble[2]

[1] Institut für Theoretische Chirurgie, Philipps Universität Marburg
[2] Institut für Anatomie und Zellbiologie, Philipps Universität Marburg und Department of Microbiology and Immunology, University of Leicester, Leicester, UK
[3] Division of Medicine, Imperial College School of Medicine, London, UK

Abstract

Introduction: To investigate the pathophysiology of postoperative peritonitis and sepsis before conducting a costly clinical trial, experiments in knock-out (KO) animal models were performed (frequently in mice). The currently available sepsis models in KO mice are reductionistic or controversial and for that reason not suitable to investigate the complex neuroimmune–endocrine interactions in the perioperative period of clinical peritonitis and sepsis. The aim of this study was to establish a complex, polymicrobial sepsis model in KO mice using the concept of clinic modelling randomised trials (CMRTs) in animals to investigate the influence of the different complement activating pathways (classical, alternative, and lectin) during the perioperative course of postoperative peritonitis and sepsis. *Methods:* Adult male mice (20–25 g) were used (wild-type SV 129, C1q–/– and Bf/C2–/–). The conditions of the experiment were designed to model the clinical reality as well as the methodology of clinical trials with: sample size calculation, blinding and randomised allocation to three groups ($n = 12$/group), anaesthesia i.p. (fentanyl/droperidol), laparotomy and postoperative s.c. analgesia. Induction of peritonitis and sepsis were performed using a laparotomy (0.5 cm) and i.p. inocculation of a standardised polymicrobial, human faecal suspension. Dose response curves (DRC) were performed to obtain a mortality rate of 30%–50% (0.10–0.15 ml/kg BW inoculation) in the wild-type group (SV 129, six groups with $n = 10$/group) and a following definitive study (three groups, $n = 12$/group) for direct comparison of mortality rates and survival times. The endpoint was the 5-day mortality rate. Statistics were compiled using the chi-square test and Kaplan–Meier survival curves (log rank test). *Results:* The KO animal model could be established successfully. In the definitive study the obtained mortality rate for the wild-type group was 42% (5/12), 83% (10/12) in the C1q–/– group and 100% (12/12) in the Bf/C2–/– group ($n = 12$/group, $p = 0.03$ in global chi-square test, df $= 2$). Sham operated animals in all three groups (i.p. Ringer solution instead of faecal suspension) did not die. Furthermore, a significant difference was obtained between the three groups in the Kaplan–Meier survival curves ($n=12$/group, $p<0.001$ in the log rank test, df$=2$). *Discussion:* A significantly increased mortality rate and a reduced survival time was obtained in the C1q–/– and in the Bf/C2–/– KO group versus the wild-type group. The relevant influence of the different complement activating pathways on the course of postoperative peritonitis and sepsis in this complex KO-mouse model is obvious. However, not only in reductionistic animal models like before, but now also in the complex scenario of CMRTs in KO mice, the important role of the complement system in peritonitis and sepsis could be demonstrated. Contributions of further investigations in this peritonitis and sepsis model can help to explain and to improve the knowledge of the complex pathophysiological course and interactions (cytokines, mediators, etc.) during sepsis.

Einleitung

Um die Pathophysiologie der postoperativen Peritonitis und Sepsis vor der Durchführung aufwendiger, klinischer Studien mittels tierexperimenteller Versuche zu untersuchen, werden vermehrt Knock-out (KO)-Tiermodelle (vorzugsweise in Mäusen) verwendet. Die vorhandenen Sepsismodelle in KO-Mäusen sind aber sehr reduktionistisch bzw. bezüglich ihrer Relevanz umstritten und daher ungeeignet, die komplexen, neuro-immun-endokrinen Interaktionen im perioperativen Verlauf einer klinischen Peritonitis und Sepsis zu untersuchen [1]. Das Komplementsystem ist dabei ein wichtiger Effektorarm der Immunantwort. Aus diesem Grund war es Ziel dieser Untersuchung, mit Hilfe des Konzeptes von CMRT's (Clinic Modelling Randomised Trials) [2] ein komplexes, polymikrobielles Sepsismodell in KO-Mäusen zu etablieren und die Frage des Einflusses der verschiedenen Komplementaktivierungswege (klassischer, alternativer und Lectin) im perioperativen Verlauf einer postoperativen Peritonitis und Sepsis zu untersuchen.

Methodik

Adulte, männliche Mäuse mit einem Gewicht von 20–25 g wurden in den Experimenten verwendet (Wildstamm SV129, C1q–/– und Bf/C2–/– KO-Maus) [3]. Die Versuchsbedingungen wurden so gewählt, daß sie sowohl die klinische Realität modellierten als auch die Methodologie klinischer Studien berücksichtigten. Hierzu gehören prospektive Fallzahlberechnung, Verblindung und randomisierte Zuteilung zu 3 Gruppen (n$=$12/Gruppe), eine relevante Anästhesie i.p. mit Fentanyl/Droperidol, eine Laparotomie und anschließende postoperative s.c. Analgesie mit Tramadol. Zur Induktion einer Peritonitis und Sepsis wurde an den Tieren eine Laparotomie (0,5 cm) mit anschließender i.p. Inokulation einer standardisierten polymikrobiellen, humanen Stuhlsuspension durchgeführt [4]. Zur Titrierung einer postoperativen Mortalitätsrate von 30–50% in der Wildstammgruppe wurden Dosis-Wirkungskurven (DWK) mit 0,10–0,15 ml/kg KG Inokulat in entsprechenden Vorversuchen durchgeführt (6 Gruppen bzw. Konzentrationen mit n$=$10/Gruppe). Nachdem die entsprechende Dosis im Wildstamm gefunden wurde (s.o.), erfolgte die abschließende definitive Studie, in der die C1q–/– und Bf/C2–/– Mäuse gegen den Wildstamm verglichen wurden (3 Gruppen, n$=$12/Gruppe mit 0,12 mg/kg KG Inokulum). Dieser Versuch diente dem direkten Vergleich der Mortalitätsraten und Überlebenszeiten in den drei Gruppen. Endpunkt war die 5-Tage Mortalitätsrate. Die statistische Analyse erfolgte unter Verwendung des chi^2-Tests und Kaplan-Meier-Überlebenskurven (Log Rank-Test).

Ergebnisse

Das Tiermodell konnte erfolgreich und reproduzierbar etabliert werden. In der definitiven Studie betrug die Mortalitätsrate 42% (5/12) in der Wildstammgruppe, 83% (10/12) in der C1q-/- Gruppe und 100% (12/12) in der Bf/C2-/- Gruppe (n=12/Gruppe, p=0,03 im globalen chi^2-Test, df=2. Scheinoperierte Tiere (Negativkontrollen) in allen drei Gruppen mit i.p. Inokulation von Ringer statt Inokulum überlebten alle. Es fand sich weiterhin ein signifikanter Unterschied zwischen den drei verglichenen Gruppen in den Kaplan-Meier Überlebenskurven (n=12/Gruppe, p<0,001 im Log Rank-Test, df=2).

Diskussion

Es fand sich eine signifikant erhöhte Mortalitätsrate und eine signifikante reduzierte Überlebenszeit in der C1q-/- und der Bf/C2-/- Gruppe gegenüber dem Wildstamm (SV129). Die hier präsentierten Daten verdeutlichen den relevanten und abgestuften Einfluß der verschiedenen Komplementaktivierungswege auf den Verlauf der postoperativen Peritonitis und Sepsis in diesem komplexen KO-Mausmodell. Es ist gelungen, nicht nur wie bisher in reduktionistischen KO-Modellen, sondern nun auch in komplexen Szenario von CMR-T's die wichtige Rolle des Komplementsystems in der Peritonitis und Sepsis zu zeigen [5]. Das hier etablierte Mausmodell kann dazu verwendet werden, weitergehende Untersuchungen mit verschiedensten Fragestellungen in diesem Sepsismodell durchzuführen und dazu beitragen die komplexen pathophysiologischen Zusammenhänge und neuro-immun-endokrinen Interaktionen (Zytokine, Mediatoren, Hormone, etc.) zu klären.

Diese Studie wurde von der Deutschen Forschungsgemeinschaft (Sonderforschungsbereich 297, Projekt A8 und C5) unterstützt.

Literatur

1. Deitch EA (1998) Animal models of sepsis and shock: a review and lessons learned. Shock 9: 1–11
2. Bauhofer A, Lorenz W, Celik I, Stinner B, Solovera J, Lorijn R (1998) Hematopoietic cytokines, G-CSF and abdominal surgery. In Schein M, Wise L (eds) Cytokines and the Abdominal Surgeon, R.G. Landes Company, Austin, pp 117–141
3. Mitchell DA, Taylor PR, Cook HT, Moss J, Bygrave AE, Walport MJ, Botto M (1999) Cutting Edge: C1q protects against the development of Glomerulonephritis independently of C3 activation. J Immunol 162: 5676–5679
4. Lorenz W, Reimund KP, Weitzel F, Celik I, Kurnatowski M, Schneider C, Mannheim W, Heiske A, Neumann K, Sitter H, Rothmund M (1994) Granulocyte colony-stimulting factor prophylaxis before operation protects against lethal consequences of postoperative peritonitis. Surgery 116: 925–934
5. Ember JA, Hugli TE (1997) Complement factors and their receptors. Immunopharmacology 38: 3–15

Korrespondenzadresse: Dr. med. I. Celik, Institut für Theoretische Chirurgie, Klinikum der Philipps Universität Marburg, Baldingerstraße, 35033 Marburg, Tel.: 0 64 21-2 86 22 29/ 2 86 22 23, Fax: 0 64 21-2 86 89 26, e-mail: celik@mailer.uni-marburg.de

Autonome Regulation der zellulären Inflammation im septischen Ileus durch die Dünndarmmuskularis mittels Monocyte Chemoattractant Protein-1 (MCP-1)

Autonomous regulation of the cellular inflammation in septic ileus within the intestinal muscularis through monocyte chemoattractant protein-1 (MCP-1)

A. Türler[1,2], J. C. Kalff[2], N. Schwarz[2], M. K. Eskandari[1], A. Hirner[2] und A. J. Bauer[1]

[1] Department of Medicine/Gastroenterology; University of Pittsburgh, USA
[2] Klinik und Poliklinik für Allgemein-, Viszeral-, Thorax- und Gefässchirurgie, Rheinische Friedrich-Wilhelms-Universität Bonn

Abstract

Background: Endotoxemia causes a massive inflammation of the intestinal wall, which is associated with an inhibition of intestinal motility. The network of resident macrophages seems to play a major role as an initiator of this cascade. We hypothesize that these resident cells evoke the extravasation of immunocompetent leukocytes in the intestinal muscularis through the release of chemotactic cytokines (e.g. MCP-1). *Methods:* ACI rats were challenged with an intraperitoneal single bolus injection of lipopolysaccharide (LPS; 15 mg/kg). Observations were made over a 48 h period (1, 3, 6, 24, and 48 h). In a second experiment the animals were treated daily with an i.p. injection of LPS for 5 consecutive days. Cellular infiltration and MCP-1 protein expression was determined by immunohistochemistry. Semi-quantitative RT-PCR was used to measure MCP-1 mRNA expression. Spontaneous and bethanechol-stimulated circular muscle activity was assessed using a standard organ bath. Intestinal transit was measured at 24 h after LPS by evaluating the distribution of orally administered fluorescein-labeled dextran (at 90 min). *Results:* LPS application caused a delay in intestinal transit and a significant suppression of *in vitro* contractility. However, chronically injected animals showed an obvious improvement in smooth muscle activity. We observed a significant increase in leukocyte infiltration mostly attributed to extravasated monocytes. RT-PCR showed a significant increase in MCP-1 mRNA expression following LPS. LPS pretreatment resulted in a transcriptional adaption without any significant increase of the MCP-1 expression. MCP-1 was immunohistochemically located in resident muscularis macrophages. *Conclusions:* Endotoxemia causes a distinct infiltration of leukocytes into the intestinal muscularis that was associated with a significant suppression of intestinal motility. The results suggest that locally derived MCP-1 represents a potential cause of the extravasation of immunocompetent cells. As an intestinal adaption in response to repeated LPS this mechanism disappears in chronically injected animals.

Einleitung

Durch das potentielle Auftreten einer Sepsis mit Multiorganversagen stellt die Endotoxinämie nach wie vor ein wesentliches Problem im posttraumatischen und postoperativen Verlauf chirurgischer Patienten dar. Darüber hinaus führt das Hinzutreten eines septischen Ileus zu einer weiteren Steigerung der Morbidität und Mortalität. Die Suppression der gastrointestinalen Motilität im Rahmen einer Endotoxinämie steht im Zusammenhang mit einer Aktivierung residenter Macrophagen der Dünndarm-Muskularis und einer Extravasation immunkompetenter Zellen in die Darmwand [1]. Hieraus resultiert wiederum eine Ausschüttung kinetisch aktiver Substanzen wie NO oder Prostaglandine [1–3]. Den aktivierten Makrophagen wird die Rolle des Initiators der inflammatorischen Reaktion in der Muskularis zugeschrieben [3]. Der molekulare Mechanismus der Zellrekrutierung ist bisher jedoch nicht eindeutig geklärt. Wir nehmen an, daß das Netzwerk residenter Muskularis-Makrophagen über eine Ausschüttung chemotaktischer Zytokine, wie das MCP-1 zu einer kontrollierten Rekrutierung der immunkompetenten Zellen in die Dünndarm-Muskularis führt.

Methodik

Bei männlichen ACI-Ratten (180 – 220 g) wurde durch intraperitoneale Injektion von Lipopolysacchariden (LPS: 15 mg/kg) eine Endotoxinämie erzeugt. Nach unterschiedlichen Zeitpunkten (1 h, 3 h, 6 h, 24 h und 48 h) wurden die Tiere durch Inhalation von Isofluran anästhesiert und laparotomiert, die Aorta kanüliert und die Arteria mesenterica superior mit Ringerlösung perfundiert. Der gesamte Dünndarm wurde entnommen und in gekühlte (4 °C) Krebs-Ringer-Lösung überführt. In einem zweiten Experiment erfolgte täglich über einen Zeitraum von 5 Tagen die wiederholte Applikation von 12,5 mg/kg LPS i.p. Diese Tiere wurden 90 min nach der letzten Gabe getötet. Je nach Versuchsansatz erfolgte die Auftrennung des Dünndarms in Muskularis- und Mucosa-Präparate durch unterschiedliche Techniken [4]. Histochemische und immunhistochemische Untersuchungen wurden mit Hanker-Yates Reagent bzw. monoklonalen Antikörpern nach Fixierung in Alkohol durchgeführt. Positive Zellen wurden licht- oder fluoreszenzmikroskopisch bei 200facher Vergrößerung ausgezählt. In vitro Kontraktilitätsuntersuchungen der zirkulären Muskularis wurden in einem Organbad mit Bethanechol-Stimulation durchgeführt. Transitanalysen der gastrointestinalen Passage (24 h nach LPS) erfolgten 2 h nach oraler Gabe von Fluoreszein-markiertem Dextran durch segmentale Auftrennung des Gastrointestinaltraktes und fluorometrische Quantifizierung. Mittels semi-quantitativer RT-PCR wurde die MCP-1 mRNA Expression bestimmt. Statistik: Student-t-Test, Signifikanzniveau: $p < 0{,}05$.

Ergebnisse

Bei den LPS behandelten Tieren zeigte sich eine Verzögerung des gastrointestinalen Transits. 2 h nach der oralen Applikation war nur 13,2% des Fluoreszenz-markierten Dextranes im Ileum und Dickdarm lokalisiert, wohingegen bei den Kontrolltieren bereits 60,9% des Dextranes in diesem Abschnitt nachweisbar waren. Korrespondierend zeigte sich eine signifikante Abnahme der Spontanaktivität um 60% und der Bethanechol (30 µM) stimulierten Kontraktionen um 46%. Die mit LPS präkonditionierten Tiere zeigten keine

Verbesserung der Spontanaktivität, allerdings gegenüber den einmalig mit LPS behandelten Tieren tendentiell ein verbessertes Ansprechen auf Bethanechol (nicht signifikant). 3–12 h nach der LPS-Gabe war ein signifikanter Anstieg der leukozytären Infiltration zu verzeichnen mit einem Maximum nach 24h. Den größten Anteil bildeten hierbei die Monozyten mit 30 ± 2 SEM Zellen pro Gesichtsfeld (Kontrollgruppe: $2 \pm 0,5$ SEM Zellen/Feld). Die Infiltration mit Myeloperoxidase-positiven Zellen war mit $6 \pm 1,4$ SEM geringer ausgeprägt (Kontrollgruppe: $1 \pm 0,2$ SEM Zellen/Feld). Die RT-PCR ergab einen signifikanten Anstieg der MCP-1 mRNA Expression mit einem Maximum 3 h nach LPS Gabe (3,5facher Anstieg). Die LPS Vorbehandlung führte zu einer Suppression der MCP-1 Aufregulation, es konnte nach einer 5tägigen LPS-Vorbehandlung kein signifikanter MCP-1 Anstieg verzeichnet werden. Immunhistochemisch wurde das MCP-1 in den residenten Muskularis-Makrophagen lokalisiert.

Diskussion und Schlussfolgerung

Im Rahmen einer Endotoxinämie kommt es zu einer ausgeprägten leukozytären Infiltration in die Muskularis des Dünndarmes. Hiermit assoziiert zeigt sich eine signifikante Verminderung des intestinalen Transits und der in vitro Kontraktilität der glatten Darmmuskulatur. Mit dem Nachweis der gesteigerten MCP-1 mRNA Expression in der Muskularis des Dünndarmes und der Lokalisation des Proteines in den residenten Makrophagen zeigt sich nun ein potentieller Mechanismus für eine lokal gesteuerte Regulation der leukozytären Infiltration in Folge einer Endotoxinämie. Ähnliche Mechanismen spielen bei der pulmonalen Infiltration nach LPS eine Rolle [5]. Das Netzwerk residenter Muskularis-Makrophagen agiert somit nicht nur als Initiator der molekularen inflammatorischen Reaktion, sondern auch der zellulären Infiltration und führt dadurch zu einer Potenzierung der Ausschüttung kinetisch aktiver Substanzen, die wiederum Motilitätsstörungen hervorrufen können.

Diese Arbeit wurde unterstützt durch die Deutsche Forschungsgemeinschaft (DFG: TU 116/2-1) und das National Institute of Health (NIH: RO1-GM-58241)

Literatur

1. Eskandari MK, Kalff JC, Billiar TR, Lee KK, Bauer AJ (1997) Lipopolysaccharide activates the muscularis macrophage network and suppresses circular smooth muscle activity. Am J Physiol 273: G727–G734
2. Eskandari MK, Kalff JC, Billiar TR, Lee KK, Bauer AJ (1999) LPS-induced muscularis macrophage nitric oxide suppresses rat jejunal circular muscle activity. Am J Physiol 277: G478–G486
3. Torihashi S, Ozaki H, Hori M, Kita M, Ohota S, Karaki H (2000) Resident macrophages activated by lipopolysaccharide suppress muscle tension and initiate inflammatory response in the gastrointestinal muscle layer. Histochem Cell Biol 113: 73–80
4. Kalff JC, Schraut WH, Billiar TR, Simmons RL, Bauer AJ (2000) Role of inducible nitric oxide synthase in postoperative intestinal smooth muscle dysfunction in rodents. Gastroenterology 118: 316–327
5. Fuentes ME, Durham SK, Swerdel MR, Lewin AC, Barton DS, Megill JR, Bravo R, Lira SA (1995) Controlled recruitment of monocytes and macrophages to specific organs through transgenic expression of monocyte chemoattractant protein-1. J Immunol 155: 5769–5776

Korrespondenzadresse: Dr. med. A. Türler, Division of Gastroenterology, University of Pittsburgh, S847 Scaife Hall, 3550 Terrace Street; 15261 Pittsburgh, PA, U.S.A., Tel.: 0 01 (4 12) 6 48-87 99, Fax 0 01 (4 12) 6 48-97 31, e-mail: tuerler@pitt.edu

Die Rolle von IL-12 und IL-18 in der murinen intraabdominellen Sepsis

The role of IL-12 and IL-18 in murine intraabdominal sepsis

S. Maier[1], M. Entleutner[1], K. Emmanuilidis[1], T. Träger[1], K. Pfeffer[2] und C.-D. Heidecke[1]

[1] Chirurgische Klinik und Poliklinik des Klinikums Rechts der Isar, Technische Universität München
[2] Institut für Medizinische Mikrobiologie und Hygiene, Technische Universität München

Abstract

Abdominal sepsis remains the major cause of postoperative mortality in SICUs. The animal model of abdominal sepsis colon ascendens stent peritonitis (CASP) closely resembles the course of human patients suffering from peritonitis and sepsis caused by anastomosis insufficiency after major abdominal surgery. High levels of host derived inflammatory cytokines such as TNF-α and IFN-γ are thought to be at least partially detrimental factors in sepsis. However, we previously showed that IFN-γ is essential for survival after CASP surgery. IL-12 and IL-18 are both cytokines which are known to efficiently induce IFN-γ production in vitro and in vivo. The aim of this study was to characterize the role of IL-12 and IL-18 on survival after CASP surgery. CASP surgery was performed using either IL-12p40 deficient mice or mice treated with neutralizing antibodies directed against IL-18. The survival rate was compared to control mice. Various tissues were harvested 3 and 12 h after CASP surgery. RNAse protection assay for gene transcription was performed. Survival analysis revealed a remarkably increased lethality among IL-12p40$^{-/-}$ mice and anti-IL-18 treated mice as compared to the controls. Analysis of IL-12p40$^{-/-}$ CASP mice revealed a strongly delayed and reduced upregulation of cytokine and chemokine transcription in lung and liver of IL-12 deficient mice compared to wild type controls. In CASP mice treated with neutralizing polyclonal antibodies against IL-18 the transcription rate of cytokines and chemokines was clearly impaired. Additionally, an increased bacterial load was found in anti-IL-18 treated mice 16 h after CASP surgery as compared to the controls. Together, these results demonstrate a crucial role of IL-12 and IL-18 on the survival of abdominal sepsis.

Einleitung

Die abdominelle Sepsis ist weiterhin die Haupttodesursache nach großen chirurgischen Eingriffen. Im Tiermodell der Colon Ascendens Stent Peritonitis (CASP) [1] können immunologische Vorgänge im Rahmen dieses Krankheitsbildes beispielhaft untersucht werden, da dieses Modell in besonderer Weise die Situation der Anastomoseninsuffizienz, wie sie beim Menschen nach visceralchirurgischen Eingriffen auftritt, imitiert [2]. Lange Zeit wurde proinflammatorischen Zytokinen wie TNF-α und IFN-γ eine schädigende Wirkung im Verlauf der abdominellen Sepsis zugeschrieben. Im Gegensatz dazu konnten wir in Vorexperimenten zeigen, daß zumindest IFN-γ auch eine bedeutsame protektive Rolle im Rahmen der Sepsis spielt [1]. Sowohl IL-12 als auch IL-18 sind beides potente Induktoren der IFN-γ Produktion in vitro und in vivo. Ziel dieser Studie war es, die Rolle dieser beiden Zytokine für das Überleben nach CASP Operation zu charakterisieren.

Methodik

Die CASP Operation wurde bei IL-12p40$^{-/-}$ Mäusen oder bei mit anti-IL-18 pAb vorbehandelten Mäusen durchgeführt und das Überleben mit den Kontrolltieren verglichen. Zusätzlich wurden 3 und 12 Stunden nach CASP Organe entnommen und RNAse Protection Assay zur Quantifizierung der Transkription von Zytokinen und Chemokinen durchgeführt.

Ergebnisse

Sowohl für IL-12p40$^{-/-}$ Mäuse als auch bei mit anti-IL-18 behandelten Mäusen zeigte sich ein deutlicher Überlebensnachteil. Die Analyse von Lunge und Leber aus CASP Mäusen zeigte eine massiv gestörte frühe Induktion von Zytokin- und Chemokin-mRNA (IL-1β, IP-10, MIP-2), während im späteren Verlauf eine überkompensatorische Hochregulation zu beobachten war. Im Gegensatz hierzu konnte bei mit anti-IL-18 behandelten Mäusen weder in der Frühphase noch in der Spätphase eine ausgeprägte Induktion dieser Transkripte beobachtet werden. Zusätzlich konnte bei diesen Mäusen ein statistisch signifikant erhöhter bacterial load der Lunge 16h nach CASP Operation festgestellt werden.

Schlussfolgerung

Insgesamt konnte im Rahmen dieser Studie somit eine wichtige protektive Rolle von IL-12 und IL-18 für das Überleben einer abdominellen Sepsis gezeigt werden.

Literatur

1. Zantl N, Uebe A, Neumann B, Wagner H, Siewert JR, Holzmann B, Heidecke CD, Pfeffer K (1998) Essential role of γ interferon in survival of colon ascendens stent peritonitis, a novel murine model of abdominal sepsis. Infect Immun 66(5): 2300–2309
2. Maier S, Emmanuilidis K, Entleutner M, Zantl N, Werner M, Pfeffer K, Heidecke CD (2000) Massive chemokine transcription in acute renal failure due to polymicrobial sepsis. Shock 14(2): 187–192

Korrespondenzadresse: Dr. med. S. Maier, Chirurgische Klinik und Poliklinik des Klinikums rechts der Isar, Technische Universität München, Ismaninger Straße 22, 81675 München, Fax: +49-89-41 40-41 83, e-mail: schdief.maier@netscape.net

DHEA wirkt protektiv bei einer experimentellen polymikrobiellen Sepsis durch CLP – besteht eine pathogenetische Bedeutung des TNF-α?

DHEA exerts protective effects in CLP-induced experimental polymicrobial sepsis – a pathogenetic role for TNF-α?

M. van Griensven, T. Wittwer, N. Brauer und H.-C. Pape

Unfallchirurgische Klinik, Medizinische Hochschule Hannover

Abstract

Sepsis is a frequent complication in the posttraumatic course on the intensive care unit. Cytokines play an important role. High levels of TNF-α correspond to bad prognosis. The main effects of TNF-α during sepsis are exerted through its p55 or TNFRI receptor. These effects may be modulated by the steroid hormone dehydroepiandrosterone (DHEA). The purpose of this study was to investigate whether DHEA affects mortality in a cecal ligation and puncture-induced sepsis model through the TNFRI by means of knocking out this gene. Mortality in mice undergoing CLP (WT, 45.5%; TNFRI–/–, 91.7%) could be reduced by DHEA (WT, 11.1%; TNFRI–/–, 37.5%). Diminished cytokine secretion in the wild-type mice treated with DHEA accompanied this reduction. In the knock-out mice no cytokine secretion could be measured. This implies that TNF-α may be protective in the initial phase after trauma. Nevertheless, a cytokine independent pathway may be assumed for the protective effects of DHEA.

Einleitung

Sepsis und Multiples Organ Dysfunktion Syndrom (MODS) sind häufig auftretende Komplikationen während des posttraumatischen Verlaufes auf der Intensivstation. Sepsis kann in der Folge einer bakteriellen Translokation nach einer Darm Ischämie-Reperfusion auftreten. Eine Sepsis kann zu einer systemischen Inflammation führen, bei der eine Zytokinkaskade sezerniert wird. TNF-α ist das primär sezernierte Zytokin. Hohe TNF-α Spiegel sind mit einer schlechten Prognose verbunden [1]. TNF-α übt seine Effekte mittels der zwei Rezeptoren p55 (TNFRI) und p75 (TNFRII) aus. Die meisten Effekte des Endotoxins, welche über TNF-α mediiert werden, werden mittels dem TNFRI transduziert. Dieser Rezeptor ist ebenfalls verantwortlich für die Induktion der Apoptose in peripheren zytotoxischen T Zellen [2]. Ein anderer wichtiger Effekt liegt in der Initiierung der IL-6 Produktion.

Die posttraumatischen Komplikationen könnten deswegen als eine Störung der immunologischen Balance gesehen werden. Das Steroidhormon Dehydroepiandrosteron (DHEA) besitzt immunmodulierende Eigenschaften. DHEA beeinflußt das Endergebnis positiv nach der Zugabe von Endotoxin. Dieser Effekt wird möglicherweise verursacht durch die Inhibierung der TNF-α Synthese und die Modulation der Effekte des TNF-α [3, 4]. Das Ziel dieser Studie war es dementsprechend zu untersuchen, ob DHEA die Mortalität über die TNFRI in einem CLP-induzierten Sepsis-Modell beeinflußt.

Methodik

20 C57BL/6 TNFRI–/– und 20 C57BL/6 Wildtyp-Mäuse wurden jeweils in zwei Gruppen unterteilt. 40 mg/kg KG DHEA wurde bei 10 Mäusen täglich s.c. injiziert, während die übrigen 10 nur Lösungsmittel bekamen. Zusätzliche Kontrollgruppen für die Operation wurden ebenfalls mit einbezogen. Die Mäuse wurden mit Ketamin/Xylazin anästhesiert. Das Zäkum wurde nach einer Mittellinie-Laparotomie exponiert, ligiert und zweimal mit einer 21 G Nadel punktiert. Nur eine Laparotomie wurde als Kontrolle durchgeführt. Die Mäuse wurden 96 Stunden nach Induktion der Sepsis mittels Exsanguination getötet. Die Mortalität wurde in diesem Zeitraum bestimmt. Die Serumkonzentrationen der Zytokine TNF-α, IL-1β, IL-6 und IL-10 wurden mittels kommerziell erhältlicher ELISA Kits bestimmt (R&D systems).

Ergebnisse

Die Gruppe der C57BL/6 Mäuse mit CLP wies eine Mortalität von 45,5% auf. Die Applikation von DHEA senkte die Mortalität auf 11,1%. Der gleiche Effekt wurde bei den C57BL/6 TNFRI–/– Mäuse beobachtet; d.h. DHEA verringerte die Mortalität auf 37,5%. Interessanterweise betrug die Mortalität dieser Mäuse ohne DHEA 91,7%. Die Konzentrationen der Zytokine waren am höchsten bei den C57BL/6 Wildtyp-Mäusen ohne DHEA (TNF-α: 845 pg/ml, IL-1β: 298 pg/ml, IL-6: 3087 pg/ml, IL-10: 1635 pg/ml). Diese Konzentrationen wurden signifikant von DHEA reduziert (TNF-α: 533 pg/ml, IL-1β: 150 pg/ml, IL-6: 1430 pg/ml, IL-10: 656 pg/ml). Eine Zytokinsekretion fand in den C57BL/6 TNFRI–/– Mäuse kaum statt.

Diskussion und Schlussfolgerung

DHEA verringerte signifikant die Mortalität in dem untersuchten Sepsismodell sowohl in den Wildtyp als auch in den TNFRI knock out Mäusen. Dieser Effekt könnte hervorgerufen sein durch eine verringerte Zytokinausschüttung. Der Effekt war deutlicher in den knock out Mäusen als in den Wildtyp-Mäusen. Die hohe Mortalität in der Gruppe der TNFRI–/– Mäuse ohne DHEA impliziert eine protektive Rolle des TNF-α in der initialen Phase nach einem Trauma. Nichts desto trotz war DHEA im Stande, die Mortalität auch in dieser Gruppe zu senken. Deswegen kann ebenfalls ein Zytokin-unabhängiger Weg für die protektiven Effekten des DHEA angenommen werden.

Literatur

1. Calandra T, Baumgartner JD, Grau GE, Wu MM, Lambert PH, Schellekens J, Verhoef J, Glauser MP (1990) Prognostic values of tumor necrosis factor/cahectin, interleukin-1, interferon-alpha, and interferon-γ in the serum of patients with septic shock. J Infect Dis 161: 982–987
2. Speiser DE, Sebzda E, Ohteki T, Bachmann MF, Pfeffer K, Mak TW, Ohashi PS (1996) Tumor necrosis factor receptor p55 mediates deletion of peripheral cytotoxic T lymphocytes in vivo. Eur J Immunol 26: 3055–3060
3. Danenberg HD, Alpert G, Lustig S, Ben-Nathan D (1992) Dehydroepiandrosterone protects mice from endotoxin toxictiy and reduces tumor necrosis factor production. Antimicrob Agents Chemother 36: 2275–2279
4. Di Santo E, Foddi MC, Ricciardi-Castagnoli P, Mennini T, Ghezzi P (1996) DHEAS inhibits TNF production in monocytes, astrocytes and microglial cells. Neuroimmunomodulation 3: 285–288

Korrespondenzadresse: Dr. M. van Griensven, Leiter der unfallchirurgische Forschung, Medizinische Hochschule Hannover, Unfallchirurgische Klinik, Carl-Neuberg-Straße 1, 30625 Hannover, Tel.: +49-5 11-5 32 20 26, Fax: +49-5 11-5 32 58 77, e-mail: Griensven.Martijn.van@MH-Hannover.de

Altersabhängige Wirkung von G-CSF bei der Endotoxinämie der Rattenleber

Age-associated differences in the action of G-CSF in endotoxemic livers of rats

S. Pradarutti, S. Richter, M. D. Menger und B. Vollmar

Institut für Klinisch-Experimentelle Chirurgie, Universität des Saarlandes, Homburg/Saar

Abstract

The elderly have a higher incidence of morbidity and mortality due to infectious diseases. Because most immune functions in the elderly differ compared with those in younger subjects, we studied the effect of the immunomodulating agent G-CSF on endotoxemic liver injury and cytokine release in an aging animal model of acute sepsis. Young (3-month-old), mature (12-month-old) and senescent (24-month-old) male Sprague-Dawley rats were treated with bacterial LPS (10 mg/kg iv; *E. coli*) for 6 h. Identical groups of animals received G-CSF (200 µg/kg iv) 1 h prior to LPS exposure. At 6 h after LPS exposure, hepatic microcirculation was studied using intravital fluorescence microscopy including assessment of sinusoidal perfusion and Kupffer cell activity. Arterial blood samples were analyzed for IL-1β, Rantes, IL-6, MIP-2 and INF-γ, as well as for AST activities. LPS-induced liver injury, as assessed by hepatic sinusoidal perfusion failure, decrease of bile flow and increase of serum activities of AST, was significantly more pronounced in the mature and senescent animals when compared with young animals. Upon LPS exposure, IL-1β, Rantes, IL-6 and MIP-2 increased with age, while INF-γ decreased age-associated. Kupffer cell activity, i.e. clearance capacity of arterially applied fluorescent latex beads, did not differ between the LPS-exposed age groups. G-CSF markedly dampened Kupffer cell activity and significantly reduced IL-1β, Rantes, IL-6 and INF-γ in both young and mature, but not in senescent animals. Moreover, G-CSF exerted protective effects on hepatic microvascular perfusion failure in young and mature, but not in senescent animals. Our results show age-dependent differences in liver tissue response upon LPS. Homeostatic regulatory mechanisms appear to undergo changes with age that bring out a disrupted balance between inflammatory cytokines in older animals. Thus, in elderly patients, a therapeutic regimen in sepsis, such as G-CSF, might be less effective when compared to its application in young patients with a balanced immune function.

Einleitung

Mit zunehmendem Alter erhöht sich die Morbiditäts- und Mortalitätsrate im Rahmen von Infektionskrankheiten [1]. Da sich eine Vielzahl von Immunmechanismen älterer Patienten von denen jüngerer unterscheiden [1], untersuchten wir in einem altersgestaffelten Tiermodell die protektive Wirkung der immunmodulierenden Substanz Granulozyten-koloniestimulierender Faktor [2] (G-CSF) auf die hepatische Mikrozirkulation und systemische Zytokinfreisetzung bei akuter Endotoxinämie [1–4].

Methodik

Drei Altersgruppen männlicher Sprague-Dawley Ratten, d.h. junge Tiere (3 Monate, n = 6), ausgewachsene Tiere (12 Monate, n = 5) und alte Tiere (24 Monate, n = 6), wurden mit *E. coli* Lipopolysaccharid (LPS; 10 mg/kg KG i.v.) vorbehandelt. Identische Tiergruppen (n = 6) erhielten 1 h vor LPS-Exposition G-CSF (200 µg/kg KG i.v.). Jeweils 6 h nach LPS-Exposition wurde die sinusoidale Perfusion und Kupfferzell (KC)-Clearancekapazität von Latexpartikeln mittels intravitaler Fluoreszenzmikroskopie der Leber erfaßt [2]. In arteriellen Blutproben wurden die Konzentrationen von IL-1β, Rantes, IL-6, INF-γ und MIP-2 mittels ELISA bestimmt, ebenso wie die AST-Enzymaktivität und das Blutbild. Mittelwert ± SEM, ANOVA, Student Newman Keuls Test.

Ergebnisse

Bei ausgewachsenen und alten Tieren war der LPS-induzierte Leberschaden, charakterisiert durch sinusoidalen Perfusionsausfall (12 M: 74±3%; 24 M: 78±3%), erniedrigten Gallefluß (12 M: 0,2±0,1 µl×min^{-1}×g^{-1}; 24 M: 0,4±0,1 µl×min^{-1}×g^{-1}) und erhöhter AST-Aktivität (12 M: 878±91 U/L; 24 M: 893±243 U/L), deutlich stärker ausgeprägt als bei jungen Tieren (3 M: 85±2%; 0,8±0,2 µl×min^{-1}×g^{-1}; 570±116 U/L). LPS-Exposition führte altersabhängig zum Anstieg von IL-1β (3 M: 117±12 pg/ml; 12 M: 362±227 pg/ml; 24 M: 1594±437 pg/ml), Rantes (3 M: 18167±2214 pg/ml; 12 M: 26295±5836 pg/ml; 24 M: 30563±5870 pg/ml), IL-6 (3 M: 10176±848 pg/ml; 12 M: 22140±3101 pg/ml; 24 M: 17575±3248 pg/ml) und MIP-2 (3 M: 1024±530 pg/ml; 12 M: 1950±505 pg/ml; 24 M: 2260±271 pg/ml), hingegen zur Abnahme von INF-γ (3 M: 7423±3995 pg/ml; 12 M: 5416±2713 pg/ml; 24 M: 4003±1282 pg/ml). Die KC-Clearancekapazität, d.h. die Rate an phagozytierten Latexpartikeln im Bezug auf alle sichtbaren Latexpartikel 5 min nach Injektion der Partikel, unterschied sich nicht zwischen den LPS-exponierten Altersgruppen (3 M: 93±2%; 12 M: 94±3%; 24 M: 94±2%).

Bei jungen und ausgewachsenen Tieren dämpfte G-CSF die KC-Clearancekapazität merklich (3 M: 80±5%; 12 M: 76±6%) und reduzierte signifikant die Konzentrationen von IL1-β (3 M: 28±21 pg/ml; 12 M: 125±28 pg/ml), Rantes (3 M: 5736±863 pg/ml; 12 M: 15366±1911 pg/ml), IL-6 (3 M: 3414±744 pg/ml; 12 M: 14212±3387 pg/ml) und INF-γ (3 M: 657±223 pg/ml; 12 M: 1908±671 pg/ml), blieb hingegen wirkungslos bei alten Tieren (24 M: KC-Clearancekapazität 93±2%; IL-1β 1218±259 pg/ml; Rantes 32774±4958 pg/ml; IL-6 22809±2687 pg/ml; IFN-γ 5100±2295 pg/ml). MIP-2 wurde in allen drei Altersgruppen durch G-CSF-Vorbehandlung vergleichbar erniedrigt (3 M: 150±27 pg/ml; 12 M: 126±2 pg/ml; 24 M: 142±14 pg/ml). Außerdem reduzierte G-CSF das LPS-induzierte Perfusionsversagen der Leber bei jungen (3 M: 95±1%) und ausgewachsenen (12 M: 90±2%), nicht aber bei alten Tieren (24 M: 74±2%).

Schlussfolgerung

Die vorliegenden Ergebnisse zeigen deutliche, altersabhängige Unterschiede in der LPS-assoziierten Hepatotoxizität. Homöostatische Regulationsmechanismen scheinen sich im Alter zu wandeln mit der Konsequenz einer gestörten Balance inflammatorischer Zytokine sowie einer beeinträchtigten Ansprechbarkeit auf immunmodulatorische Interventionen. Somit muß – im Vergleich zum jüngeren Patienten mit intakter Immunfunktion – im Alter von einer reduzierten Effektivität therapeutischer Maßnahmen in der Sepsis, wie z. B. der Applikation von G-CSF, ausgegangen werden.

Unterstützt durch die Deutsche Forschungsgemeinschaft (Vo 450/5-1 und 5-2)

Literatur

1. Chorinchath BB, Kong L-Y, Mao L, McCallum RE (1996) Age-associated differences in TNF-α and nitric oxide production in endotoxic mice. J Immunol 156: 1525–1530
2. Vollmar B, Messner S, Wanner GA, Hartung T, Menger MD (1997) Immunmodulatory action of G-CSF in a rat model of endotoxin-induced liver injury: an intravital microscopic analysis of Kupffer cell and leukocyte response. J Leukoc Biol 62: 710–718
3. Woltmann A, Hamann L, Ulmer AJ, Gerdes J, Bruch H-P, Rietschel ET (1998) Molecular mechanisms of sepsis. Langenbecks Arch Surg 383: 2–10
4. Kopydlowski KM, Salkowski CA, Cody MJ, van Rooijen N, Major J, Hamilton TA, Vogel SN (1999) Regulation of macrophage chemokine expression by lipopolysaccharide in vitro and in vivo. J Immunol 163: 1537–1544

Korrespondenzadresse: cand.med. S. Pradarutti, Abteilung für Klinisch-Experimentelle Chirurgie, Universität des Saarlandes, 66421 Homburg/Saar, Tel.: 0 68 41-16 65 54, Fax: 0 68 41-16 65 53, e-Mail: sapr0003@stud.uni-sb.de

Heparin reduziert den hepatischen Mikroperfusionsschaden in der peritonitischen Sepsis

Heparin reduces hepatic microperfusion damage during intraabdominal sepsis in rats

R. S. Croner[1], T. Hackert[1], Y. Kulu[1], L. Conzelmann[1], R. Banafsche[1], T. Brückner[1], M. M. Gebhard[2], Ch. Herfarth[1] und E. Klar[1]

[1] Chirurgische Klinik
[2] Experimentelle Chirurgie, Universität Heidelberg

Abstract

Background: Lipopolysaccharides reaching the liver over the portal vein during intraabdominal sepsis activate Kupffer and endothelial cells, leading to hepatic microcirculatory disturbances and reduced hepatic microperfusion. The resulting hepatocellular dysfunction aggravates the MODS during the course of sepsis. Our investigation was designed to study the influence of heparin on hepatic microperfusion, leukocyte – endothelial interaction and hepatocellular damage during experimental intraabdominal sepsis. *Methods:* A total of 18 male Wistar rats (245 ± 26 g) underwent laparotomy. The abdomen of the control group (LAP) was closed without manipulation. Cecal ligation and puncture (CLP) was performed on 12 animals. At 2 h after CLP one group received 50 I.E./kg/BW heparin i.v., followed by an infusion of 80 I.E./kg/BW/h for 18 h (CLP + Hep; $n=6$). The other CLP group (CLP + NaCl; $n=6$) and the LAP group (LAP + NaCl; $n=6$) were treated with sodium cloride 0.9%. *Results:* At 18 h after heparin application the PTT was significantly elevated in the CLP + Hep vs. the LAP group (19.2 ± 4.3 s vs. 6.6 ± 1.1 s, $p < 0.001$). The mean erythrocyte velocity in liver sinusoids and postsinusoidal venules measured by intravital microscopy was significantly higher in the CLP + Hep vs. the CLP + NaCl-group ($p < 0.01$). Significantly more sinusoids were perfused in the CLP + Hep vs. the CLP + NaCl group ($p < 0.04$) and less sticking leukocytes were found in hepatic sinusoids in the CLP + Hep vs. the CLP + NaCl-group ($p < 0.05$). *Conclusion:* Our findings demonstrate that during intraabdominal sepsis heparin improves impaired hepatic microperfusion and reduces sinusoidal perfusion damage.

Einleitung

Portal eingeschwemmte Endotoxine aktivieren in der peritonitischen Sepsis Leukozyten, Kupffer- und Endothelzellen [1, 3]. Dies führt in der Leber zur Störung der Mikrozirkulation mit Reduktion der hepatischen Syntheseleistungen. Die hierbei entstehende Minderperfusion in Lebersinusoiden und postsinusoidalen Venolen trägt maßgeblich zur hepatozellulärer Fuktionsstörung und damit zur Prognose der Sepsis bei. Wir untersuchten den Einfluß von Heparin auf die Mikroperfusion, Leukozyten-Endothel-Interaktion, hepatozelluläre Schädigung und systemische Alteration in der experimentellen Sepsis.

Methodik

18 männliche Wistar-Ratten (245±26 g) wurden laparotomiert. Bei der Kontrollgruppe (LAP) wurde das Abdomen ohne Manipulation wieder verschlossen. Bei 12 Tieren wurde das Coecum ligiert und antimesenterial perforiert (CLP) [5]. 2 h nach CLP erhielt eine Gruppe 50 I. E./kg Körpergewicht (KG) Heparin als Bolus i.v., worauf eine Dauerinfusion von 80 I. E./kg KG/h über 18 h folgte (CLP+Hep; n=6). Die andere CLP-Gruppe (CLP+ NaCl; n=6) und die LAP-Gruppe (LAP+NaCl, n=6) wurden mit NaCl 0,9% behandelt. 20 h nach CLP wurde der Anteil nicht perfundierter Sinusoide pro Azinus (NPS), sowie die sinusoidale und venoläre Perfusion gemessen an der mittleren Erythrozytengeschwindigkeit (MEV, mm/s) und die hepatische Leukozyten-Endothel-Interaktion, durch Intravitalmikroskopie (IVM) ermittelt. Nach IVM wurden HF, Blutdruck, Blutbild, PTT, ATIII und Transaminasen (AST, ALT) im Blut bestimmt.

Ergebnisse

Nach 18 h Heparininfusion war die PTT signifikant höher in der CLP+Hep vs. der LAP-Gruppe (19.2±4.3 s vs. 6.6±1.1 s, p<0,001). Auf HF, RR, Leukopenie, Trombopenie, Hämatokrit- und Transaminasenanstieg zeigte die Heparinisierung keinen Einfluß. Die Mikroperfusion war in der CLP+Hep vs. der CLP+NaCl Gruppe signifikant verbessert (Tabelle 1).

Diskussion

Eine PTT wirksame Heparinisierung verbessert in der peritonitischen Sepsis die hepatische Mikroperfusion und reduziert den sinusoidalen Perfusionsausfall. Systemische Effekte wie ein erhöhtes Herzzeitvolumen nach Heparinisierung oder lokale Effekte wie die Inhibition von Mac-1 durch Heparin müssen in diesem Zusammenhang diskutiert werden [2, 4]. Durch die Reduktion der hepatischen Mikroperfusionsstörung wird ein wesentlicher Mechanismus der hepatozellulären Schädigung in der Sepsis kontrolliert. Daher muß Heparin ergänzend zu anderen stadiengerechten therapeutischen Strategien in der Sepsis eingesetzt werden.

Tabelle 1

	LAP +NaCl (1)	CLP +NaCl (2)	CLP +Hep (3)	t-Test p (1 vs. 2)	p (2 vs. 3)
NPS, %	1,2	8	2,8	0,03	0,04
MEV, Sinusoide	0,34	0,16	0,25	<0,01	<0,01
MEV, Venole	1,04	0,32	0,48	<0,01	<0,01
Sticker, Sinusoide	13	21	7	0,44	0,05
Sticker, Venole	30	32	19	0,89	0,39
AST, U/l	43	120	150	<0,01	0,23
ALT, U/l	20	99	80	<0,01	0,43
AT III, %	107	86	88	0,03	0,34

Literatur

1. Koo DJ, Chaudry IH, Wang P (1999) Kupffer cells are responsible for producing inflammatory cytokines and hepatocellular dysfunction during early sepsis. J Surg Res 83 (2): 151–157
2. Meyer J, Cox CS, Herndon DN, Nakazawa H, Lentz CW, Traber LD, Traber DL (1993) Heparin in experimental hyperdynamic sepsis. Crit Care Med 21 (1): 84–89
3. Molnar RG, Wang P, Ayala A, Ganey PE, Roth RA, Chaudry IH (1997) The role of neutrophils in producing hepatocellular dysfunction during the hyperdynamic stage of sepsis in rats. J Surg Res 73 (2): 117–122
4. Peter K, Schwarz M, Conradt C, Nordt T, Moser M, Kubler W, Bode C (1999) Heparin inhibits ligand binding to the leukocyte integrin Mac-1 (CD11b/CD18). Circulation 100(14): 1533–1539
5. Witcherman KA, Baue AE, Chaudry IH (1980) Sepsis and septic shock: A review of laboratory models and a proposal. J Surg Res 29: 189–201

Korrespondenzadresse: Dr. med. R. S. Croner, Chirurgische Klinik, Universität Heidelberg, Im Neuenheimer Feld 110, 69120 Heidelberg, Tel.: 0 62 21/56-61 11, Fax: 0 62 21/56-55 04, e-mail: roland_croner@yahoo.com.

Histomorphometrische und biomechanische Analyse in unterschiedlichen Regionen des proximalen Humerus

Histomorphometric and biomechanical analysis in different regions of the proximal humerus

H. Lill[1], P. Hepp[1], J. Korner[1], T. Engel[1], C. Josten[1] und G.-N. Duda[2]

[1] Klinik für Unfall- und Wiederherstellungschirurgie, Universität Leipzig
[2] Forschungslabor der Klinik für Unfall- und Wiederherstellungschirurgie, Charité, Campus Virchow-Klinikum, Humboldt Universität Berlin

Abstract

Introduction: Bone quality and the osseous structure are of decisive importance for both origination of fractures and fracture treatment. Knowledge of osseous microstructures enables statements about fracture treatment and shows the limits of implants. Furthermore, these analyses could make an important contribution to the development of new implants. *Material and Methods:* In 24 freshly harvested human cadaver humeri histomorphometric analysis and indentation testing were performed. The median age was 46 years (range 34–76) in the male group ($n=11$) and 69 years (range 46–90) in the female group ($n=13$). According to its radius the humeral head was divided into four equal horizontal levels. Within the four cutting planes used for the mechanical testing, five regions of interest (ROIs), anterior, posterior, lateral, medial and central, were defined. Simultaneously, histomorphometric analysis with the evaluation of two structural parameters (TV/BV, Nd.N) and trabecular orientation was performed in the same regions. *Results:* Significant differences regarding bone quality and osseous structure in the differing regions were found in the histomorphometric analysis, as well as in the indentation testing. The medial and dorsal aspects of the proximal humeral head were found to be the areas of highest bone strength. The structural parameters and biomechanical properties also showed region-related characteristics. *Conclusion:* The findings about region-related microstructures and bone strength supply us with the basics for the development of new implants on the proximal humerus. According to our findings, the positioning of implants in proximal humerus fractures should be carried out in the areas of highest bone strength.

Einleitung

Aufgrund der zunehmendem Rarefizierung der spongiösen Strukturen im proximalen Humerus mit zunehmenden Alter [2] und der daraus resultierenden Frakturproblematik [3] ist es von erheblicher Bedeutung histologische Strukturanalysen dieser Region vorzunehmen. Zwei wichtige Strukturparameter kamen zur Anwendung [4]: Knochenvolumen zu Gewebevolumen (Bone volume to tissue volume, BV/TV) und die Anzahl der Knotenpunkte (Number of Node, N.Nd). Zusätzlich wurde die Orientierung der Trabekel mit dem von Smit [5] beschrieben Parameter der Mittleren-Knochen-Länge (Mean bone length, MBL) bestimmt. Ziel dieser Untersuchung war es, die Mikrostruktur des proximalen Humerus zu analysieren und Charakteristika einzelner Regionen herauszuarbeiten, um diese mit den mechanischen Eigenschaften zu korrelieren. Mit mechanischen Eindrück-(Indentation)-Tests werden zusätzlich Aussagen über die Festigkeit der knöchernen Strukturen in unterschiedlichen Regionen möglich. Die Evaluierung der Beziehung zwischen der Knochenmikroarchitektur und der Knochenfestigkeit stellt einen weiteren wichtigen Schritt in dem Verständnis der Osteoporose am proximalen Humerus dar [1]. Weiterhin können prognostische Aussagen der proximalen Humerusfraktur abgeleitet und Verankerungsmöglichkeiten verschiedener Implantate aufgezeigt werden.

Methodik

Das mediane Alter der Präparate (n=24) betrug für die männlichen Individuen (n=11) 46 Jahre (Min.: 34, Max.: 76 Jahre), für die weiblichen (n=13) 69 Jahre (Min.: 46, Max.: 90). Der Humeruskopf wurde proportional zum Humeruskopfradius bei allen Präparaten in der gleichen Höhe durch horizontale Schnitte geteilt und es wurden 7 mm Blöcke für die Indentation-Testung gewonnen. Die maximale Kraft (Fmax) und die Verschiebung (Kompression der trabekulären Struktur) wurden als erste Spitze (peak) der Kraft/Weg Kurve aufgezeichnet. Die histomorphometrische Untersuchung (BV/TV, N.Nd) erfolgte in der jeweils gleichen Schnitthöhe in dem korrespondierenden Knochenblock mit einer Dicke von 3 mm. In den 4 Schnitthöhen wurden 5 „Regions of Interest" in klinisch wichtigen Regionen bestimmt (medial, lateral, anterior, posterior, zentral, Durchmesser: 0,8 cm), innerhalb deren die histomorphometrischen und mechanischen Untersuchungen vorgenommen wurden.

Ergebnisse

Der Vergleich zwischen den verschiedenen Schnitthöhen ergab signifikante Unterschiede zwischen L1 und L2 (p<0,001), L2 und L3 (p<0,001) sowie zwischen L3 und L4 (p<0,001). Für den Parameter N.Nd wurden folgende Signifikanzen berechnet: L1 und L2 p<0,001, L2 und L3 p=0,002 sowie zwischen L3 und L4 p<0,001 (Abb. 1). Die höchsten Werte ergaben sich in den kranialen Schnitthöhen, von kranial nach kaudal fallend. Analog der Indentation-Testung wurden die höchsten Werte der Struktur (BV/TV) – und Verbindungsparameter (N.Nd) in den kranialen medialen und dorsalen Regionen des Humeruskopfes, unabhängig von Alter und Geschlecht, nachgewiesen (Abb. 2). Zwischen dem Fmax aus der Indentation Testung und dem BV/TV (ϱ =0,57, p=0,003) als auch zwi-

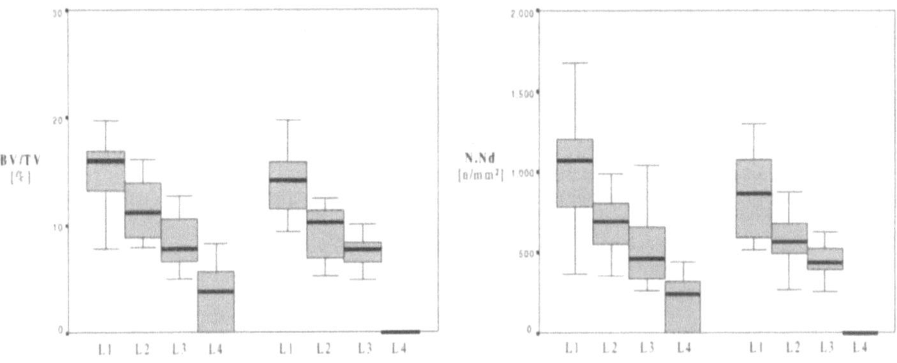

Abb. 1. BV/TV und N.Nd in den Schnitthöhen L1–L4

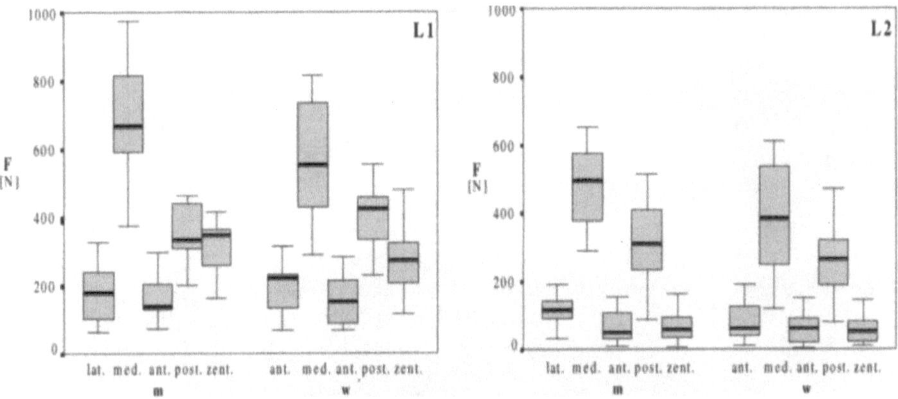

Abb. 2. Regionenabhängige Knochenfestigkeit (F_{max}) in den Schnitthöhen L1 und L2

schen dem Fmax und der N.Nd ($\varrho = 0{,}38$, $p = 0{,}032$, Signifikanzniveau von $p = 0{,}05$) konnten signifikante Korrelationen berechnet werden. Die Ausrichtung der Trabekel in den einzelnen Regionen zeigte eine deutliche vertikale Ausrichtung der Trabekel im medialen (L1 median 83°, L2 93°) und zentralen ROI (L1 69°, L2 78°), dagegen eine horizontale Ausrichtung im lateralen ROI (L1 35°, L2 15°).

Schlussfolgerung

Die Erkenntnisse der Verteilung der spongiösen Mikrostruktur sind zum einen für die Frakturentstehung (4 Segmente) und zum anderen für die Verankerung von Implantaten bedeutsam, welche in den Regionen mit der höchsten Knochenfestigkeit (kranial medial und posterior) verankert werden sollten. Die Trabekelausrichtung stellte sich überwiegend in Richtung des Gelenkpfannenzentrums dar, wobei im Bereich des Tub. majus eine horizontale Ausrichtung nachweisbar war.

Literatur

1. Cendre E, Mitton D, Roux J, Arlot ME, Duboeuf F, Burt-Pichat B, Rumelhart C, Peix G, Meunier PJ (1999) High-resolution computed tomography for architectural characterization of human lumbar cancellous bone: relationships with histomorphometry and biomechanics. Osteoporos Int 10(5): 353–360
2. Denk W, Szilvassy J, Bauer G (1990) Zur Altersbestimmung anhand der Struktur der proximalen Anteile von Humerus und Femur. Beitr Gerichtl Med 48: 673–678
3. Lill H, Josten C (2000) Proximale und distale Humerusfrakturen im hohen Alter. Orthopäde 29(4): 327–341
4. Parfitt AM, Drezner MK, Glorieux FH, Kanis JA, Malluche H, Meunier PJ, Ott SM, Recker RR (1987) Bone histomorphometry: standardization of nomenclature, symbols, and units. Report of the ASBMR Histomorphometry Nomenclature Committee. J Bone Miner Res 2(6): 595–610
5. Smit TH, Odgaard A, Schneider E (1997) Structure and function of vertebral trabecular bone. Spine 22(24): 2823–2833

Korrespondenzadresse: Dr. med. H. Lill, Klinik für Unfall- und Wiederherstellungschirurgie, Universität Leipzig, Liebigstraße 20a, 04103 Leipzig, Tel.: +49 3 41 9 71 73 22, Fax: +49 34 19 71 73 19, e-mail: lill@medizin.uni-leipzig.de

Vergleichende Untersuchungen zur Gewebereaktion auf Osteosynthesematerial aus Titan und Stahl

Comparison of the tissue reaction to implants made of titanium and stainless steel used in trauma surgery

St. Leiting[1], St. Assenmacher[1], H. Brauer[2] und G. Voggenreiter[3]

[1] Klinik und Poliklinik für Unfallchirurgie, Universitätsklinikum Essen
[2] Werkstofftechnik, Universität GHS Essen
[3] Klinik für Unfallchirurgie, Universitätsklinikum Mannheim

Summary

Titanium as a material for bone plates used in trauma surgery is supposed to be biologically inert. Since we were able to observe metallosis when removing titanium plates, we decided to study the tissue reaction histologically and to compare it to the reaction to stainless steel. We examined the immuno-inflammatory response to titanium plates by means of immunohistochemical methods in 15 patients with implants made of titanium and in 20 patients with implants made of stainless steel. No patient had an infection during fracture healing. In the soft tissue adjacent to the surface of titanium implants and to the surface of implants made of stainless steel, particles were observed in all cases, which were located in macrophages (CD68+). Most of them expressed MHC class II as a sign of activation. T-lymphocytes (CD45RO+) were detected in the vicinity of titanium particles and some of them were also CD8-positive. B-lymphocytes (CD79α+) were absent. This tissue reaction could be observed both in the case of titanium implants and in the case of steel implants. We were able to detect the same kind of immunocompetent cells and semiquantitative analysis showed no differences either. The presence of titanium and stainless steel was confirmed by energy-dispersive X-ray analysis. The observed tissue reaction to bone plates made of titanium shows that titanium is not really inert. The question of whether such bone plates should be removed has to be discussed for each patient individually. In the future, further improvement of the materials used in trauma surgery is necessary.

Einleitung

Der Implantatwerkstoff Titan gilt als nicht immunogen und biologisch inert und kann daher nach den Empfehlungen der AO [1] ohne weiteres in situ belassen werden. Die dem entgegenstehende Beobachtung einer im Rahmen der Metallentfernung häufig schon makroskopisch sichtbaren Metallose hat uns veranlasst, histologische Untersuchungen zur Charakterisierung der Gewebereaktion auf Osteosyntheseplatten durchzuführen und die Frage nach qualitativen und semiquantitativen Unterschieden in der Reaktion auf Stahlplatten zu untersuchen.

Methodik

Bei 15 Patienten mit Titanimplantaten (Alter: 2–83 J) und 20 mit Stahlimplantaten (Alter: 27–69 J) wurden im Rahmen der Metallentfernung (Verweildauern: Titan 6–31 Mo und Stahl 7–62 Mo) Proben des periimplantären Gewebes entnommen und immunhistochemisch untersucht. Das Implantatmaterial umfasste im Fall des Titans LC-DCPs (n=9), Drittelrohrplatten (n=5) und UTNs (n=2) sowie im Falle des Stahls DCPs (n=6), Drittelrohrplatten (n=11) und Rekonstruktionsplatten (n=3). Alle Patienten wiesen dabei eine ungestörte Frakturheilung ohne Lockerung des Implantatmaterials oder nachgewiesene Infektion auf. Für die immunhistochemische Untersuchung wurde das Gewebe in Alkohol fixiert, in PMMA eingebettet und nach der Immunperoxidasemethode gefärbt. Dabei dienten zur Charakterisierung der Leukozytensubpopulation die folgenden monoklonalen Primärantikörper: CD68 (Makrophagen), CD45RO (T-Lymphozyten), CD8 (zytotoxische T-Lymphozyten), Anti-HLA (antigenpräsentierende Zellen) und CD79α (B-Lymphozyten). Zudem wurde eine REM-EDX Analyse der Metallpartikel durchgeführt.

Ergebnisse

Unabhängig vom makroskopischen Aspekt konnten wir mikroskopisch bei allen Patienten Metallpartikel im quantitativ ähnlichen Ausmaß nachweisen, die der Phagozytose durch CD68+ Makrophagen unterlagen. Diese Makrophagen präsentierten dabei MHC-Klasse 2 Moleküle als Zeichen ihrer Aktivierung durch die Phagozytose auf der Zelloberfläche. Zudem ließen sich im Plattenkontaktgewebe zu beiden Metallen im gleichen Umfang CD45RO+ T-Lymphozyten besonders in der Nähe der Partikel nachweisen. Diese waren nur im kleineren Anteil auch CD8 positiv, so dass wir bei der Mehrzahl von CD4+ T-Helferzellen ausgehen müssen. B-Lymphozyten ließen sich hingegen nur vereinzelt finden. Die durchgeführten REM-EDX Analysen bestätigten, dass die gefundenen Partikel tatsächlich von den jeweiligen Implantaten stammten.

Diskussion und Schlussfolgerung

Ähnliche Gewebereaktionen beschrieben auch Torgersen 1995 [5] und Katou 1996 [2] bei einer Untersuchung vom Kontaktgewebe zu Miniplatten aus Reintitan, die in der Mund-Kiefer-Gesichts-Chirurgie Verwendung gefunden hatten. In vitro Versuche zeigten dabei, dass Makrophagen, die Titanpartikel phagozytieren, Zytokine freisetzen. So konnte Maloney [3] TNFα, IL-1, IL-6 und Prostaglandin E$_2$ nachweisen, die in Zellkulturen zu einer Stimulierung von Osteoklasten und einer Inhibierung von Osteoblasten führen. Nakashima [4] beobachtete darüber hinaus die Freisetzung von MCP-1 (monocyte chemoattractant protein) und MIP-1α (monocyte inflammatory protein), die sich auch in Gewebeproben des periimplantären Gewebes von aseptisch gelockerten Hüftendoprothesen aus Titanlegierungen nachweisen ließen.

Nach den aktuellen Ergebnissen liegen sichere Hinweise vor, dass Titan als Osteosynthesematerial nicht als biologisch inert anzusehen ist. Titan und Stahlimplantate setzen Partikel frei, die zu einer qualitativ und semiquantitativ nahezu gleichen immuninflammatorischen Gewebereaktion führen. Diese Reaktion wird dabei vor allem von aktivierten Makrophagen und CD4 positiven T-Lymphozyten in Abwesenheit von B-Lymphozyten getragen. Besondere Bedeutung haben diese Erkenntnisse im Rahmen der Diskussion um die Entfernung von Osteosynthesematerial aus Titan, wobei gerade bei jungen Patienten eine individuelle Diskussion zu fordern ist. Des weiteren ist eine Optimierung der für die Herstellung von chirurgischen Implantaten verwendeten Werkstoffe anzustreben.

Literatur

1. Blauth M, Tscherne H (2000) Implantatentfernung – Indikation zur definitiven Therapie. In: Stürmer KM (Hrsg) Leitlinien Unfallchirurgie. Thieme Stuttgart New York, S. 12–20
2. Katou F, Andoh N, Motegi K, Nagura H (1996) Immuno-inflammatory responses in the tissue adjectent to titanium miniplates used in the treatment of mandibular fractures. J Cranio Maxillofac Surg 24: 155–162
3. Maloney WJ, James RE, Smith RL (1996) Human macrophage response to retrieved titanium alloy particles in vitro. Clin Ortho Res 322: 268–278
4. Nakashima Y, Sun D, Trindade M, Chun L, Song Y, Goodman S, Schurman D, Maloney W, Smith R (1999) Induction of macrophage C-C chemokine expression by titanium alloy and bone cement particles. J Bone Joint Surg 81-B: 155–162
5. Torgersen S, Moe G, Jonsson R (1995) Immunocompetent cells adjacent to stainless steel and titanium miniplates and screws. Eur J Oral Sci 103: 46–54

Korrespondenzadresse: St. Leiting, Universitätsklinikum Essen, Klinik und Poliklinik für Unfallchirurgie, 45122 Essen, Fax: 02 01-7 23 13 97, e-mail: stleiting@web.de

Hemmung der Wachstumsrate humaner Osteoblasten durch niedermolekulare Heparine

Inhibition of osteoblast proliferation by low molecular weight heparins in vitro

A. E. Handschin[1], D. Schütz[2], H. J. Erli[3] und H. J. Kock[4]

[1] Klinik für Viszeral- und Transplantationschirurgie, Universitätsspital Zürich, Schweiz
[2] Geriatrische Klinik St. Antonius, Universität Witten/Herdecke
[3] Klinik für Unfallchirurgie, RWTH Aachen
[4] Experimentelle Unfallchirurgie, Universitätsklinikum Essen

Abstract

Osteoporosis is a rare but potentially severe complication under high-dose, long-term unfractionated heparin therapy. The mechanisms by which unfractionated heparins cause increased bone resorption in humans are unknown. Low molecular weight heparins have gained increased importance in antithrombotic therapy over the last decade. Whether this heterogeneous group of drugs carries a comparable risk of osteoporosis in long-term application is unknown. In a standardised in vitro model the effects of four different low molecular weight heparins on osteoblast growth were studied. In comparison to control groups low molecular weight heparins caused a significant inhibition of osteoblast growth. Therefore, the risk of osteoporosis under long-term therapy with high doses of low molecular weight heparins cannot be excluded and should be further evaluated in clinical trials.

Einleitung

Aus klinischen Beobachtungen und experimentellen Studien ist seit längerem bekannt, dass eine Langzeittherapie mit unfraktioniertem Heparin zu einer Beeinträchtigung des Knochenstoffwechsels führen kann. Eine solche Verminderung der Knochendichte unter Heparintherapie umfaßt milde Verlaufsformen (Douketis et al. 1996) aber auch das Auftreten von multiplen vertebralen Spontanfrakturen nach längerer Heparingabe (Dahlman 1993). Der Mechanismus dieser heparininduzierten Osteoporose ist ungeklärt. Ob eine solche heparininduzierte Osteoporose auch unter der Therapie mit niedermolekularen Heparinen auftritt wird gegenwärtig kontrovers diskutiert. In einem in vitro Ansatz wurde in der vorliegenden Arbeit anhand von humanen Osteoblastenzellkulturen die Wirkung von verschiedenen niedermolekularen Heparinen auf das Zellwachstum untersucht.

Methodik

Humane Osteoblastenzellkulturen wurden aus der Beckenkammspongiosa von 10 Patienten gewonnen und mit verschiedenen niedermolekularen Heparinen (Certoparin, Enoxaparin, Dalteparin, Nadroparin) inkubiert. Nach 48 bzw. 96 Stunden wurden die Zellkonzentrationen in den Kulturen gemessen und mit den Konzentrationen einer Kontrollgruppe verglichen. Die untersuchten Osteoblasten wurden sowohl vor der Inkubation mit niedermolekularen Heparinen als auch nach Ablauf von 96 h histologisch und elektronenmikroskopisch auf morphologische Unterschiede untersucht. Die so gewonnenen Daten wurden mittels Student-t Test statistisch analysiert.

Ergebnisse

Ausgehend von einer Zellkonzentration von 2×10^4 Z/cm^2 zeigte sich in allen untersuchten Kulturen ein Konzentrationsanstieg der Zellzahlen nach 48 Stunden resp. nach 96 Stunden. Ein Vergleich der vier Heparinpräparate untereinander zeigte keinen signifikanten Unterschied bezüglich des Zellwachstums. Gegenüber der Leerprobe bzw. der Kontrolle mit Ringer zeigte sich ein signifikant geringeres Wachstum nach 48 Stunden resp. 96 Stunden ($p < 0,001$). Im Mittel betrug die Zellzahlkonzentration in der Leerprobe $5,99 \times 10^4$ Z/cm^2 nach 96 Stunden während die heparinisierten Zellkulturen eine mittlere Zellkonzentration von nur $4,22 \times 10^4$ Z/cm^2 aufwiesen. Morphologische Veränderungen der Osteoblasten konnten in dem untersuchten Zeitraum nicht nachgewiesen werden.

Diskussion

Auf den Einsatz von Heparinen bei der antikoagulatorischen Therapie kann in der operativen Medizin nicht verzichtet werden. Das Auftreten von Nebenwirkungen ist jedoch auch unter der Gabe von niedermolekularen Heparinen zu berücksichtigen. In früheren in vitro Untersuchungen konnte ein hemmender Effekt von unfraktionierten Heparinen anhand von Rattenosteoblasten nachgewiesen werden (Hurley et al. 1992). In der vorliegenden Studie konnte auch für die untersuchten niedermolekularer Heparine ein hemmender Effekt auf das Zellwachstum erstmals an humanen Osteoblasten in-vitro nachgewiesen werden. Die Ergebnisse anderer Arbeitsgruppen, welche die Wirkung von unfraktionierten und niedermolekularen Heparinen an Rattenosteoblasten untersuchten, zeigten ebenfalls eine Hemmung durch andere niedermolekulare Heparine (Shaugnessy et al. 1995; Bhandari et al. 1998).

Beim längerfristigen Einsatz der untersuchten niedermolekularen Heparine in hoher Dosierung sind aufgrund der Hemmung der Osteoblastenproliferation Beeinflussungen des Knochenumbaus und der Frakturheilung nicht auszuschliessen. Weiterführende klinische Studien müssen klären, ob die Langzeittherapie mit hochdosierten niedermolekularen Heparinen auch zu einer klinisch relevanten Beeinträchtigung des Knochenstoffwechsels und der Frakturheilung führt. Dabei ist zu berücksichtigen, dass die bisher bekannten niedermolekularen Heparine eine heterogene Stoffgruppe mit teilweise unterschiedlichen pharmakologischen Eigenschaften darstellen.

Literatur

Bhandari M, Hirsh J, Weitz JI, Young E, Venner TJ, Shaugnessy SG (1998) The effects of standard and low molecular weight heparin on bone nodule formation in vitro. Thromb Haemost 80: 413–417

Hurley MM, Kessler M, Gronowicz G, Raisz LG (1992) The Interaction of Heparin and bFGF on Collagen Synthesis in 21-day fetal Rat Calvariae. Endocrinology 130: 2675–2682

Dahlman TC (1993) Osteoporotic fractures and the recurrence of thromboembolism during pregnancy and the puerperium in 184 women undergoing thromboprophylaxis with heparin. Am J Obstet Gynaecol 168: 1265–70

Douketis JD, Ginsberg JS, Burrows RF, Duku E, Webber CE, Bril-Edwards P (1996) The effects of long term heparin therapy during pregnancy on bone density. A prospective matched cohort study. Thromb Haemost 75: 254–257

Shaughnessy SG, Young E, Deschamps P, Hirsh J (1995) The Effects of Low Molecular Weight and Standard Heparin on Calcium Loss from Fetal Rat Calvaria. Blood 86: 1368–1373

Korrespondenzadresse: A. E. Handschin, Departement Chirurgie, Klinik für Viszeral- und Transplantationschirurgie, Universitätsspital Zürich, Rämistr. 100, 8091 Zürich, Schweiz, Tel.: 00 41-1-2 55 11 11, Fax: 00 41-1-2 55 89 40, e-mail: alexander.handschin@chi.usz.ch

Einfluss verschiedener Heparine auf die Knochendefektheilung

Influence of different heparins on bone defect healing

H.-J. Kock[1], S. Werther[1], B. Herrmanns[2] und K. P. Schmit-Neuerburg[1]

[1] Experimentelle Unfallchirurgie, Universitätsklinikum GHS Essen
[2] Institut für Pathologie, Universitätsklinikum der RWTH Aachen

Abstract

Unfractionated heparins in high dosage are well known to cause side effects in fracture repair and bone remodeling. Low molecular weight heparins, which have gained importance in antithrombotic therapy over the last decade, have not yet been investigated in regards to their possible effects on fracture repair. In a standardised rabbit bone defect model the effect of high doses of unfractionated heparin (UFH, $n=10$), low molecular weight heparin (LMWH, $n=10$) and 0.9% NaCl (control, $n=10$) on bone repair after 6 weeks of application were studied by fluorescence, light and electron microscopy. The results of this blind investigation revealed significantly increased bone defects in the UFH group ($p<0.001$), compared to non-significant increases in the LMWH group ($p>0.05$). Cell structures and bone matrix in the UFH showed degenerative changes only in the UFH group. We conclude from these findings that high-dose UFH can cause a relevant delay in bone defect healing after 6 weeks, whereas LMWH in high dosage did not show such effects. Osteoblast dysfunction seems to be a possible explanation for this effect and should be investigated further.

Einleitung

Aus früheren Untersuchungen ist bekannt, dass Heparine eine Hemmung des Knochenumbaus bis hin zur Osteoporose bewirken können und dass es nach hochdosierter Anwendung von unfraktionierten Heparinen (UFH) über längere Zeiträume zu einer Verzögerung der Frakturheilung kommen kann (Stinchfield et al. 1956, Schlachetzki 1969). Ob auch niedermolekulare Heparine in hoher Dosierung die Frakturheilung beeinflussen, wurde bisher nicht untersucht.

Methodik

In einem Blindversuch wurden 3 Gruppen (n=10) von Kaninchen nach Setzen eines standardisierten Knochendefektes an beiden Femurkondylen über 6 Wochen mit hochdosiertem unfraktionierten Heparin (Natrium-Heparin), hochdosiertem niedermolekularem Heparin (Certoparin) und 0,9% NaCl-Lösung als Kontrolle behandelt. Die knöcherne Defektheilung wurde fluoreszenz-, licht- und elektronenmikroskopisch unter qualitativen Gesichtspunkten untersucht und in Mikroradiographien planimetriert sowie statistisch ausgewertet (Wilcoxon-Mann-Whitney-Test).

Ergebnisse

In der NMH-Gruppe fand sich im Vergleich zur Kontrollgruppe keine signifikante Hemmung der Knochendefektheilung (p > 0,05). Die Knochendefekte in der UFH-Gruppe waren hingegen signifikant vergrößert (p < 0,001). Während in der NMH-Gruppe keine histologischen und ultrastrukturellen Veränderungen der Knochenzellen auftraten, zeigte sich in der UFH-Gruppe bei der semiquantitativen Blinduntersuchung eine Verminderung der Zellorganellen und eine aufgehobene Schichtung der Knochenmatrix.

Diskussion

Die Resultate dieser Untersuchung bestätigen, dass es durch hochdosierte Applikation von unfraktioniertem Natrium-Heparin über längere Zeit zu einer ausgeprägten Hemmung der Knochendefektheilung am gewählten Versuchstier kommt. Das verwendete niedermolekulare Heparin Certoparin führte in hoher Dosierung zu keiner signifikanten Hemmung der Knochendefektheilung beim gewählten Versuchstier. Unter den verschiedenen Hypothesen zum Pathomechanismus der Hemmung der Knochenneubildung durch Heparine sprechen weiterführende in vitro Untersuchungen am ehesten für eine Hemmung der Osteoblastenfunktion (Bhandari et al. 1998).

Literatur

Bhandari M, Hirsh J, Weitz JI, Young E, Venner TJ, Shaugnessy SG (1998) The effects of standard and low molecular weight heparin on bone nodule formation in vitro. Thrombosis and Haemostasis, 80: 413–417
Stinchfield FE, Sankaran B, Samilson R (1956) The effect of anticoagulant therapy on bone repair. J Bone Joint Surg 38-A: 270–282
Schlachetzki J (1969) Heparin und Knochenneubildung. Fortschr Med 87: 119–122

Korrespondenzadresse: Priv.-Doz. Dr. H.-J. Kock, Abteilungsleiter, Forschung & Entwicklung, Merck Biomaterial GmbH, Frankfurter Straße 250, 64271 Darmstadt, Tel.: 0 61 51-72 25 57, Fax: 0 61 51-72 59 96, e-mail: hans-juergen.kock@merck.de

Effektivität einer neuen Wirkstoff-Träger-Kombination zur lokalen Applikation von Antibiotika bei der posttraumatischen Knocheninfektion. Untersuchungen in vitro und in vivo

The effectiveness of a new delivery system for local application of antibiotics in the treatment of chronic posttraumatic bone infection. Studies in vitro and in vivo

U. Joosten[1], A. Joist[1], T. Frebel[1], B. Brandt[2], S. Diederich[3], C. von Eiff[4] und E. Brug[1]

[1] Klinik und Poliklinik für Unfall- und Handchirurgie
[2] Institut für Klinische Chemie und Laboratoriumsmedizin
[3] Institut für Klinische Radiologie
[4] Institut für Medizinisch Mikrobiologie, Westfälische Wilhelms-Universität Münster

Abstract

The aim of the present study was to investigate hydroxyapatite cement (HAC) as an in vivo setting composite of tricalcium phosphates to be used as a carrier for the local application of antibiotics in a three-step research program: Elution of gentamicin and vancomycin from HAC in vitro, changes in the mechanical properties of HAC mixed with these antibiotics and in vivo investigation of the efficacy of the delivery system in an experimental model of chronic osteomyelitis. Our data suggest that HAC is a highly biocompatible in vivo setting bone cement for bone void filling. By replacing water with antibiotic solution HAC can be a convincing carrier. Neither the active substance nor the mechanical properties were disturbed by mixing in the used range of concentrations. Because of its prolonged release of high levels of antimicrobial agents this delivery system obtains long-term antibacterial effectiveness locally. Side effects of the antibiotic were not observed. Our in vivo study shows a positive effect on the course of experimental osteomyelitis.

Einleitung

Hydroxylapatit-Zement (HAC) gilt als biokompatibler, resorbierbarer und osteokonduktiver Knochenersatzstoff, der sich in der Auffüllung von metaphysären Defekten klinisch und experimentell bewährt hat [1–3].

Das Ziel unserer Untersuchungen ist die Evaluation von HAC als resorbierbare Trägersubstanz zur lokalen Applikation von Antibiotika in der Behandlung der posttraumatischen Osteomyelitis in einem dreistufigen Modell: in vitro-Elution von Antibiotika aus HAC, Veränderungen der mechanischen Eigenschaften von HAC durch den Zusatz von Antibiotika in verschiedenen Konzentrationen und Effektivität des Träger-Wirkstoff-Systems in einem in vivo-Modell der chronischen Osteomyelitis.

Methodik

In vitro-Studie: HAC (Biobon®; Biomet Merck, Darmstadt) wurde mit verschiedenen Antibiotikalösungen (Vancomycin 80, 160, 240 mg/g; Gentamycin 16, 32, 48 mg/g) gemischt und in jeweils 10 standardisierte Zylinder geformt. Nach Aushärtung der Zylinder wurden diese mit je 5 ml Phosphatpuffer bei 37 °C und einem pH von 7,4 überschichtet. Die Freisetzungskinetik wurde in täglichen Intervallen mittels Aggardiffusionstest bestimmt.

Mechanische Eigenschaften: Es wurden identische Standardzylinder nach einer Aushärtungszeit von 4 und 24 Stunden hergestellt und einer axialen Belastungsprüfung gegen Zylinder ohne Antibiotikum auf einer Universalprüfmaschine (Instron) mit einem Vorschub von 1mm/min unterzogen.

In vivo-Studie: Eine chronische Osteomyelitis wurde nach dem Modell von C. W. Norden [4] bei 29 weißen Kaninchen der Rasse „Neu Seeland" (3,5 – 4,5 kg) durch Injektion von 1 ml Na-Morrhuat und 3×10^6 CFU Staphylokokkus aureus in die Tibia experimentell erzeugt. Nachdem ein chronisches Stadium der Infektion erreicht war, wurden die Tiere nach 3 Wochen mittels Debridement und Implantation von HAC (Gruppe T-1) bzw. mit Gentamycin-imprägniertem (32 mg/g) HAC behandelt (Gruppe T-2). Die Tiere der Kontrollgruppen blieben unbehandelt. Nach 6 Wochen wurden die Tiere getötet und histologische, mikrobiologische, hämatologische sowie radiologische Untersuchungen in verdeckten Auswertungen durchgeführt. *Hämatologie/Serologie:* Hb, Hk, Leukozyten, CRP, Kreatinin, GOT, GPT, γGT, Gentmycin-Spiegel im Serum und Urin (FPIA). *Röntgen:* Direktradiographisches Vergrößerungsverfahren (4×), Scoring nach der Klassifikation von Norden. *Mikrobiologie:* Qualitative Untersuchung mit Bebrütung in BHI-Bouillon über einen Zeitraum von 7 Tagen, genotypische Analyse des S. auereus mittels *Sma*I und Pulsfeldgelelektrophorese (PFGE). *Histologie:* unentkalkte Schnitte aus Acrylat-Einbettung (5 μm), Befundklassifikation nach dem Score von Smeltzer et al. [5].

Ergebnisse

Die in vitro Freisetzungskinetik zeigte für die getesteten Antibiotika eine dosisabhängige, prolongierte Elution, die weit oberhalb der MBK für die relevanten Keime lagen (Abb. 1 und 2). Signifkante Unterschiede in der axialen Belastungsfähigkeit der Standardzylinder ergaben sich nicht zwischen den Zylindern mit und ohne Antibiotikazusatz.

Im Tierversuch konnte bei allen Tieren eine chronische Osteomyelitis nach drei Wochen provoziert werden. In der mit HAC/Gentamycin behandelten Gruppe waren die Proben 21 Tage nach Behandlungsbeginn durchweg steril, während sich in allen übrigen Proben dem S. aureus nachweisen ließ, der dem implantierten Keim klonal identisch war. Histologisch fand sich in der Therapiegruppe T-2 kein Nachweis einer akuten oder chronischen Infektion. In den übrigen Gruppen zeigten sich durchweg verschiedene Stadien der chronischen Osteomyelitis. Nebenwirkungen des Gentamycin oder des HAC fanden sich nicht. Der Nachweis einer relevanten Resorption des HAC konnte nach 3wöchiger Implantation histologisch noch nicht geführt werden (Abb. 3).

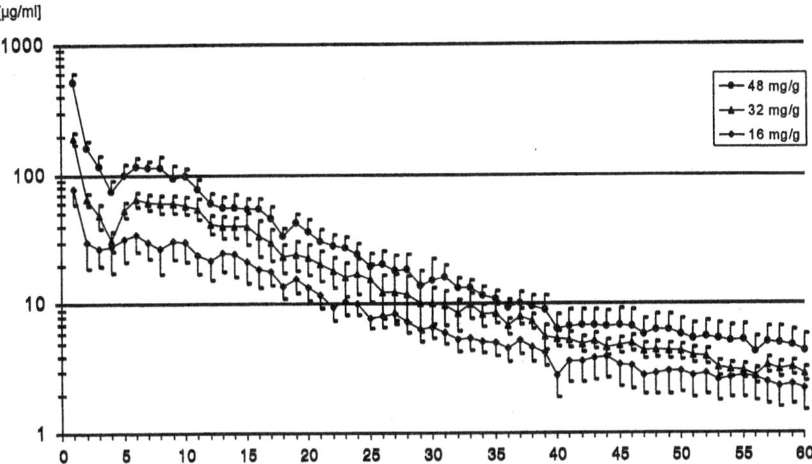

Abb. 1. Freisetzung von Gentamycin in unterschiedlicher Konzentration aus Hydroxylapatit-Zement in vitro

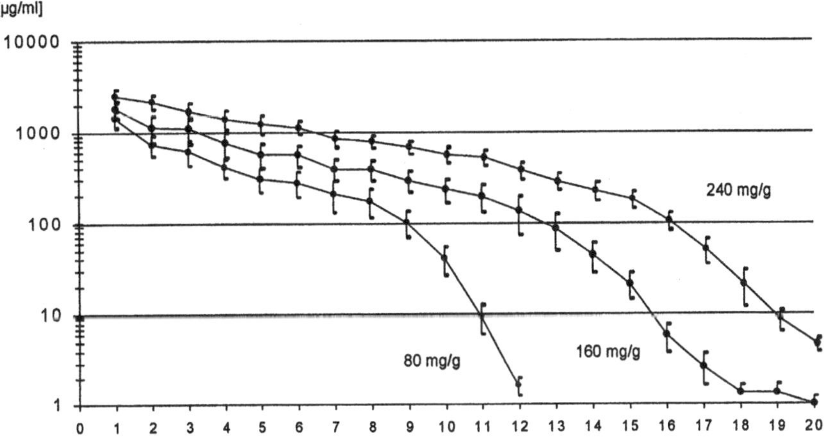

Abb. 2. Freisetzung von Vancomycin in unterschiedlicher Konzentration aus Hydroxylapatit-Zement in vitro

Schlussfolgerung

Hydroxylapatit-Zement eignet sich als biokompatibler, resorbierbarer Träger zur Behandlung der chronischen, posttraumatischen Osteomyelitis. Weder die Wirksubstanz, noch das Trägermaterial wurden durch die Mischung in ihren wesentlichen Eigenschaften beeinträchtigt. In unserem in vivo-Versuchen konnte ein positiver Effekt auf die experimentelle Osteomyelitis nachgewiesen werden.

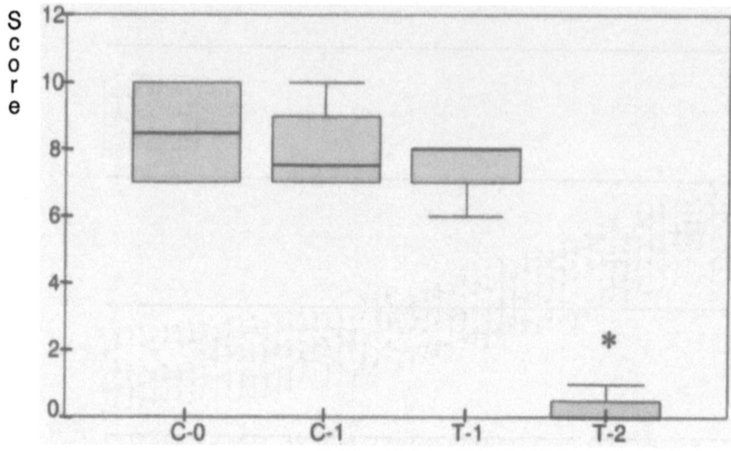

Abb. 3. Einteilung der histomorphologischen Befunde nach dem Score von Smeltzer et al. [5]. Die Kontrollgruppen (C-0 und C-1) sowie die ohne Antibiotikum behandelte Gruppe (T-1) unterschieden sich in den Befunden signifikant von denen der behandelten Gruppe (T-2) (*p =0,0004; Median-Test)

Literatur

1. Joosten U, Joist A, Frebel T, Walter M, Langer M (2000) The use of an in situ curing hydroxyapatite cement as an alternative to bone graft following removal of enchondroma of the hand. J Hand Surg [Br] 25: 288–291
2. Knaack D, Aiolova M, Tofighi A, Catalano A, Rey C, Nies B, Lee DD (1998) α-BSM: A resorbable apatitic calcium phosphate bone substitute. Bioceramics 11: 357–361
3 Kopylov P, Jonson K, Thorngren KG, Aspenberg P (1996) Injectable calcium phosphate in the treatmant of distal radius fractures. J Hand Surg [Br] 21: 768–771
4. Norden CW (1970) Experimental osteomyelitis. A description of the model. J Infect Dis 122: 410–418
5. Smeltzer MS, Thomas JR, Hickmon SG, Skinner RA, Nelson CL, Griffith D, Parr TR, Evans RP (1997) Characterization of a rabbit model of staphylococcal osteomyelitis. J Orthop Res 15: 414–421

Korrespondenzadresse: Priv.-Doz. Dr. med. U. Joosten, Klinik und Poliklinik für Unfall- und Handchirurgie, Medizinische Einrichtungen der Westfälischen Wilhelms-Universität, Waldeyer Straße 1, 48149 Münster, Tel.: 02 51-8 35 63 01, Fax: 02 51-8 35 63 18, e-mail: u.joosten@uni-muenster.de

Bewegungsschienen in der Nachbehandlung von Patienten mit VKB-Plastik – „controlled active motion" versus „continuous passive motion"

Motion machines in the treatment of ACL reconstructed patients – "controlled active motion" versus "continuous passive motion"

B. Friemert, C. Bach, W. Schwarz und H. Gerngroß

Chirurgische Abteilung, Bundeswehrkrankenhaus Ulm

Abstract

After undergoing reconstructive surgery of the anterior cruciate ligament using an autogenous graft we examined the proprioceptive deficit of patients having used an active motion machine (controlled active motion, CAM) versus a passive constant motion machine (continuous passive motion, CPM) for an average of 6.6 days following surgery. The main goal was to find out whether treatment involving an active motion machine significantly improved the proprioception in comparison to using a passive constant motion machine. In total, 60 ACL-deficient patients participated in the study (CPM group, $n=30$; CAM group, $n=30$). The grade of proprioception was measured with an angle reproduction test. The measurement included the injured as well as the noninjured knee. Additionally, we calculated the difference between the resulting deviations from the preset angle of both joints. The calculated difference within the extension near range was our main evaluation criterion. The patients were examined prior to surgery as well as on the day of discharge. We also examined 20 healthy volunteers to establish the reference values for our measurements. Prior to surgery we were not able to determine any significant difference concerning the deficit of proprioception between the CPM and CAM group. Their values, however, proved to be significantly worse in comparison to the group of healthy volunteers. On the day of discharge the CAM group showed significant improvement in proprioception in contrast to the CPM group. Therefore, the use of active motion machines (CAM) should be given definite preference over the use of constant motion machines (CPM) in the follow-up treatment of patients with knee surgery.

Einleitung

Es ist bekannt, dass die Rehabilitation nach operativen Eingriffen am Kniegelenk im allgemeinen und bei der Kreuzbandersatzplastik im speziellen einen wichtigen Faktor zur Wiederherstellung der normalen Funktion darstellt. Eines der wesentlichen Ziele der Rehabilitation ist die Wiedererlangung des normalen Bewegungsumfangs des Kniegelenkes, weshalb die CPM- Schiene („Motorschiene") einen wichtigen Bestandteil der Nachbehandlung darstellt. Weiterhin ist bekannt, dass die Wiederherstellung der Propriozeption (sowohl durch die Verletzung als auch durch die Operation entsteht ein Propriozeptionsdefizit) im Rahmen der aktiven Krankengymnastik ebenso entscheidend zum Rehabilitationserfolg beiträgt. Hierfür wurden verschiedene krankengymnastische Therapiekonzepte entwickelt, wie z. B. die propriozeptive neuromuskuläre Faszilation (PNF), Koordinations- und Krafttraining, welche unter dem Begriff „Aktive Therapie" subsumiert werden. Vor diesem Hintergrund wurde die CAM-Schiene entwickelt. Hierbei bewegt der Patient aktiv mit seinem gesunden Bein über eine Geräteanordnung die kontralaterale, operierte untere Extremität, wobei zunehmend ein aktives Bewegen des operierten Beines möglich ist.

Kann das propriozeptive Defizit nach VKB-Plastik durch die Anwendung der CAM-Schiene im Vergleich zur Anwendung mit der CPM- Schiene signifikant verbessert werden?

Methodik

Es wurden 60 Patienten mit VKB-Ruptur in zwei Gruppen randomisiert (CPM: n=30, CAM: n=30). Alle Patienten erhielten eine arthroskopische VKB-Plastik (BTB o. STG). Patienten mit zusätzlichen Bandverletzungen wurden ausgeschlossen. Die Propriozeption wurde mit einem Winkelreproduktionstest erfaßt, wobei sowohl das gesunde als auch das verletzte Knie gemessen wurde. Aus den jeweils resultierenden Abweichungen vom vorgegebenen Winkel wurde die Seitendifferenz gebildet. Hauptzielgröße war die Seitendifferenz im extensionsnahen Bereich. Die Untersuchung fand vor der Operation und am Tag der Entlassung statt (durchschnittlicher postoperativer Aufenthalt in beiden Gruppen: 6,6 Tage). Nach Untersuchung einer gesunden Kontrollgruppe (n=20) wurde eine Seitendifferenz von 2° zwischen CPM- u. CAM-Gruppe als klinisch relevant festgelegt. Die Auswertung erfolgte mit dem Wilcoxon-Test für eine Irrtumswahrscheinlichkeit von 5% und einer Power von 80%.

Ergebnisse

Präoperativ bestand zwischen den Gruppen kein Unterschied im propriozeptiven Defizit (CPM: 5,9°±2,2°; CAM: 5,7°±2,4°). Nach der postoperativen Schienenbehandlung zeigte sich, dass sich sowohl in CPM- als auch CAM-Gruppe das Defizit vermindert hatte, allerdings war die CAM-Gruppe hochsignifikant besser (CPM: 4,2°±1,6°; CAM: 2,0°±1,2°; p< 0,001).

Schlussfolgerung

Die CAM-Schiene reduziert im Vergleich zur CPM-Schiene innerhalb der ersten postoperativen Woche das propriozeptive Defizit hochsignifikant besser und sollte daher in der Nachbehandlung von Kniegelenksoperationen bevorzugt eingesetzt werden.

Literatur

1. Jerosch J, Schäffer C, Prymka M (1998) Propriozeptive Fähigkeiten bei operativ und konservativ behandelten kreuzbandinsuffizienten Kniegelenken. Unfallchirurg 101: 26–31
2. Fremerey RW, Lobenhoffer P, Born I, Tscherne H, Bosch U (1998) Kann die Kniegelenkspropriozeption durch Rekonstruktion des vorderen Kreuzbandes wiederhergestellt werden?. Unfallchirurg 101: 697–703
3. Barrack RL, Skinner HB, Buckley SL (1989) Proprioception in the anterior cruciate deficient knee. Am J Sports Med 17: 1–6

Korrespondenzadresse: Dr. B. Friemert, Bundeswehrkrankenhaus Ulm, Abteilung Chirurgie, Oberer Eselsberg 40, 89081 Ulm, Tel.: 07 31 / 1 71-10, e-mail: Dr.BenediktFriemert@t-online.de

Validierung eines multivariaten Prognosemodells zur initialen Abschätzung des Outcomes polytraumatisierter Patienten – eine Analyse von 3814 Patienten des Traumaregisters der Deutschen Gesellschaft für Unfallchirurgie

Validation of a multivariate outcome prediction model for polytrauma patients – an analysis of 3814 patients of the DGU trauma registry

D. Rixen[1], M. Raum[1], B. Bouillon[1], L. Schlosser[2], E. Neugebauer[2]
und die AG Polytrauma der DGU[3]

[1] Chirurgische Klinik
[2] Biochemische und Experimentelle Abteilung, II. Chirurgischer Lehrstuhl der Universität zu Köln
[3] *Mitglieder der Arbeitsgemeinschaft Polytrauma der Deutschen Gesellschaft für Unfallchirurgie:* B. Bouillon (Köln), K. Kabus (Celle), KG. Kanz (München), C. Lackner (München), R. Lefering (Köln), W. Mutschler (München), D. Nast-Kolb (Essen), E. Neugebauer (Köln), U. Obertacke (Essen), H.J. Oestern (Celle), T. Paffrath (Essen), H.C. Pape (Hannover), M. Raum (Köln), N. Pirente (Köln), G. Rieger (Celle), D. Rixen (Köln), S. Ruchholtz (Essen), L. Schlosser (Köln), M. Stalp (Hannover), H. Tscherne (Hannover), C. Waydhas (Essen), E. Wiedemann (München), B. Zintl (München)

Abstract

The aim of the study was to prospectively validate a previously reported clinical prediction model derived to initially determine the probability of death in multiple trauma patients. Thus, using multivariate analysis on a development set of data obtained in the trauma registry of the German Trauma Society (DGU) between January 1, 1993 and De-

Beteiligte Kliniken: Klinik für Unfallchirurgie der Rheinischen Friedrich-Wilhelms-Universität Bonn, Unfallchirurgische Klinik des Zentralkrankenhauses Reinekenheide Bremerhaven, Unfallchirurgische Abteilung des Allgemeinen Krankenhauses Celle, Städtisches Krankenhaus Dresden-Neustadt, Unfallchirurgische Klinik der Universität Essen, Chirurgische Klinik des Klinikum Frankfurt-Oder, Zentrum für Chirurgie der Georg-August-Universität Göttingen, Unfallchirurgische Abteilung Krankenhaus Gummersbach, Unfallchirurgische Klinik der Medizinischen Hochschule Hannover, Chirurgische Abteilung Krankenhaus Hattingen, Unfallchirurgische Klinik der Universität Homburg-Saar, Unfallchirurgische Klinik I. Chirurgischer Lehrstuhl der Universität zu Köln, II.Chirurgischer Lehrstuhl der Universität zu Köln, Berufsgenossenschaftliche Unfallklinik Ludwigshafen, Krankenhaus Altstadt des Städtischen Klinikums Magdeburg, Otto-von-Guericke-Universität Marburg, Klinik für Unfallchirurgie der Philipps-Universität Marburg, Chirurgische Klinik Klinikum Innenstadt der Ludwig Maximilian Universität München, Städtisches Krankenhaus München Harlaching, Berufsgenossenschaftliche Unfallklinik Murnau, Klinikum Remscheid, Klinikum Rosenheim, Unfallchirurgie Diakonie Krankenhaus Schwäbisch-Hall, Johanniter-Krankenhaus Stendal, Kreiskrankenhaus Traunstein, Bundeswehrkrankenhaus Ulm, Unfallchirurgie Klinikum Weiden i.d. Oberpfalz, Unfallchirurgische Klinik der Universität Würzburg, Ferdinand-Sauerbruch-Klinikum Wuppertal, Rettungswache Zusmarshausen EATES Faculty Ulm-Augsburg, Unfallchirurgische Klinik der Universität Zürich.

cember 31, 1997, a new predictive equation was developed. This prediction model was tested prospectively in an independent validation set obtained between January 1, 1998 and December 31, 1998. In both data sets the observed mortality rate was compared with the predicted probability of death derived by the model. A receiver operating characteristic (ROC) curve assessed the sensitivities and specificities at various cut-off points, as well as the area under the ROC curve of this model. The following prognostic equation was modeled in the development set ($n = 2069$ patients; age 39 ± 19 years; 70% male; ISS 22 ± 13; 18.6% mortality): $P(\text{death}) = 1/1 + e^{\{-[i + \beta_1(\text{age}) + \beta_2(\text{GCS}) + \beta_3(\text{ISS}) + \beta_4(\text{BE}) + \beta_5(\text{prothrombin time})]\}}$ where: $P(\text{death}) = $ probability of death; GCS = Glasgow Coma Scale; ISS = Injury Severity Score; BE = Base Excess; $i = -0.1551$, $\beta_1 = 0.0438$ with $p < 0.0001$, $\beta_2 = -0.2067$ with $p < 0.0001$, $\beta_3 = 0.0252$ with $p = 0.0071$, $\beta_4 = -0.0840$ with $p < 0.0001$ and $\beta_5 = -0.0359$ with $p < 0.0001$. The development set showed an area under the ROC curve for the model of 0.904 (95% CI, 0.879–0.929) with a highest sensitivity/specificity combination of 82.3%/83.0%. The validation set ($n = 1745$ patients; age $38 + 19$ years; 73% male; ISS $26 + 15$; 17.7% mortality) showed an area under the ROC curve for the model of 0.901 (95% CI, 0.875–0.927) with a highest sensitivity/specificity combination of 82.2%/83.3%. In conclusion, these data show that age, GCS, ISS, base excess and prothrombin time are potentially important predictors to initially identify multiple trauma patients with a high probability of death. The developed model accurately predicted the probability of death when applied to a new, independent set of multiple trauma patients.

Einleitung

Die frühe Beurteilung der zu erwartenden Prognose des schwerverletzten Patienten erscheint oftmals schwierig. Zum Zeitpunkt der Krankenhausaufnahme werden zahlreiche Variablen beim polytraumatisierten Patienten erhoben. Die Wertigkeit dieser Variablen in Bezug auf ihre Fähigkeit der Prognoseabschätzung wird unterschiedlich beurteilt. Mit Hilfe von richtungsweisenden Variablen könnte frühzeitig eine gezieltere Therapiesteuerung erfolgen. Dies kann Auswirkungen auf das gesamte Behandlungskonzept des schwerverletzten Patienten haben, so z.B. auf die Wahl des optimalen Zeitpunktes der primär- und sekundär-definitiven operativen Maßnahmen [1, 2], aber auch auf das geplante intensiv-medizinische Management [1, 2]. Ziel ist es ein zuvor entwickeltes klinisches Prognosemodell [3] zur initialen Abschätzung des Outcomes polytraumatisierter Patienten bei Krankenhausaufnahme prospektiv zu validieren [4].

Methodik

Das Traumaregister der Deutschen Gesellschaft für Unfallchirurgie ist eine multizentrische, prospektive, standardisierte und anonymisierte Dokumentation schwerverletzter Patienten vom Unfallort bis zur Klinikentlassung zu vier definierten Zeitpunkten [5]. Das Traumaregister enthält routinemäßig verfügbare anatomische und physiologische Variablen, sowie Daten über diagnostische und therapeutische Interventionen, Komplikationen nach Trauma und die Letalität während des Krankenhausaufenthaltes. Durch multivariate Analyse der vom 1.1.1993–31.12.1997 dokumentierten Polytraumen des DGU-Traumaregisters (Entwicklungs-Population) wurde ein neues Prognosemodell entwickelt.

Dieses Modell wurde an einer unabhängigen, vom 1.1.–31.12.1998 dokumentierten Polytrauma-Population (Validierungs-Population) prospektiv validiert. In beiden Populationen wurde die vorhergesagte Wahrscheinlichkeit zu Versterben der beobachteten Letalität gegenübergestellt. Eine „receiver operating characteristic (ROC)" Kurve beurteilte die Sicherheit des Modells durch Angabe der Sensitivitäten und Spezifitäten zu verschiedenen cut-off Punkten, sowie der „Fläche unter der ROC Kurve".

Ergebnisse

Das folgende Prognosemodell wurde an der Entwicklungs-Population (n = 2069 Patienten; Alter 39 + 19 Jahre; 70% männl.; ISS 22 + 13; 18,6% verstorben) generiert:
$P(\text{Tod}) = 1/1 + e^{\{-[k + \beta_1(\text{Alter}) + \beta_2(\text{GCS}) + \beta_3(\text{ISS}) + \beta_4(\text{BE}) + \beta_5(\text{Quick})]\}}$, wobei: $P(\text{Tod})$ = Wahrscheinlichkeit zu Versterben; GCS = Glasgow Coma Scale; ISS = Injury Severity Score; BE = Base Excess; $k = -0{,}1551$, $\beta_1 = 0{,}0438$ mit $p < 0{,}0001$, $\beta_2 = -0{,}2067$ mit $p < 0{,}0001$, $\beta_3 = 0{,}0252$ mit $p = 0{,}0071$, $\beta_4 = -0{,}0840$ mit $p < 0{,}0001$ und $\beta_5 = -0{,}0359$ mit $p < 0{,}0001$. Das Modell zeigte an der Entwicklungs-Population eine „Fläche unter der ROC Kurve" von 0,904 (95% Konfidenzintervall 0,879–0,929) mit einem höchsten Sensitivitäts/Spezifitätsverhältnis von 82,3%/83,0%. An der Validierungs-Population (n = 1745 Patienten; Alter 38 + 19 Jahre; 73% männl.; ISS 26 + 15; 17,7% verstorben) zeigte das Prognosemodell eine „Fläche unter der ROC Kurve" von 0,901 (95% Konfidenzintervall 0,875–0,927) mit einem höchsten Sensitivitäts/Spezifitätsverhältnis von 82,2%/83,3%.

Diskussion und Schlussfolgerung

Ein zuvor entwickeltes klinisches Prognosemodell zur initialen Abschätzung des Outcomes polytraumatisierter Patienten bei Krankenhausaufnahme wurde prospektiv validiert an einer unabhängigen Population schwerverletzter Patienten. Diese Daten zeigen, daß initiales Alter, GCS, ISS, Base Excess und Quickwert frühzeitig verfügbare und potentiell wichtige Prädiktoren sind, um Traumapatienten mit einer hohen Sterbenswahrscheinlichkeit zu identifizieren. Das entwickelte Prognosemodell zeigt eine hohe Sicherheit zur initialen Abschätzung des Outcomes polytraumatisierter Patienten in einer neuen, unabhängigen Polytrauma-Population.

Unterstützt durch die Deutsche Forschungsgemeinschaft (Ne 385/5-1 & 5-2)

Literatur

Arbeitsgemeinschaft „Scoring" der Deutschen Gesellschaft für Unfallchirurgie (DGU) (1994) Das Traumaregister der Deutschen Gesellschaft für Unfallchirurgie. Unfallchirurg 97: 230–237

Pape H-C, Remmers D, Regel G, Tscherne H (1997) Evaluation thorakaler Verletzungsschwere und ihre Bedeutung für den posttraumatischen Verlauf – eine retrospektive Untersuchung an 1326 Patienten. Langenbecks Arch Chir Suppl II: 1270–1273

Randolph AG, Guyatt GH, Calvin JE, Doig G, Richardson WS (1998) Understanding articles describing clinical prediction tools. Crit Care Med 26: 1603–1612

Rixen D, Raum M, Bouillon B, Lefering R, Neugebauer E, AG „Polytrauma" of the Deutsche Gesellschaft für Unfallchirurgie (2001). Base deficit development and its prognostic significance in posttrauma critical illness – an analysis by the DGU trauma registry. Shock 15: 83–89

Rixen D, Raum M, Bouillon B, Schlosser LE, Neugebauer E und die Arbeitsgemeinschaft Polytrauma der Deutschen Gesellschaft für Unfallchirurgie (2001) Prognoseabschätzung des Schwerverletzten – Eine Analyse von 2069 Patienten des Traumaregisters der DGU. Unfallchirurg (im Druck)

Korrespondenzadresse: PD Dr. D. Rixen, II. Chirurgischer Lehrstuhl der Universität zu Köln, Ostmerheimer Straße 200, 51109 Köln, Tel.: 02 21-8 90 70; Fax: 02 21-89 30 96; e-mail: D.Rixen@uni-koeln.de

Mobilität der instabilen Fraktur des Dens axis beim Abnehmen eines Motorradhelms – Eine biomechanische Untersuchung

Motion of unstable fractures of the odontoid during helmet removal in a motorcyclist – a biomechanical study

D. Richter[1], R. A. Laun[1], U. Schmucker[1], J. Seifert[1], P. A. W. Ostermann[1], E. Lignitz[3], A. Ekkernkamp[1] und L. L. Latta, Ph. D.[2]

[1] Erwin-Payr-Lehrstuhl für Unfallchirurgie, Ernst-Moritz-Arndt-Universität Greifswald
[2] Department of Orthopaedics and Rehabilitation, Orthopaedic Biomechanics Laboratory, School of Medicine, University of Miami, FL
[3] Institut für Rechtsmedizin, Ernst-Moritz-Arndt-Universität Greifswald

Abstract

Injuries to the cervical spine are frequent in multiply injured motorcyclists. Although manipulation of the cervical spine may cause iatrogenic neurological damage, immediate helmet removal is necessary for airway management. In a biomechanical study the effects of helmet removal on a standardized fracture model of the odontoid are evaluated in ten fresh frozen cadavers. During helmet removals an average range of motion of 11.0° of extension and 4.3° flexion and four cases of dislocations were seen in the injured segment. The surprisingly high movement in the injured segment during helmet removal gives reason to think about different helmet designs and also about different techniques of taking off a helmet in patients with potential lesions of the cervical spine.

Einleitung

Verletzungen der Halswirbelsäule sind beim schweren Motorradunfall nicht selten. Die meisten von ihnen treten nicht als isolierte Verletzungen, sondern im Rahmen des Polytrauma oder zumindest in Kombination mit einem (schweren) Schädelhirntrauma auf. Dies bedeutet, daß viele der betroffenen Fahrer am Unfallort bewußtlos oder nur bedingt ansprechbar angetroffen werden. Entsprechend allgemeinen Empfehlungen sollte gerade der schwerverletzte Patient wie auch der Patient mit schwerem Schädelhirntrauma zügig am Unfallort intubiert werden. Dazu muß jedoch der inzwischen von über 98% getragene Helm entfernt werden. Untersuchungen zeigen, daß mehr als 1/3 der verunfallten Motorradfahrer dazu nicht mehr in der Lage sind [5]. Seit vielen Jahren existieren Empfehlungen verschiedener Gesellschaften zur Technik der Helmabnahme unter moderatem Zug und Vermeidung von Rotationsbewegungen [2, 3].

In einer biomechanischen Studie sollen die Auswirkungen der Entfernung des Motorradhelmes in empfohlener Technik auf eine standardisierte Anderson II Fraktur des Dens axis [1, 4] als instabiler Verletzung der oberen Halswirbelsäule untersucht werden.

Methodik

Untersucht wurden zehn frisch verstorbene, humane Leichenpräparate mit klinisch und röntgenologisch unauffälliger Halswirbelsäule. Zur exakten Messung von Bewegungen einzelner Segmente wurden Röntgenmarker in beiden Ebenen perkutan in die ersten drei Halswirbelkörper eingebracht. Anschließend wurde mit dem Meißel durch den offenen Mund eine Osteotomie des Dens axis vorgenommen und die Instabilität unter Bildwandler geprüft.

Die maximalen Bewegungsausmaße der Halswirbelsäule im verletzten und darunter liegenden Segment wurden unter Bildwandler dokumentiert. Dann wurden alle Präparate mit einem üblichen Integralhelm versorgt, der nun von einem erfahrenen Unfallchirurgen in empfohlener Technik abgenommen wurde. Die Bewegungen im Segment C 1–2 wurden radiologisch mit digitalen Fotos sowie Videoaufnahmen dokumentiert. Als Kriterien zur Auswertung der digitalisierten Röntgenaufnahmen wurden das Bewegungsausmaß des verletzten Segmentes C 1–2 sowie von C 2–3 in der Sagittal-Ebene sowie eine Luxation oder Subluxation im Segment C 1–2 bei der Helmabnahme gewählt.

Ergebnisse

Bei allen 10 Präparaten traten beim Abnehmen des Helms deutlich meßbare Bewegungen im verletzten Segment auf.

Tabelle 1 zeigt den Vergleich von maximalem Bewegungsausmaß der Halswirbelsäulen bei den Vorversuchen ohne Helm und den bei fachgerechter Helmabnahme auftretenden Bewegungen im verletzten Segment.

Tabelle 1

	Extension C 1–2 in °		Flexion C 1–2 in °	
	Mittelwert	SD	Mittelwert	SD
Maximal	19,4	±10,3	6,6	±10,2
bei Helmabnahme	11,0	±11,7	4,3	± 9,3

Die durchschnittliche Beweglichkeit bei Helmabnahme im Segment C 1–2 betrug 19°±7,9°. Bei 4 von 10 Fällen kam es beim Abnehmen des Helmes zu einer (Sub-)Luxation im verletzten Segment, in einem weiteren Fall schon in Neutralstellung mit Helm.

Diskussion

Die Untersuchungen an einer häufigen, instabilen Verletzung der oberen HWS zeigen eine überraschend hohe Mobilität im verletzten Segment bei fachgerechtem Abnehmen des Motorradhelms. Die an der Leiche gemessen Werte sind dabei aufgrund der Leichenstarre erfahrungsgemäß eher niedriger als in vivo am bewußtlosen Patienten zu erwarten ist. Auffallend ist auch die hohe Rate an Luxationen im betroffenen Segment. Hier wirken die Helme offensichtlich sogar als Hypomochlion. Auch bei sachgemäßem Entfernen des Motorradhelms besteht für den bewußtlosen Patienten mit instabiler Verletzung der (oberen) Halswirbelsäule eine bislang eher unterschätzte Gefahr sekundärer neurologischer Komplikationen. Perspektiv sollte mit der Industrie diskutiert werden ob durch Veränderungen des Designs Möglichkeiten zur Helmabnahme ohne Anheben des Kopfes geschaffen werden können. Aus Sicht des Rettungsdienstes erscheint auch die Entwicklung eines vor Ort einsetzbaren Gerätes zum Aufsägen des Helms in Einzelfällen diskutierenswert.

Literatur

1. Anderson LD, D'Alonzo RT (1974) Fractures of the odontoid process of the axis. J Bone Joint Surg 56-A 1663–74
2. Aprahamian C, Thompson BM, Darin JC (1984) Recommended helmet removal technique in a cervical spine injured patient. J Trauma 24: 841–842
3. Meyer RD, Daniel WW (1985) The biomechanics of helmets and helmet removal. J Trauma 25: 329–332
4. Richter D, Latta LL, Milne LL, Biedermann L, Ekkernkamp A, Ostermann PAW (2001) The stabilizing effects of different orthoses in the intact and unstable upper cervical spine – A cadaver study. J Trauma 48: (in Druck)
5. Wick M, Ekkernkamp A, Muhr G (1997) Motorradunfälle im Straßenverkehr. Eine Analyse von 86 Fällen. Unfallchirurg 100: 140–145

Korrespondenzadresse: Dr. D. Richter, Erwin-Payr-Lehrstuhl für Unfallchirurgie, Ernst-Moritz-Arndt-Universität Greifswald, Friedrich-Loeffler-Straße 23b, 17487 Greifswald, Tel.: +49-38 34-86-61 10/6101, Fax: +49-38 34-86-61 02, e-mail: dirk.richter@ukb.de

Der additive Effekt eines schweren Schädel-Hirn-Traumas auf die Plasma-Mediatorspiegel polytraumatisierter Patienten

The additional effect of traumatic brain injury on plasmatic mediators in multiple injury patients

S. Sauerland[1], T. Hensler[1], B. Bouillon[2], M. Raum[2], D. Rixen[2], H.-J. Helling[3], J. Andermahr[3] und E. A. M. Neugebauer[1]

[1] Biochemische und Experimentelle Abteilung
[2] Chirurgische Klinik Köln-Merheim, II. Chirurgischer Lehrstuhl, Universität zu Köln
[3] Klinik und Poliklinik für Unfall-, Hand- und Wiederherstellungschirurgie, Universität zu Köln

Summary

Introduction: We investigated whether the additional presence of severe head trauma (SHT) in multiple injury patients leads to an increase in systemic mediator levels. *Methods:* Blood samples were collected from 125 trauma patients every 6 h during the first 3 days post-injury and with longer time intervals thereafter. For controls, 37 healthy blood donors were studied. The systemic levels of interleukin (IL)-6, IL-10, soluble TNF receptors (sTNFR) p55, sTNFR p75, and PMN-elastase were determined. Mediator levels were compared between patients with and without SHT while adjusting for age, sex, and injury severity score (ISS) in multivariate linear regression models. *Results:* The patients' mean ($\pm$ SD) age and ISS were 38 ± 17 years and 27 ± 13 points, respectively. At all four time points (3, 12, 24, and 108 h post-injury) sTNFR p55 levels were significantly increased by the additional presence of head injuries: $+55\%$, $+37\%$, $+32\%$, and $+24\%$, respectively. The levels of sTNFR p75, IL-6, IL-10, and PMN-elastase were similarly, but non-significantly increased. *Conclusions:* SHT leads to a systemic mediator release that is independent of injury severity itself as described by the ISS.

Einleitung

Jede Gewebsverletzung führt zur Mediatorfreisetzung aus lokalen Zellen. Dies gilt auch für das Gehirn, obwohl die Blut-Hirn-Schranke (BHS) den Mediatorübertritt teilweise begrenzt [3]. Beim Schädel-Hirn-Trauma (SHT) kann eine gestörte Integrität der BHS zu einer Interaktion zwischen beiden Kompartimenten führen [1]. Außerdem ist eine IL-10 vermittelte neuroendokrine Immunsuppression speziell nach neurochirurgischen Stammhirnläsionen beschrieben worden [4]. Man vermutet, daß infektiöse Komplikationen nach Hirnläsionen auf diese Immunsuppression zurückgehen [1, 2]. Wir untersuchten daher, inwieweit das zusätzliche Vorliegen eines SHTs bei polytraumatisierten Patienten zu einem Anstieg der systemischen Mediatorspiegel führt.

Methodik

Wir beobachteten 125 Patienten, die notfallmäßig nach Polytrauma und/oder SHT aufgenommen wurden. Der Injury Severity Score (ISS) diente zur Erfassung der Traumaschwere. Als SHT galt eine Kopfverletzung, die mit einem Abbreviated Injury Score (AIS) ≥ 3, einem Glasgow Coma Scale (GCS) ≤ 8, oder Koma länger als 1 Tag einherging. Blutproben wurden posttraumatisch während der ersten 3 Tage alle 6 Stunden, später in weiteren Abständen abgenommen. Als Kontrollen dienten 37 gesunde Spender. Die Plasmaspiegel der Interleukine IL-6 und IL-10, der löslichen Rezeptoren des Tumor-Nekrose-Faktors (sTNFR) p55 und p75, und der Plasma-PMN-Elastase wurde mittels ELISA bestimmt. Insgesamt wurden 1590 Bestimmungen vorgenommen, was einer durchschnittlichen Vollständigkeit von 53% entspricht. Zu den Zeitpunkten 3, 12, 24, und 108 Stunden (45, 69, 68, 89% vollständig) wurde der Einfluß eines SHTs auf die log-transformierten Mediatorspiegel statistisch analysiert. Hierbei wurde für die Störgrößen Alter, Geschlecht und ISS adjustiert.

Ergebnisse

Die 125 Patienten wiesen ein Alter von 38 ± 17 (Mittelwert $\pm$ SD) und eine Verletzungsschwere von 27 ± 13 ISS-Punkten auf. Während die Polytraumapatienten mit und ohne SHT einen raschen Mediatoranstieg aufwiesen, war dies bei den reinen SHT-Patienten nur selten der Fall. In der multivariaten Analyse zeigte sich eine zeitlich stabile gleichartige Erhöhung der Mediatorspiegel durch das zusätzliche Vorliegen eines SHTs. Zu allen vier Zeitpunkten (3, 12, 24 und 108 Stunden nach Unfall) waren die sTNFR p55 Spiegel signifikant erhöht bei zusätzlichem Vorliegen eines SHTs: +55%, +37%, +32% und +24%. In ähnlicher Weise waren auch die posttraumatischen Spiegel von sTNFR p75, IL-6, IL-10 und PMN-Elastase erhöht (Abb. 1). Mit Ausnahme von IL-10 nach 12 Stunden waren diese Erhöhungen jedoch nicht signifikant.

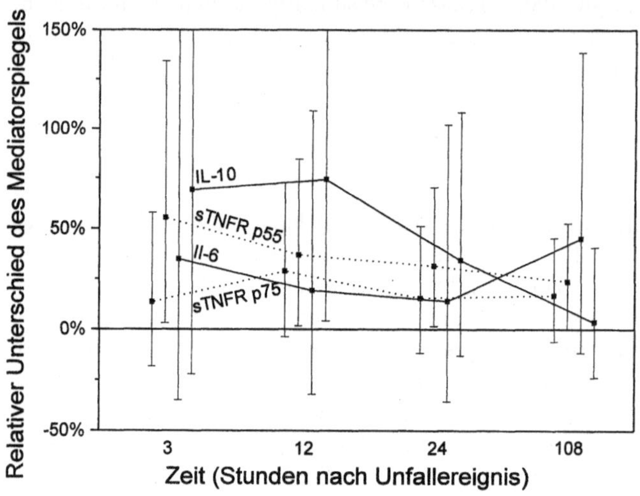

Abb. 1. Prozentualer Einfluß eines zusätzlichen SHTs auf die Mediatorspiegel verunfallter Patienten (mit 95%-Konfidenzintervallen). Bei der Berechnung der Regressionskoeffizienten ist für den Einfluß der Verletzungsschwere (ISS), des Alters und des Geschlechts adjustiert worden

Diskussion

Eine Schädel-Hirn-Verletzung führt zu einer systemisch nachweisbaren Mediatorfreisetzung, die über das hinausgeht, was durch die (im ISS erfaßten) Verletzungsschwere erwartbar ist. Ob nun diese Mediatoren direkt dem ZNS entstammen [3] oder über die hypothalmische-hypophysäre Achse freigesetzt werden [4, 5], kann unsere Analyse nicht beantworten. Der gleichartige Anstieg der Mediatoren deutet an, daß das immunologische Netzwerk inner- und ausserhalb des ZNS vergleichbare Interaktionen besitzt. In anderen Untersuchungen, in denen systemische *und* zerebrospinale Mediatorspiegel bestimmt wurden, zeigten sich meist enge Korrelationen zwischen beiden Kompartimenten, wenn auch die absoluten Spiegel je nach Integrität der Blut-Hirn-Schranke um mehr als Faktor 10 differieren können.

Eine Schwäche unserer Untersuchung ist das Verwenden des ISS als Maß der Verletzungsschwere. Momentan gibt es aber keine anerkannt bessere Methode, um die Verletzungsschwere zu quantifizieren. Auch fehlt der Nachweis, das ein anatomischer Score mit dem immunologischen Aktivierungsgrad assoziiert ist. Dies gilt speziell für Schädelverletzungen.

Aus klinischer Sicht helfen unsere Ergebnisse, die immunologischen Hintergründe metabolischer Veränderungen und Infektionen bei SHT-Patienten zu verstehen. So wurden speziell bei Polytrauma-Patienten mit zusätzlichem SHT oder Patienten mit Subarachnoidalblutung höhere Raten von Pneumonien beschrieben. Eine direkt kausaler Zusammenhang zwischen Immundepression und klinischer Infektmanifestation ist aber noch nicht beweisbar, – auch weil die zeitliche Dauer der Immunsuppression noch nicht abgegrenzt ist.

Die Studie wird durch das Bundesministerium für Bildung und Forschung (BMBF Fö.-Kz. 01 KO 9808/5) und das Köln Fortune Programm der Medizinischen Fakultät der Universität zu Köln gefördert.

Literatur

1. Neugebauer E, Hensler T, Rose S, Maier B, Holanda M, Raum M, Rixen D, Marzi I (2000) Das schwere Schädel-Hirn-Trauma beim Mehrfachverletzten. Eine Bestandsaufnahme zur Interaktion lokaler und systemische Mediatorwirkungen. Unfallchirurg 103: 122–131
2. Piek J, Chesnut RM, Marshall LF, van Berkum-Clark M, Klauber MR, Blunt BA, Eisenberg HM, Jane JA, Marmarou A, Foulkes MA (1992) Extracranial complications of severe head injury. J Neurosurg 77: 901–907
3. Shohami E, Novikov M, Bass R, Yamin A, Gallily R (1994) Closed head injury triggers early production of TNF alpha and IL-6 by brain tissue. J Cereb Blood Flow Metab 14: 615–619
4. Woiciechowsky C, Asadullah K, Nestler D, Eberhardt B, Platzer C, Schöning B, Glöckner F, Lanksch WR, Volk HD, Döcke WD (1998) Sympathetic activation triggers systemic interleukin-10 release in immunodepression induced by brain injury. Nature Med 4: 808–813
5. Woiciechowsky C, Schöning B, Daberkow N, Asche K, Stoltenburg G, Lanksch WR, Volk HD (1999) Brain-IL-1β induces local inflammation but systemic anti-inflammatory response through stimulation of both hypothalamic-pituitary-adrenal axis and sympathetic nervous system. Brain Res 816: 563–571

Korrespondenzadresse: Dr. med. S. Sauerland, Biochemische und Experimentelle Abteilung, II. Chirurgischer Lehrstuhl der Universität zu Köln, Ostmerheimer Straße 200, 51109 Köln, Tel.: 02 21-9 89 57-0, Fax: 02 21-9 89 57-30, e-mail: S.Sauerland@uni-koeln.de

Die Therapie des Schädelhirntraumas mit Barbituraten induziert die Apoptose von neutrophilen Granulozyten

Barbiturate coma induces neutrophil apoptosis in patients with traumatic brain injury

M. Keel, L. Härter, U. Ungethüm, U. Steckholzer, O. Trentz und W. Ertel

Klinik für Unfallchirurgie, Universitätsspital Zürich

Abstract

Aim/Background: Traumatic brain injury (TBI) is the leading cause of death in injured patients [1]. Secondary brain edema following TBI often determines morbidity and mortality in these patients. Intracranial pressure (ICP) can be reduced by intravenous administration of barbiturate [2]. However, this therapy is complicated by a disturbed immunocompetence with leukopenia and an increased infection rate [3]. The aim of this study was to investigate the influence of barbiturate on neutrophil (PMN) apoptosis. *Methods:* PMN from six healthy volunteers and patients with severe TBI without ($n=5$) or with barbiturate coma ($n=5$) were isolated by density gradient centrifugation and incubated for 16 h with or without barbiturate (thiopental; 250 µg/ml). To test whether the ability of cells to undergo apoptosis was disturbed, PMN were incubated with an agonistic anti-Fas mAb (CH11; 100 ng/ml). PMN apoptosis was measured by propidium iodide staining using flow cytometry [4]. *Results:* Spontaneous PMN apoptosis in patients with severe TBI ($11.2\pm3.1\%$) was significantly reduced compared to healthy volunteers ($72.3\pm2.9\%$) and patients with severe TBI and barbiturate coma ($43.1\pm7.7\%$). Thiopental induced PMN apoptosis in all groups. Its effect was additive to Fas-activated apoptosis. *Conclusion:* Barbiturate induces neutrophil apoptosis. The increased infection rate of patients with severe TBI and barbiturate coma may be a consequence of barbiturate-induced neutrophil apoptosis and neutropenia.

Einleitung

Die häufigste Todesursache nach Trauma ist das Schädelhirntrauma (SHT) [1]. Bei schwerem SHT kommt es im Rahmen des sekundären Hirnödems zu einem hohen intrazerebralen Druckanstieg, der die Morbidität und Letalität dieser Patienten massgeblich beeinflusst. Durch hochdosierte Gabe von Barbituraten kann eine Senkung des Hirndruckes erzielt werden [2]. In Folge der hochdosierten Barbituratgabe kommt es zu einer Reduktion zirkulierender, immunkompetenter Zellen, die zu einer hohen Infektionsanfälligkeit führt [3]. In dieser Studie wurde der Einfluss von Barbiturat (Thiopental) auf die Apoptose von neutrophilen Granulozyten (PMN) untersucht.

Methodik

PMN von 6 gesunden Probanden und von je 5 Patienten mit isoliertem schweren Schädelhirntrauma in der Frühphase nach Trauma ohne bzw. mit intravenöser Barbiturattherapie wurden mittels Dichtegradientzentrifugation isoliert (Reinheit: >95% CD15 positiv). Anschließend wurden die Zellen (1×10^6/ml) mit oder ohne Barbiturat (Thiopental; 250 µg/ml) und/oder einem agonistischen anti-Fas Antikörper (CH-11; 100 ng/ml) über 16 Stunden inkubiert. Die PMN Apoptose wurde durchflusszytometrisch nach Färbung mit Propidiumjodid (PI) gemessen [4].

Ergebnisse

Patienten mit SHT unter Barbiturattherapie zeigten eine höhere PMN Apoptose als Patienten ohne Barbituratkoma (Abb. 1). Thiopental erhöht die Apoptose neutrophiler Granulozyten von gesunden Probanden als auch von Patienten mit SHT (Abb. 1). Thiopental hatte einen additiven Effekt auf die anti-Fas-aktivierte PMN Apoptose (Abb. 1).

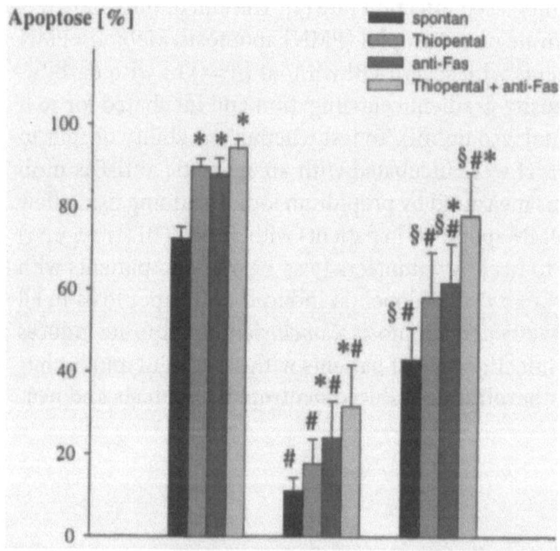

Abb. 1. Thiopental induziert die Apoptose neutrophiler Granulozyten (PMN). PMN von 6 gesunden Probanden (*Kontrolle*) und von je 5 Patienten mit isoliertem schweren Schädelhirntrauma ohne (*SHT*), oder mit intravenöser Barbiturattherapie (*SHT-B*) wurden mittels Dichtegradient isoliert und während 16 Stunden mit oder ohne Thiopental (250 µg/ml) und/oder anti-Fas Antikörper (CH-11; 100 ng/ml) inkubiert. Die PMN Apoptose (%) wurde durchflusszytometrisch nach Färbung mit Propidiumjodid gemessen. Mittelwert±SEM; t-Test; * p<0,05 ± Thiopental oder anti-Fas; # p< 0,05 Kontrolle versus SHT/SHT-B; § p<0,05 SHT versus SHT-B

Schlussfolgerung

Barbiturate induzieren die Apoptose von neutrophilen Granulozyten. Der additive Effekt von Thiopental und anti-Fas ist ein Hinweis darauf, dass bei beiden Stimulatoren verschiedene intrazelluläre Mechanismen involviert sind. Die erhöhte Infektanfälligkeit von Patienten mit schwerem SHT, die unter einer hochdosierten Barbiturattherapie stehen, könnte auf die durch das Medikament aktivierte PMN Apoptose zurückzuführen sein.

Unterstützt vom Schweizerischen Nationalfonds (SNF): 32-52932.97

Literatur

1. Gennarelli TA, Champion HR, Copes WS, Sacco WJ (1994) Comparison of mortality, morbidity, and severity of 59713 head injured patients with 114447 patients with extracranial injuries. J Trauma 37: 962–968
2. Stocker R, Bernays T, Kossmann T, Imhof HG (1995) Monitoring and treatment of acute head injury. In: Goris RJA, Trentz O (eds) The integrated approach to trauma care. Springer Verlag, Berlin Heidelberg New York, pp 196–210
3. Stover JF, Stocker R (1998) Barbiturate coma may promote reversible bone marrow suppression in patients with severe isolated traumatic brain injury. Eur J Clin Pharmacol 54: 529–534
4. Keel M, Ungethüm U, Steckholzer U, Niederer E, Hartung T, Trentz O, Ertel W (1997) Interleukin-10 counterregulates proinflammatory cytokine-induced inhibition of neutrophil apoptosis during severe sepsis. Blood 90: 3356–3363

Korrespondenzadresse: Dr. med. M. Keel, Klinik für Unfallchirurgie, Universitätsspital Zürich, Rämistrasse 100, 8091 Zürich, Schweiz, Tel.: 00 41-1-2 55-36 57, Fax: 00 41-1-2 55-44 06, e-mail: marius.keel@ch.usz.ch

Einfluß der Lungenkontusion auf die Zusammensetzung und Funktion des Surfactant-Systems der Lunge

Influence of pulmonary contusion on surfactant composition and function

M. Aufmkolk, U. Obertacke, D. Nast-Kolb

Klinik und Poliklinik für Unfallchirurgie, Universitätsklinik Essen

Abstract

Pulmonary contusion is well known to increase the incidence of lung failure. The aim of this study was to clarify the composition and function of pulmonary surfactant in the case of pulmonary contusion. At total of 30 blunt multiple trauma patients (age, 35 ± 2 years, injury severity score 32 ± 2 pts) with a single pulmonary contusion were prospectively included. Bronchoalveolar lavages (BAL) taken from the side of contusion (+Lu) were compared with samples from the contralateral uninjured side (–Lu) ($n=30$, 76 BAL each) and with healthy volunteers (KON, $n=12$). Surfactant function was measured in eight patients (16 BAL in +Lu and –Lu) with the pulsating bubble surfactometer. Surfactant composition showed a significant increase in total phospholipids (KON, 12 ± 1, –Lu, 25 ± 3; +Lu, 51 ± 5 µg/ml) and sphingomyelin (KON, 1.4 ± 0.1; –Lu, 2.2 ± 0.3; +Lu, $3.1\pm0.3\%$) on the side of contusion. Phosphatidylcholine was not significantly increased (KON, 81.6 ± 2.7; –Lu, $85.9\pm1,0$; +Lu, $87.1\pm1.1\%$) and phosphatidylglycerol was significantly decreased (KON, 11.0 ± 2.3; –Lu, 6.6 ± 1.2; +Lu, $4.5\pm1.1\%$). The minimum surface tension was not different between the groups (–Lu, 26 ± 3; +Lu, 29 ± 3 mN/m, $p=0.6$). Direct damage to lung parenchyma by lung contusion alters the composition of surfactant. Despite these alterations, no differences in surfactant function were observed, which may be interpreted as a functional compensation.

Einleitung

Unter Surfactant (Kunstwort aus **Surf**ace **active agent**) werden amphipathische Substanzen verstanden, die Oberflächenspannungen reduzieren. Der pulmonale Surfactant überzieht die Alveolen der Lunge und ermöglicht dadurch deren Belüftung und damit die Atmung. Durch die Lungenkontusion wird das Parenchym primär lokal geschädigt. Zusammen mit dem indirekten, Mediator-vermittelten Schaden infolge des Schocks kann dies zu einer respiratorischen Insuffizienz führen. Ziel der Arbeit war es, die Veränderungen im Surfactantsystem der Lunge nach Lungenkontusion zu untersuchen.

Methodik

30 polytraumatisierte Patienten über 18 Jahre (35 ± 2 J) und einem Injury severity score (ISS) >15 Punkte (32 ± 2) mit einer unilateralen Lungenkontusion wurden prospektiv un-

tersucht. Sepsis (Consensus Conference 1992) sowie Einzel- und Multiorganversagen (OV/MOV, Goris 1985) wurden mit Standard Score-Systemen ermittelt. Die broncho-alveolären Lavagen (BAL) wurden auf der Seite der Kontusion (+Lu) und auf der unver-letzten Gegenseite (–Lu) nach 12, 24 und 48 h sowie vom 4.–7. Tag nach Trauma entnom-men (je 76 Proben) und mit den Proben von 12 Gesunden (KON, 10 Männer, Alter 34±3 J) verglichen. Zunächst wurde der Gesamt-Proteingehalt (nach Lowry) ermittelt, die Phos-pholipide (nach Folch) extrahiert und mit der HPLC-Methode bestimmt. Die Funktion des Surfactant der Patienten wurde mit dem Pulsating Bubble Surfactometer gemessen. Kontinuierliche Variablen wurden bei multiplen Vergleichen mit der einfaktoriellen ANOVA (Dunnett-T3-Test) und bei zwei unabhängigen Stichproben mit dem Mann-Whitney-U-Test getestet (p < 0,05). Alle statistischen Berechnungen wurden mit SPSS 9.0.1. durchgeführt.

Ergebnisse

Die 30 Patienten (23 Männer) wurden im Mittel 28±5 d beatmet. Die Inzidenz der Pneu-monie betrug 57%, die der Sepsis und des Leberversagens jeweils 37%. Kein Patient ent-wickelte ein MOV. Ein ARDS wurde bei 10% und ein Nierenversagen in 7% beobachtet. Zwei Patienten (7%) verstarben, einer an den Folgen eines SHT und ein Patient am ARDS. Auf der Seite der Kontusion fand sich eine signifikante Zunahme der Proteine (KON: 61±10, –Lu: 179±28, +Lu: 350±74 µg/ml) und der Phospholipide (KON: 12±1, –Lu: 25±3, +Lu: 51±5 µg/ml) sowohl im Vergleich mit der nicht-kontusionierten Seite als auch im Vergleich zu den Probanden. Das Phosphatidylcholin (KON: 81,6±2,7, –Lu: 85,9±1,0, +Lu: 87,1±1,1%) war auf der Seite der Kontusion nicht signifikant erhöht. Das Sphingo-myelin (KON: 1,4±0,1, –Lu: 2,2±0,3, +Lu: 3,1±0,3%) war auf der Seite der Kontusion gegenüber der nicht-kontusionierten Seite und den Probanden erhöht, während das Phosphatidylglycerol (KON: 11,0±2,3, –Lu: 6,6±1,2, +Lu: 4,5±1,1%) auf der Kontusions-seite signifikant vermindert war. Keine signifikanten Unterschiede konnten zwischen den Gruppen für das Phosphatidyletanolamin (KON: 2,6±0,1, –Lu: 2,3±0,3, +Lu: 2,5±0,3%) und das Phosphatidylinositol (KON: 3,4±0,6, –Lu: 4,1±0,5, +Lu: 3,1±0,4%) nachgewie-sen werden. Die Auswertung der Proben im Verlauf zeigte, dass die aufgeführten Verän-derungen nur in den ersten 48 h nach dem Trauma nachweisbar waren. Bei 8 Patienten konnten je 16 korrespondierende Proben zur Funktionsmessung des Surfactant herange-zogen werden. Für die Adsorption (–Lu: 56±3, +Lu: 58±2 mN/m, p=0,6) und die mini-male Oberflächenspannung nach 5 Minuten (–Lu: 26±3, +Lu: 29±3 mN/m, p=0,6) be-stand kein signifikanter Unterschied zwischen beiden Seiten.

Diskussion

Auf der Seite der Lungenkontusion findet sich zusätzlich auch ein Anstieg der Gesamt-Phospholipide, wie er auch im frühen Stadium des ARDS, jedoch nicht im Spätstadium nachgewiesen werden kann [2]. Der Abfall des Phosphatidylglycerols kann regelhaft bei respiratorischen Störungen nachgewiesen werden, während für die übrigen Phospho-lipide keine einheitlichen Veränderungen festgestellt wurden. Die lokale Schädigung des Lungenparenchyms führt lokal zu einer Permeabilitätssteigerung. Über die sekundäre systemische Entzündungsreaktion findet sich auch auf der unverletzten Lungenseite eine Steigerung der Permeabilität, die sich 24–48 h nach der Lungenkontusion wieder zurückbildet und u.a. durch einen höheren Proteingehalt in der BAL gekennzeichnet ist [1, 2]. Der Einstrom von Plasma und gerinnungsaktiven Substanzen hemmt die Surfactant-Funktion [4, 5]. Gerade am Ort der größten Schädigung (Kontusion) kann die höchste Menge dieser Substanzen gemessen [4] und daher auch die geringste Funktion erwartet werden. Die Surfactant Funktion war auf beiden Lungenseiten mit der Funktion im ARDS vergleichbar. Da jedoch keine Seitenunterschiede hinsichtlich der Kontusion nachweisbar waren, kann der Anstieg der Gesamt-Phospholipide auf der Seite der Kontusion als Versuch zur Kompensation gedeutet werden.

Literatur

1. Allen GS, Coates NE: Pulmonary contusion (1996) A collective review. Am Surg 62: 895–900
2. Nakos G, Kitsiouli EI, Tsangaris I, Lekka ME (1998) Bronchoalveoar lavage fluid characteristics of early, intermediate and late phases of ARDS. Intensive care med 24: 296–303
3. Nichols RT, Pearce HJ, Greenfield LJ (1968) Effects of experimental pulmonary contusion on respiratory exchange and lung mechanics. Arch Surg 96: 723–730
4. Obertacke U, Joka Th, Jochum M, Kreuzfelder E, Schönfeld W, Kirschfink M (1991) Posttraumatische alveoläre Veränderungen nach Lungenkontusion. Unfallchirurg 94: 134–138
5. Seeger W, Günther A, Walmrath HD, Grimminger F, Lasch HG (1993) Alveolar surfactant and adult respiratory distress syndrome. pathogenetic role and therapeutic prospects. Clin Investig 71: 177–190

Korrespondenzadresse: Dr. M. Aufmkolk, Klinik und Poliklinik für Unfallchirurgie, Universitätsklinik Essen, Hufelandstraße 55, 45122 Essen, Fax: 02 01-7 23-59 36, Tel: 02 01-7 23-13 01, e-mail: michael.aufmkolk@uni-essen.de

Blut-Mikrozirkulation und Energie-Phosphate in der Tibia der Ratte – Methodologie, Normalwerte, Einfluß von hämorrhagischem Schock ohne und mit Blut-Retransfusion

Blood microcirculation and energy phosphates in rat tibia – methodology, normal values, effects of hemorrhagic shock with and without retransfusion of blood

R. M. Schwille, J. Sagkop, H. Richter und F. F. Hennig

Abteilung für Unfallchirurgie, Chirurgische Klinik, Universität Erlangen

Abstract

Background: Little is known on the measurability of bone microcirculation and the influence of hemorrhagic shock. *Methods:* In the rat, effects of arterial pressure-controlled shock, with and without blood retransfusion, were studied on periostal blood flow, adenine nucleotides and energy charge of the proximal third of the tibia, and arterial acid-base status. *Results:* Shock decreases blood flow and speed, nucleotides and energy charge, and evokes marked systemic metabolic acidosis. Blood retransfusion normalizes ATP, ADP and energy charge, but not circulatory and acid-base parameters. The most important determinant for maintaining normal tissue energy was blood flow, followed by arterial HCO_3. *Conclusion:* Hemorrhagic shock manifests at the level of bone, and threatens its viability by reduction of microcirculation and development of acidosis. Among the measures instituted for the prevention or alleviation of these sequelae the restoration of normal blood volume should predominate.

Einleitung

Über den mitochondrialen O_2-Transfer halten Blut-Mikrozirkulation (Flow, Speed) und Energiebereitstellung (ATP, ADP, AMP) zelluläre Vitalprozesse und den extrazellulären Säure-Basen-Status aufrecht. An mehreren Organen wurden Einzelheiten dieser Zusammenhänge bekannt [1, 2], am Knochen jedoch nur ausnahmsweise [3]. Methodische Fortschritte in jüngster Zeit ermöglichen die Messung von Blutfluß (Flow) und -geschwindigkeit (Speed) an Periost und Kortikalis, sowie von Energie-Phosphaten (E-Ps) im supravitalen Knochen. Wir berichten über Flow, Speed, E-Ps und Wechselbeziehungen im Tiermodell (AZ und Genehmigung der Ethikkommission: 621-2531.31-14/96).

Methodik

Männliche Sprague-Dawley-Ratten (Körpergewicht ca. 250 g) wurden verwendet. Auf einem beheizbaren OP-Tisch (Rektaltemperatur ca. 37 °C) wurde nach Tracheotomie intubiert, beatmet (Kleintierrespirator KTR-4, H. Sachs, Freiburg) und analgesiert (O_2 + Luft; Isoflurane – mit geringer kardiopulmonaler Beeinträchtigung). Am proximalen Tibiadrittel wurde unter Schonung von A. tibialis posterior und A. peronaea der M. tibialis anterior mobilisiert, und über ein Knochenfenster der periostale Flow quantifiziert. Ausreichender Kontrast zwischen Plasma und Blutzellen wurde mittels i.v.-Injektion von 0,2 ml 5% Fluorescein-haltigem Dextran erreicht. Die Datenerhebung erfolgte mittels Auflichtmikroskop (Axiotech Vario 100 HD, Zeiss, Jena), Schwarz-Weiß 2/3-CCD-Kamera (AVT-Horn, Videosysteme für Mikroskopie, Aalen), und Videorecorder (Panasonic-S-VHS, AG 7355). Das Bildverarbeitungsprogramm wurde freundlicherweise zur Verfügung gestellt (G. Ackermann, G. Jauch, Chirurgische Universitätsklinik Regensburg). Noch während Narkose wurde die kontralaterale Extremität schockgefroren und amputiert, bei −80 °C gelagert und später gefriergetrocknet; die Tibia wurde isoliert und denudiert, dann in 1 M HCl verascht. E-Ps wurden mittels isokratischer Hochdruck-Flüssigkeit-Chromatographie (HPLC) gemessen. Die Energielast, als Indikator der ATP-Regeneration, wurde nach der Atkinson-Formel berechnet. Die kontinuierliche Messung des arteriellen Mitteldruckes erfolgte über eine Sonde in der A. carotis. In einer Tiergruppe wurde druckkontrollierter Schock mittels Blutentzug über 60 min gesetzt (S; $n=16$), in einer zweiten das entzogene Blutvolumen retransfundiert (SB; $n=16$); unbehandelte Tiere dienten als Kontrolle (C; $n=14$). Die statistische Überarbeitung der Daten (ANOVA und post-hoc-Test), sowie Regressionsanalysen wurden mittels der Software STATISTICA (Statsoft, Tulsa/OK, USA) durchgeführt. Die Signifikanzschranke war $p \leq 0.05$.

Ergebnisse

Die für Schock ohne und mit Blut-Retransfusion charakteristischen Veränderungen sind in der Tabelle aufgelistet. Im druckgesteuerten Schock über 60 min und einem resultierendem mittleren Hämatokrit von 35% (Normalgruppe 43%) ist AMP erhöht, alle anderen Variablen sind signifikant reduziert, auch die Energielast. Mittels Blut-Retransfusion wird zwar der Hämatokrit normalisiert (Mittelwert 43%), gegenüber Kontrollgruppe und Schock bleiben aber Speed, Flow, arterieller Mitteldruck, pH, pO_2, HCO_3 und Basenexzess erniedrigt, während ADP, ATP und Energielast zu Normalwerten tendieren, und AMP unverändert hoch bleibt. Unter den relativen Veränderungen gegenüber der Normalsituation ($=100\%$) sticht hervor, daß trotz niedrigem Flow infolge Schock allein und nach zusätzlicher Blut-Retransfusion (Restwerte 26 bzw. 53%) HCO_3 und Energielast viel geringer abfallen (69 bzw. 83% und 62 bzw. 91%), und pH nahezu unverändert bleibt (98 bzw. 98%). Werden die Adenin-Nukleotide, arterielles pH, HCO_3 und pO_2 als Einflußgrößen (X-Variablen) von Flow betrachtet, so sind ATP und HCO_3 am stärksten wirksam ($r=0,71$, $n=35$, und $r=0,57$, $n=42$; $p<0,01$), geringer ADP und pH ($r=0,5$, $n=35$, und $r=0,5$, $n=42$; $p=0,001$), AMP und pO_2 am geringsten und insignifikant ($r=-0,13$, $n=35$, und $r=0,23$, $n=42$; $p=0,45$ und $0,14$). Für Speed ist die Situation erwartungsgemäß nahezu identisch, da Speed und Flow eng gekoppelt sind ($r=0,90$, $p<0,01$). Wird die ATP-Regeneration, ausgedrückt als Energielast, in Abhängigkeit von Flow und HCO_3 als den beiden vermutlich kritischen Einflußgrößen mittels multivariater stufenweiser Regressionsanalyse betrachtet, so erweist sich Flow als die stärkere Determinante (partieller Koeffizient $r=0,48$, $p=0,001$) gegenüber HCO_3 (partieller Koeffizient $r=0,41$, $p=0,005$), während andere Variablen ohne Einfluß bleiben. Dieses statistische Modell ist hoch-signifikant ($n=31$, $R^2=0,58$, $p=0,05 \times 10^{-4}$), d.h. ca. 40% der gesamten Variation der Energielast werden durch andere Faktoren als Flow und HCO_3 beigesteuert (Tabelle 1).

Tabelle 1. Mikrozirkulation, arterieller Mitteldruck, Parameter von Säure-Basen-Haushalt und Energiephosphaten unter Normalsituation, Schock, und Schock mit Retransfusion

	Normalsituation					Schock					Retransfusion				
	Mittel-wert	Mini-mum	Maxi-mum	SE	n	Mittel-wert	Mini-mum	Maxi-mum	SE	n	Mittel-wert	Mini-mum	Maxi-mum	SE	n
K-Speed (mm/sec)	2,66	1,54	4,62	0,19	18	1,02[a]	0,15	2,27	0,16	16	1,78[a;b]	0,08	3,54	0,25	15
K-Flow (pl/sec)	210	114	371	16	18	55[a]	4	138	11	16	112[a;b]	5	274	20	15
A-Mitteldruck (mmHg)	74	55	105	3	14	35[a]	14	85	5	16	54[a;b]	27	85	4	16
A-pH	7,43	7,33	7,53	0,01	20	7,26[a]	7,15	7,43	0,03	9	7,25[a;b]	7,07	7,35	0,02	16
A-pO$_2$ Blut (mmHg)	136	77	181	7	20	117[a]	67	152	9	9	104[a]	61	142	6	16
A-HCO$_3$ (mM/l)	22,2	18,0	25,5	0,5	20	15,3[a]	9,0	21,5	1,1	9	18,5[a;b]	12,0	23,8	0,8	16
A-Basenexzess (mM/l)	−2,4	−6,0	2,5	0,5	19	−12,1[a]	−18,3	−7,6	1,1	9	−9,4[a;b]	−15,3	−5,1	0,8	16
AMP (nmol/g$^+$)	438	221	591	33	11	595[a]	315	903	54	12	590[a]	272	956	60	14
ADP (nmol/g$^+$)	515	313	846	45	11	328[a]	205	518	28	12	589[b]	306	1076	58	14
ATP (nmol/g$^+$)	106	37	200	12	11	31[a]	15	60	4	12	115[b]	46	219	13	14
Energielast	0,34	0,30	0,40	0,01	11	0,21[a]	0,17	0,30	0,01	12	0,31[b]	0,22	0,37	0,01	14

K: kapillar; A: arteriell; n: Anzahl Beobachtungen; [+]: Knochen-Trockengewicht; [a]: $p \leq 0,05$ vs, Normalsituation; [b]: $p \leq 0,05$ vs, Schock, Zu anderen Einzelheiten siehe Text

Diskussion

Die vorgestellten Techniken zur Bestimmung von Mikrozirkulation und E-Ps haben Vorteile und Nachteile. Die Messung der E-Ps (Manuskript in Vorbereitung) bedarf einer intakten Labor-Infrastruktur. Die Messung der kortikalen Mikrozirkulation – anstelle oder zusätzlich zur periostalen – kann auf präparatorische Schwierigkeiten stoßen, z.B. kann ein Kollaps von Kapillaren eintreten und den Flow unspezifisch beeinträchtigen. Der kortikale Flow ist ca. 20–30% niedriger als der periostale (unpublizierte Daten), wobei die Rolle der unterschiedlichen periostalen und kortikalen Gefäßanatomie [4] bisher nicht geklärt ist. Unter den Vorteilen der Studie sind zu nennen: Informationen zur Größenordnung der für den Knochen fundamental wichtigen periostalen Mikrozirkulation, von E-Ps, dem Verhalten der Energielast, und des begleitenden Säure-Basen-Status. Für den Knochen ist dieser Einblick neuartig.

Schock, entweder infolge primären Blutverlustes oder infolge Sepsis mit per definitionem normalem Blutvolumen, manifestiert sich an Organen unterschiedlich stark, und mit verschiedenem Zeitgang (30 min bis 3 h), was für beide Schockformen an Leber und Skelettmuskel aufgezeigt wurde [1]: E-Ps und Energielast fallen in der Leber, nicht jedoch im Muskel, und ein zellulärer Mangel an Substraten für den Energiestoffwechsel mit Anhäufung von sauren Anionen, wie Laktat, sind unter den zwangsläufigen Begleiterscheinungen [1]. Andere Autoren [5] folgerten aus der disparaten Entwicklung von Flow infolge Entzug von 10% Blutvolumen und einem infolge vorheriger zervikaler Vagotomie viel stärkeren (ca. 50%) Rückgang der HCO_3-Produktion im Gewebe, daß neurale Faktoren arterielles HCO_3 beeinflussen. Neben HCO_3 ist auch Laktat ein starkes Anion und ist schockbedingt hoch. Obwohl das Zustandekommen unserer Befunde nicht direkt vergleichbar ist mit jenem der Befunde in der vorgenannten Arbeit [5], könnten unsere Daten (Tabelle) einen Ablauf der Ereignisse wie folgt vermuten lassen: Hypovolämie $\Rightarrow$ Hypoxämie $\Rightarrow$ Reduktion der zellulären Substrat-Utilisation $\Rightarrow$ Anstieg von Glycolyse und Laktat $\Rightarrow$ transmembranärer Einstrom von HCO_3, mit der Folge eines abfallenden arteriellen HCO_3 $\Rightarrow$ intrazelluläre pH-Pufferung $\Rightarrow$ Normalisierung von ATP-Regeneration. Nach Blut-Retransfusion muß dieser letztere Effekt erheblich sein, was aus normalisierter Energielast bei gleichzeitig überhöht bleibendem AMP abzuleiten ist. Bezüglich therapeutischer Gegenmaßnahmen im Schock läßt sich aus den Daten des hier vorgestellten Modells eine Priorität für HCO_3-Zufuhr nicht ableiten, dagegen für die Wiederherstellung eines normalen Blutvolumens. Neben der zusätzlichen Alkalizufuhr sind weitere Therapiemaßnahmen angezeigt, aber ihre Natur ist ungewiß.

Literatur

1. Mori E, Hasebe M, Kobayashi K, Tijiama N (1987) Alterations in metabolic levels in carbohydrate and energy metabolism of rat in hemorrhagic shock and sepsis. Metabolism 36: 14–20
2. Vollmar B, Lang G, Post St, Menger MD, Meßmer K (1993) Die Mikrozirkulation der Leber im hämorrhagischen Schock der Ratte und ihre Bedeutung für Energiestoffwechsel und Funktion. Zentralbl Chir 118: 218–225
3. Döhler JR, Hennig FF, Hughes SP (1995) Reactivity of cortical bone capillaries. Functional TEM analysis with adrenalin, ATP and insulin. Langenbecks Arch Chir 380: 176–183

4. Brookes M, Revell WJ (1998) Blood supply of bone – Scientific Aspects. Springer, Berlin, Heidelberg, New York
5. Jönson C, Hohn L, Jansson T, Fändriks L (1990) Effects of hypovolemia on blood flow, arterial (HCO$_3$), and HCO$_3$ output in the rat duodenum. Am J Physiol 259 (2 Pt 1): 6179–6183

Korrespondenzadresse: R. M. Schwille, Abteilung für Unfallchirurgie, Universitätsklinik Erlangen, Krankenhausstraße 12, 91054 Erlangen, Tel.: (0 91 31) 3 68 77, Fax: (0 91 31) 53 33 31, e-mail: schwille@web.de

Quantitative Analyse der Mikrozirkulation von Wunden mit OPS imaging

Quantitative analysis of the microcirculation of wounds using OPS imaging

S. Langer[1], F. Born[1], R. Hatz[2], A. G. Harris[1, 3] und K. Meßmer[1]

[1] Institut für Chirurgische Forschung
[2] Chirurgische Klinik und Poliklinik, Klinikum Großhadern, Ludwig-Maximilians-Universität München
[3] Cytometrics Inc., Philadelphia, PA, USA

Abstract

Introduction: Orthogonal polarization spectral (OPS) imaging, implemented into the CYTOSCAN A/R, is a new, recently introduced technique to produce high contrast images of the microcirculation without the necessity for fluorescent dyes. The aim of the study was to validate OPS imaging against intravital fluorescence microscopy (IFM) for microvascular measurements in normal skin and during wound healing. *Material and Methods:* Experiments were carried out on the ears of hairless mice ($n = 8$). A circular wound was created according to Bondár and coworkers. The diameter of arterioles and venules, red blood cell velocity in arterioles and venules, as well as the functional capillary density were assessed under normal conditions using OPS imaging and IFM. After subsequent creation of the wound these observations were repeated at the identical microvascular regions (days 4, 7, 10, 15). Images were videotaped and CapImage was used for offline computer assisted analysis. *Results:* Using OPS imaging the micorcirculation of wounded skin on ears of hairless mice could successfully be observed. The regression analyses against standard IFM revealed significant correlation for measurements of all microcirculatory parameters investigated. Further statistical analyses using the method of Bland and Altman showed a very good agreement of the data obtained with both techniques. However, for diameter as well as for FCD measurements OPS imaging yielded lower absolute values as compared to IFM. *Conclusions:* We were able to validate OPS imaging against IFM for the measurement of microvascular parameters in an animal model of skin wound healing. Such a device should now help to study the role of the microcirculation in physiology and pathophysiology during wound healing in patients without the need for a fluorochrome or other invasive approaches. First clinical investigations are promising.

Einleitung

Grundvoraussetzung für die Heilung von Wunden ist eine ausreichende mikrovaskuläre Perfusion. Eine direkte Visualisierung und quantitative Analyse der Mikrozirkulation von

Wunden war bisher jedoch mittels intravitaler Fluoreszenzmikroskopie (IFM) nur am Tiermodell möglich. Die Unhandlichkeit der Instrumente sowie die Notwendigkeit der Gabe von Fluoreszenzfarbstoffen schränken die Anwendbarkeit der IFM am Menschen ein. Das neuartige OPS imaging Instrument (CYTOSCAN™, Cytometrics Inc., PA, USA) ermöglicht problemlos die Analyse der Mikrozirkulation am Menschen (Groner et al., 1999; Messmer, 2000). Es beruht auf einem optischen Verfahren, bei dem Orthogonal Polarisiertes Spektrales (OPS) Licht die erythrozytengefüllten Mikrogefäße positiv kontrastiert. Fluoreszenzfarbstoffe sind nicht erforderlich. Vor der klinischen Anwendung dieses neuen Verfahrens zur Dokumentation der Mikrozirkulation von Wunden am Patienten sollte eine Validierung im Vergleich zu konventioneller IFM erfolgen.

Methodik

Die Untersuchungen wurden an einem standardisierten Wundmodell am Ohr der haarlosen Maus (SKH-1 *hr*; n = 8, (Bondár et al., 1991) unter Inhalationsnarkose mit einem Isoflurane/Lachgas-Gemisch (F_iO_2 0,38) durchgeführt. Vor Präparation der kutanen Hautwunde ($\varnothing$ 2,5 mm) wurden in 3 angrenzenden Gewebearealen der Durchmesser und die Erythrozytenfließgeschwindigkeit in Arteriolen und Venolen, sowie die funktionelle Kapillardichte (FKD) mittels IFM und OPS imaging registriert. Die Messungen wurden in den identischen Gewebearealen an den Tagen 4, 7, 10 und 15 nach Wundsetzung wiederholt. Die quantitative Analyse der Videoaufzeichnungen erfolgte off-line mittels computergestützter Bildanalyse (CapImage®; Klyscz et al., 1997).

Ergebnisse

OPS imaging liefert Aufnahmen der Mikrozirkulation von Wunden von ausgezeichneter Bildqualität und Kontrast. Anhand dieser Aufnahmen ist die quantitative Analyse der Mikrozirkulation möglich. Die Regressionsanalyse ergab eine hohe Korrelation zwischen den mit IFM und OPS imaging erhobenen Meßwerten zu jedem Versuchszeitpunkt (Tabelle 1). Bland-Altman Analysen (Bland and Altman, 1986) erbrachten ebenfalls eine hohe Übereinstimmung der beiden Meßmethoden. Die unterschiedlichen Absolutwerte der Gefäßdurchmesser (3 µm) sind durch die Messung der Breite der Plasmasäule bei IFM *versus* Hämoglobin- bzw. Erythrozytensäule bei OPS imaging zu erklären. Die Werte der FKD lagen bei der Messung mit OPS imaging um etwa 6% niedriger als die korrespondierenden Werte bei IFM

Tabelle 1. Ergebnisse der Regressionsanalysen für die erfaßten mikrozirkulatorischen Parameter

	Durchmesser Arteriolen	Durchmesser Venolen	Funktionelle Kapillardichte	Erythrozytenfließ-geschwindigkeit in Arteriolen	Erythrozytenfließ-geschwindigkeit in Venolen
Lineare Regression	$y=0{,}92x-0{,}89$ $r^2=0{,}93$	$y=0{,}98x-2{,}5$ $r^2=0{,}98$	$y=0{,}68x+56{,}3$ $r^2=0{,}44$	$y=0{,}79x+0{,}28$ $r^2=0{,}70$	$y=0{,}70x+0{,}2$ $r^2=0{,}51$
Pearson Korrelation	$p<0{,}001$ $n=225$	$p<0{,}001$ $n=345$	$p<0{,}001$ $n=156$	$p<0{,}001$ $n=193$	$p<0{,}001$ $n=326$

Schlussfolgerung

Mit OPS imaging kann die Mikrozirkulation während der Wundheilung nicht-invasiv quantifiziert werden. Der Handapparat (10×5 cm) erlaubt die Visualisierung der Mikrogefäße ohne Verwendung von Fluoreszenzfarbstoffen. Nach der erfolgreichen Validierung am standardisierten tierexperimentellen Wundmodell ermöglicht diese neuartige Technik erstmals quantitative Messungen an Wunden von Patienten. OPS imaging erlaubt während des Wundheilungsprozesses die Objektivierung von Veränderungen der Mikrozirkulation. Erste klinische Untersuchungen am Patienten, im Rahmen der Wundsprechstunde unserer Klinik, haben die erfolgreiche Anwendbarkeit von OPS imaging bestätigt.

Literatur

Bland JM, Altman DG (1986) Statistical methods for assessing agreement between two methods of clinical measurement. Lancet I: 307–310

Bondár I, Uhl E, Barker JH, Galla TJ, Hammersen F, Messmer K (1991) A new model for studying microcirculatory changes during dermal wound healing. Res Exp Med 191: 379–388

Groner W, Winkelman JW, Harris AG, Ince C, Bouma GJ, Messmer K, Nadeau RG (1999) Orthogonal polarization spectral imaging: a new method for study of the microcirculation. Nat Med 5: 1209–1212

Klyscz T, Jünger M, Jung F, Zeintl H (1997) Cap image – a new kind of computer-assisted video image analysis system for dynamic capillary microscopy. Biomed Tech 42: 168–175

Messmer K (2000) Orthogonal Polarization Spectral imaging: A new tool for the observation and measurement of the human microcirculation. Prog Appl Microcirc 24: 1–121

Korrespondenzadresse: Dr. med. Stefan Langer, BG-Kliniken Bergmannsheil, Universitätsklinik, Klinik für Plastische Chirurgie und Schwerbrandverletzte, Bürkle-de-la-Camp-Platz 1, 44789 Bochum, e-mail: slanger@icf.med.uni-muenchen.de

Pathophysiologische Bedeutung des Stickstoffmonoxids bei radiogenen Wundheilungsstörungen

Role of nitric oxide in radiation-impaired wound healing

M. Schäffer[1], C. Stülten[1], M. Bongartz[1], W. Budach[2] und H. D. Becker[1]

[1] Abteilung für Allgemeine Chirurgie
[2] Abteilung für Strahlentherapie, Universität Tübingen

Abstract

In rats, the effect of electron irradiation on wound healing was studied and the outcome of healing was correlated with wound nitric oxide (NO) synthesis. Irradiation significantly reduced wound collagen deposition and wound mechanical strength. Impaired healing was reflected in diminished NO synthesis. Ex vivo, NO synthesis and collagen deposition by wound-derived fibroblasts from irradiated rats was decreased, suggesting that decreased NO synthesis may play a role in radiation-impaired healing.

Einleitung

Strahlentherapie ist ein wesentlicher Bestandteil multimodaler onkologischer Therapiekonzepte. Dem onkologischen Behandlungsvorteil einer integrierten Strahlentherapie steht die radiogene Wundheilungsstörung und die damit erhöhte perioperative Morbidität entgegen [1]. Die Mechanismen der radiogenen Wundheilungsstörungen sind weitgehend unbekannt [2]. In verschiedenen Untersuchungen konnte NO als ein zentraler Mediator der Wundheilung identifiziert werden [3, 4]. Wir postulierten daher eine mögliche pathophysiologische Bedeutung einer verminderten NO-Bildung bei Wundheilungsstörungen nach Bestrahlung.

Methodik

Fünf Tage nach Bestrahlung mit Elektronen (4 MeV; 12 und 24 Gy) am Rücken erfolgte bei männlichen Sprague-Dawley-Ratten (n=10) in Ketanest-Rompun-Narkose eine dorsale Hautlängsinzision im bestrahlten Hautareal und es wurden Polyvinyl-Alkohol-Schwämme beidseits der Wunde subkutan implantiert. Die Tiere wurden nach 10 Tagen eingeschläfert und der Hydroxyprolingehalt in den Schwämmen (Maß der reparativen Kollagenbildung) und die Wundreißfestigkeit untersucht. Aus einem Teil der Schwämme wurde Wundsekret gewonnen und auf stabile Oxidationsprodukte des NO, Nitrit (Griess-Reaktion) und Nitrat (Aspergillus-Nitratreduktasereaktion), untersucht. Aus den Wunden dieser Tiere isolierte Fibroblasten (Wundfibroblasten) wurden zudem in-vitro auf ihre NO- und Kollagensyntheseleistung getestet. Immunhistochemische Färbungen zur Beurteilung der iNOS-Expression erfolgten an Wundschnitten.

Ergebnisse

Die Bestrahlung wurde von allen Tieren gut toleriert. Alle Tiere nahmen gleichermaßen an Gewicht zu. Wundinfektionen traten nicht auf. Das Blutbild und Differentialblutbild ergaben keine signifikanten Unterschiede zwischen den Gruppen. Dies spricht für einen lokalen Effekt der Bestrahlung. Die in-vivo-Bestrahlung führte zu einer dosisabhängigen Beeinträchtigung der Wundheilung (Tabelle 1). Dies spiegelte sich in einer Minderung der Nitrit + Nitrat-Spiegel im Wundsekret und einer verminderten iNOS-Expression wider. In vitro synthetisierten Fibroblasten aus bestrahlten Wunden signifikant weniger NO und Kollagen ($p < 0{,}01$).

Tabelle 1. Hydroxyprolingehalt in subkutan implantierten Schwämmen (Maß der reparativen Kollagenbildung), Wundreißfestigkeit und Nitrit/Nitrat-Gehalt im Wundsekret (Maß der NO-Synthese) am 10. postoperativen Tag von Kontrollratten und von mit 12 und 24 Gy bestrahlten Ratten

	Hydroxyprolin (µg/mg Schwamm)	Wundreißfestigkeit (N)	Nitrit + Nitrat Wundsekret (µM)
Ko	23,0 ± 2,3	12,8 ± 0,8	269 ± 20
12 Gy	12,2 ± 2,7*	10,3 ± 1,3	126 ± 6**
24 Gy	5,1 ± 2,4#	6,9 ± 1,4#	102 ± 5**

Ko: Kontrolltiere (0 Gy Bestrahlung); Mittelwert ± SEM; $n = 10$; * $p < 0{,}05$ vs. Ko, # $p < 0{,}01$ vs. Ko, ** $p < 0{,}001$ vs. Ko, ANOVA-Scheffe's Test

Schlussfolgerung

Unsere Ergebnisse charakterisieren die radiogenen Veränderungen der Wundreparation und zeigen, daß sich die gestörte Wundheilung bei bestrahlten Ratten in einer verminderten NO-Bildung in Wunden und einer reduzierten zellulären NO-Synthese durch Wundfibroblasten widerspiegelt. Dies deutet auf eine mögliche pathophysiologische Bedeutung des NO bei radiogenen Wundheilungsstörungen hin.

Literatur

1. Tibbs MK (1997) Wound healing following radiation therapy. Radiother Oncol 42: 99–106
2. Wang Q, Dickson GR, Abraham WP, Carr KE (1994) Electron irradiation slows down wound repair in rat skin: a morphological investigation. Br J Dermatol 130: 551–560
3. Schäffer M, Tantry U, Thornton FJ, Barbul A (1999) Inhibition of nitric oxide synthesis in wounds: Pharmacology and effect on accumulation of collagen in wounds in mice. Eur J Surg 165: 262–267
4. Yamasaki K, Edington HDJ, McClosky C, Tzeng E, Lizonova A, Kovesdl I, Steed DL, Billiar TR (1998) Reversal of impaired wound repair in iNOS-deficient mice by topical adenoviral-mediated iNOS gene transfer. J Clin Invest 101: 967–971

Korrespondenzadresse: Dr. M. Schäffer, Chirurgische Universitätsklinik, Hoppe-Seyler-Straße 3, 72076 Tübingen, Tel.: 0 70 71-2 98 66 11, Fax: 0 70 71-36 98 59, e-mail: michael.schaeffer@med.uni-tuebingen.de

Angiogenetische Effekte von hVEGF[165] und sFLT-1 nach direkter Applikation im Rattenmodell

Angiogenic effects of hVEGF[165] and sFLT-1 after direct application in a rat model

H. G Machens[1], J. Salehi[2], S. Münch[3], F. Siemers[1], B. Krapohl[1], H. Weich[3], S. Krüger[4], B. Reichert[1] und P. Mailänder[1]

[1] Plastische Chirurgie und Handchirurgie, Universitätsklinikum Lübeck
[2] Klinik für Plastische, Hand- und Wiederherstellungschirurgie, Medizinische Hochschule Hannover
[3] Gesellschaft für Biotechnologische Forschung, Braunschweig
[4] Institut für Pathologie, Universitätsklinik Lübeck

Abstract

Introduction: Our previous studies have shown that functional angiogenesis can be induced in flap tissue by means of genetic modification and transplantation of isogenic cells. Now the impact of direct application of hVEGF[165] to induce functional angiogenesis in the same flap model was examined without using gene transfer techniques. *Material and Methods:* A total of 80 isogenic rats (Sprague-Dawley) were divided into two groups, each with 40 animals (groups I and II). Both groups were divided in four subgroups of 10 animals (groups I.I–I.IV and II.I–II.IV). The angiogenic target was a 7×7-cm epigastric island flap, based on the right inferior epigastric pedicle. After elevation and replacement into its wound bed this flap represents a flap necrosis model for the non-pedicled left flap side. Group I received flap treatment 1 week prior to flap elevation by injection of the test substance into its panniculus carnosus: 1 ml NaCl 0.9% (I.I), 1 ml DMEM (I.II), 1.0 µg hVEGF[165] in 1 ml DMEM (I.III) and 10 µg sFLT 1 with 1.0 µg hVEGF[165] in 1 ml DMEM (I.IV). sFLT1 is a soluble receptor for hVEGF[165] and capable of blocking transmembrane hVEGF[165] signal transduction. Group II had the same flap treatment at the day of flap elevation. All flaps were sutured back and the animals provided with an autocannibalism protector. After 7 days, the flaps were harvested, the amount of necrosis measured and histologically/immunhistochemically examined. *Results:* In I.III we found more vital flap tissue than in I.I and I.II, without reaching statistical significance ($p = 0.189$ for I.III versus I.I, $p = 0.341$ for I.III versus I.II). Compared to I.IV, however, significantly more flap tissue maintained vital ($p = 0.003$ for I.III versus I.IV). In II.I–II.IV no statistically significant results were found with respect to flap survival rate. Histologically and immunohistochemically, according angiogenic alterations were detected. *Conclusions:* Firstly, local application of single-shot hVEGF[165] 1 week prior to ischemia has certain angiogenetic effects clinically, which are not statistically significant. Secondly, those hVEGF[165]-induced angiogenetic effects can be significantly inhibited by adding sFLT 1 in vivo. Finally, a single shot of hVEGF[165] under ischemic conditions causes no statistically significant better flap survival in our model.

Einleitung

Aus eigenen Vorstudien ist bekannt, daß PDGF-AA nach retroviralem Gentransfer von modifizierten Fibroblasten im Lappengewebe produziert werden kann, um das Überleben des Gewebes unter ischämischen Bedingungen zu verbessern [1]. Jetzt sollte im gleichen Tiermodell untersucht werden, ob diese Effekte auch ohne Gentransfer durch direkte Applikation von angiogenetischen Faktoren induziert werden können. In verschiedenen Arbeiten wurde bereits berichtet, daß eine lokale Applikation von hVEGF[165] unter ischämischen Bedingungen zu verbesserten Überleben von gefährdetem Gewebe geführt hat. Allerdings konnte bisher noch nicht gezeigt werden, daß diese angiogenetischen Effekte auch tatsächlich direkt hVEGF[165]-abhängig sind. Der Beweis hierfür kann nur durch eine selektive Blockade von appliziertem hVEGF[165] geliefert werden. Der lösliche humane VEGFR1-Rezeptor (sFLT-1) aus der Gruppe der VEGF-Rezeptoren stellt eine Substanz dar, die diesen Zweck erfüllen kann [2]. Durch Applikation von hVEGFR1 kann eine Signaltransduktion für hVEGF[165] an der Endothelzelle durch verschiedene Mechanismen verhindert werden. Ziel dieser Studie war es daher, neben der Überprüfung angiogenetischer Effekte von hVEGF[165] auch die möglichen Auswirkungen einer Inhibition durch hVEGFR1 zu untersuchen.

Methodik

Purifikation von hVEGF[165] und hVEGFR1 sowie Überprüfung der Bioaktivität

Sowohl hVEGF[165] als auch die lösliche Form des humanen VEGFR1 (sFLT-1) wurden mit Hilfe des Baculovirus Expressionssystems (BVE) aus den Überständen infizierter Insektenzellen isoliert. Die Aufreinigung erfolgte für beide Substanzen mit Hilfe einer Heparin-Sepharose Affinitätssäule (HiTrap Säule, Pharmacia). Die Messung der biologischen Aktivität von hVEGF[165] gelang durch einen Mitogentest mittels frisch isolierter Nabelschnurendothelzellen. In der Regel sind hier Konzentrationen zwischen 2,5 und 5,0 ng/ml ausreichend für eine maximale Stimulierung der Zellteilung oder DNS-Synthese. Die biologische Aktivitätsmessung von sFLT-1 wurde mittels eines Verdrängungsassays durchgeführt. Dabei wurde ^{125}I-VEGF zur Bindung an Oberflächenrezeptoren auf vaskulären Endothelzellen eingesetzt. Die Blockierung dieser Interaktion ist letztendlich ein Maß für seine biologische Aktivität. Bei einer Konzentration von 25–50 ng/ml sFLT-1 können 90% der Bindung von VEGF (1 ng/ml) neutralisiert werden [3].

Operation

Lappenbehandlung. Es werden 2 Gruppen (I und II) mit jeweils 40 Tieren gebildet. Jede Gruppe wird wiederum in 4 Subgruppen (I.I–I.IV, II.I–II.IV) zu jeweils 10 Tieren unterteilt. Zielgebiet ist ein 7×7 cm großer epigastrischer Insellappen, der bestehend aus Haut, Subcutis und Panniculus Carnosus nach Hebung an seinem rechten inferioren Gefäßstiel und anschließendem Wiedereinnähen des Lappens eo ipso einem Nekrosemodell für den kontralateralen (linken) Lappenanteil entspricht. In Gruppe I wird 1 Woche vor der eigentlichen Operation jeder Lappen am Aether-anästhesierten Tier in einer Ausdehnung von

7×7 cm vorgezeichnet. Die Lappenbehandlung erfolgt in Gruppe I 1 Woche vor Lappenhebung durch Injektion einer Testsubstanz in den Panniculus Carnosus des vorgezeichneten Lappens nach folgendem Schema: Gruppe I.I erhielt 1ml NaCl 0,9%, Gruppe I.II 1 ml DMEM +1 ml Serum, Gruppe I.III 1,0 µg hVEGF[165] in 1 ml DMEM +1 ml Serum und Gruppe I.IV 10 µg sFLT 1 zusammen mit 1,0 µg hVEGF[165] in 1 ml DMEM +1 ml Serum. Eine Woche später wurden sämtliche Lappen, als Insellappen über die rechten inferioren epigastrischen Gefäße gestielt, gehoben und wieder in ihr Wundbett eingenäht. Die Lappenbehandlung in der Gruppe II erfolgte nach dem gleichen Schema am Tage der Lappenhebung, also mit Ischämiebeginn. 7 Tage nach Operation wurden alle Tiere sakrifiziert, die Nekrosen planimetrisch computeranalysiert und das Lappengewebe einer histologischen und immunhistochemischen Untersuchung zugeführt.

Lappenhebung. Das chirurgische Vorgehen der Lappenhebung ist in allen Untergruppen identisch. Die Tiere werden anästhesiert durch intraperitoneale Injektion einer Kombination aus 0,05 mg/gm Ratte Ketamin (Ketanest 100 mg/ml; Fort Dodge Laboratories, Iowa/USA) und 0,0013 mg/gm Ratte Xylazin (Rampun 20 mg/ml; Bayer Corporation, Kansas/USA). Die spontan atmenden Tiere werden von Xyphoid bis zur Leistenregion rasiert und auf einen Operationstisch plaziert. Die Körpertemperatur wird während eines jeden Experimentes mittels eines digitalen Rektalthermometers gemessen und über eine Wärmematte bei 36–37 Grad Celsius konstant gehalten. In jedem Tier wird ein standardisierter epigastrischer Lappen gehoben mit den Maßen 7×7 cm. Zunächst wird dabei die Basis des Lappens vorgeschnitten, die Femoralgefäße auf beiden Seiten aufgesucht und anschließend der Lappen inclusive Haut, Subcutis und Panniculus Carnosus an den beiden inferioren epigastrischen Gefäßnervenbündeln vollständig gehoben, so daß die Durchblutung des Lappens allein über diese Gefäßstiele gewährleistet bleibt. Die superioren epigastrischen Gefäßstiele werden durchtrennt nach Ligatur mittels 6-0 Ethilonnaht. Ebenso wird auch für jeden Lappen das linksseitige Gefäßnervenbündel unter 2 6-0 Ethilonligaturen durchtrennt, so daß der Lappen nunmehr lediglich über die rechtsseitigen Stielgefäße ernährt wird. Alle Lappen werden anschließend wieder eingenäht und die Tiere mit einem Autokannibalismusschutz versehen. 7 Tage später erfolgt eine planimetrische Bestimmung der Nekroseanteile in jedem Lappen durch Computeranalyse und eine histologische sowie immunhistochemische Untersuchung des Gewebes. Das Körpergewicht der Tiere wird während der Versuchstage regelmäßig mittels einer digitalen Waage bestimmt.

Ergebnisse

Lappenvitalität in den Gruppen I und II

Insgesamt überlebten in Gruppe I.III deutlich mehr Lappenanteile als in den Gruppen I.I und I.II, jedoch wiesen die Ergebnisse keine statistische Signifikanz auf (p=0,189 für I.III versus I.I, p=0,341 für I.III versus I.II). Gegenüber Gruppe I.IV waren jedoch signifikant mehr Lappenanteile vital geblieben (p=0,003 für I.III versus I.IV). In den Gruppen II.I–II.IV konnten keine statistisch signifikanten Unterschiede hinsichtlich der Lappenüberlebensrate ausgemacht werden. Histologisch und immunhistochemisch waren entsprechende angiogenetische Veränderungen zu sehen (Tabelle 1).

Tabelle 1

Gruppe	% vital	Gruppe	% vital
I.I	53 ± 9	II.I	57 ± 9
I.II	54 ± 12	II.II	56 ± 10
I.III	68 ± 14	II.III	71 ± 17
I.IV	38 ± 13 (*)	II.IV	46 ± 2

(*) $p \leq 0{,}05$; % vital: Anteil an vitalem Lappengewebe 7 Tage nach Lappenhebung

Schlussfolgerung

1. Die lokale Applikation von hVEGF[165] 1 Woche vor Ischämiebeginn führt in unserem Modell zu einer deutlichen, jedoch klinisch nicht statistisch signifikanten Angiogenese. 2. Die durch hVEGF[165] induzierten angiogenetischen Effekte können unter diesen Bedingungen durch Beimischung von hVEGFR-1 signifikant inhibiert werden. 3. Die einmalige Gabe von hVEGF[165] unter Ischämiebedingungen führt zu keinem signifikant verbesserten Lappenüberleben in unserem Modell.

Literatur

1. Machens HG, Morgan JR, Berthiaume F, Stefanovich P, Reimer R, Berger A (1998) Genetically modified fibroblasts induce angiogenesis in the rat epigastric island flap. Langenbeck's Arch Surg 383: 345–350
2. Hornig C, Behn T, Bartsch W, Yayon A, Weich HA (1999) Detection and quantification of complexed and free soluble human vascular endothelial growth factor receptor-1 (sVEGFR-1) by ELISA. J Immunol Methods 226: 169–177
3. Röckl W, Hecht D, Sztajer H, Waltenberger J, Yayon A, Weich HA (1998) Differential binding characteristics and cellular inhibition by soluble forms of KDR and FLT-1. J Exp Cell Res 241: 161–170

Korrespondenzadresse: PD Dr. med. H.-G. Machens, Plastische Chirurgie und Handchirurgie, Zentrum für Schwerbrandverletzte, Universitätsklinikum Lübeck, Ratzeburger Allee 160, 23538 Lübeck, Fax: 04 51-5 00 21 90, e-mail: Guenther.Machens@medinf.mu-luebeck.de

Biologische Beschichtung von Implantaten mit rhBMP-2

Biocoating of implants with rhBMP-2

G.Voggenreiter[1], K. Hartl[2], S. Assenmacher[2], M. Chatzinikolaidou[3] und H. P. Jennissen[3]

[1] Klinik für Unfallchirurgie, Universitätsklinikum Mannheim gGmbH
[2] Klinik und Poliklinik für Unfallchirurgie
[3] Institut für Physiologische Chemie, Universitätsklinikum Essen

Abstract

A concept and methodology were developed for the direct biocoating of implantable metals, like titanium and stainless steel, with bioactive factors such as bone morphogenetic proteins (BMP) for future application as cementless bone prostheses. Recombinant human BMP-2 (rhBMP-2) was expressed in *E. coli* and purified in biologically active form. Small electropolished titanium plates were "surface-enhanced" by a novel treatment with chromosulfuric acid and then coated with rhBMP-2. Treatment with chromosulfuric acid led to a very hydrophilic surface with a five-fold higher binding capacity for protein. In vivo testing was initated employing a periostal flap test model in rabbits. In the animal model it could be shown that the biocoated implants are non-toxic and the overall in vivo biological activity of rhBMP-2 biocoated implants (insoluble BMP-2) is so high that it is comparable to that of soluble rhBMP-2 controls, only that in the latter case the BMP effect is neither limited nor targeted and poses the danger of ectopic bone formation. We conclude that surfaces of biomaterials can be tailored by our method in such a way that a selective and specific interaction ("biological recognition") with the target tissue can be induced by immobilized rhBMP-2 with minimal danger of ectopic bone formation and without eliciting a significant inflammatory response.

Einleitung

Die Arbeitshypothese für das vorliegende Projekt war, daß bioaktive Faktoren wie Bone Morphogenetic Proteins (BMP) die knöcherne Integration von Implantaten verbessern können. Das Ziel dieser Arbeit war es daher erstmals ein Konzept für die direkte Beschichtung von Implantatmaterialien durch kovalente Immobilisierung von BMP auf der Implantatoberfläche zu entwickeln [1].

Methodik

Rekombinantes humanes BMP-2 (rhBMP-2) wurde in E.coli-Kulturen exprimiert und in biologisch aktiver Form gereinigt. Die Oberfläche von elektropolierten Titanplättchen (10×5×1 mm) wurde durch Behandlung mit Chromschwefelsäure vergrößert und die Plättchen wurden anschließend mit 1 µg rhBMP-2 kovalent beschichtet. Unter i.m. Allgemeinnarkose wurde von der Vorderkante der Tibia erwachsener Kaninchen ein 7×20 mm großer Periostreifen entnommen und die o.g. Titanplättchen damit umwickelt (Genehmigung der Versuche durch die Bez.-Reg.). Dieses Komposit wurde dann in den M. gastrognemius implantiert (n=8). Als Vergleichsgruppe dienten unbeschichtete Plättchen (n=8), bei denen freies BMP (1 µg) zwischen Periost und Implantat injiziert wurde. In einer weiteren Gruppe wurden mit Periost umwickelte Plättchen ohne BMP implantiert (n=12). Die Versuchsdauer betrug 28 Tage. Die quantitative Analyse der Knochenneubildung wurde an Serienschnitten mittels eines digitalen Bildanalysesystems durchgeführt. Die statistische Auswertung erfolgte durch Varianzanalyse.

Ergebnisse

Die Behandlung mit Chromschwefelsäure ergab eine sehr hydrophile Oberfläche mit einer ca. 5-fach erhöhten Proteinbindungskapazität. Die Implantate waren nicht toxisch und führten zu keiner immun-inflammatorischen Reaktion. Während es bei Implantaten ohne BMP nur in 2/12 Fällen zu einer ganz geringen Knochenneubildung kam, zeigte sich eine deutliche Knochenneubildung bei 6/8 Implantaten mit kovalent immobilisiertem rhBMP-2 und bei 8/8 Implantaten mit freiem BMP. Bei immobilisiertem BMP hatte der neugebildete Knochen in allen Fällen einen unmittelbaren Kontakt zur Implantatoberfläche, während bei freiem BMP der Knochen in 2 Fällen keinen Kontakt zum Implantat aufwies. Die quantitative Analyse ergab hinsichtlich Knochenvolumen (2.1 ± 2.1 vs. 1.9 ± 1.8 mm³), Knochenoberfläche (54 ± 62 vs. 62 ± 78 mm²) und Trabekelzahl (60 ± 72 vs. 72 ± 114) keinen Unterschied zwischen immobilisiertem und freiem BMP. Bei immobilisiertem BMP fand sich jedoch eine Tendenz zu einer Verbesserung der Kontaktfläche zwischen Knochen und Implantat (6.3 ± 6.0 vs. 4.0 ± 4.7 mm²).

Diskussion und Schlussfolgerung

BMP wurde in der Vergangenheit in einer Reihe von Studien hinsichtlich seiner Fähigkeit Knochen zu induzieren und damit die Knochenheilung zu beschleunigen untersucht. Dabei wurde BMP entweder an Oberflächen adsorbiert oder mit resorbierbaren Trägersubstanzen vermischt [2, 3]. Der Versuch einer kovalenten Bindung von BMP an eine Implantatoberfläche stand bisher jedoch noch aus [4].

In der vorliegenden Arbeit konnte nun erstmals gezeigt werden, daß rhBMP-2 nach Immobilisierung auf Implantatoberflächen seine biologische Aktivität behält. Die induzierte Knochenmenge war in den Versuchsgruppen mit frei appliziertem BMP und kovalent gebundenem BMP identisch. Oberflächen von Biomaterialien können somit durch Proteinbeschichtungen verändert werden und es kann damit eine spezifische Interaktion mit dem Zielgewebe induziert werden. Die potentiellen Vorteile einer biologischen Beschichtung hinsichtlich der knöchernen Integration von Implantaten werden in derzeit laufenden Untersuchungen überprüft.

Die Arbeit wurde vom Ministerium für Schule und Weiterbildung, Wissenschaft und Forschung NRW (IV 6-214 005 697) gefördert.

Literatur

1. Jennissen HP, Zumbrink T, Chatzinikolaidou M, Steppuhn J (1999) Biocoating of implants with mediator molecules: Surface enhancement of metals by treatment with chromosulfuric acid. Materialwiss Werkstofftech 30:838–845
2. Zegzula HD, Buck DC, Brekke J, Wozney JM, Hollinger JO (1997) Bone formation with the use of rhBMP-2. Bone Joint Surg 79-A: 1778–1790
3. Heckmann JD, Ehler W, Brooks BP, Aufdemorte TB, Lohmann CH, Morgan T, Boyan BD (1999) Bone morphogenetic protein but not fibroblast growth factor-β enhances bone formation in canine diaphyseal nonunions implanted with a biodegradable composite polymer. Bone Joint Surg 81-A: 1717–1729
4. Jennissen HP, Zumbrink T (1999) Protein immobilization on metal implant surfaces with potential for biocoating with BMP's. FASEB J 13: A427

Korrespondenzadresse: Priv.-Doz. Dr. G. Voggenreiter, Klinik für Unfallchirurgie, Universitätsklinikum Mannheim gGmbH, 68135 Mannheim, Fax: 06 21-3 83-20 09, e-mail: gregor.voggenreiter@uch.ma.uni-heidelberg.de

Humane Chondrozyten exprimieren ein Muskel-Aktin und sind in der Lage eine Kollagen-Glycosaminoglycan-Matrix zu kontrahieren

Smooth muscle actin expression by human articular chondrocytes and their contraction of a collagen-glycosaminoglycan matrix in vitro

B. Kinner[1,2], K. P. Thon[2] und M. Spector[1]

[1] Department of Orthopaedic Surgery, Brigham and Women's Hospital, Harvard Medical School, Boston, MA, USA
[2] Abteilung für Allgemein-, Viszeral- und Unfallchirurgie, Robert-Bosch-Krankenhaus, Stuttgart

Abstract

Recent studies have demonstrated that human articular chondrocytes can express the gene for a contractile muscle actin, α-smooth muscle actin (SMA), in situ. The objective of this work was to evaluate the SMA content of isolated human articular chondrocytes, to correlate the amount of SMA in the cells to time in culture and to determine if SMA-containing cartilage-derived cells were capable of contracting a collagen – glycosamino-glycan analog of extracellular matrix in vitro. Using Western blot analysis, serially passaged chondrocytes, isolated from 13 patients undergoing total joint arthroplasty, revealed an increasing amount of SMA with passage number and a meaningful correlation of the SMA content with the days in culture. Double labeling for SMA and type II collagen showed that type II collagen-expressing cells in monolayer could also express SMA. Moreover, SMA-containing cells were found to contract a collagen – glycosaminoglycan matrix, with the cells containing more SMA (passage 6 cells) displaying more matrix contraction than those with a lesser amount of SMA (passage 2 cells). The results indicate that control of the expression of SMA may be important when employing articular chondrocytes, expanded in monolayer culture, for implantation alone or in a cell-seeded matrix for cartilage repair procedures.

Einleitung

Die autologe Chondrozytenimplantation, die in der Therapie traumatischer Knorpeldefekte zunehmend an Bedeutung gewinnt, setzt die Vermehrung der durch eine Biopsie gesunden Knorpels gewonnenen Zellen in Zellkultur voraus [1]. Während des Wachstums in zweidimensionalen Kultursystemen verändern Chondrozyten jedoch ihren Phänotyp. Kürzlich konnte gezeigt werden, dass Chondrozyten unter diesen Bedingungen das Gen für ein kontraktiles Muskel-Aktin, α-smooth muscle actin (SMA), exprimieren und in der Lage sind eine Kollagenmatrix zu kontrahieren [2]. Dies könnte die Chondrozytenimplantation und ihre Weiterentwicklungen im Bereich des Tissue Engineering negativ beeinflussen. Ziel dieser Untersuchung war es daher das Verhalten humaner Chondrozyten in Monolayerkultur sowie ihr kontraktiles Verhalten in einer Kollagen-GAG Matrix eingehender zu untersuchen.

Methodik

Gelenkknorpel wurde von 13 Patienten, die einer Gelenkersatzoperation unterzogen wurden, gewonnen. Die Qualität des Knorpels wurde klinisch und histologisch beurteilt. Nach enzymatischer Verdauung des Knorpels und Isolation der Zellen erfolgte die Amplifikation entweder in Monolayerkultur oder in Kollagen-GAG-Matrices. Die Analyse umfasste die Bestimmung der Matrixdurchmesser, des DNA-Gehaltes der Konstrukte sowie die Bestimmung des SMA-Gehaltes durch densitometrische Auswertung von Western Blot Resultaten. Zusätzlich wurden histologische und immunhistochemische Präparate (SMA, Kollagen II) angefertigt.

Ergebnisse

Immunhistochemisch waren in situ $60 \pm 1\%$ der Zellen an der Knorpeloberfläche und $29 \pm 2\%$ in tieferen Knorpelschichten positiv für SMA. Unmittelbar nach Zellisolation wurde bei 3/7 Patienten der positive Nachweis von SMA im Western Blot geführt. Mit Erreichen der Konfluenz waren bereits alle Kulturen positiv. Subkultivieren führte zu einem signifikanten Anstieg der SMA Expression bis auf das 20-fache des Ausgangswertes (ANOVA, $p < 0,0001$) (Abb. 1). Es besteht ein bedeutungsvoller Zusammenhang zwischen der SMA-Expression und der Zeit in Kultur (lineare Regression: $R^2 = 0,72$, ANOVA $p < 0,0001$). Diesen Zusammenhang bestätigten auch die immunhistochemischen Untersuchungen. Interessanterweise war ein Teil der SMA exprimierenden Zellen auch positiv für Pro-Kollagen II (Abb. 2).

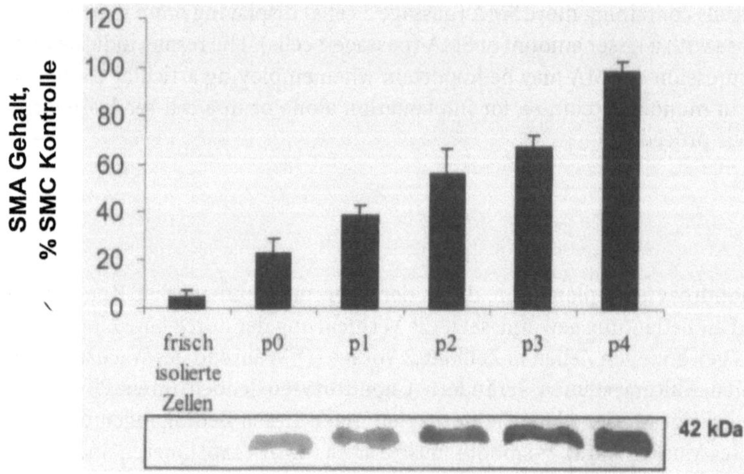

Abb. 1. SMA Gehalt mehrfach subkultivierter Zellen (frisch isoliert – Passage 4). Densitometrische Auswertung von Western Blot Resultaten, ausgedrückt als Anteil der Positiv-Kontrolle (glatte Muskel-Zelle= *SMC*). Mean $\pm$ SEM; (n=5–7). Insert: typisches Western-Blot-Ergebnis eines Patienten (#9)

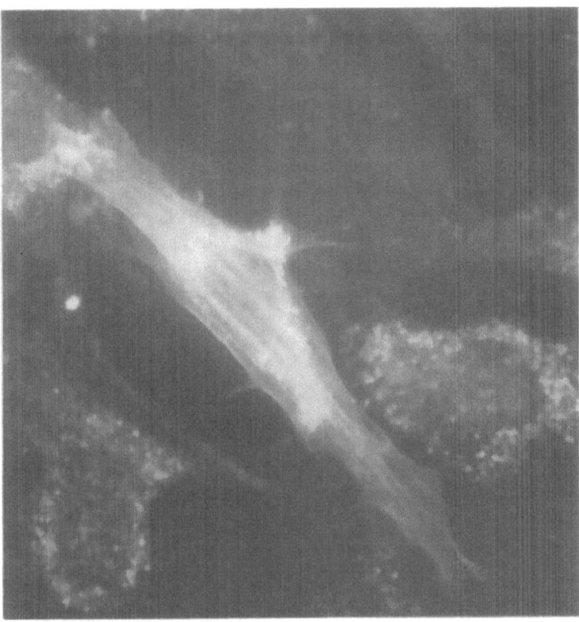

Abb. 2. Doppelfärbung für SMA (FITC-markierter AK gegen SMA) und Kollagen Typ II (CY3 markierter Sekundärantikörper). Die Abbildung zeigt neben der Ausbildung von „Stress-Fasern" auch eine positive Färbung für Pro-Kollagen Typ II. (Epifluoreszenz. Passage 4, Patient #11)

Kontroll-Matrices (ohne Zellen) schrumpften im dreiwöchigen Verlauf von 9 auf 7 mm (22%). Im Gegensatz dazu nahm der Durchmesser der zellbeschichteten Matrices auf 5,5 mm (39%) zu. Mehrfach subkultivierte Zellen (Passage 6 vs. Passage 2) waren in verstärktem Masse in der Lage die Kollagen-GAG Matrix zu kontrahieren (two-factor ANOVA $p < 0,0001$). Dieser signifikante Zusammenhang bestand auch nach Korrektur der Werte der Matrixkontraktion für die Zellzahl (DNA).

Diskussion

Dies ist die erste Untersuchung, welche die steigende SMA-Expression während der Zellexpansion humaner Chondrozyten zeigt. Darüber hinaus waren diese Zellen in zunehmendem Masse fähig eine Kollagen-GAG Matrix zu kontrahieren. Diese Ergebnisse sind besonders dann von Interesse, wenn der Einsatz mehrfach subkultivierter Chondrozyten, z.B. im Rahmen der autologen Chondrozytenimplantation, erwogen wird, da hierdurch das Einheilen der Zellen, bzw. zellbeladener Implantate, beeinträchtigt werden könnte. Darüber hinaus vermag die SMA Expression und das damit verbundene kontraktile Verhalten die Form und Porenstruktur der Matrices, auf welche die Zellen im Rahmen des Tissue Engineering aufgebracht werden, zu verändern [3]. Weiterhin muss man davon ausgehen, dass die Architektur der Extracellulärmatrix, die von diesen Zellen gebildet wird, beeinflusst wird. Im Rahmen des Tissue Engineering müssen daher Methoden gefunden werden, die es erlauben, die Expression von SMA zu kontrollieren.

Diese Arbeit wurde partiell durch die Robert-Bosch-Stiftung (BK) und die Brigham Orthopaedic Foundation unterstützt.

Literatur

1. Brittberg M, Lindahl A, Nilsson A, Ohlsson C, Isaksson O, Peterson L (1994) Treatment of deep cartilage defects in the knee with autologous chondrocyte transplantation. N Eng J Med 331: 889–995
2. Lee CR, Breinan HA, Nehrer S, Spector M (2000) Articular cartilage chondrocytes in type I and type II collagen-GAG matrices exhibit contractile behavior in vitro. Tiss Eng 6: 555–565
3. Nehrer S, Breinan HA, Ramappa A, Young RG, Shortkroff S, Louie LB, Sledge CB, Yannas CB, Spector M (1997) Matrix collagen type and pore size influence behavior of seeded canin chondrocytes. Biomaterials 18: 769–776

Korrespondenzadresse: B. Kinner, M. D., Department of Orthopaedic Surgery, Orthopaedic Research Laboratory, MRB 106, Brigham and Women's Hospital, 75 Francis Street, Boston, MA 02115, USA, Tel.: (617) 732-6702, Fax: (617) 732-6705, e-mail: Bkinner@rics.bwh.harvard.edu

Erfassung der Angiogenese bei Antigen-induzierter Arthritis der Maus mittels Intravitalfluoreszenzmikroskopie

Quantitative assessment of angiogenesis in murine antigen-induced arthritis by intravital fluorescence microscopy

J. Landes[1], A. Veihelmann[2], F. Krombach[1], H.-J. Refior[2] und K. Meßmer[1]

[1] Institut für Chirurgische Forschung
[2] Orthopädische Klinik und Poliklinik, Ludwig-Maximilians-Universität München

Abstract

The inhibition of angiogenesis might be a therapeutic approach to prevent joint destruction caused by the overgrowing synovial tissue during chronic inflammation. The aim of this study was to investigate angiogenesis in the knee joint of mice with antigen-induced arthritis (AiA) by means of intravital microscopy. *Material and Methods:* Intravital microscopic assessment was performed in 14 female mice (C57BL6/129Sv) on day 8 after AiA induction in two groups (controls, animals with AiA). After preparation of the knee joint under inhalation anesthesia, synovial tissue was investigated by fluorescence microscopy using the plasma marker FITC-dextran (150 kDa). Quantitative assessment of vessel density was performed according to the following categories: "functional capillary density" (FCD, vessels < 10 µm in diameter), "functional vessel density" (FVD, vessels ≥ 10 µm) and FVD of "vessels with angiogenic criteria" (at least one of the following: convoluted vessel, abrupt changes in diameter, unphysiologic branching). After immunostaining of tissue sections with a monoclonal antibody against von Willebrand factor, vessel density (stained endothelium) was quantified as microvessel count/area. *Results:* There was no significant difference in FCD between the control group (337 ± 9 cm/cm^2; mean $\pm$ SEM) and the AiA group (359 ± 13). However, the density of vessels ≥ 10 µm in diameter was significantly increased in animals with AiA (135 ± 10 cm/cm^2 vs. 61 ± 5 control). Furthermore, the density of blood vessels "with angiogenic criteria" was enhanced in arthritic animals (79 ± 17 cm/cm^2 vs. 12 ± 2 control). In addition, there was a significant increase in the "microvessel count" in arthritic animals (297 ± 25 mm^{-2} vs. 133 ± 16 control). *Conclusion:* These findings demonstrate that angiogenesis in murine AiA can be assessed quantitatively using intravital microscopy. Further studies will address antiangiogenic strategies in AiA.

Einleitung

Bei chronisch entzündlichen Gelenkerkrankungen wie der rheumatoiden Arthritis kommt es im Rahmen der synovialen Proliferation zu einer Gelenkschwellung und zum bindegewebigen Umbau im Gelenkinnenraum. Der Gelenkpannus führt auf Grund seines verdrängenden und den Gelenkknorpel infiltrierenden Wachstums, sowie der Produktion proteolytischer Enzyme zu einer Schädigung bis hin zum Funktionsverlust durch das Einsteifen des Gelenks. Für die Proliferation und die Versorgung des entzündlichen Synovialgewebes ist die Bildung neuer Blutgefäße von wesentlicher Bedeutung [1]. Die Hemmung der für die Bildung des Pannus erforderlichen Neoangiogenese im Synovialgewebe stellt daher einen möglichen Therapieansatz zur Verhinderung der Gelenkzerstörung dar [2, 3]. Ziel dieser Studie war, die Gefäßneubildung im Modell der Antigen-induzierten Arthritis (AiA) am Kniegelenk der Maus [4, 5] mittels intravitaler Fluoreszenzmikroskopie zu charakterisieren und quantifizieren, um nach Etablierung des Modells die Auswirkungen einer antiangiogenen Therapie auf die Blutgefäßbildung und die Mikrozirkulation in vivo untersuchen zu können.

Methodik

Die Untersuchungen erfolgten an 14 Mäusen (C57BL6/129Sv). In zwei Gruppen (Kontrollgruppe, Tiere mit Antigen-induzierter Arthritis) mit je 7 Tieren erfolgte am Tag 8 nach Arthritis-Induktion mittels intraartikulärer Injektion des Antigens (methyliertes, bovines Serumalbumin) die intravitalmikroskopische Untersuchung des Synovialgewebes [5]. Zunächst wurde das Kniegelenk unter Inhalationsnarkose mit einem Isofluran-/Lachgasgemisch und unter Blutdruckkontrolle mikrochirurgisch dargestellt und die Patellarsehne durchtrennt. Die Visualisierung des Synoviums erfolgte mittels intravitaler Fluoreszenzmikroskopie nach Injektion des Plasmamarkers FITC-Dextran (150 kDa). Die Mikrozirkulation im Synovialgewebe und im Subsynovium wurde auf Video aufgezeichnet, die Parameter wurden später offline mittels eines Bildanalysesystems ausgewertet. Die Messung der Gefäßdichte erfolgte auf Grund der Einteilung in „funktionelle Kapillardichte" (Gefäßdurchmesser <10 µm), „funktionelle Gefäßdichte" (Gefäßdurchmesser >10 µm) und „Gefäße mit Angiogenesekriterien" (Gefäße, die wenigstens eines der Merkmale Torquierung, Kalibersprünge oder unphysiologische Verzweigungen aufwiesen). Nach Euthanasie der Tiere mit einer Überdosis Pentobarbital wurden die Mikrogefäße in Gewebeschnitten des Synoviums immunhistochemisch mittels eines monoklonalen Antikörpers gegen von-Willebrand-Faktor dargestellt und als „microvessel count" (Gefäßanschnitte/mm²) quantitativ erfasst.

Ergebnisse

Es konnte kein signifikanter Unterschied der funktionellen Kapillardichte (erythrozytenperfundierte Kapillaren) zwischen den Kontrolltieren (337±9 cm/cm²; MW±SEM) und Tieren mit Antigen-induzierter Arthritis (359±13) beobachtet werden. Die Dichte der Gefäße mit einem Durchmesser >10 µm war jedoch bei Tieren mit Antigen-induzierter Arthritis (135±10 cm/cm²) gegenüber den Kontrolltieren (61±5) deutlich erhöht (p<0,05). Außerdem fand sich eine massive Zunahme der Dichte der „Gefäße mit Angiogenesekriterien" (79±17 cm/cm² AiA vs. 12±2 Kontrolle). Der „microvessel count" ergab ebenfalls einen signifikanten Anstieg der Anzahl mikrovaskulärer Gefäße bei arthritischen Tieren (297±25 mm⁻²) gegenüber den Kontrollen (133±16).

Diskussion und Schlussfolgerung

Diese Ergebnisse zeigen, daß die Gefäßneubildung bei der Antigen-induzierten Arthritis der Maus mittels intravitaler Fluoreszenzmikroskopie quantitativ erfasst werden kann. Bei den AiA-Tieren fand sich ein Anstieg der Gefäßdichte, insbesondere der größeren Gefäße. Die Zahl der Gefäße mit Kriterien der Angiogenese war bei Tieren mit Antigen-induzierter Arthritis deutlich erhöht. Die immunhistochemische Analyse mittels ‚microvessel count' bestätigte die Ergebnisse der Intravitalmikroskopie. Das neue in vivo Modell erlaubt es, die Wirkungen antiangiogener Strategien auf die Mikrozirkulation und die Bildung von Blutgefäßen im Synovialgewebe bei Antigen-induzierter Arthritis zu untersuchen.

Literatur

1. Koch AE, Harlow LA, Haines GK, Amento EP, Unemori EN, Wong WL, Pope RM, Ferrara N (1994) Vascular endothelial growth factor. A cytokine modulating endothelial function in rheumatoid arthritis. J Immunol 152: 4149–4156
2. Koch AE (1998) Review: angiogenesis: implications for rheumatoid arthritis. Arthritis Rheum 41:951–962
3. Battegay EJ (1995) Angiogenesis: mechanistic insights, neovascular diseases, and therapeutic prospects. J Mol Med 73: 333–346
4 Brackertz D, Mitchell GF, Mackay IR (1977) Antigen-induced arthritis in mice. I. Induction of arthritis in various strains of mice. Arthritis Rheum 20: 841–850
5. Veihelmann A, Szczesny G, Nolte D, Krombach F, Refior HJ, Messmer K (1998) A novel model for the study of synovial microcirculation in the mouse knee joint in vivo. Res Exp Med (Berl) 198: 43–54

Korrespondenzadresse: Dr. med. J. Landes, Institut für Chirurgische Forschung, Klinikum der Universität München, Großhadern, Ludwig-Maximilians-Universität München, Marchioninistraße 27, 81366 München, Tel.: 0 89/70 95-43 55, Fax: 0 89/70 95-43 53, e-mail: juergen.landes@icf.med.uni-muenchen.de

Chemilumineszenzmessungen der freien Sauerstoffradikale erlauben eine detailliertere Analyse der Mechanismen des pulmonalen Reperfusionsschadens

Chemiluminescence measurements (CM) of reactive oxygen species (ROS) allow a more detailed analysis of mechanisms during pulmonary reperfusion injury

F. M. Wagner[1], K. Plötze[1], A. T. Weber[1], F. Schubert[1], S. Albrecht[2] und S. Schüler[1]

[1] Herz- und Kreislaufzentrum
[2] Klinik für Frauenheilkunde und Geburtshilfe, Universität Dresden

Abstract

We established an in vivo pig model of standardized lung ischemia to analyze pulmonary reperfusion injury. CM allowed immediate quantification of ROS and of subsequent lipid peroxidation. In such a model we analyzed the efficacy of vitamins C and E to prevent reperfusion injury. *Methods:* After left lateral thoracotomy in Group I ($n=6$) lung normothermic ischemia was maintained for 90 min, followed by a 5-h reperfusion period. In Group II animals ($n=6$) underwent the same procedure but received an initial dose of vitamins (C=1 g, E=0.75 g) followed by continuous infusion (C=125 mg/h, E=125 mg/h) throughout the study. In Group III animals (control, $n=6$) underwent sham surgery. Hemodynamics and gas exchange were assessed. CM was performed for injury quantification in blood samples and in isolated PMNs. ANOVA and the Kruskal-Wallis test were used for statistical analysis ($p<0.05$=significant). *Results:* In contrast to control animals those in Group I developed all signs of significant pulmonary reperfusion injury. Vitamin treated animals maintained excellent gas exchange, developed only mild histological changes, but demonstrated a significant rise in leukocytes and a significant drop in pulmonary compliance. CM confirmed these divergent results: in vitamin animals the basic release of O_2^- by PMNs was significantly reduced compared to untreated animals (170% vs. 460% $p<0.05$, control 165% after 2-h reperfusion), lipid peroxidation showed only a trend to improve (105% vs 117% $p=$n.s., control 100%), ROS release in whole blood did not improve (355% vs. 477%, control 167%). *Conclusion:* Vitamins C and E only attenuated but did not prevent reperfusion injury. For the first time, CM enabled a more detailed analysis of involved mechanisms, since it showed that used vitamins nearly prevented PMN activation, but could not eliminate radical production from other sources as measured in whole blood. This supports the hypothesis that reperfusion injury is triggered by ROS release from various sources that require individually adapted prevention strategies.

Einleitung

Als Ursache für das primäre Organversagen nach Lungentransplantation (führende Ursache für postoperative Morbidität und Mortalität [1]) wird eine erhöhte Radikalproduktion während der Reperfusionsphase angenommen, welche zu aggressiven Peroxidationsprozessen und damit zu einer Störung der vaskulären und parenchymatösen Homeostase führen [2]. Um die Pathomechanismen des pulmonalen Reperfusionsschadens genauer analysieren zu können, entwickelten wir ein standardisiertes Ischämie-/Reperfusionsmodell im Schwein. Mittels Chemilumineszenz (CM) wurden Veränderungen in der Freisetzung von reaktiven Sauerstoffspezies, insbesondere Sauerstoffsuperoxid-Anion (O_2^-) sowie deren Folgeprodukte (Lipidperoxidation) in unterschiedlichen Kompartimenten untersucht. Zusätzlich wurden in diesem Modell die Wirkungsmechanismen von den Vitaminen C&E untersucht.

Methodik

Nach Einleitung der Narkose (i.m. Injektion von Azaperon (200 mg), Diazepam (10 mg) und Atropin (0,5 mg) gefolgt von einer kontinuierlichen i.v. Infusion von Methohexital (2–3 mg/kg/h) und Fentanyl (5–10 µg/kg/h) wurden die Tiere (Hausschweine, 25–35 kg) über eine Tracheotomie intubiert und beatmet (10–15 ml/kg/min, FiO_2 0,5). Über eine linkslaterale Thorakotomie im 5. Intercostalraum wurde der pulmonale Hilus zur sorgsamen Unterbindung aller bronchialarteriellen Blutversorgung präpariert. In Gruppe I (n=6) wurde eine 90-minütige, linksseitige pulmonale Ischämie durch Klemmen des Hilus (Gefäße und Bronchus) induziert, gefolgt von einer anschließenden 5-stündigen Reperfusionsphase. Die Tiere in Gruppe II (n=6) erhielten das gleiche Procedere wie in Gruppe I, zusätzlich wurden die Vitamine C&E verabreicht (initial: C=1 g, E=0,75 g, dann kontinuierlich C=125 mg/h, E=125 mg/h). Die Tiere in Gruppe III (Kontrolle, n=6) wurden dergleichen Chirurgie und Studienlänge unterzogen, allerdings ohne Induktion der pulmonalen Ischämie. In den Ischämietieren wurde zusätzlich ein Katheter in die linke untere Pulmonalvene plaziert, um direkt ungemischtes Blut aus der reperfundierten Lunge entnehmen zu können. Alle genannten invasiven Maßnahmen erfolgten unter aseptischen Bedingungen.

Messungen: Hämodynamik (invasiv gemessener RR und ZVD), Gasaustausch (arteriell und zentralvenös), Blutbild (prä-/postpulmonal) und Beatmungsparameter wurden kontinuierlich bzw. stündlich aufgezeichnet. Repräsentative Gewebsproben wurden nach Hiluspräparation und nach Versuchsende aus dem rechten und linken Lungenunterlappen entnommen. Deren histologische Auswertung erfolgte anhand H&E gefärbter Gewebsschnitte. Zu festgelegten Zeitpunkten (siehe Abbildungen) wurden Blutproben zu CM-Messungen abgenommen. Diese erfolgten zur Bestimmung von O_2^-, ROS und Lipidperoxidation in Blutproben als auch zur Messung der basalen Freisetzung von O_2^- durch isolierte polymorphkernige Leukozyten (PMNs). In Kürze, die Bestimmung von ROS und O_2^- erfolgte nach Stimulation mit Zymosan und Zugabe von Luminol (250 µM) oder Lucigenin (250 µM). Nach Immunpräzipitation von HDL und LDL wurden deren peroxidierte Lipidgruppen quantifiziert. Die PMNs wurden mittels standardisierter Gradientenzentrifugation separiert, die Zellzahl auf 10^6/ml adjustiert und nach Zugabe von Lucigenin (250 µM) die Freisetzung von O_2^- bestimmt. Die an zwei Luminometern (Blut und Lipidperoxidation: LB9503; PMNs: LB9505, Berthold, BRD) gemessenen relativen Lichteinheiten (RLU) wurden als relatives Maß der Substratkonzentration bzw. -reaktivität gewertet, die Zählraten wurden auf den Ausgangswert normiert. Der ANOVA- und Kuskal-Wallis-Test wurden zur statistischen Auswertung herangezogen.

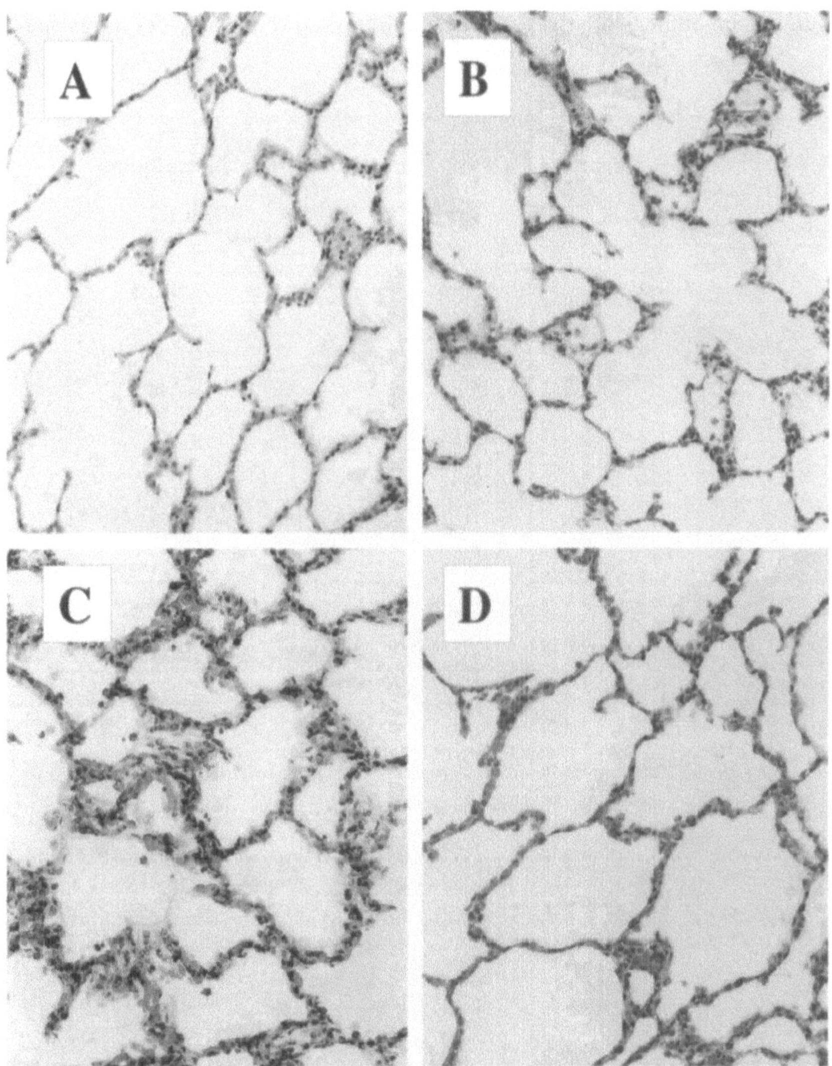

Abb. 1A–D. Repräsentative H&E gefärbte Lungengewebsschnitte (200× Vergrößerung). A normales Parenchym bei Versuchsbeginn, B Parenchym eines Kontrolltieres nach Studienende, C Parenchym nach Ischämie und 5 h Reperfusion mit deutlicher Zellinfiltration, verdickten alveolaren Septen und intraalveolären Einblutungen, D Parenchym eines Vitamin behandelten Tieres abgesehen von milder septaler Schwellung vergleichbar mit **B**

468

Ergebnisse

Die Tiere der Kontrollgruppe wiesen keinerlei signifikante Veränderungen des Gasaustausches, der pulmonlen Compliance, des Blutbilds oder der pulmonalen Histologie auf. In der Ischämiegruppe hingegen entwickelten alle Tiere ein signifikantes Lungenödem, eine reduzierte arterielle Oxygenierung im pulmonalvenösen Blut der geschädigten Lunge und spätestens drei Stunden nach Reperfusionsbeginn eine signifikant reduzierte pulmonale Compliance. Parallel dazu zeigte sich in diesen Tieren eine starke pulmonale Leukozytenabsorption sowie die histologisch typischen Veränderungen einer Reperfusionsschädigung im Sinne von ausgeprägter Zellinfiltration, Verdickung der intraalveo-

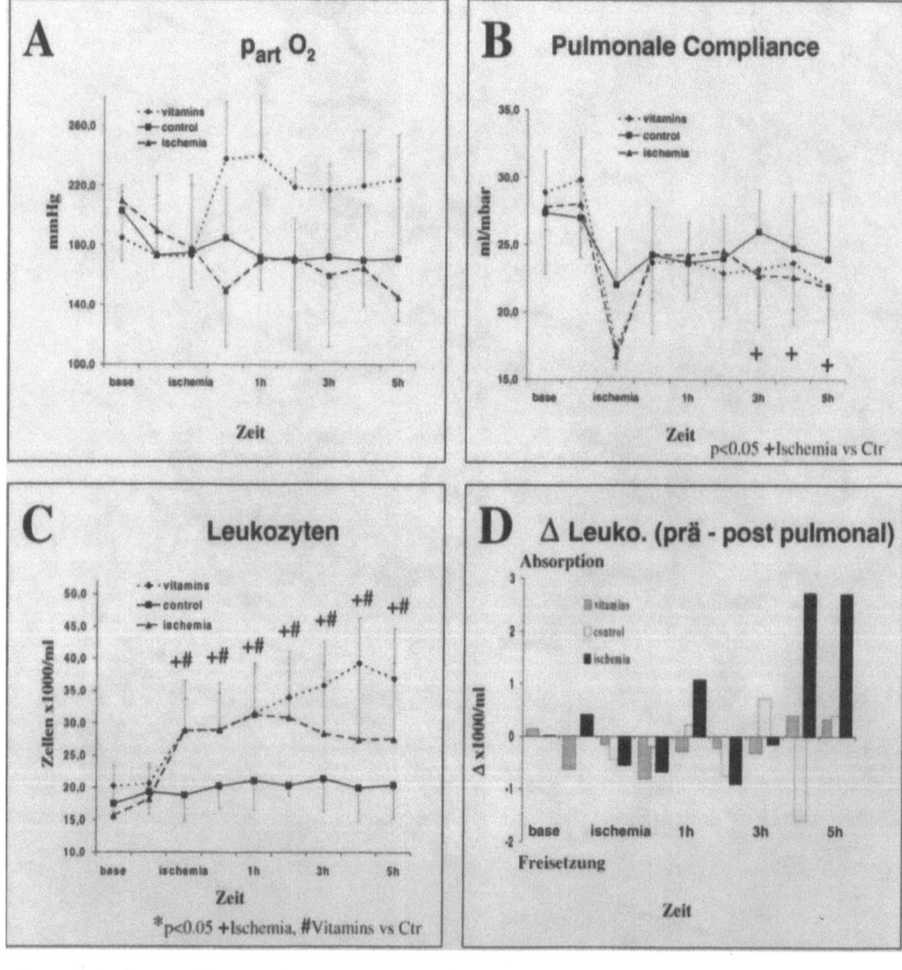

Abb. 2. Verlauf in **A**: des arteriellen Sauerstoffpartialdrucks (p_{art} O_2), in **B**: der pulmonalen Compliance, in **C**: der peripher gemessenen Leukozytenzahl und in **D**: der Leukozytenmigration als Differenz der prä- minus postpulmonal gemessenen Zahl (? *Leukoz.*). Messungen erfolgten vor Chirurgiebeginn (*base*), nach Hiluspräparation, nach 60 Min. Ischämie (*ischemia*) sowie 30, 60 (1 h), 120, 180 (3 h), 240 und 300 Min. (5 h) nach Reperfusionsbeginn. (*ischemia* = Gruppe 1, *vitamins* = Gruppe 2, *control* = Gruppe 3)

lären Septen und intraalveoläre Einblutungen. In den Tieren der Vitamingruppe fand sich ein Mischbild: einerseits kam es zu einer deutlich reduzierten Leukozytenabsorption, was mit einer deutlich geringeren Gewebsschädigung korrelierte, andererseits entwickelte sich ähnlich den unbehandelten Ischämietieren ein deutlicher pulmonaler Compliance-verlust und eine deutliche Leukozytose im peripheren Blutbild. Eine genaue graphische Darstellung dieser Ergebnisse findet sich in Abb. 1 und 2.

Chemilumineszenz-Messungen: Die Tiere der Kontrollgruppe zeigten im gesamten Studienverlauf in allen Parametern (basale O_2-Freisetzung der PMNs, Radikalaktivität im Vollblut sowie Lipidperoxidation) nur eine geringe, nicht signifikante Aktivitätssteige-

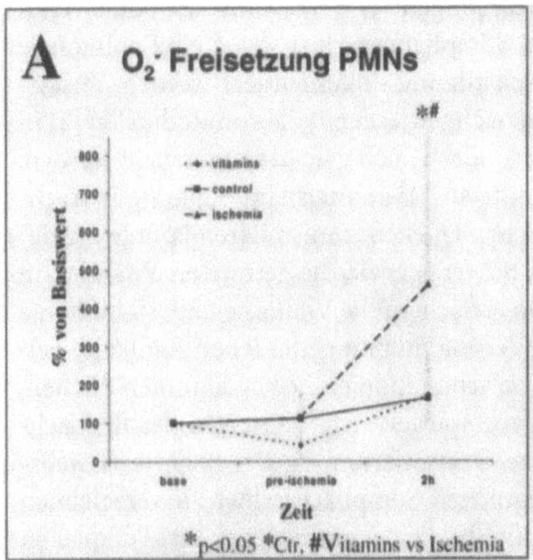

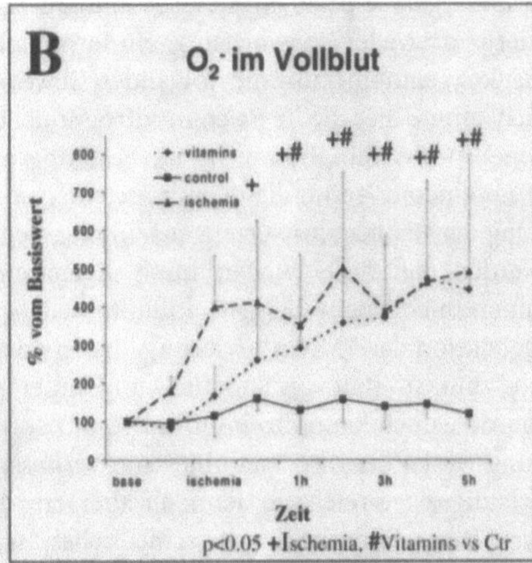

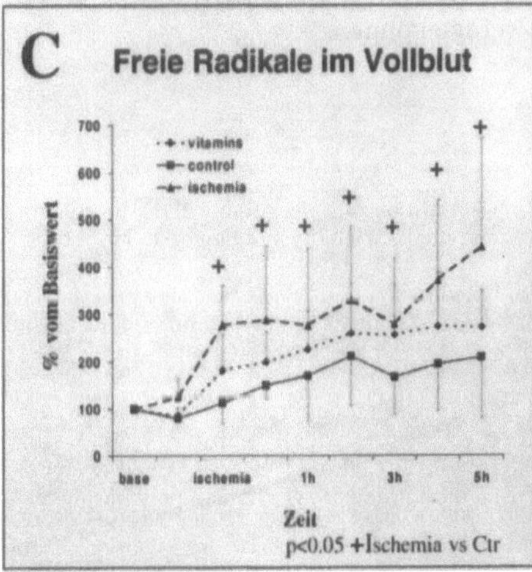

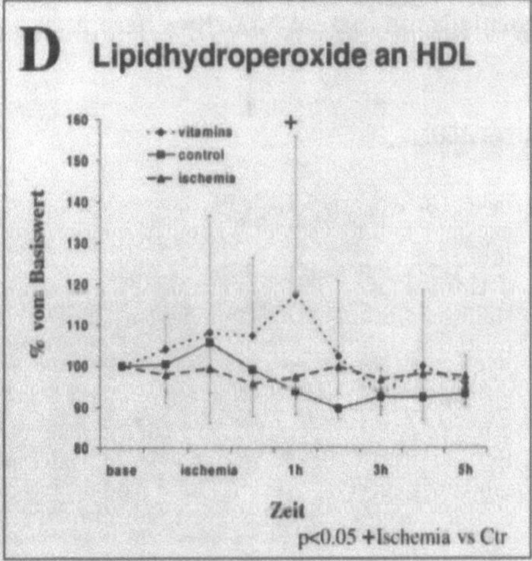

Abb. 3. Verlauf der Messungen mittels Chemilumineszenz in A: der basalen O_2-Freisetzung durch isolierte PMNs, in B: des O_2^- im Vollblut, in C: der freien Sauerstoffradikale im Vollblut sowie in D: der Lipidperoxidation in HDL. Messungszeitpunkte und Abkürzungen wie in Abb. 2. (*ischemia*=Gruppe 1, *vitamins*=Gruppe 2, *control*=Gruppe 3)

rung, wohingegen die der unbehandelten Ischämiegruppe überall signifikante kontinuierliche oder temporäre Anstiege aufwiesen. In den Vitamin-behandelten Tieren hingegen zeigten sich divergente Ergebnisse: während die basale Radikalfreisetzung der PMNs signifikant gegenüber der unbehandelten Ischämie reduziert war, fand sich bei der Peroxidation der LDL/HDL-Lipidgruppen nur ein Trend zur Verbesserung und bei der Radikalaktivität im Vollblut keine Reduktion. In Abb. 3 sind alle diese Ergebnisse detailliert graphisch dargestellt.

Diskussion

In diesem Modell einer standardisierten pulmonalen Ischämie konnten während einer 5-stündigen Reperfusionsphase typische Schädigungen [1, 3] wie eine temporär reduzierte arterielle Oxygenierung, ein terminaler Complianceverlust sowie eine pulmonale Leukozytenmigration mit folgender Gewebeschädigung dokumentiert werden. Zusätzlich konnte hier die in vielen in-vitro Modellen nachgewiesene Rolle von Radikalen [4] in einer in-vivo Situation nicht nur bestätigt [5], sondern auch genauer untersucht werden. Zum einen erlaubte die detaillierte Analyse mittels CM erstmals eine separate Betrachtung der Radikalaktivierung aus unterschiedlichen Quellen, zum anderen konnte gezeigt werden, daß diese Quellen durch sogenannte Scavenger wie die getesteten Vitamine in unterschiedlichem Maße beeinflußt werden. So erreichten die Vitamine eine signifikante Reduktion der PMN Aktivierung, der Anstieg der im Vollblut gefundenen Radikale, welche zum Großteil von Endothel- und anderen gewebsständigen Zellen stammen dürften, wurde jedoch kaum beeinflußt. Diese Diskrepanz spiegelt sich klinisch in der Beobachtung wider, daß die Vitamine eine verbesserte Oxygenierung und reduzierte Gewebsschädigung erreichten, dennoch aber ein deutlicher Complianceverlust zu verzeichnen war. Diese Hypothese unterschiedlicher Beinflußbarkeit verschiedener Radikalquellen eröffnet somit interessante Ansatzpunkte für neue protektive Therapiestrategien, welche ebenfalls mit diesem Modell weiter untersucht werden können.

Literatur

1. Baker CJ, Longoria J, Gade PV, Starnes VA, Barr ML (1999) Addition of water soluble alpha-tocopherol analogue to University of Wisconsin solution improves endothelial viability and decreases lung reperfusion injury. J Surg Res 86(1): 145–149
2. Babior BM (2000) Phagocytes and oxidative stress. Am J Med 109: 33–44
3. Hillinger S, Schmid RA, Stammberger U, Boehler A, Schob OM, Zollinger A (1999) Donor and recipient treatment with the Lazaroid U-74006F do not influence post-transplant lung function in swine. Eur J Cardiothorac Surg 15(4): 475–480
4. Mason RB, Pluta RM, Walbridge S, Wink DA, Oldfield EH, Boock RJ (2000) Production of reactive oxygen species after reperfusion in vitro and the protective effect of nitric oxide. J Neurosurg 93(1): 99–107
5. Herbaczynska-Cedro K, Wartanowicz M, Panczenko-Kresowska B, Cedro K, Wasek B, Wasek W (1994) Inhibitory effect of Vitamins C and E on the oxygen free radical production in human polymorphonuclear leucocytes. Eur J Clin Invest 24(5): 316–319

Korrespondenzadresse: Dr. med. F. M. Wagner, Oberarzt der Herzchirurgischen Klinik, Herz- und Kreislaufzentrum, TU Dresden, Fetscherstraße 76, 01307 Dresden, Tel.: 0351/450-1801, Fax: 0351/450-1512

Die RT-PCR Untersuchung der Maxi Kaliumkanälen (MK) des Endothels zeigt das Fehlen der beta-Untereinheit

Endothelial Maxi K$^+$ channel (MK) lacks the beta-subunit

M. Akbar[1], R. Köhler[2], H. J. Buhr[1] und J. Hoyer[2]

[1] Chirurgische Klinik I
[2] Medizinische Klinik IV, Nephrologie, Universitätsklinikum Benjamin Franklin, Freie Universität Berlin

Abstract

Objective: Hyperpolarizing large-conductance calcium-activated potassium channels are important modulators of vascular smooth muscle and endothelial cell function. In vascular smooth muscle cells MK is composed of pore forming alpha-subunits and modulatory beta-subunits. However, the expression and composition of MK subunits in endothelium has not been studied so far. We investigated MK in human and porcine endothelial cells using patch-clamp techniques, RT-PCR and sequencing. *Methods:* We performed patch-clamp experiments in EA.hy 926, a human permanent endothelial cell line, in human umbilical vein endothelial cells (HUVEC), in porcine aortic (PAEC), and in porcine renal endothelial cells. RNA was prepared and RT-PCR was done by using specific olignucleotides. To verify the function of the primers we took cDNA from vascular smooth muscle cells. Sequencing was performed to analyse the amplified fragments of the subunits of MK. *Results:* RT-PCR with cDNA from vascular smooth muscle cells and sequence analysis indicated that the oligonucleotide primer amplified the alpha- and beta-subunit. After reverse transcription and amplification by PCR we obtained an alpha-fragment for EA.hy 926, HUVEC, PAEC and PREC. In contrast, no beta-fragment could be amplified in EC. Correspondingly, the MK opener DHS-I stimulating BK only in the presence of the beta-subunit, had no effect on BK in endothelium, whereas the alpha-subunit selective MK opener NS1619 markedly increased channel activity. *Conclusions:* The lack of the modulatory beta-subunit indicates a substantially different channel regulation in endothelial cells compared to vascular smooth muscle cells.

Einleitung

Die MK Kanäle gehören zu der Familie der Ca^{2+}-abhängigen Kalium-Kanäle (Kca). Diese Kanäle werden durch Erhöhung der intrazellulären Ca^{2+}-Konzentration und durch Depolarisation aktiviert. MK spielen im kardiovaskulären System eine wichtige Rolle bei der Regulation des Gefäßtonus. Die MK kommen sowohl in Endothelzellen als auch in glatten Gefäßmuskelzellen (VSMC) vor. In VSMC führt eine Aktivierung der MK und die damit bewirkte Hyperpolarisation zur Deaktivierung spannungsregulierter Ca^{2+}-Kanäle und konsekutiv zu einer Inhibition des Ca^{2+}-Einstroms und zur Muskelrelaxation. In Endothelzellen, die keine spannungsregulierte Ca^{2+}-Kanäle besitzen, führt hingegen die MK-induzierte Hyperpolarisation zu einer Erhöhung des Ca^{2+}-Einstrom, da die Hyperpolarisation den elektrochemischen Gradienten für einen Ca^{2+}-Einstrom durch Ca^{2+}-permeable Kationenkanäle erhöht. Die Erhöhung der intrazellulären Ca^{2+}-Konzentration im Endothel spielt eine entscheidende Rolle bei der Synthese und Freisetzung der vasodilatierenden Substanzen.

Untersuchungen von Cook et al. (1991) [1] und Hardy et al. (1998) [2] zeigten, dass sowohl die durch Bradykinin (humorale) hervorgerufene als auch die flussinduzierte (hämodynamische) endothelabhängige Vasodilatation durch die pharmakologische Inhibition der endothelialen MK Kanäle reduziert bis vollständig aufgehoben werden. Die Inhibition des MK Kanals hemmt den Ca^{2+}-Einstrom in die Endothelzelle damit die Ca^{2+}-abhängige Synthese der vasodilatierenden Faktoren und konsekutiv die Vasodilatation. Die flussinduzierte Vasodilatation gilt als ein wichtiger Mechanismus, mit dem die Gefäßwand vor Schädigungen durch zu hohe Scherkräfte geschützt wird. Bei arterieller Hypertonie und Arteriosklerose könnte eine Veränderung in der Funktion des MK zur Fehlfunktion der Endothelzellen beitragen.

Aus Untersuchungen an VSMC ist bekannt, dass der MK Kanäle aus zwei unterschiedlichen Untereinheiten bestehen. Die porenbildende alpha-Untereinheit und die regulatorische beta-Untereinheit. In Endothelzellen ist die Funktion und die Untereinheiten-Zusammensetzung des MK Kanals nicht bekannt. Wir untersuchten daher die Untereinheiten-Expression, elektrophysiologische Charakteristika und Pharmakologie endothelialer MK mittels RT-PCR, Sequenzanalysen und der Patch-clamp-Technik.

Methodik

Die Gesamt-RNA der endothelialen EA.hy 926 und frisch isolierter Endothelzellen (HUVEC, PREC, PAEC) wurde mittels des TRIzol Reagenz (Life Technologies, Eggenstein, Deutschland) extrahiert und mit der M-MLV Reverse Transkriptase in stabile cDNA umgeschrieben. Die PCR Analysen wurden mit spezifischen Primern für die MK alpha- und beta-Untereinheit durchgeführt. Zur Amplifikation der alpha-Untereinheit wurden die Primer 5'-CTGTGTTTTGTGAAGCTCAAGC-3' und 5'-AGATGCATTCCTTGTGTCCTGC-3' verwendet. Die Amplifikation der beta-Untereinheit erfolgte mit dem Primer 5'-CCAGAAGCGGGGAGAGACAC-3' und 5'-CAGAAGAGGGAGAAGAGGAG-3'. Aufgrund fehlender molekularbiologischer Charakterisierung endothelialer MK erfolgte die Wahl der Primer unter der Zuhilfenahme der veröffentlichten humanen Sequenzen für die MK Kanaluntereinheiten aus VSMC (GenBank accession numbers: U11717, U25138).

Die Funktionalität der verwendeten Primer wurde mittels cDNA Proben von VSMC intakter Gefäßsegmente der Umbilikalvene und –arterie sowie der Nierenarterie und Aorta des Schweins überprüft.

Das Sequenzieren wurde mittels Kettenabbruchverfahrens nach Sanger et al. (1977) [3] zur Analyse der amplifizierten Fragmente durchgeführt.

Zusätzlich haben wir Patch-Clamp Experimente [4] an der EA.hy 926, einer humanen Endothelzell-Linie, an humanen Endothelzellen der Umbilikalvene (HUVEC), an Endothelzellen der Nierenarterie (PREC), der Aorta (PAEC) des Schweins sowie an VSMC durchgeführt.

Ergebnisse

In allen untersuchten Gefäßpräparationen, in Endothelzellen und VSMC, konnte die Expression der alpha-Untereinheit des MK nachgewiesen werden. Im Gegensatz dazu konnte die Expression der beta-Untereinheit zwar in VSMC, nicht aber in den Endothelzellen nachgewiesen werden.

Spezifische Kanalaktivatoren, wie die heterozyklische Verbindung NS1619 und das Dehydrosoyasaponin DHS-I, aktivieren MK Kanäle und tragen damit zu einer Erhöhung der Kanaloffenwahrscheinlichkeit bei. Das DHS-I ist von besonderer Bedeutung, da es MK Kanäle nur aktiviert, wenn neben der alpha-Untereinheit auch die beta-Untereinheit exprimiert wird. Der Kanalöffner NS1619 stimuliert selektiv die alpha-Untereinheit und aktiviert die MK auch wenn die beta-Untereinheit nicht exprimiert wird.

Der beta-Untereinheiten spezifische Kanalöffner DHS-I zeigte im Gegensatz zu NS1619 keinen Effekt an endothelialen MK Kanälen.

Tabelle 1. Zusammenfassung der molekularbiologischen und elektrophysiologischen Untersuchung endothelialer und gefäßmuskulärer MK Kanäle

BK	EA.hy926	HUVEC	PREC	PAEC	VSMC
α-Untereinheit	+	+	+	+	+
β-Untereinheit	–	–	–	–	+
NS1619	+	+	+	+	+
DHS-I	–	–	–	–	+

In der Tabelle 1 sind die Ergebnisse der molekularbiologischen und elektrophysiologisch-pharmakologischen Charakterisierung der untersuchten endothelialen MK (humane Endothelzell-Linie EA.hy 926, Endothelzelle Umbilikalvene HUVEC, Endothelzelle Nierenarterie PREC und Endothelzelle Aorta PAEC des Schweins) zusammenfassend dargestellt. Untersuchungen an glatten Gefäßmuskelzellen (VSMC), die sowohl die alpha- als auch die beta-Untereinheit der MK exprimieren, dienten dabei als Kontrolle und gewährleisteten die Funktionalität der verwendeten Primer. NS1619 und DHS-I sind MK Kanalöffner.

Diskussion

In dieser Studie untersuchten wir die molekularbiologischen, elektrophysiologischen und pharmakologischen Charakteristika endothelialer MK. Die im Endothel fehlende Expression der regulatorischen beta-Untereinheit, die wesentlich die Ca^{2+}-Sensitivität der MK-Aktivität bestimmt, deutet auf eine von den MK glatter Gefäßmuskelzellen abweichende Kanalregulation hin. Das Fehlen der beta-Untereinheit im Endothel bedeutet, dass für die Aktivierung des MK eine im Vergleich zu den Gefäßmuskelzellen höhere intrazelluläre Ca^{2+}-Konzentration erreicht werden muss.

Die Synthese von Vasodilatatoren (z.B. Stickstoffmonoxid=NO) in Endothelzellen wird durch einen Ca^{2+}-Einstrom, eine Erhöhung der intrazellulären Ca^{2+}-Konzentration und eine endotheliale Hyperpolarisation stimuliert. MK sind im Sinne eines positiven „Feedbackmechanismus" in der Lage für eine adäquate Ca^{2+}-abhängige NO-Produktion und damit für eine ausreichende Endothelfunktion zu sorgen. Bei arteriosklerotischen Erkrankungen und bei der Hypertonie ist das Endothel dysfunktional. Eine verminderte Synthese oder Verfügbarkeit vasodilatierender Faktoren scheint hier zugrunde zu liegen [5]. Das Fehlen der beta-Untereinheit des MK könnte sich hier dann durch eine nicht mehr ausreichende Hyperpolarisationsfähigkeit negativ auswirken und somit pathophysiologisch relevant sein.

Darüber hinaus können diese Ergebnisse bezüglich der MK-Funktion und Expression ein Ansatzpunkt für die Entwicklung antihypertensiver Pharmaka sein. Die Entwicklung eines Kanalöffners, der nur dann wirkt, wenn die beta-Untereinheit nicht vorhanden ist, könnte selektiv die Endothelfunktion verstärken, ohne dass die MK der VSMC beeinflussen werden und somit z. B. cerebrale Durchblutungsstörungen durch übermäßige Vasodilatation auftreten.

Literatur

1. Cook JP, Rossitch E, Andon NA, Loscalzo J, Dzau VJ (1991) Flow activates an endothelial potassium channel to release an endogenous nitrovasdilator:. J Clin Invest 88: 1663–1671
2. Hardy P, Abran D, Hou X, Lahaie I, Peri KG, Asselin P, Varma DR, Chemtpb S (1998) A major role for prostacyclin in nitric oxide-induced ocular vasorelaxation in the piglet. Circ Res 83: 721–729
3. Sanger F, Nicklen S, Coulson AR (1977) DANN sequencing with chain inhibitors: Proc Natl Sci USA 74: 5463–5467
4. Papassotirou J, Köhler R, Prenen J, Krause H, Akbar M, Eggermont J, Paul M, Distler A, Nilius B, Hoyer J (2000) Endothelial K(+) channel alcks the Ca(2+) sensitivity-regulating beta subunit. FASEB J May; 14 (7): 885–894
5. Lüscher TF (1990) The endothelium. Target and promoter of hypertensio. Hypertensio 15: 482–485

Korrespondenzadresse: M. Akbar, Chirurgische Klinik und Poliklinik, Klinikum Benjamin Franklin, Hindenburgdamm 30, 12200 Berlin

Hemmung invasiver vaskulärer Zellmigration durch ionisierende Strahlung

Ionizing irradiation inhibits invasive vascular cell migration

J. Heckenkamp[1,2], M. Gawenda[1], S. Kossodo[2], J. S. Brunkwall[1] und G. M. LaMuraglia[2]

[1] Klinik und Poliklinik für Visceral- und Gefäßchirurgie der Universität zu Köln
[2] Wellman Laboratories of Photomedicine, Department of Surgery, Division of Vascular Surgery, Massachusetts General Hospital, Harvard Medical School, Boston, USA

Abstract

Background: Ionizing irradiation is a successful approach to inhibit vascular restenosis. The specific mechanisms by which it modulates the post-interventional vascular injury response have not been fully elucidated. This study investigates how γ-irradiation (γ-RT) affects vascular cell invasive migration, a key factor in the development of restenosis. *Methods:* Smooth muscle cell (SMC) migration (calibrated microscopy) into a three-dimensional collagen matrix and the release of metalloproteinases (ELISA, zymography) were quantitated after γ-RT (20 Gy). The γ-RT effects on fibronectin bound TGF-β were elucidated by quantitating the proliferative activity of untreated SMCs, seeded on the irradiated TGF-β ([³H]-thymidine incorporation). Molecular weight changes in the collagen matrix after γ-RT were also assessed (SDS-PAGE). *Results:* γ-RT of SMCs decreased invasive migration by 63% at 7 days ($p < 0.0001$) without significantly affecting the release of metalloproteinases. γ-RT of TGF-β (21%; $p < 0.05$) did significantly decrease SMC proliferation but there was no molecular weight structure change in the collagen matrix after γ-RT. *Conclusions:* These data indicate that clinically relevant doses of γ-RT reduce invasive cellular migration and alter the functional activity of matrix components. Its inhibition of clinical restenosis may not only result from cellular growth arrest, but also from the reduction of invasive migration and interference with bioregulatory matrix molecules.

Einleitung

Die Entwicklung hämodynamisch signifikanter Gefäßstenosen nach Operation oder Intervention durch Intimahyperplasie und konstriktives Remodeling stellt ein wesentliches Hindernis für befriedigende Langzeitfunktionsraten dar [1]. Bei diesen postoperativen und postinterventionellen Wundheilungsprozessen nimmt die invasive Migration medialer, adventitieller und periadventitieller Zellen durch die Gefäßwand eine herausragende Rolle ein [1].

Studien zeigen eine erfolgreiche Restenosehemmung durch den adjuvanten Einsatz ionisierender Strahlung [2]. Die zugrundeliegenden Mechanismen sind jedoch bisher nur unvollständig bekannt [3]. Die vorliegende *in vitro* Arbeit untersucht daher den Einfluss und die Mechanismen von γ-Strahlung (γ-ST) auf die invasive vaskuläre Zellmigration.

Methodik

Bovine aortale glatte Muskelzellen (Passage $2-5$, 1×10^5 Zellen/cm^2) wurden auf 3-dimensionaler Kollagen Typ-I Matrix (1,5 mg/ml) kultiviert. In Kontrollen und bestrahlten (20 Gray, ^{137}Caesium Quelle) Zell/Matrixkulturen wurde nach 3 und 7 Tagen zellzahlkorrigiert die invasive Zellmigration (kalibrierte Phasenkontrast Mikroskopie) quantifiziert.

Die für Migration essentielle Metalloproteinasensekretion wurde nach 7 Tagen gemessen (MMP-1: ELISA, MMP-2 und -9: Zymographie).

Um die funktionelle Modulation bioregulatorischer Matrixmoleküle durch γ-ST zu erfassen, wurde die Proliferation von unbehandelten Effektorzellen auf bestrahltem vs. unbestrahltem an Fibronektin gebundenem TGF-β untersucht.

γ-ST-induzierte strukturelle Matrixveränderungen, die ebenfalls Zellfunktionen beeinflussen können, wurden mittels SDS-PAGE Elektrophorese untersucht.

Die statistische Auswertung (Mittelwert $\pm$ Standardabweichung, n = 10/Gruppe) erfolgte anhand des ANOVA und Tukey's HSD Test.

Ergebnisse

γ-ST führte zu einer Hemmung der invasiven Migration glatter Muskelzellen um $45\% \pm 8,4$ nach 3 Tagen und um $63\% \pm 9,2$ nach 7 Tagen ($p < 0,0001$).

Diese Hemmung erfolgte ohne signifikante Änderung der MMP-1, -2 und -9 Sekretion (MMP-1: Optische Dichte, Kontrollen: $0,25 \pm 0,08$, 20 Gy: $0,32 \pm 0,10$; MMP-2, -9: Integrierte Dichtewerte, Kontrollen: 86.400 ± 785, 20 Gy: 85.236 ± 1.253).

γ-ST von an Fibronektin gebundenem TGF-β führte jedoch zu einer Reduktion seiner biologischen Aktivität mit Hemmung der Effektorzellproliferation um $21\% \pm 9,4$, $p < 0,05$).

Die molekulare Struktur von Kollagenmatrix wurde durch γ-ST nicht beeinflusst.

Diskussion

Studien zeigen eine erfolgreiche Restenosehemmung durch den adjuvanten Einsatz ionisierender Strahlung [2]. Die Wirkmechanismen von γ-ST auf Faktoren, die bei der Restenoseentwicklung eine wesentliche Rolle spielen, sind bisher jedoch noch weitgehend unbekannt [4]. Diskutiert wird unter anderem eine zytostatische Wirkung von γ-ST [3,5]. Es ist bisher nicht bekannt, ob γ-ST invasive Zellmigration und extrazelluläre Matrix beeinflusst, wobei diese Faktoren in der Entwicklung vaskulärer Restenosen essentiell sind.

Die vorliegende Studie konnte zeigen, dass γ-ST zu einer Hemmung der invasiven Zellmigration führt. Dies könnte eine mögliche Erklärung für die guten Ergebnisse in der γ-ST induzierten klinischen Reduktion postinterventioneller koronarer Restenosen sein [2]. Um die Mechanismen dieser Migrationshemmung zu erarbeiten, wurde die Affektion von Metalloproteinasen durch γ-ST untersucht. Es konnte bei den im vaskulären System verwendeten Dosen jedoch kein Einfluss auf die Quantität und Funktion von Metalloproteinasen gezeigt werden.

Es ist bekannt, dass extrazelluläre Matrix Zellfunktionen, wie zum Beispiel auch die invasive Migration, steuern kann. Daher wurden der Einfluss von γ-ST auf Funktion und molekulare Struktur ausgewählter Komponenten extrazellulärer Matrix untersucht. Es konnte gezeigt werden, dass das multifunktionelle Zytokin TGF-β in seiner biologischen Funktion gehemmt wird und dies somit ein wichtiger Mechanismus der Hemmung invasiver Migration sein könnte. Strukturelle Veränderungen von Kollagenmatrix wurden bei den zur Hemmung von Restenosen klinisch verwendeten Dosen nicht gefunden.

Neben der Induktion einer Zytostase [3] können die Hemmung invasiver vaskulärer Zellmigration und die Modulation bioregulatorischer Matrixmoleküle wesentliche Mechanismen in der Hemmung vaskulärer Restenosen durch γ-ST sein. Weitere *in vivo*-Untersuchungen sind notwendig, um die klinische Relevanz dieser Beobachtungen einzuordnen.

Literatur

1. Schwartz RS, Topol EJ, Serruys PW, Sangiorgi G, Holmes DR, Jr (1998) Artery size, neointima, and remodeling: time for some standards. J Am Coll Cardiol. 32:2087–2094
2. Teirstein PS, Massullo V, Jani S, Popma JJ, Russo RJ, Schatz RA, Guarneri EM, Steuterman S, Sirkin K, Cloutier DA, Leon MB, Tripuraneni P (2000) Three-year clinical and angiographic follow-up after intracoronary radiation: Results of a randomized clinical trial. Circulation 101: 360–365
3. Heckenkamp J, Leszczynski D, Schiereck J, Kung J, LaMuraglia GM (1999) Different effects of photodynamic therapy and gamma-irradiation on vascular smooth muscle cells and matrix: implications for inhibiting restenosis. Arterioscler Thromb Vasc Biol 19: 2154–2161
4. Hall EJ, Miller RC, Brenner DJ (1999) The basic radiobiology of intravascular irradiation. In: Waksman R, ed. Vascular brachytherapy. 2 ed. Armonk, NY: Futura Publishing Company, Inc. pp 63–73
5. Weinberger J, Amols H, Ennis RD, Schwartz A, Wiedermann JG, Marboe C (1996) Intracoronary irradiation: dose response for the prevention of restenosis in swine. Int J Radiat Oncol Biol Phys 36: 767–775

Korrespondenzadresse: Dr. J. Heckenkamp, Klinik und Poliklinik für Visceral- und Gefäßchirurgie der Universität zu Köln , Joseph-Stelzmann-Straße 9, 50931 Köln, (DFG Stipendiat He 2926/1-1), Fax: 02 21/47 85 93 7, e-mail: j_heckenkamp@hotmail.com

Einfluss der konstitutiven NO-Synthase und Hämoxygenase auf die kutane reaktive Hyperämie am Ohr der haarlosen Maus

Impact of endogenously produced NO and CO on skin reactive hyperemia in the hairless mouse ear

M. Amon, B. Vollmar und M. D. Menger

Institut für klinisch-experimentelle Chirurgie, Universität des Saarlandes, Homburg/Saar

Abstract

Ischemia-associated reactive hyperaemia is thought to be due to both myogenic and metabolic regulatory mechanisms. The purpose of our study was to evaluate whether reactive hyperemia is mediated by vasoactive substances such as endogenously produced NO or CO, using the competitive inhibitors of constitutive NO-synthase and hemoxygenase (HO-2), N^G-monomethyl-L-arginine (L-NAME) and SN-protoporphyrin-IX (SNPP-IX). Ischemia in the ear of hairless mice was induced by clamping the three neurovascular bundels with the surrounding tissue for 3 min, followed by a reperfusion period of 10 min. Arteriolar diameters, volumetric blood flow (VBF) and functional capillary density (FCD) were evaluated at baseline as well as every 60 s after onset of reperfusion by means of intravital microscopy. Cutaneous PO_2 was continuously assessed using a flexible polarographic polyethylene microcatheter placed on the surface of the ear and covered with an oxygen-impermeable membrane. Animals were treated with either SNPP-IX, L-NAME, or SNPP-IX <u>and</u> L-NAME (SNPP-IX/L-NAME). Vehicle-treated animals served as controls. Arteriolar diameters increased significantly in controls during early reperfusion, while both SNPP-IX and L-NAME pretreatment markedly dampened arteriolar vasodilation. In parallel, VBF and tissue PO_2 significantly increased in controls, while SNPP-IX- and L-NAME-treated animals did not reach baseline levels. FCD regained baseline values during early reperfusion in controls, but was found significantly reduced in the SNPP-IX and L-NAME groups. Combined application of SNPP-IX and L-NAME completely inhibited reactive arteriolar vasodilation which was associated with a reduction of VBF, tissue PO_2 and FCD. Both endogenously produced NO and CO are involved in the reactive hyperaemic response upon short ischemia of the skin of hairless mice. Inhibition of either of the two vasoactive substances already results in a significant reduction of this physiological reaction, while inhibition of both mediators is capable of even abrogating reactive hyperaemia, underlining the pivotal role of NO and CO in the regulation of microvascular physiology.

Einleitung

Reaktive Hyperämie nach Ischämie entspricht der physiologischen Antwort zur raschen Erholung von hypoxischem bzw. anoxischem Gewebe. Sowohl myogene als auch metabolische Faktoren werden als verantwortlich für diese Reaktion diskutiert [1]. Ziel unserer Studie war zu klären, inwieweit reaktive Hyperämie durch die endogen produzierten Vasodilatoren NO bzw. CO [2, 3] vermittelt wird. Hierfür verwendeten wir die kompetitiven Inhibitoren der konstitutiven NO-Synthase (N^G-monomethyl-L-arginine; L-NAME) [1] sowie der konstitutiven Hämoxygenase HO-2 (Zinn-Protoporphyrin IX; SNPP-IX) [4].

Methodik

Eine 3-minütige Ischämie wurde am Ohr haarloser Mäuse durch Abklemmen der drei neurovaskulären Bündel samt des umgebenden Gewebes induziert, gefolgt von einer 10-minütigen Reperfusion. Arterioläre Durchmesser, volumetrischer Blutfluß (VBF) und funktionelle Kapillardichte (FKD) wurden zu Beginn des Versuchs und während Reperfusion alle 60 Sekunden mittels intravitaler Fluoreszenzmikroskopie und computergestützter offline-Analyse ermittelt. Der kutane Gewebe-pO2 wurde kontinuierlich mittels einer polarographischen Oberflächenelektrode gemessen. Die Tiere wurden entweder mit SNPP-IX (50 µmol/kg ip 24 h vor Ischämie; SNPP-IX; n=6), L-NAME (50 mg/kg iv 15 min vor Ischämie; L-NAME; n=6), oder SNPP-IX und L-NAME (SNPP-IX/L-NAME; n=5) vorbehandelt. Tiere, die nur die Trägersubstanz erhielten, dienten als Kontrolle (n=6). Daten werden als % vom Ausgangswert (SEM) angegeben. ANOVA, Student Newman Keuls Test.

Ergebnisse

Während der frühen Reperfusion (1–4 min) nahmen die arteriolären Durchmesser in den Kontrolltieren signifikant zu (140(6)%), während sowohl SNPP-IX als auch L-NAME-Vorbehandlung die arterioläre Dilatation deutlich verminderten (113(5)% und 118(10)%). In Kontrolltieren stiegen parallel zur arteriolären Dilatation VBF und Gewebe-pO2 signifikant an (224(25)% und 134(12)%), während SNPP-IX- und L-NAME-behandelte Tiere VBF-Werte von nur 77(11)% bzw. 83(21)% zeigten und der Gewebe-pO2 lediglich 112(17)% bzw. 79(9)% betrug. Die FKD erreichte in Kontrolltieren während der frühen Reperfusion Ausgangswerte (100(4)%), blieb in den Gruppen SNPP-IX und L-NAME jedoch reduziert (57(5)% bzw. 53(6)%). Die kombinierte Gabe von SNPP-IX und L-NAME verhinderte die arterioläre Vasodilatation vollständig (97(5)%), was zu einer Reduktion des VBF auf 43(18)%, des Gewebe-pO2 auf 93(10)%, sowie der FKD auf 65(7)% führte.

Schlussfolgerung

Sowohl endogen produziertes NO als auch CO sind an der reaktiven Hyperämie nach kurzer Ischämie am Ohr der haarlosen Maus beteiligt. Bereits die Blockade einer der beiden vasoaktiven Substanzen führt zu einer signifikanten Reduktion dieser physiologischen Reaktion, während die Blockade beider Mediatoren sogar zu einem kompletten Ausbleiben der reaktiven Hyperämie führen kann. Unsere Untersuchungen unterstreichen die zentrale Rolle von NO und CO in der physiologisch-protektiven Regulation der Ischämie-assoziierten reaktiven Hyperämie.

Literatur

1. Björnberg J, Albert U, Mellander S (1990) Resistance responses in proximal arterial vessels, arterioles and veins during reactive hyperaemia in skeletal muscle and their underlying regulatory mechanisms. Acta Physiol Scand: 139: 535–550
2. Furchgott RF, Vanhoutte P (1989) Endothelium-derived relaxing and contracting factors. FASEB J 3: 2007–2018
3. Furchgott RF, Jothianandan D (1991) Endothelium-dependent and -independent vaso-dilation involving cyclic GMP: relaxation induced by nitric oxide, carbon monoxide and light. Blood Vessels 28: 52–61
4. Maines MD (1997) The heme oxygenase system: a regulator of second messenger gases. Annu Rev Pharmacol Toxicol 37: 517–554

Korrespondenzadresse: M. Amon, Universität des Saarlandes, Abteilung für Klinisch-Experimentelle Chirurgie, Kirrbergerstraße, Gebäude 65, 66421 Homburg/Saar, Tel.: 0 68 41/16 65 61, Fax: 0 68 41/16 65 53, e-mail: micha99@hotmail.com

Untersuchungen zur Korrosion von Nitinol-Gefäßendoprothesen im Bereich der menschlichen Becken- und Bauchschlagader

Studies on the corrosion of Nitinol endovascular grafts in human abdominal aorta and iliac arteries

C. Heintz[1], G. Riepe[1], E. Kaiser[2], L. Birken[3], C. Gentzsch[2], N. Chakfé[4], M. Morlock[3], G. Delling[2] und H. Imig[1]

[1] Gefäß-Centrum Harburg, Allgemeines Krankenhaus Harburg
[2] Zentrum für Biomechanik, Universitäts-KH Eppendorf, Hamburg
[3] Arbeitsbereich Biomechanik, Technische Universität Hamburg-Harburg
[4] Service de Chirurgie Cardiovasculaire, Hôpital Civil, Strasbourg, Frankreich

Abstract

Summary: Corrosion was observed on the Nitinol wire of explanted first-generation endovascular grafts. Fractures leading to stent failure, pitting corrosion, map-shaped corrosion and large surface deficiencies were visible on the metal wire. The aim of this study was to find out if this corrosion is cellularly induced. *Material and Methods:* Human cutaneous and para-aortic fibroblasts were isolated and cultured. Nitinol wire samples of different manufacturing processes (e-polished and heat-treated, straight and bent) were incubated with fibroblasts for 2 months. Furthermore, samples were incubated for 14 days with cultured human blood-derived macrophages. Macrophages were stimulated to nitric oxide production and oxidative burst. After cleaning, the specimens were examined by scanning electron microscopy and energy dispersive X-ray analysis (EDAX). *Results:* Fibroblasts build a reticular extracellular matrix on the wire surface. The cleaned specimens showed crater-like surface defects with a brittle oxide layer, flat defect areas were also observed in the control groups. Damage to the oxide layer appears when macrophages are stimulated with PMA to oxidative burst. *Conclusion:* It may be assumed that under the influence of adherent cells, damage to the protective surface oxide layer occurs, followed by metal corrosion. The quality of the protecting surface oxide layer is presumptively a determinant for the Nitinol stent in new generations of endovascular grafts.

Einleitung

Am zentralen Nitinol-Stützgerüst (stent) von explantierten, endovasculären Aorten-Prothesen der ersten Generation konnte Korrosion nachgewiesen werden. Es zeigten sich Lochkorrosion, bizarre landkartenartige Korrosionsformen, sowie große Defektareale mit teils Ausbildung von Spannungsrissen; weiterhin konnten korrosionsbedingte Drahtbrüche nachgewiesen werden. Brüche am zentralen Stützgerüst bedingen die Gefüge-Destabilisierung mit wahrscheinlicher Zerstörung der dünnen textilen Hülle und folgendem midgraft-leak und bedeuten somit das Versagen der Endoprothese. Lochkorrosion ist als elektrochemischer Vorgang gut beschrieben, mögliche Analogien finden sich z.B.

in der durch Mikroorganismen induzierten Korrosion von Spundwänden in Häfen. Ziel der vorgenommenen weiterführenden Untersuchungen ist die Klärung der Frage des Einflusses von Zellen auf die Korrosion des Nitinols bzw. ob die Korrosion zellulär induziert ist. Gleichzeitig sollen die für die Korrosions-Resistenz wesentlichen Verarbeitungsschritte Elektropolieren und Hitzebehandlung verglichen und der Einfluss des Drahtbiegens untersucht werden.

Methodik

Aus menschlicher Haut sowie von para-aortalem Gewebe wurden humane Fibroblasten isoliert und in Kultur genommen. Vier differente Proben von Nitinol-Drähten (elektropoliert oder hitzebehandelt, gebogen oder ungebogen) wurden mit Fibroblasten besiedelt und über 2 Monate im Zellkultur-Medium inkubiert. Des weiteren wurden aus humanem Blut Monocyten isoliert, mit den Nitinol-Proben in Kultur genommen, und zu Makrophagen differenziert. Die Makrophagen wurden dann nach standardisierten Zellkultur-Protokollen zur NO_2-Produktion bzw. zur O_2^--Produktion, dem sog. „oxidative burst", stimuliert.

Nach Reinigung der Proben mit terg á zyme wurden diese rasterelektonen-mikroskopisch (REM) und per energie-dispersiver Röntgen-Mikroanalyse (EDAX) untersucht. Parallel wurden Proben per kritischer Punkt-Trocknung aufbereitet und im REM untersucht.

Ergebnisse

Die Fibroblasten bilden eine gitterartige Matrix auf der Drahtoberfläche aus, es kommt zur zirkulären netzartigen Besiedelung des Drahtes durch die Zellen, zwischen den Zellen verbleiben unbedeckte Areale. An den gereinigten Proben zeigen sich an den zellbesiedelten Drähten lakunenartige Defekte. Weiterhin finden sich flächige Oberflächendefekte mit porösen, wie aufgelöst wirkenden Randarealen, die teilweise auch in den Kontrollen ohne Zellen zu finden sind.

Aufbrüche der Oxid-Schicht zeigen sich bei den Nitinol-Proben, die mit zum oxidative burst stimulierten Makrophagen besiedelt waren.

Eine Häufung von Defekten im Bereich der Biegung kann nicht gezeigt werden, ebenso kann kein signifikanter Unterschied im Korrosionsverhalten zwischen elektropolierten und hitzebehandelten Proben dargestellt werden.

Diskussion und Schlussfolgerung

Wahrscheinlich kommt es unter dem Einfluss von Zellen zur Schädigung der oberflächlichen Oxid-Schicht. Ebenso ist ein Einfluss von Proteinen, auch der sauren Proteine der extrazellulären Matrix (ECM) denkbar. Es ist möglich, dass in-vitro die Auto-Passivierung des Nitinols nicht ausreichend ist, und somit dem Defekt der schützenden oberflächlichen Oxid-Schicht die Korrosion des Nitinols folgt.

Die vorgenommenen Untersuchungen bieten Erklärungsmodelle für die der Korrosion im Menschen zugrundeliegenden Mechanismen, sie untersuchen nicht den Einfluss der auf den Stent in der pulsatilen Aorta einwirkenden Dauer-Schwingbelastung auf die Stabilität der keramikartigen Oxid-Schicht. Die in der Literatur vertretene Annahme, daß die Qualität und weniger die Dicke der Oxid-Schicht für die in-vitro Korrosions-Resistenz des Nitinols und somit für die Endoprothesen der neueren Generation entscheidend ist, wird durch die erfolgten Untersuchungen gestützt.

Weitere Untersuchungen und der Vergleich der in-vitro Korrosionsresistenz mit den Alternativ-Materialien Elgiloy und Stahl sind erforderlich.

Literatur

1. Guidoin R, Marois Y, Douville Y, King MW, Castonguay M, Traore A, Formichi M, Staxrud LE, Norgren L, Bergeron P, Becquemin JP, Egana JM, Harris PL (2000) First-generation aortic endografts: analysis of explanted Stentor devices from the EUROSTAR registry. J Endovasc Ther 7: 105–122
2. Heintz C, Riepe G, Birken L, Kaiser E, Chakfé N, Morlock M, Delling G, Imig H (in press) Corroded nitinol wires in explanted aortic endografts: an important mechanism of failure? J Endovasc Ther
3. Riepe G, Heintz C, Chakfé N, Morlock M, Gross-Fengels W, Imig H (2000) Stentdrahtbrüche und Maschenlockerungen explantierter, endovasculärer Prothesen. Zentralbl Chir 125: 22–26
4. Ryhanen J, Niemi E, Serlo W, Niemela E, Sandvik P, Pernu H, Salo T (1997) Biocompatibility of nickel-titanium shape memory metal and it's corrosion behavior in human cell cultures. J Biomed Mat Res 35: 451–457
5. Trepanier C, Leung TK, Tabrizian M, Yahia L'H, Bienvenu JG, Tanguay JF, Piron DL, Bilodeau L (1999) Preliminary investigation of the effects of surface treatments on biological response to shape memory NiTi stents. J Biomed Mat Res 48: 165–171

Korrespondenzadresse: C. Heintz, Abteilung für Allgemein-, Gefäß- und Thoraxchirurgie, Allgemeines Krankenhaus Harburg, Eißendorfer Pferdeweg 52, 21075 Hamburg, e-mail: heintz@tuhh.de

Differenzierung der humoralen Immunantwort gegen Bestandteile von Kollagen-imprägnierten Dacron-Gefäßprothesen im Tiermodell Schwein

Differentiation of humoral immune response against components of collagen-impregnated Dacron vascular prosthesis in pigs

M. Schlosser[1,2], R. Zippel[3], G. Urban[1], M. Patrzyk[2] und L. Wilhelm[2]

[1] Institut für Pathophysiologie
[2] Klinik und Poliklinik für Chirurgie der Ernst-Moritz-Arndt-Universität Greifswald
[3] Carl-Thiem-Klinikum Cottbus

Abstract

Background/Aim: Recent studies have shown the induction of specific antibodies after repeated implantation of polymeric biomaterials such as Dacron vascular prostheses in rats and mice. The present study was aimed at further differentiating the humoral immune response against components of prostheses after single functional implantation of Dacron vascular prostheses in pigs. *Methods:* The infrarenal aortas of 22 female pigs weighing 24–29 kg were resected and replaced by a segment of a collagen-impregnated Dacron vascular prosthesis (Meadox hemashield, length 5 cm, diameter 0.8 cm). Serum samples were drawn at days 1 (day of implantation), 10, 17, 24, 62, 116. Detection of polymer antibodies was performed by modified enzyme immunoassay using the prosthesis as an antigenic target. Furthermore, antibodies against the coating substance bovine collagen and serum IgG content of samples were determined by ELISA. *Results:* A significant antibody formation against the polymer matrix was already determined at experimental day 10 ($p < 0.05$ vs day 1). The highest antibody prevalences were obtained at days 10 and 17 with 40.9% (9/22) antibody-positive animals. Circulating polymer antibodies were detected in 36.4% (8/22) of pigs at day 62, whereas only 3/22 had polymer antibodies at day 116. The prevalence of antibodies against native bovine collagen varied between 40.9% (9/22 animals) at day 24 and 68.2% (15/22 animals) at experimental day 116. No correlation was found between polymer antibodies and collagen antibodies as well as time course of serum IgG concentration. *Conclusion:* IgG antibodies against the prosthesis matrix and the prosthesis impregnation were induced after single functional implantation of a Dacron vascular prosthesis in a pig animal model. The time course of antibody formation as well as antibody titers have shown a high variability in individual animals. The detection of specific antibodies against components of implants reflecting the individual inflammatory response might be a parameter of individual bio(in)compatibility and in appropriate vascular prosthesis selection.

488

Einleitung

Der Einsatz synthetischer Materialien zum Gefäßersatz hat seit ihrer Entwicklung in den 50-er Jahren ständig an Bedeutung gewonnen. Die Gründe hierfür liegen in der Verfügbarkeit von synthetischen Gefäßprothesen für fast alle Einsatzbereiche. Neben optimaler funktioneller Eigenschaften müssen Gefäßprothesen bei oftmals langjähriger Verweildauer im Organismus besonderen Ansprüchen hinsichtlich der Stabilität ihrer physikochemischen Eigenschaften sowie der Biokompatibilität gerecht werden, denn wie andere in der Biomedizin verwendete Implantate aus synthetischen Materialien induzieren sie beim Rezipienten eine Fremdkörperreaktion, bei der phagozytären Zellen eine zentrale Bedeutung zukommt [1]. Diese chronische Entzündung kann durch Hydrolyse und Autoxidation zur Biodegradation der polymeren Matrix führen und letztlich den Funktionsverlust des Implantates verursachen. In früheren Studien konnte gezeigt werden, daß nach wiederholter Implantation von polymeren Biomaterialien wie z. B. Biosensormembranen und Dacron-Gefäßprothesen in Ratten und Mäuse die Bildung spezifischer Antikörper gegen diese Polymere induziert wird [2, 3]. Ziel der vorliegenden Studie war es, die humorale Immunantwort gegen Prothesenbestandteile nach einmaliger, funktionsgerechter Implantation einer Dacrongefäßprothese im Tiermodell Schwein weiter zu differenzieren.

Methodik

In 22 weiblichen Jungschweinen mit einem Körpergewicht zwischen 24 und 29 kg wurde die infrarenale Aorta resiziert und durch ein 5 cm langes Segment einer Kollagen-imprägnierten Dacrongefäßprothese (Meadox hemashield®, Durchmesser 8 mm) interponiert. Blutproben wurden an den Tagen 1 (Tag der Implantation), 10, 17, 24, 62 und 116 entnommen. Der Polymerantikörpernachweis erfolgte mittels modifiziertem Enzymimmunoassay unter Verwendung der Prothese als Target. Hierzu wurden die 1/100 verdünnten Seren für 16 h bei 4 °C unter Schütteln inkubiert. Gebundene IgG wurden nach Inkubation mit Peroxidase-markiertem anti-Schweine IgG (Fc-γ-spezifisch) detektiert. Weiterhin wurden Antikörper gegen die Prothesenimprägnierung natives bovines Kollagen Typ I sowie der zeitliche Verlauf der Serum-IgG-Konzentration mittels ELISA bestimmt. Die cut-off Grenzen wurden aus den Mittelwerten + 2 SD der Antikörperbindungen aller Versuchstiere am Tag 1 ermittelt (für Polymerantiköper 0,395; für Kollagenantikörper 0,411).

Ergebnisse

Im Beobachtungszeitraum war eine signifikante Polymerantikörperbildung (p < 0,05) bei 14/22 (63,6%) Versuchstieren nachweisbar. Die höchste IgG-Antikörperprävalenz gegenüber Polyesterpolymeren bestand relativ früh am 10. und 17. Untersuchungstag mit je 9 Schweinen (40,9%). Am 63. Untersuchungstag fanden sich 8 antikörperpositive Versuchstiere (36,4%). Nur 3 Tiere waren am 116. Tag antikörper-positiv (Abb. 1). Im Vergleich zum Tag 1 bestanden signifikant erhöhte mittlere Antikörperbindungen an den Untersuchungstagen 10, 17, 24 sowie 62 (p < 0,01). Entsprechend der individuellen Reaktion konn-

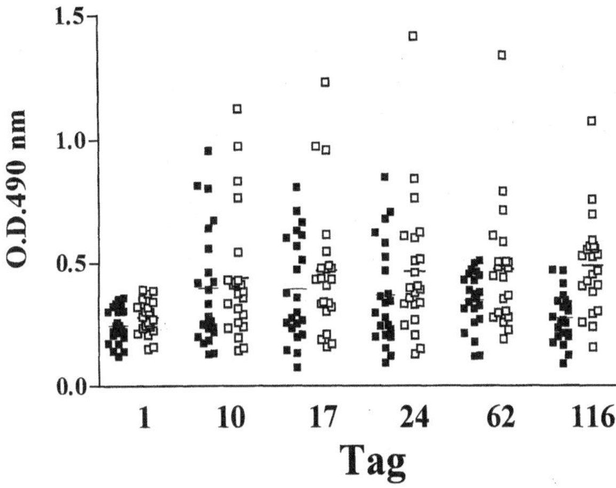

Abb. 1. Zeitlicher Verlauf der Antikörperbildung gegen die Prothesenmatrix Polyester (■) und gegen die Prothesenimprägnierung natives bovines Kollagen Typ I (□) nach einmaliger, funktionsgerechter Implantation einer Dacrongefäßprothese im Tiermodell Schwein (Serumverdünnung 1/100)

ten die Versuchtiere in „early"-, „late"- und „non"-Responder unterteilt werden. Die Gruppe der „early"-Responder bestand aus 9 Versuchstieren (40,9%). Obwohl bei diesen Tieren schnell eine hohe Antikörperbindung induziert wurde, wiesen nur 5 Tiere aus dieser Gruppe am Untersuchungstag 62 Antikörper gegen Polyester auf. Die Gruppe der „late"-Responder wurden von 5 Versuchstieren (22,7%) gebildet, welche erst am 62. und/ oder am 116. Tag antiköperpositiv waren.

Die Antikörperprävalenz gegen die Prothesenimprägnierung bovines Kollagen Typ I variierte zwischen 40,9% (9/22 Tiere) am 24. Untersuchungstag und 68,2% (15/22 Tiere) am 116. Untersuchungstag. Bereits am 10. Tag nach der Implantation waren Kollagen-Antikörper bei 10/22 Versuchstieren (45,5%) nachweisbar. An den Tagen 17 und 62 wurden jeweils 59,1% (13/22) als Antikörper-positiv eingestuft. Im Vergleich zum experimentellen Tag 1 konnten bei jeder weiteren Serumentnahme eine signifikant höhere mittlere Antikörperbindung registriert werden, wobei am 116. Untersuchungstag die höchste mittlere Antikörperbindung zu verzeichnen war (p < 0,001). Die Kinetik von Antikörpern gegen Kollagen (Typ I) zeigte signifikante Unterschiede im Vergleich zu den gegen Polyester gerichteten IgG (Abb. 1), was für die Spezifität der nachgewiesenen Polymerantikörper spricht. So waren am Versuchstag 116 nur 13,6% der Tiere (3/22) Polymerantikörperpositiv, jedoch wiesen 68,2% (15/22) Antikörper gegen natives bovines Kollagen Typ I auf. Dementsprechend korrelierten die Polymerantikörper nicht mit den Kollagenantikörpern der einzelnen Tiere über den Versuchszeitraum (nichtparametrischer Korrelationstest nach Spearman; Korrelationskoeffizient - 0,091, nicht signifikant). Die Polymer- und Kollagenantikörper waren nicht assoziiert mit der Serum-IgG Konzentration der Tiere, welche über den gesamten Untersuchungszeitraum keine signifikanten Differenzen aufwies.

Diskussion und Schlussfolgerung

Nach einmaliger, funktionsgerechter Implantation einer Dacron-Gefäßprothese im Tiermodell Schwein wurden IgG-Antikörper sowohl gegen die Prothesenmatrix als auch gegen die Beschichtung induziert, die nicht miteinander assoziiert waren. Der zeitliche Verlauf der Antikörperbildung sowie der Antikörpertiter wiesen eine hohe Variabilität bei individuellen Tieren auf. Der Nachweis spezifischer Antikörper gegen Implantatbestandteile als Maß der individuellen Entzündungsreaktion könnte zukünftig Bedeutung zum Monitoring der individuellen Bio(in)kompatibilität während der gesamten Implantationszeit erlangen sowie als weiterer Prüfparameter zur Selektion oder Modifikation von geeigneten Biomaterialien herangezogen werden.

Literatur

1. Anderson JM (1993) Mechanisms of inflammation and infection with implanted devices. Cardiovasc Pathol 2: 33–41
2. Ziegler M, Schlosser M, Abel P, Ziegler B (1994) Antibody response in rats against non-toxic glucose sensor membranes tested in cell culture. Biomaterials 15: 859–864
3. Schlosser M, Ziegler M (1997) Biocompatibility of active implantable devices. In: Fraser DM (Ed) Biosensors in the Body: Continuous in vivo Monitoring. John Wiley & Sons Ltd. Chichester, New York, Weinheim, Brisbane, Singapore, Toronto, pp 139–170

Korrespondenzadresse: Dr. Michael Schlosser, Institut für Pathophysiologie, Ernst-Moritz-Arndt-Universität Greifswald, 17495 Karlsburg, Fax: 03834-8619111, e-mail: schlosse@mail.uni-greifswald.de

Welche Relevanz haben leicht erhöhte, nicht hereditär bedingte, Calcitoninkonzentrationen vor Schilddrüsenoperationen?

Clinical relevance of moderately elevated calcitonin levels in non-hereditary, non-MEN thyroid disease

J. Schabram und R. A. Wahl

Chirurgische Klinik, Bürgerhospital Frankfurt am Main e. V., Frankfurt/M.

Abstract

The importance of slightly elevated serum calcitonin levels (CT) in hereditary diseases (MEN II/FMTC) or in the follow-up of patients operated for medullary thyroid carcinoma (MTC) is proven. But with routine measurement of serum calcitonin in thyroid diagnostics we observe more patients with nodular goiter and slightly elevated serum CT without hereditary disease. The aim of the study was to assess the clinical relevance and histological findings in patients with borderline or slightly elevated basal CT (up to 50 pg/ml). Between 07/1997 and 09/2000 39 patients (21 female, 18 male, aged between 27 and 68 years, median 47 years) with slightly elevated basal CT were operated. During this period 1800 operations for nodular goiter were performed in our institute. The preoperative basal CT in male patients ranged from 11.6 to 37.6 pg/ml (normal value under 11.6). Stimulated CT (Pentagastrin 0.5 µg/Kg/bw) ranged from 45.6 to 286 pg/ml. In female patients basal CT ranged from 5.0 to 25.9 pg/ml (normal < 4.6) and stimulation CT from 19 to 101 pg/ml. In nine (23.1%) patients a total thyroidectomy was performed. In total, 26 (66.7%) patients were treated with unilateral total lobectomy and contralateral partial lobectomy. Hemithyroidectomy was only performed in four (10.2%) patients. The conventional histologic examination showed in one (2.5%) female patient an unifocal micro MTC (2 mm in diameter). All other patients (97.5%) were not suspicious of MTC. Five patients presented a differentiated thyroid carcinoma (four cases with papillary, one case with follicular carcinoma). In immunohistology 11 (28.2%) patients were positive for C-cell hyperplasia (CCH) including the one patient with MTC, only in four patients this CCH showed focal nodularity. The prevalence of CCH was significantly ($p < 0.05$) increased in patients with a stimulated CT higher than 100 pg/ml. After surgery, in 38 out of 39 patients the basal CT levels returned to normal. There was no statistically significant correlation between the postoperative CT levels and the chosen surgical procedure. The genetic MEN/FMTC-screening performed in all patients with MTC or positive immunostaining for CCH was negative. *Conclusion:* A slightly elevated CT level can indicate a micro-MTC exceptionally. In most patients (97.5%) these are of questionable clinical relevance. There is no correlation between a clinically detected hypofunctional thyroid nodule and slightly elevated CT.

Slightly elevated CT (< 50 pg/ml) does not justify a total thyroidectomy in general. A possible compromise for these patients could be Hartley's operation which leaves the upper thyroid pole on one side, as an area with little density of parafollicular C-cells.

Einleitung

Die Bedeutung leicht erhöhter Calcitoninwerte ist bei hereditären Erkrankungen (FMTC/ MEN II) oder im follow-up nach Operation eines C-Zell-Karzinoms unstrittig. Die Verbreitung des Calcitoninscreenings konfrontiert uns zunehmend mit leicht erhöhtem Calcitonin (CT) und nur darauf begründetem Anspruch auf radikale Operation.

Methodik

Zwischen 7/97 und 08/00 wurden in unserer Klinik ca. 1800 Schilddrüsenoperationen durchgeführt. Im Rahmen der präoperativen Diagnostik (kein systematisches Calcitonin-Screening aller Patienten) fiel bei 39 Patienten eine geringfügige basale CT-Erhöhung (< 50 pg/ml) auf. Operationsindikation war bei 38 Patienten eine Knotenstruma, einmal M. Basedow, bei 21 Frauen und 18 Männern im Alter zwischen 27 und 68 (Median 47) Jahren. Bei 38 der 39 Patienten erfolgte präoperativ zusätzlich der Calcitoninstimulationstest mit Pentagastrin (0,5 µg/kg/KG). Die histologische Aufarbeitung beinhaltete bei allen Patienten eine immunhistochemische Untersuchung für Calcitonin. Bei Nachweis eines MTC oder positiver Immunhistochemie wurde das genetische Screening für FMTC/ MEN II durchgeführt.

Ergebnisse

Das basale CT lag bei den Männern zwischen 11,6 und 37,6 pg/ml (Norm < 11,5) und nach Pentagastrin-Stimulation zwischen 45,6 und 289 pg/ml. Bei den Frauen lag es basal zwischen 5,0 und 25,9 pg/ml (Norm < 4,6) und stimuliert zwischen 19 und 101 pg/ml. Bei 9 (23,1%) der Patienten wurde eine totale Thyreoidektomie, bei 26 (66,7%) eine Lobektomie und Resektion der Gegenseite und bei 4 (10,2%) Patienten eine Hemithyreoidektomie durchgeführt. Die konventionelle Histologie zeigte bei einer Patientin ein unifokales Mikro-C-Zell-Karzinom (Durchmesser 2 mm), bei 38 (97,5%) keinen pathologischen Befund der C-Zellen. 5 Patienten hatten ein differenziertes Karzinom (4 papilläre, ein follikuläres). Immunhistochemisch fand sich bei 11 Patienten (28,2%) eine C-Zell-Hyperplasie (CCH), davon nur ein Drittel ausgeprägt fokal-nodulär. CCH war signifikant häufiger (p < 0,05) mit einem stimulierten CT über 100 pg/ml verbunden. Das genetische Screening (FMTC/MEN II) dieser 11 Patienten konnte eine hereditäre Erkrankungsform ausschließen. Postoperativ war das CT in 38 von 39 Fällen normalisiert (bei 82% unter der Meßgrenze), ohne erkennbare Korrelation zu durchgeführten Operationsverfahren.

Diskussion

Durch das präoperative Calcitonin-Screening bei Patienten mit Knotenstrumen können C-Zell-Karzinome, die sich der übrigen präoperativen Diagnostik entziehen, identifiziert und einer adäquaten Therapie zugeführt werden. Verschiedene Arbeitsgruppen geben diesbezüglich eine Prävalenz von 0,5–1,5% an. Vierhapper und Niederle [1] fanden bei basalen Calcitoninwerten zwischen 34 und 64 pg/ml regelmäßig eine CCH und leiten hieraus die Forderung nach totaler Thyreoidektomie ab. Andererseits kann eine geringfügige Erhöhung des Serum-Calcitonins durch eine Vielzahl anderer Faktoren bedingt sein (chronische lymphozytäre Thyreoiditis, Störungen des Calciumstoffwechsels, Störungen der Nierenfunktion). Weiterhin ist die Interpretation einer CCH als obligate Präkanzerose nur bei familiären Erkrankungen (FMTC/MEN II) haltbar. Diese bestätigt die Untersuchung von Lips [2] zum genetischen MEN II Screening, in der über genetisch negative Mitglieder von MEN-Familien berichtet wird, die histologisch eine nicht präkanzeröse, physiologische CCH zeigten. Ein Zusammenhang zwischen klinisch faßbaren Schilddrüsenknoten und geringfügigen Calcitoninerhöhungen besteht in der Regel nicht. Henry [3] fand bei der Patienten mit präoperativ zytologisch gesichertem C-Zell-Karzinomen basale Calcitoninwerte stets über 475 pg/ml (bei Tumorgrößen über 1,2 cm). Eine seltene Ausnahme stellen in diesem Zusammenhang entdifferenzierte C-Zell-Karzinome dar, die eine geringe Calcitoninexpression bei erhöhter CEA-Expression aufweisen [4].

Schlussfolgerung

Grenzwertiges Calcitonin allein begründet nach unserer Ergebnissen nicht die Forderung nach totaler Thyreoidektomie. Als kompromißfähige Abweichung vom ohnehin wegen der nodösen Veränderungen durchzuführenden Operationsverfahren, kann die Operation nach Hartley (Lobektomie mit kontralateraler Resektion unter Belassen eines oberen Pols) empfohlen werden, da im Parenchym des oberen Pols die C-Zell-Dichte gering ist.

Literatur

1. Vierhapper H, Raber W, Bieglmeyer C, Kasderer K, Weinhäusl A, Niederle B (1997) Routine measurement of plasma calcitonin in nodular thyroid disease. J Clin Endocrinol Metab 82: 1589
2. Lips CJM , Landsvater RM, Höppner JWM, Geerdink RA, Blijham G, Jansen-Schillhorn van Veen JM, Van Gils APG, De Wit MJ, Zewald RA, Berends MJH, Beemer FA, Brouwers-Smalbraak J, Jansen PPM, Van Amstel HKP, Van Vroonhoven TJMV, Vroom TM (1994) Clinical Screening as compared with DNA Analysis in Families with Multiple Endocrine Neoplasia Type 2A. N Engl J Med 331: 828–835
3. Henry JF, Denizot A, Puccini M, Gramatica L, Kvachenyuk A, Conte Devolx B, De Mico C (1998) Latent Subclinical Medullary Thyroid Carcinoma: Diagnosis and Treatment. World J Surg 22: 752–757
4. Wahl RA, Schabram J, Luther Ch, Hübner K (1995) Undifferentiated C-Cell-carcinoma of the thyroid gland. Exp Clin Endokrinol 103 (1995) 2, abstracts A 31

Korrespondenzadresse: Dr. med. J. Schabram, Bürgerhospital Frankfurt am Main e.V., Chirurgische Klinik, Nibelungenallee 37–41, 60318 Frankfurt/M., Tel.: 0 69-15 00-4 11, Fax: 0 69-15 00-4 01, e-mail: info@buergerhospital-ffm.de

Detektion disseminierter Schilddrüsencarcinomzellen in den cervikalen Lymphknoten durch Cytokeratin 20 RT-PCR

Detection of disseminated thyroid carcinoma cells in cervical lymph nodes by cytokeratin 20 RT-PCR

T. Weber[1], K. Amann[2], H. Weckauf[2], J. Lacroix[3], J. Weitz[1], E. Klar[1], C. Herfarth[1] und M. von Knebel Doeberitz[3]

[1] Chirurgische Klinik der Universität Heidelberg
[2] Institut für Pathologie der Universität Heidelberg
[3] Sektion für Molekulare Diagnostik, Chirurgische Universitätsklinik, Heidelberg

Abstract

The present study compares the detection rates of disseminated papillary and medullary thyroid carcinoma cells in cervical lymph nodes by cytokeratin 20 (CK20) RT-PCR and immunohistochemistry. *Methods:* In total, 50 cervical lymph nodes were obtained from nine patients with CK20-positive papillary ($n=2$) and medullary ($n=7$) thyroid carcinomas. The lymph nodes were cut into two halves, one of them was used for immunohistochemistry, the other subjected to RNA extraction and subsequent amplification of CK20 transcripts. *Results:* Matching results for CK20 RT-PCR and immunohistochemistry were found in 78% of the examined lymph nodes. In another 16% disseminated thyroid carcinoma cells were detected with CK20-PCR, even though these lymph nodes were histologically classified as tumor-free. Immunohistochemistry, however, identified disseminated tumor cells in 6% of the lymph nodes, tested negative for CK20-PCR. *Conclusions:* Our data suggest that CK20 RT-PCR might be a sensitive molecular marker to detect nodal involvement of CK20-positive papillary and medullary thyroid carcinoma.

Einleitung

Eine Metastasierung papillärer und medullärer Schilddrüsencarcinome in die cervikalen Lymphknoten wird an unserer Klinik bei 56% der Patienten mit papillären und 66% der Patienten mit medullären Schilddrüsencarcinomen beobachtet. Das Auftreten von cervikalen Lymphknotenmetastasen hat einen signifikanten Einfluß auf die Entwicklung von Lokalrezidiven [1], der Einfluß auf die Überlebensraten der Patienten wird dagegen noch kontrovers diskutiert [2].

Cytokeratin 20 (CK20) ist ein Protein aus der Gruppe der Intermediärfilamente, das von verschiedenen epithelialen Tumoren wie colorektalen Carcinomen, Magencarcinomen, Pankreascarcinomen und auch von Schilddrüsencarcinomen [3] exprimiert wird.

Das Ziel der vorliegenden Untersuchung war der Nachweis von disseminierten Tumorzellen von Schilddrüsencarcinomen in den Halslymphknoten durch ein CK20 RT-PCR-System [4].

Methodik

61 cervikale Lymphknoten von Patienten mit Schilddrüsencarcinomen wurden intraoperativ im Rahmen der routinemäßig durchgeführten Thyreoidektomie und Neck dissection entnommen. Im Pathologischen Institut erfolgte eine Präparation der Lymphknoten, die in 2 Hälften geteilt wurden. Eine Hälfte wurde mittels konventioneller Histologie und Immunhistochemie untersucht, die andere durch eine CK20 RT-PCR. Die für die PCR-Untersuchung vorgesehenen Lymphknotenanteile wurden kryokonserviert.

Eine Extraktion von Gesamt-RNA erfolgte aus jeweils 8–10, 20 μm dicken Kryoschnitten der Lymphknotengewebeproben unter Verwendung eines kommerziell erhältlichen RNA-Extraktions-Kits (Trizol Reagent, Life Technologies Inc., Karlsruhe). Eine CK20 „nested" RT-PCR erfolgte mit dem durch unsere Arbeitsgruppe etablierten PCR–System [4]. Die entstandenen PCR-Produkte wurden mittels Gelelektrophorese analysiert. Die Integrität der RNA wurde durch eine RT-PCR für Glyceraldehyd-3-Phosphat-Dehydrogenase (GAPDH) bestätigt.

Eine immunhistochemische Untersuchung erfolgte an 3μm dicken Schnitten der parafinfixierten Gewebeproben unter Verwendung polyklonaler Antikörper gegen Thyreoglobulin (papilläre Carcinome) und Calcitonin (medulläre Carcinome) (Dako Inc., Hamburg).

Ergebnisse

Negativkontrollen

Als Negativkontrollen wurden 11 cervikale Lymphknoten von 2 Patienten mit CK20-negativen follikulären Schilddrüsencarcinomen untersucht. In keinem dieser Lymphknoten konnte eine Expression von CK20 nachgewiesen werden. Alle untersuchten Proben zeigten eine positive Amplifikation in der GAPDH-PCR.

Cervikale Lymphknoten von Patienten mit CK20-positiven Schilddrüsencarcinomen

50 cervikale Lymphknoten von Patienten mit papillären (n=2) und medullären (n=7) Schilddrüsencarcinomen wurden mittels konventioneller Immunhistochemie und CK20 RT-PCR zum Nachweis von disseminierten Tumorzellen untersucht. Die durchschnittliche Anzahl der pro Patient untersuchten Lymphknoten betrug 5,6 (2–10 Lymphknoten).

Eine Übereinstimmung der Ergebnisse von Immunhistochemie und CK20-PCR fand sich bei 39 von 50 untersuchten Lymphknoten (78%). 18 Lymphknoten wurden in beiden Untersuchungen als tumorinfiltriert, 21 Lymphknoten als tumorfrei beschrieben. In 8 von 50 (16%) immunhistochemisch tumorfreien Lymphknoten konnte eine Expression von CK20-Transkripten nachgewiesen werden. Bei 3 von 50 (6%) histologisch tumorinfiltrierten Lymphknoten konnte durch die RT-PCR keine Expression von CK20 nachgewiesen werden.

Die Sensitivität der CK20-PCR für die Detektion von disseminierten Tumorzellen in den cervikalen Lymphknoten bei Patienten mit CK20-positiven Schilddrüsencarcinomen lag bei 94%, die Spezifität betrug 100%.

Diskussion

Ein molekularer Nachweis disseminierter Tumorzellen in histologisch als tumorfrei klassifizierten Lymphknoten von colorectalen Carcinomen erfolgte 1994 erstmals durch Hayashi [5]. Seit dieser Erstbeschreibung wurde eine Reihe weiterer molekularer Tumormarker (z.B. Cytokeratin 19 und 20) etabliert und die Ergebnisse der PCR-Untersuchungen mit der Prognose der Patienten korreliert.

In einer ersten Studie konnten wir eine Expression von CK20 vor allem in medullären (100%) und follikulären Schilddrüsencarcinomen (71%), aber auch in papillären (33%) und anaplastischen Schilddrüsencarcinomen (33%) nachweisen [3]. In der vorliegenden Untersuchung gelang es erstmals, bei CK20-positiven Primärtumoren, disseminierte Tumorzellen in den cervikalen Lymphknoten mit einer Sensitivität von 94% zu detektieren.

Zusammenfassend lässt sich festhalten, dass die CK20 RT-PCR eine neue und sensitive Methode zur Detektion von disseminierten Tumorzellen beim papillären und medullären Schilddrüsencarcinom darstellt. Die Tatsache, dass in 52% der Lymphknoten, disseminierte Tumorzellen mittels RT-PCR nachgewiesen werden konnten (immunhistochemisch 42%), unterstreicht die Bedeutung der Lymphadenektomie in der operativen Therapie des Schilddrüsencarcinoms. Die prognostische Bedeutung von disseminierten Tumorzellen beim Schilddrüsencarcinom wird durch weitere Untersuchungen überprüft.

Literatur

1. Tisell LE, Nilsson B, Moelne J, Hansson G, Fjaelling M, Jansson S, Wingren U (1996) Improved survival of patients with papillary thyroid cancer after surgical microdissection. World J Surg 20: 854–859
2. Cady B (1998) Beyond risk groups – a new look at differentiated thyroid cancer. Surgery 124: 947–957
3. Weber T, Lacroix J, Weitz J, Amann K, Magener A, Hölting T, Klar E, Herfarth C, von Knebel Doeberitz M (2000) Expression of cytokeratin 20 in thyroid carcinomas and peripheral blood detected by reverse transcriptase polymerase chain reaction. Br J Cancer 82: 157–160
4. Weitz J, Kienle P, Lacroix J, Willeke F, Benner A, Lehnert T, Herfarth C, von Knebel Doeberitz M (1998) Dissemination of tumor cells in patients undergoing surgery for colorectal cancer. Clin Cancer Res 4: 343–348
5. Hayashi N, Arakawa H, Nagase H, Yanagisawa A, Kato Y, Ohta H, Takano S, Ogawa M, Nakamura Y (1994) Genetic diagnosis identifies occult lymph node metastases undetectable by the histopathological method. Cancer Res 54: 385–3856

Korrespondenzadresse: Dr. T. Weber, Chirurgische Universitätsklinik, Im Neuenheimer Feld 110, 69120 Heidelberg, Tel.: 06221-56-6110, Fax: 06202-923318, e-mail: theresia_weber@med.uni-heidelberg.de

„Pitfalls der intraoperativen Parathormonschnellbestimmung in der Nebenschilddrüsenchirurgie"

Pitfalls of intraoperative rapid parathyroid hormone assessment in parathyroid surgery

K. Lorenz, J. M. Monchik und H. Dralle

Klinik für Allgemeinchirurgie, Martin-Luther-Universität Halle-Wittenberg und
Department of Surgery, Rhode Island Hospital, Brown University, Providence, Rhode Island

Abstract

Background: Intraoperative monitoring of intact parathyroid hormone (iPTH) has been shown to be of value in limiting the extent of surgery in patients with hyperparathyroidism (HPT). No clear consensus determines the precise criteria of resection of all hyperfunctional parathyroid tissue. A 50% fall in the IPTH 10 min after resection is the most widely accepted indication of successful surgery. *Methods:* In 128 patients undergoing parathyroidectomy [112 primary HPT (pHPT), 12 secondary HPT (sHPT), 4 MEN-associated HPT] iPTH monitoring with a baseline IPTH at start and 5- and 10-min samples of surgery determine the success of surgery. Manipulation samples concurrent with adenectomy in 94 cases of uniglandular disease (UGD) and at identification of all enlarged parathyroid glands in 16 multiglandular disease (MGD) patients were drawn. *Results:* A 10-min sample was obtained in 121 patients. A 50% drop in IPTH at the 10 min sample falsely predicted resection of all hyperfunctional parathyroid tissue in four patients, all of whom had MGD, representing 25% of the 16 patients with MGD and 3% of all patients. A 50% drop in IPTH at the 10-min sample also incorrectly predicted failure of surgery in six (5%) with UGD. Four of these six patients demonstrated a greater than 50% rise of IPTH with manipulation. A rise of IPTH with manipulation of 50% above the baseline was observed in 24 patients (22%), 22 with pHPT (20 parathyroid adenoma, two MGD) and two with sHPT. Thus the assay showed 94% sensitivity, 50% specificity, a positive predictive value of 96 and a negative predictive value of 40. *Conclusion:* This study points out two pitfalls in using a 50% fall in IPTH with the 10-min sample to determine the extent of surgery in HPT; This criterion led to falsely predicting success of surgery in 25% of patients with MGD and not obtaining a manipulation IPTH value resulted in incorrectly predicting operative failure in 5% of the patients. One must be cautious when using this criterion to determine the extent of surgery in MGD or in patients in whom a manipulatoin sample was not obtained.

Einleitung

Die Verbreitung selektiver und minimal invasiver Operationstechniken in der Nebenschilddrüsenchirurgie beim primären Hyperparathyreoidismus (pHPT) stützt sich mehrheitlich auf die Nutzung der intraoperativen Parathormonschnellbestimmung (iPTH) [1] um bei dem Verzicht auf die standardisierte Darstellung aller vier Nebenschilddrüsen (NSD) das Vorliegen einer multiglandulären Erkrankung (MGD) auszuschließen. Weitere Anwendungsbereiche der iPTH sind die konventionelle bilaterale Exploration bei pHPT und sekundärem Hyperparathyroidismus (sHPT), insbesondere bei operativen Rezidivinterventionen [2, 3]. Die operationsentscheidende Abhängigkeit aller Verfahren die der Verzicht auf die Darstellung aller vier NSD charakterisiert, von der iPTH, macht eine Verläßlichkeit der Methode erforderlich. Dies umso mehr, als diese als minimal invasiv propagierten Operationsverfahren mit den hervorragenden Ergebnissen der konventionellen Parathyreoidektomie spezialisierter endokriner Chirurgen mit über 98% Erfolgsraten und Komplikationen unterhalb von 1% konkurrieren [4, 5]. Bisher liegen kaum Langzeitergebnisse zur Rezidivrate des Hyperparathyreoidismus (HPT) bei minimal invasiven Operationstechniken vor, die die Kritik eines erhöhten Rezidivrisikos durch den Verzicht auf die bilaterale Exploration entkräften könnten. Damit fokussiert sich das Interesse auf zwei Aspekte: Wie zuverlässig ist iPTH und welches Erfolgskriterium zu welchem Zeitpunkt in der Anwendung des iPTH ist korrekt? Vor diesem Hintergrund sind die Ergebnisse der Anwendung der iPTH der zwei Referenzzentren untersucht worden und der überwiegend gebräuchliche Erfolgsparameter eines 50% iPTH-Abfalls vom Ausgangswert zehn Minuten nach der Adenomentfernung kritisch untersucht worden.

Methodik

128 konsekutive Patienten (mit HPT-Operationen unter Anwendung der iPTH als intraoperativer Entscheidungsparameter des Operationsausmaßes) wurden in die Untersuchung eingeschlossen. Bei 112 Pat. lag ein pHPT vor, bei 12 Pat. ein sHPT und 4 Pat. eine MEN-assoziierter (multiple endokrine Neoplasie) HPT vor. In beiden Zentren wurde ein kommerziell erwerbbarer iPTH-Testkit des gleichen Herstellers verwendet. Die Bestimmung des iPTH wurde als Basalwert zu Beginn, nach Narkoseeinleitung und vor jeder chirurgischen Manipulation vorgenommen. Ein zusätzlicher iPTH-Manipulationswert wurde bei 94 Pat. erhoben. Dieser wurde für das Vorliegen einer Eindrüsenerkrankung (UGD) als Zeitpunkt der erfolgten Adenomdarstellung, bei MGD nach der Darstellung aller vier NSD definiert.

Ergebnisse

Bei 121 Pat. erfolgte die iPTH 10 Minuten nach der Adenomexstirpation. Der 50%-Abfall als Erfolgskriterium der Entfernung allen aktiv hyperplastischen NSD-Gewebe zum Zeitpunkt der Operation resultierte bei 4 Pat. (3% Gesamt-Pat., 21% MGD-Pat.) in einem falsch positiven Ergebnis, sagte also fläschlicherweise ein erfolgreiche vollständige Adenomentfernung voraus. Das Ausbleiben des 50%-Abfalls trotz erfolgreicher Adenomentfernung (falsch negativ) zeigte sich bei 6 Pat. (5% Gesamt-Pat.). Von diesen wiesen 4 Pat. einen Manipulationswert oberhalb von 50% des iPTH-Basaluntersuchung auf. Von der Gesamtpatientengruppe zeigten 24 (22%) mit pHPT und 2 mit sHPT eine über 50%-ige Manipulations-iPTH-Erhöhung. Wurde der 50%-Abfall der iPTH als alleiniges Erfolgskriterium angewandt, erlangte die iPTH eine Sensitivität von 94%, Spezifität von 50%, einen positiven prädiktiven Wert von 96 und negativen prädiktiven Wert von 40 hinsichtlich des Operationserfolges.

Diskussion und Schlussfolgerung

Diese Untersuchung prüfte die Anwendung des gebräuchlichen Erfolgskriteriums des iPTH, der mindestens 50%ige Abfall des iPTH 10 Minuten nach Resektion zum Basalwert. Die Abhängigkeit selektiver Operationszugänge beim pHPT in der intraoperativen Entscheidungsfindung zur Ausdehnung der Operation von diesem Ergebnis erfordert die kritische Analyse möglicher Fehlerquellen. Vereinzelte mündliche Mitteilungen über „Testversager" konnten bisher keinen systematischen Fehler oder Einflußgrößen identifizieren. Zwei „Pitfalls" der genannten iPTH-Anwendung konnten hier identifiziert werden: Bei Vorliegen einer nicht erkannten MGD führte die Anwendung des 50%-iPTH-cut-off-Wertes bei 25% der Pat. zur falsch positiven Erfolgsmeldung der Operation. Die genaue Ursache des iPTH-Versagens in diesen Fällen konnte nicht geklärt werden. Inwieweit eine grundsätzlich veränderte iPTH-Kinetik bei MGD das Kriterium eines 50%-Abfall nicht zuläßt oder dieser Wert zu einem anderen Zeitpunkt verläßlich wird kann derzeit nicht beantwortet werden. Diese Fehlerquelle betrifft das Kernproblem der selektiven Operationszugänge der HPT-Chirurgie, nämlich der Notwendigkeit die dem Verzicht auf die Darstellung aller vier NSD ein alternatives und verläßliches Kontrollinstrument zur Verfügung zu stellen. Hieraus lässt sich gegenwärtig nur die Forderung ableiten, bei jedem nicht typischen, „adenomartigem"-iPTH-Abfall ein definitiver Abfall deutlich über 50 des Basalwertes sowie Kontrollen auch noch später als 10 Min. nach Adenomexstirpation zu fordern sind. Als zweiter „Pitfall" konnte eine Untergruppe von Pat. ausgemacht werden, deren iPTH im Rahmen der chirurgischen Manipulation deutlich ansteigt. Wurden diese „Manipulationswerte" nicht bestimmt und als neuer Ausgangswert betrachtet, wurde für 5% der Pat. fälschlicherweise eine inkomplette Operation vorausgesagt und diese Pat. wären unnötigerweise ausgedehnter exploriert worden. Hieraus ergibt sich die Forderung bei allen Pat. einen Manipulationswert als Korrekturparameter zu erheben. Die Empfehlung wäre, eine individuelle iPTH-Kinetik jedes Pat. zu erstellen, da weitere Einflußgrößen auf den iPTH unbekannt sind. Es ist also Vorsicht geboten, das Erfolgskriterium des „50%-iPTH-Abfall 10 Min nach Adenomentfernung" als verläßlich zu betrachten und es wird empfohlen, mindestens einen 80%-igen iPTH Abfall vom jeweils maximalen iPTH-Wert einzuhalten. Dies erfordert im Einzelfalle eine iPTH-Kontrolle über die 10 Min. hinaus.

Literatur

1. Irvin GL, Dembrow VD, Prudhomme DL (1993) Clinical usefulness of an intraoperative "quick parathyroid homone" assay. Surgery 114: 1019–1023
2. Henry CR, Pollard A, Walfish PG, Rosen IB (1999) Intraoperative parathormone level measurement in management of hyperparathyroidism. Surgery 126: 801–808
3. Libutti SK, Alexander HR, Bartlett DL, Sampson ML, Ruddel ME, Skarulis M, Marx SJ, Spiegel AM, Simmonds W, Remaley AT (1999) Kinetic analysis of the rapid intraoperative parathyroid hormone assay in patients during operation for hyperparathyroidism. Surgery 126: 1030–1035

4. Tonelli F, Spini S, Tommasi M, Gabbrielli G, Amorosi A, Brocchi A, Brandi ML (2000) Intraoperative parathormone measurement in patients with multiple endocrine neoplasia type I syndrome and hyperparathyroidism. World J Surg 24: 556–563
5. Mondragon-Sanches A, Minuto M, Mullineris B, Lokey J, Pattou F, Smellie WJB, Proye C (Abstract in Press) Pitfals of intraoperative (1-84) PTH measurement during surgery for primary hyperparathyroidism in 154 PTH measurement during surgery for primary

Korrespondenzadresse: Dr. K. Lorenz, Klinik für Allgemeinchirurgie, Martin-Luther-Universität Halle-Wittenberg, Ernst-Grube-Straße 40, 06120 Halle/Saale, Fax: 0345-5572551, e-mail: gesurg@medizin.uni-halle.de

Optimierung der Sauerstoffversorgung von Mikrokapseln zur transgenen Transplantation der Parathyreoidea durch Perfluorokarbon (FC 43)

Improvement of oxygen supply of microcapsules for parathyroid transgenic transplantation by perfluorocarbone (FC 43)

T. Bohrer[1], F. Thürmer[2], J. Hanz[1], P. Barth[3], U. Zimmermann[2], M. Rothmund[1] und C. Hasse[1]

[1] Klinik für Allgemeinchirurgie, Philipps-Universität Marburg
[2] Biotechnologisches Institut, Universität Würzburg
[3] Institut für Pathologie, Philipps-Universität Marburg

Abstract

Background: At least 1000 new patients per annum suffer from permanent hypoparathyroidism in Germany alone, generally caused by thyroid surgery. The need for transgenic transplantation of parathyroid tissue (PT) is undisputed. In this study it was tested whether perfluorocarbone (FC 43) increases as additive the oxygen supply and stability of microcapsules containing PT, as the first results in islet cell transplantation have indicated before. *Methods:* Hyperplastic PT was cut into 144, ca. 2-mm^3 large particles and underwent a tissue culture passage. After 3 days, 48 of these particles were microencapsulated without and with FC 43, respectively, in highly purified alginate microspheres. A total of 48 native PT particles formed the control group. Every 4 days the stability of the capsules was controlled by a standardized test. The function of the encapsulated PT was evaluated by the measurement of the PTH release every 4 days and the vitality of PT was determined by histological evaluation (H&E staining). The duration of the study was 32 days for all measurements. *Results:* The diameters of microcapsules without and with FC 43 remained nearly constant with 2.26±0.09 and 2.21±0.12 mm. PTH release was in the median 2068.14 pg/ml (initially: 3249.52 pg/ml) for microcapsules without FC 43 and 3051.17 pg/ml (initially: 2814.54 pg/ml) for microcapsules containing FC 43 and 67.1 pg/ml (initially: 2698.53 pg/ml) for native PT particles after 32 days. Histologically, PT of microcapsules without FC 43 showed a vitality of 15% after 32 days, whereas PT encapsulated with FC 43 had a vitality of 55%. Native PT particles already developed total necrosis after 8 days. *Conclusions:* These results clearly indicate the importance of the biophysical properties of alginate material for the microencapsulated transplants. FC 43 significantly improves in vitro the nutritive supply of encapsulated PT followed by increased function while maintaining constant stability of the microspheres.

Einleitung

Am häufigsten entsteht der symptomatische, permanente Hypoparathyreoidismus postoperativ nach Schilddrüsenoperationen nach subtotalen Schilddrüsenresektionen oder

Thyreoidektomien (Demeester-Mirkine et al., 1992). Der Bedarf nach kausaler Therapie, der transgenen Transplantation der Parathyreoidea, gilt aufgrund der trotz der medikamentösen Therapie einsetzenden Spätfolgen der Erkrankung als unbestritten. Vor drei Jahren gelangen uns die ersten klinischen Transplantationen von Patienten mit permanenten Hypoparathyreoidismus unter Nutzung der Mikroenkapsulierung von Nebenschilddrüsengewebe (Hasse et al., 1997). Allerdings war damals die Transplantatfunktion auf drei Monate beschränkt, danach kam es zu einem vollständigen Ausfall der Mikrotransplantate aufgrund des Integritätsverlustes der Mikrokapseln. Eine ausreichende Langzeitstabilität und nutritive Versorgung des enkapsulierten Gewebes ist deshalb für die Transplantation von Nebenschilddrüsengewebe von größter Bedeutung. In der vorliegenden Studie wurde die Ummantelung des zu transplantierenden Nebenschilddrüsengewebes auf die Eigenschaft hin getestet, ob Perfluorokarbon (FC 43) als Kapselzusatz, wie erste Versuche in vitro bei der Inselzelltransplantation (Inverardi et al., 1999) zeigen, die Stabilität und Sauerstoffdiffusionsfähigkeit von Alginatkapseln erhöht.

Methodik

Humanes Nebenschilddrüsengewebe (NSDG) eines Spenders mit sekundärem Hyperparathyreoidismus wurde gewonnen und unter einem Mikroskop mit Mikroraster in insgesamt n=144, ca. 2 mm^3 große Partikel geschnitten. Nach einer Gewebekulturpassage von drei Tagen wurden jeweils 48 NSDG-Partikel ohne und mit FC 43 (Fa. Sigma, U.S.A.) enkapsuliert, 48 NSDG-Partikel verblieben als Kontrollgruppe unverkapselt ununterbrochen in Kultur. Das verwendete amitogene Alginat war zuvor in der von Jork et al. (2000) beschriebenen Methode hergestellt und ultrahochgereinigt worden. Es wurden in 24 Wells (TM-Delta Multiwell Plate, Nunc Inter Medical, Germany) je zwei Mikrokapseln/Well ohne Perfluorokarbonzusatz (Vergleichsgruppe), in weiteren 24 Wells je zwei Mikrokapseln/Well mit NSDG und Perfluorokarbonzusatz (Testgruppe) in Kultur bei 37°C (95%-iger O_2- und 5%-iger CO_2-Athmosphäre) gehalten. In viertägigen Intervallen wurden die NSDG-Transplantate unter dem Mikroskop vermessen und deren Integrität morphologisch bestimmt und dokumentiert. Parallel wurde als Funktionsparameter die Konzentration des humanen PTH ([hPTH]) mittels eines Radioimmunoassays (Fa. DSL, Sinsheim, Germany) als Doppelbestimmung in jedem Well alle 4 Tage gemessen und dabei jeweils 2 Mikrokapseln beziehungsweise 2 native Partikel histologisch aufgearbeitet (H&E-Färbung), um die Nekroserate der Präparate zu bestimmen. Der Untersuchungszeitraum betrug für alle Messungen 32 Tage.

Ergebnisse

Die Durchmesser der Mikrokapseln ohne und mit FC 43 blieben mit $2,26 \pm 0,09$ mm und $2,21 \pm 0,12$ mm während der gesamten Messperiode nahezu konstant. Es zeigte sich lediglich bei beiden Testgruppen eine leichte Zunahme der Durchmesser während der ersten 4 Messtage. Die PTH-Freisetzung betrug bis zum Versuchsabschluss im Median 2068,14 pg/ml (initial: 3249,52 pg/ml) für Kapseln ohne FC 43. Die [hPTH] für Kapseln mit Perfluorokarbon zeigte einen stabilen Verlauf mit 3051,17 pg/ml (initial: 2814,54 pg/ml) bis zum 32. Tag. Die PTH Freisetzung der Test- und Vergleichsgruppe über die Messdauer von

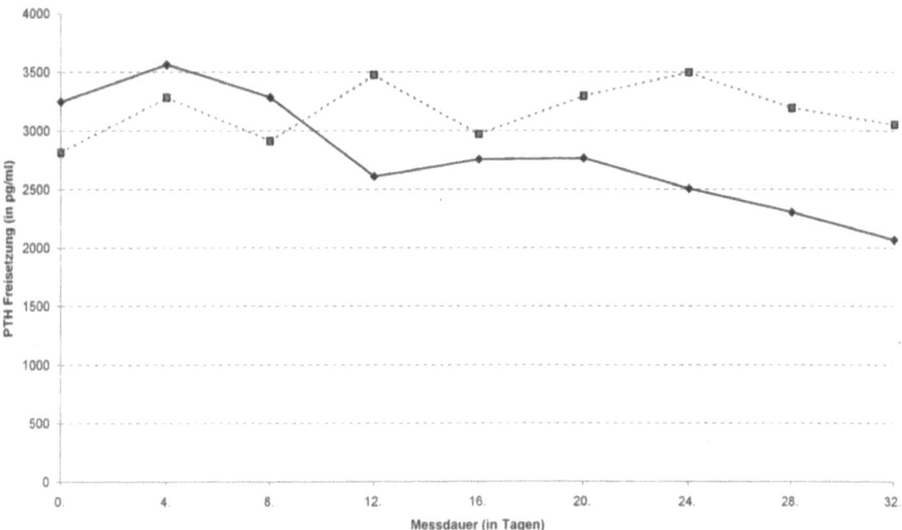

Abb. 1. PTH Freisetzung von mikroenkapsulierten NSDG-Partikeln ohne (*durchzogene Linie*) und mit FC 43 (*gestrichelte Linie*) in Gewebekultur (nach einer Inkubationsdauer von 120 Min. bei einer Kalziumkonzentration von 2,4 mmol/l in RPMI 1640 + Pen./Strep. + 10% FCS) über 32 Tage

32 Tagen ist der Abbildung zu entnehmen. Die [hPTH] für native NSDG-Partikel betrug bereits nach 8 Tagen 67,1 pg/ml bei initial 2698,53 pg/ml. Histologisch zeigte sich nach H&E-Färbung eine Vitalität des enkapsulierten NSDG ohne FC 43 von 45%, während Kapseln mit Perfluorokarbonzusatz noch 55% vitales Gewebe nach 32 Tagen aufwiesen. Native NSDG-Partikel wiesen in Übereinstimmung zu den Funktiontests bereits nach 8 Tagen eine persistierende Totalnekrose auf.

Diskussion und Schlussfolgerung

Eine ausreichende Stabilität der Kapsel und nutritive Versorgung des enkapsulierten Gewebes ist für die Transplantation von NSDG von größter Bedeutung. Perfluorokarbon (FC 43) verbessert in vitro signifikant die nutritive Versorgung von enkapsuliertem NSDG mit erhöhter Vitalität und damit verbunden optimierter Funktion des enkapsulierten NSDG bei konstanter Kapselstabilität. Im Anschluss an diese Untersuchungen sind weitere Studien notwendig, um die Bedeutung und Anwendung von FC 43 zur Mikroenkapsulierung in vivo im Tierversuch vor einer erneuten klinischen Anwendung zu prüfen.

Literatur

Demeester-Mirkine N, Hooghe L, Van Geertruyden J, De Maertelaer J (1992) Hypocalcemia after thyroidectomy. Arch Surg 127: 854–862
Hasse C, Klöck G, Schlosser A, Zimmermann U, Rothmund M (1997) Parathyroid allotransplantation without immunosuppression. Lancet 350: 1296–1297

Inverardi L, C. Fraker C, Mares-Guia M, Ricordi C (1999) Islet cell encapsulation with a new coplymer and perfluorohydrocarbons. Cell Transplantation 8: 176
Jork A, Thürmer F, Cramer H, Zimmermann G, Gessner P, Hämel K, Hofmann G, Kuttler B, Hahn H-J, Josimovic-Alasevic O, Fritsch K-G, Zimmermann U (2000) Biocompatible alginate from freshly collected Laminaria pallida for implantation. Appl Microbiol Biotechnol 53: 224–229

Korrespondenzadresse: Dr. med. T. Bohrer, M.A., Klinik für Allgemeinchirurgie, Philipps-Universität Marburg, Baldingerstraße, 35033 Marburg, Tel.: 06421/286-3691, Fax: 06424/923554, e-mail: bohrer@med.uni-marburg.de

Kombination von pränataler intraperitonealer Hormontherapie mit Dexamethason und postnataler inhalativer NO-Therapie bei angeborenen Zwerchfellhernien (CDH) und assoziierter Lungenhypoplasie zur Steigerung der Überlebensrate bei neugeborenen Ratten

Effect of prenatal glucocorticoids and postnatal nitric oxide inhalation on the survival of newborn rats with nitrofen-induced congenital diaphragmatic hernia

O. Mann[2], C. Huppertz[1], C. Bloechle[2], J. R. Izbicki[2], W. Lambrecht[1] und D. Kluth[1]

[1] Abteilung für Kinderchirurgie
[2] Abteilung für Allgemeinchirurgie, Universitätsklinikum Hamburg-Eppendorf

Abstract

Background: Pathogenesis of congenital diaphragmatic hernia (CDH) associated with pulmonary hypoplasia is still poorly understood. Pulmonary hypertension and pulmonary hypoplasia account for the high mortality associated with CDH. In previous studies a significant improvement of survival was demonstrated in animals receiving postnatal nitric oxide (NO) inhalation. Antenatal glucocorticoids resulted in a better lung compliance. The *objective of this study* was to evaluate the potential synergism of prenatal glucocorticoid administration and postnatal NO inhalation on the survival of newborn rats with nitrofen-induced CDH. *Methods:* CDH was induced in fetal rats by maternal application of a single oral dose (100 mg) of nitrofen on day 11.5 of pregnancy. After spontaneous delivery animals were exposed to either NO (80 ppm) (groups II+IV) or room air (groups I+III) according to protocol. Dexamethasone (DEX; 0.25 mg/kg) was given in group III and IV by intraperitoneal injection on day 18.5 and 19.5 before delivery. Control animals received vehicle alone. Vitality (Rat-Score), sO_2 and survival were monitored continuously until animals were sacrificed at 12 h of age. The extent of the herniation and histologic damage of the lungs were assessed. *Results:* In 365 out of 449 (81%) newborn rats CDH were depicted. Animals with hernia sizes >50% of the thoracic cavity died within 4 h after birth, irrespective of treatment. As clinically relevant hernia size is considered a defect <50%. In this category, i.e. hernia degree I–II, 2 of 16 (12.5%) animals of the control group (group I) survived compared to 7 of 11 (63.6%) animals of the NO treatment group (group II: $p < 0.01$). Following DEX treatment alone (group III) 25 of 36 (69.4%) animals survived (group III vs. group: $p < 0.01$). In group IV with combined treatment of NO and DEX 20 out of 21 (95.2%) animals survived (group IV vs. group I: $p < 0.001$). In contrast to DEX alone, NO application resulted in significantly improved sO_2 in groups II and

IV compared to group I ($p<0.05$). Rat score and pulmonal histologic findings corresponded with these results. *Conclusion:* A combination of prenatal glucocorticoids and postnatal NO inhalation significantly improved survival of newborn rats with nitrofen-induced CDH.

Einleitung

Kongenitale Zwerchfellhernien stellen anatomisch relativ einfache Fehlbildungen dar. Dennoch überleben trotz frühzeitiger Diagnose und adäquater chirurgischer Therapie nur die Hälfte aller Kinder, die mit dieser Fehlbildung zur Welt kommen [1]. Dies bedeutet, dass in der Bundesrepublik Deutschland jährlich ca. 200 Kinder mit angeborener Zwerchfellhernie sterben. Ursache dieser extrem hohen postnatalen Letalität ist in allen diesen Fällen eine Lungenhypoplasie, die häufig mit einer Lungendurchblutungsstörung einhergeht. Nach einer Phase der Erholung („Honeymoon-Periode") kommt es plötzlich zu einem dramatischen Verschlechterung der Vitalparameter. Die Lungenhypoplasie erfordert höhere maschinelle Beatmungsdrücke. Dies führt zur Ausbildung eines Lungenödems, das seinerseits wiederum mit einer Verminderung der Sauerstoffaufnahme einhergeht. Dieser Circulus vitiosus findet schließlich in der Ausbildung eines persistierenden fetalen Kreislaufs seinen Abschluss. In dieser Situation ist der Durchfluss der Lungen durch Kurzschlüsse im Bereich des Herzens (Foramen ovale) oder zwischen den großen herznahen Gefäßen (Lungenarterie und Aorta) über den Ductus arteriosus Botalli fast völlig zum Erliegen gekommen. Der daraus resultierende progrediente Sauerstoffmangel führt schließlich zum Tode des Kindes [2]. Die Daten aus der Literatur geben zu Annahme Anlass, dass bei neugeborenen Ratten mit Zwerchfellhernie die pränatale, intraperitoneale Gabe von Dexamethason eine Verbesserung der fetalen Lungenreifung erzielt werden kann [3]. Die unmittelbare Folge wäre eine bessere Lungendurchblutung, eine Senkung des Shuntvolumens und damit eine bessere Oxygenierung im Systemkreislauf. Für die postnatale inhalative NO-Therapie konnte schon gezeigt werden, dass diese zu einer Verbesserung der Überlebensrate bei Ratten mit induzierten Zwerchfellherine führt [4]. Eine Kombinationstherapie bestehend aus pränataler Dexamethasontherapie und postnataler NO-Inhalationsbehandlung sollte durch Verknüpfung zweier verschiedener therapeutischer Ansätze zu einer weiteren Verbesserung der Überlebensrate führen.

Methodik

Zur Induktion rechtsseitiger Zwerchfellhernien erhielten Sprague-Dawley Ratten am 11,5 Tag der Schwangerschaft 100 mg Nitrofen oral appliziert. Nach Spontangeburt wurden die Neugeborenen entsprechend der Gruppeneinteilung mit Raumluft (Gruppen I+III) oder mit NO (80 ppm) (Gruppe II+IV) begast. Die Muttertiere der Gruppen III+IV erhielten am Tag 18,5 und 19,5 vor Geburt eine intraperitoneale Injektion von Dexamethason (0,25 mg/kg KG). Während der 12-stündigen Beobachtungsdauer erfolgte ein kontinuierliches Monitoring der Vitalität der Tiere (RAT-Score), die perkutane Messung der sO_2 und die Ermittlung Lebensdauer. Nach Ende des Beobachtungszeitraums (12 h) wurde die Größe der Zwerchfellhernien, sowie deren Bruchinhalt bestimmt. Die Lungen wurden zur histopathologischen Begutachtung entnommen.

Ergebnisse

Von den insgesamt 449 neugeborenen Tieren wiesen 365 Tiere (81%) eine CDH auf. In den klinisch relevanten Gruppen mit Herniengröße bis 50% (Herniengrad 1–2) erreichten in der Kontrollgruppe (I) 2 von 16 Tieren (12,5%) das Ende der Beobachtungsphase. In der NO-Gruppe (II) waren dies 7 von 11 Tieren (63,6%) (p < 0,01). Nach alleiniger Dexamethasongabe (Gruppe III) überlebten 25 von 36 Tieren (69,4%) (p < 0,01). Nach Kombinationstherapie von Dexamethason und NO waren dies 20 von 21 Tieren (95,2%) (p < 0,001). Bei den Tieren mit Hernien > 50% starben nahezu alle Tiere innerhalb von 4 Stunden, unabhängig von ihrer Gruppenzugehörigkeit.

Durch NO-Zusatz konnte in beiden Gruppen (II + IV) eine signifikant bessere sO_2 (p < 0,05) gegenüber den Kontrolltieren (I) erzielt werden. Dexamethason allein brachte keine signifikante Besserung der sO_2-Werte. Der RAT-Score sowie die Lungenhistologie entsprachen diesen Befunden.

Diskussion

Neugeborene mit Zwerchfellhernie versterben primär nicht an der Zwerchfellhernie, sondern an der mit ihr einhergenenden Lungenhypoplasie, der Ausbildung eines pulmonalen Hochdruckes sowie der Persistenz des sog. fetalen Kreislaufes. Die Daten aus der Literatur geben zu Annahme Anlass, dass bei neugeborenen Ratten mit Zwerchfellhernie die pränatale, intraperitoneale Gabe von Dexamethason eine Verbesserung der fetalen Lungenreifung erzielt werden kann [3]. Die unmittelbare Folge wäre eine bessere Lungendurchblutung, eine Senkung des Shuntvolumens und damit eine bessere Oxygenierung im Systemkreislauf. Für die postnatale inhalative NO-Therapie konnte schon gezeigt werden, dass diese zu einer Verbesserung der Überlebensrate bei Ratten mit induzierten Zwerchfellherine führt [4]. In dieser Studie konnte für eine Kombinationstherapie bestehend aus pränataler Dexamethasontherapie und postnataler NO-Inhalationsbehandlung durch Verknüpfung zweier verschiedener therapeutischer Ansätze eine weitere Verbesserung der Überlebensrate erzielt werden.

Literatur

1. Adzick NS, Harrison MR, Glick PL (1985) Diaphragmatic hernia in the fetus: Prenatal diagnosis and outcome in 94 cases. J Pediatr Surg 20: 357–361
2. Kluth D, TenbrinckR, v EkesparreM, Kangah R, Reich P, Brandsma A, Tibboel D, Lambrecht W (1993) The natural history of congenital diaphragmatic hernia and pulmonary hypoplasia in the embryo. J Pediatr Surg 28: 456–462; discussion 462–463
3. Okoye BO, Losty PD, Fisher MJ, Hughes AT, Lloyd DA (1998) Antenatal glucocorticoid therapy suppresses angiotensin-converting enzyme activity in rats with nitrofen-induced congenital diaphragmatic hernia. J Pediatr Surg 33: 286–291
4. Kluth D, Bührer C, Nestoris S, Tande B, Bittner C, Werner C, Lambrecht W (1997) Inhaled nitric oxide increases survival rates in newborn rats with congenital diaphragmatic hernia. Eur J Pediatr Surg 7: 90–92

Korrespondenzadresse: Dr. med. O. Mann, Universitätsklinikum Hamburg-Eppendorf, Abteilung für Allgemeinchirurgie, Martinistraße 52, 20246 Hamburg, Tel.: 0 40/4 28 03-2450, Fax: 0 40/4 28 03-69 14, e-mail: omann@uke.uni-hamburg.de

Untersuchungen zur Genexpression im intrathorakalen Leberanteil bei der nitrofeninduzierten Zwerchfellhernie im Rattenmodell

Analysis of gene expression of the intrathoracal part of the liver in nitrofen-induced diaphragmatic hernia in rats

T. E. Langwieler[1], P. W. Pohlenz[2], R. Freese[2], M. Peiper[1], J. R. Izbicki[1], W. Lambrecht[2] und D. Kluth[2]

[1] Abteilung für Allgemeinchirurgie
[2] Abteilung für Kinderchirurgie, Klinik und Poliklinik für Chirurgie, Universitätsklinikum Hamburg-Eppendorf

Abstract

Background: Nitrofen is an embryotoxic substance that can induce congenital diaphragmatic hernias in newborn rats and mice. In the past, this model has been used to characterize changes of the lungs. In this study we focused mainly on the characteristics of the liver, its intrathoracic growth, and the expression of proteins which may be involved in this process. *Methods:* A total of ten newborns were exposed to nitrofen on day 11 of pregnancy. After spontaneous delivery at term (22 days), all newborns were microdissected. The liver was weighed and the intrathoracic area of the liver was measured. In a second step we dissected the intrathoracic part of the liver from other liver tissue. Tissue was stored in fluid nitrogen. Gene analysis followed by Atlas cDNA expression array and AtlasImage software. *Results:* Our study had the following results: (1) 8 out of 10 newborns presented with a hernia, 2 newborns had no hernias. (2) We observed a significant increase of total liver weight in the severely affected groups. (3) The liver weight was closely correlated to the degree of the herniation. (4) Gene expression showed an increased level of IGF-binding protein-2 in group IV (hernia > 50%) and an increased level of IGF-binding protein-3 and for PRL-1 (nuclear tyrosine phosphatase) in group III (hernia =50%). *Conclusion:* Our results indicate that: (1) The total liver weight increased by detection of a hernia. This may be an indicator for an active liver ingrowth in the thoracic cavity. (2) The presence of upregulated genes (IGFBP-2, IGFBP-3, PRL-1) may be an indicator for a compensatory hypertrophy of the liver.

Einleitung

Das Krankheitsbild der angeborenen Zwerchfellhernie ist seit vielen Jahren zentrales Thema der Kinderchirurgie. Trotz verbesserter intensivmedizinischer Betreuung versterben jedes Jahr in Deutschland ca. 200 Kinder an dieser Fehlbildung. Auch die Versuche, Feten mit pränatal durch Ultraschall nachgewiesener Zwerchfellhernie schon in der Fetalperiode zu operieren, schlugen fehl. Dabei ist die Korrektur am Zwerchfell selbst als sekundär anzusehen. Das Hauptproblem ist die hypoplastische Lunge, die Hypoxie und schließlich der persistierende fetale Kreislauf, der für den Tod der Kinder verantwortlich ist.

Nach der Etablierung eines Rattenmodells [1], bei dem trächtigen Sprague-Dawley-Ratten Nitrofen – ein Herbizid – oral appliziert wird, war es möglich, das Krankheitsbild der angeborenen Zwerchfellhernie systematisch zu untersuchen. Hierbei stand primär die Lungenhypoplasie im Zentrum des Interesses. Kürzlich konnten wir aber zeigen, daß auch die Leber in der Pathophysiologie der Lungenhypoplasie eine wichtige Rolle spielt. Durch den Zwerchfelldefekt kommt es zum aktiven Einwachsen der Leber in die Thoraxkavität. Zudem ließ sich eine Korrelation zwischen der Größe des Zwerchfelldefektes und dem intrathorakalen Lebergewicht nachweisen [2]. Ziel dieser Untersuchung war es nun, diesen Wachstumsprozess genauer zu analysieren. Ein möglicher Weg dazu ist, Unterschiede in der Genexpression in den unterschiedlich großen intrathorakalen Leberanteilen im Vergleich zu den intraabdominellen Anteilen nachzuweisen.

Methodik

Nach Verpaarung von Sprague-Dawley-Ratten und positivem Vaginalabstrich (Tag 0 der Schwangerschaft) wurde dem Muttertier am Tag 11.5 Nitrofen in einer Einzeldosis von 100 mg oral appliziert. Nach der Spontangeburt wurden die Neugeborenen schmerzfrei getötet.

Anschließend erfolgte die Mikropäparation unter der Stereolupe unter 8-facher Vergrößerung. Nach Bestimmung des Hernienausmaßes wurden die Lebern entnommen, gewogen und der intrathorakale Anteil von der restlichen Leber getrennt. Es erfolgte die Konservierung in flüssigem Stickstoff bis zur Untersuchung. Zur Kontrolle dienten 2 neugeborene Ratten des gleichen Wurfes ohne Zwerchfellhernie. Auch hier wurde das Gesamtgewicht der Leber ermittelt und anschließend der anatomische Teil der Leber, der in den Thorax einwächst, vom übrigen Leberparenchym getrennt und fixiert.
Die Isolierung der RNA erfolgte mittels Atlas™ cDNA expression array. Die so gewonnene poly-A$^+$ RNA wurde mittels Atlas™ cDNA expression array hybidisiert. Die Auswertung erfolgte mit AtlasImag™ Software (Windows 98).

Ergebnisse

Bei insgesamt 10 nitrofenexponierten neugeborenen Sprague-Dawley-Ratten des gleichen Wurfes wurden die intrathorakalen bzw. die den intrathorakalen Anteilen entsprechenden Leberanteile untersucht. Bei den Tieren konnten dabei folgende Herniengrößen (Anteil an Gesamtthoraxfläche) ausgemessen werden: Keine Hernie (I, n=2), Herniengröße 30% (II, n=3), Herniengröße 50% (III, n=2) und Herniengröße > 50% (IV, n=3). Das Gesamtlebergewicht (Abb. 1) lag dabei in der Gruppe I bei 150 + 2,5mg, in der Gruppe II bei 183 + 9,2mg, in der Gruppe III bei 218 + 6,5 mg und in der Gruppe IV bei 253 + 8,1 mg. Bei der Auswertung der Gene (Abb. 2) ergab sich als signifikanter Unterschied, daß es in den Leberanteilen der Gruppe-IV im Gegensatz zu den anderen Gruppen zu einem deutlichen Anstieg von IGF-binding protein-2 kam. In der Gruppe-III es zu einem signifikanten Anstieg von IGF-binding protein-3. Dies konnte in den übrigen Gruppen

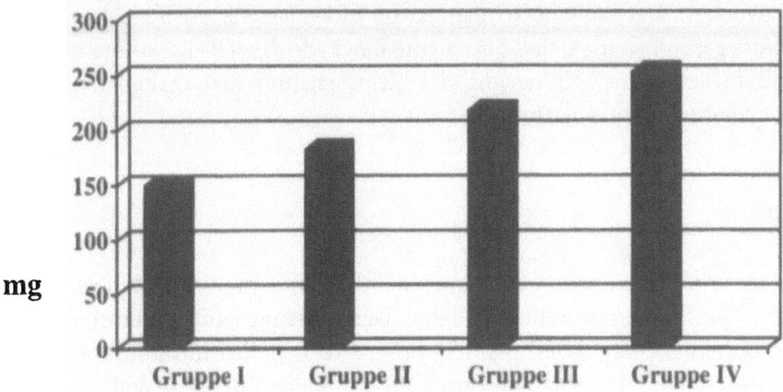

Abb. 1. Gesamtlebergewicht in den Herniengruppen

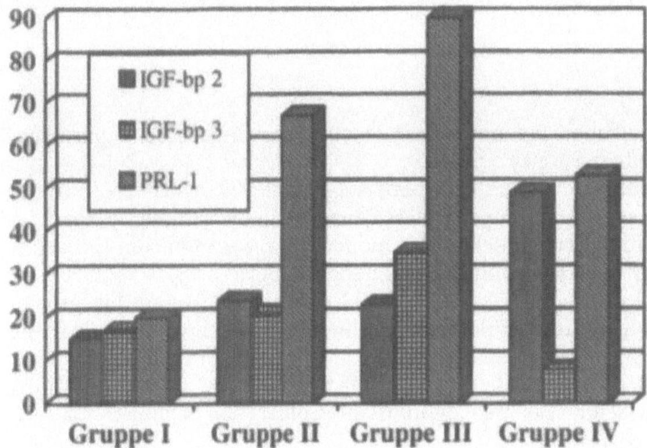

Abb. 2. Genexpression in den Herniengruppen

nur schwach positiv nachgewiesen werden. Desweiteren kam es in dieser Gruppe auch zu einer signifikanten Zunahme der nuclear-tyrosine-phosphatase (PRL-1).

Diskussion

Unsere Untersuchungen konnten zeigen, daß der Nachweis von Lebergewebe intrathorakal immer mit einer Gewichtszunahme der Leber verbunden ist. Je ausgeprägter die Hernierung ausfiel, desto schwerer war die Leber. Bei der Genuntersuchung fiel ein deutliche stärkere Expression von IGF-binding protein-2 in der Gruppe-IV im Vergleich zu den anderen Herniengruppen auf. Des weiteren konnte in der Gruppe-III eine deutliche Zunahme der Expression für IGF-binding protein-3 und PRL-1 festgestellt werden. Insulinlike-growth-factor-binding-Proteine finden sich bei wachstums-stimulierten Organen und bei der kompensatorischen Hypertrophie (z. B. Niere nach unilateraler Nephrektomie) [3]. Allerdings konnte keine Stimulierung nach partieller Hepatektomie nachgewiesen werden [4]. Auch PRL-1 (synonym für protein tyrosine phosphatase type IVa) ist im

514

Leberwachstum involviert. Der Wirkmechanismus von PRL-1 ist aber noch nicht geklärt. Für IGF-pb-P konnte gezeigt werden, daß durch eine Blockade des IGF-Rezeptors mittels Anti-Rezeptor-Antikörper es zu Inhibierung des Zellwachstums bei malignen Zellen (kleinzelliges Bronchial-CA, Neuroblastom) kommt [5].

Schlussfolgerung

Diese Befunde zeigen, daß die Leber unter einer deutlichen Gewichtszunahme in den Thorax vorwächst. Gleichzeitig konnte im ersten Genscreening eine unterschiedlich starke Expression einzelner Gene (IGF-bp-2, IGF-bp-3, PRL-1) in den intrathoraklen Leberanteilen nachgewiesen werden. Ob sich durch die erhobenen Befunde auch bei der Zwerchfellhernie eine Blockade des Leberwachstums durch Anti-Rezeptor-Antikörper wie bei den o.g. Tumoren initiieren läßt, muß durch weiteren Untersuchungen geklärt werden.

Literatur

1. Kluth D, Kangah R, Reich P, Tenbrink R, Tibboel D, Lambrecht W (1990) Nitrofen-induced diaphragmatic herias in rats; an animal model. J Pediatr Surg 25: 850 – 854
2. Langwieler TE, Peiper M, Izbicki JR, Lambrecht W, Kluth D (2000) Kongenitale Zwerchfellhernie: Ist der Zwerchfelldefekt der Modulator des Leber- und Lugengewichtes? Chirurgisches Forum Bd. 29: 637 – 642
3. Stiles AD, Sosenko IRS, Dércole AJ, Smith BT (1985) Relation of kidney tissue somatomedin-C/insulin-like growth factor I to postnephrectomy renal growthin the rat. Endocrinology 117: 2397 – 2401
4. Norstedt G, Levinovitz A, Moller C, Eriksson L, Andersson G (1988) Expression of insulin- like growth factor I (IGF-I) and IGF-II mRNA during hepatic development, proliferation and carcinogenesis in the rat. Carcinogenesis 9: 209 – 213
5. Nakanishi Y, Mulshine JL, Kasprzyk PG, Natale RB, ManeckjeeR, Avis I, Treston Am, Gazdar AF, Minna JD, Cuttitta F (1988) Insulin-like growth factor-I can mediate autocrine proliferation of human small cell lung cancer cell in vitro. J Clin Invest 82: 354 – 359

Korrespondenzadresse: Dr. med. T. E. Langwieler, Universitätsklinikum Hamburg-Eppendorf, Klinik und Poliklinik für Chirurgie, Abteilung für Allgemeinchirurgie, Martinistraße 52, 20246 Hamburg, Tel.: 0 40-4 28 03-24 50, Fax: 040.4 28 03-49 95, e-mail: langwieler@uke. uni-hamburg.de

Besteht ein Zusammenhang zwischen der TPN-induzierten Cholestase bei Neugeborenen und der Herauslösung von Weichmachern aus Infusionslösungen?

Is there a correlation between TPN-induced cholestasis in newborns and the extraction of plasticizers from PVC infusion lines?

U. Scholz, S. Loff, F. Kabs, S. Recks und K.-L. Waag
Kinderchirurgische Universitätsklinik Mannheim

Abstract

Introduction: Our team investigated the etiology of total parenteral nutrition (TPN)-induced cholestasis, particularly concerning premature infants. The reason for TPN-induced cholestasis is still unknown. A multifactorial etiology is assumed. During our research we focussed on plasticizers, especially diethylhexylphthalate (DEHP), existing in PVC infusion lines, commonly used since the introduction of TPN. We discovered that the cholestasis parameter improved after breaking off lipid infusions. The aim of this study was to find a correlation between lipids and PVC infusion lines in TPN-induced cholestasis. *Material and Methods:* Infusion systems used for newborns on the ICU were perfused with TPN infusions (lipids, glucose, amino acids, packet red cells). The perfused solutions were collected and the DEHP concentrations were measured by gas chromatographic methods. The room temperatures were modified because of the higher temperature on the newborn ICU. *Results:* We found that the amount of extracted plasticizer from PVC lines increased with the lipophilia of the perfused solution. Glucose and amino acid solutions extracted low amounts of DEHP, but lipid solutions extracted high amounts of plasticizer, so that the total load of a newborn with DEHP reaches up to 10 mg a day (Table 1). The amount of extraction increases with the room temperature. *Discussion:* An extraction of DEHP from food packaging [1], blood product bags [2] and dialysis lines [3], consisting of PVC, is already known and leads to a loading of the human organism with DEHP. This study showed a comparable extraction of DEHP from commonly used PVC infusion lines. The toxicity of DEHP in humans is less known. Studies with rodents show a cancerogenity and genotoxicity, but this toxicity is probably not transferable to humans. It is known from cell studies that DEHP modulates enzyme systems [4], and the histological examination of liver cells from newborns suffering from TPN induced cholestasis showed that the etiology of this damage is of a toxic nature. Relevant amounts of DEHP for immature and less developed infants with decreased enzyme functions may toxify drugs by enzyme modulation and may lead to the well-known liver damage. Further studies are necessary to confirm this hypothesis.

Einleitung

Unsere Arbeitsgruppe untersucht die insbesondere bei Frühgeborenen mit lang andauernder parenteraler Ernährung auftretende hepatobiliäre Dysfunktion. Auf der Suche nach der bisher als multifaktoriell und eigentlich noch unbekannten Ursache stießen wir auf die Weichmacher (DEHP), die in den, seit Einführung der TPN stets verwendeten aus PVC-bestehenden Infusionssystemen vorhanden sind. In Voruntersuchungen fiel auf, daß sich die Cholestase-Parameter im Blut mit Absetzen von Lipid-Infusionen verbesserten. Das Ziel unserer Studie war es, herauszufinden, ob ein Zusammenhang zwischen Lipiden und PVC-Infusionsschläuchen in Bezug auf die TPN-induzierte Cholestase besteht.

Methodik

Wir konstruierten den Aufbau der Infusionsleitungen eines Neugeborenen auf der Intensivstation nach, ließen diese mit zur TPN üblichen Infusionslösungen (Lipide, AS, Glucose, Ery-Konz.) perfundieren, fingen die perfundierte Infusion auf und bestimmten mit gaschromatographischen Methoden die Menge des herausgelösten DEHP. Die Untersuchungen wurden bei verschiedenen Raumtemperaturen durchgeführt, da sich die Raumtemperatur auf der Intensivstation deutlich von der auf Normalstation unterscheidet.

Ergebnisse

Es zeigte sich, daß die Menge von herausgelösten Weichmacher aus PVC-Infusionssystemen mit der Lipophilität der perfundierten Substanz anstieg. So lösten Glucose- und Aminosäuren-Lösungen nur geringe Mengen, jedoch Lipid-Infusionen enorme Mengen DEHP heraus, so daß die tägliche Belastung eines Neugeborenen mit DEHP annähernd 10mg betragen kann (Tabelle 1). Die herausgelöste Menge steigt mit zunehmender Raumtemperatur.

Tabelle 1. DEHP-Konzentration in einer 24-Stunden-Infusionslösung

Aminoacid/Glucose	140 ml	116,2 µg
Lipid emulsion, 20%	24 ml	10 185,6 µg
Midazolam	24 ml	26,4 µg
Fentanyl	28,8 ml	132,5 µg
Propofol 1%	10 ml	6 561,0 µg

Diskussion

Es ist bereits bekannt, daß sich DEHP aus PVC-Verpackungen von Nahrungsmitteln [1], aus Blutproduktbeuteln [2] und aus Schläuchen bei der Dialyse [3] herauslöst und den menschlichen Organismus belastet, Wir konnten nun zeigen, daß eine ähnliche Belastung auch von den handelsüblichen PVC-Infusionssystemen ausgeht.

Die Toxizität von DEHP auf den Menschen ist wenig bekannt. In Studien mit Nagern konnte eine Cancerogenität und Genotoxicität gezeigt werden, die jedoch wahrscheinlich nicht auf den Menschen übertragbar ist. Ebenso weiß man aus Zellstudien, daß DEHP Enzymsysteme modeliert [4]. Andererseits weiß man aus den histologischen Untersuchungen von an TPN-induzierter Cholestase erkrankten Leberzellen, daß die Schädigung toxischer Genese ist. Es wäre daher denkbar, daß das aus Infusionssystemen doch für vor allem minderentwickelte Neugeborene mit reduzierter Enzymfunktion in relevanten Mengen herausgelöste DEHP über eine Enzymmodulation die Toxizität von Pharmaka erhöht und somit zu dem bekannten Leberschäden führt. Dies gilt es, in nächster Zeit zu untersuchen.

Literatur

1. Tomita I, Nakamura Y, Yagi Y (1977) Phthalic acid esters in various foodstuffs and biological materials. Ecotoxicol Environ Saf., 1: 275–287
2. Pearson S, Trissel L (1993) Leaching of diethylhexyl phthalate from polyvinyl chloride containers by selected drugs and formulation components. Am J Hosp Pharm 50: 1405–1409
3. Gibson T, Briggs W, Boone B (1976) Delivery of di-2-ethylhexyl phthalate to patients during hemodialysis. J Lab Clin Med 87: 519–524
4. Fay D, Donohue JM, DeRosa C (1999) ATSDR evaluation of health effects of chemicals. VI. Di(2-ethylhexyl)phthalate Agency for toxic substances and Disease Registry. Toxicology and Industrial Health, 15/8: 651–746

Korrespondenzadresse: Dr. med. U. Scholz, Ärztin im Praktikum, Universitätsklinik Mannheim, Kinderchirurgie, Theodor-Kutzer-Ufer, 68167 Mannheim, Tel.: 06 21-3 83 27 09, Fax: 06 21-3 83 38 23, e-mail: ulrike.scholz@kch.ma.uni-heidelberg.de

Einfluß von Laparotomie und CO_2-Pneumoperitoneum auf die Tumorbiologie des menschlichen Kolonkarzinoms in der SCID-Maus

The influence of laparotomy and CO_2 pneumoperitoneum on the tumour biology of human colon carcinoma in the SCID mouse

P. Schüler[1], I. Leister[1], S. Manegold[1], F. Alves[2], B. Hemmerlein[3], L. Füzesi[3], H. Becker[1] und P. M. Markus[1]

[1] Abteilung für Allgemeinchirurgie
[2] Abteilung für Hämatologie und Onkologie
[3] Zentrum Pathologie, Georg-August-Universität Göttingen

Abstract

Backround: The role of laparoscopy in the surgery of colon carcinoma is unclear, particularly from the oncological point of view. In this study, the effect of CO_2 pneumoperitoneum on the development of human colon carcinoma independent of the influence of the immune system is examined. *Method*: Immune-deficient SCID mice ($25-30$ g, $n=8$) were randomised into three groups. Under anaesthesia [Rompun (15 mg/kg)/ketamin (75 mg/kg)] the animals each underwent either median laparotomy (LT) or laparoscopy (LS) over a period of 20 min (CO_2 pneumoperitoneum 5 mmHg). Prior to surgery, 1×10^7 human colon carcinoma cells of cell line type HCT 116 in 50 µl PBS were introduced under observation into the upper abdomen. The control group (C) underwent no surgery following cell injection. On post-operative day (POD) 14 autopsy of the animals was carried out. The percentage loss in body mass, the mass of the tumour in the parietal peritoneum (g), total metastatic tumour volume (mm^3), as well as the number of organs affected by metastasis were determined. Furthermore, the tumour was immunohistochemically labelled with regard to the proliferation marker Ki-67, the cell–cell adhesion molecules alpha- and beta-catenin and the cell–extracellular matrix adhesion molecules CD44 V5 and V6, with subsequent quantification using interactive image analysis (percentage proportionate area). Finally, the expression of matrix metalloproteinase (MMP2) in the tumour tissue was measured by means of quantitative, competitive RT-PCR using a gene-specific external standard. Statistics: multivariance analysis, Tukey's Test. *Results:* On POD 14 there was a significantly higher loss in mass in the LS group in comparison with the C group (LS, 12.41 ± 1.94; C, 6.19 ± 1.65; $p < 0.05$). There were no significant differences between the LS and LT groups recorded. Total metastatic tumour volume was significantly greater in the LS group in comparison with the LT group (LS, 668.8 ± 250.7; LT, 439.3 ± 186.1; $p < 0.05$). Simultaneously, both the LS and the LT groups displayed a greater number of affected organs when compared with the C group (LS, 13.1 ± 2.1; LT, 13.3 ± 1.6; C, 11.1 ± 2.0; $p < 0.05$). Immunohistochemical review revealed significantly reduced expression on alpha-catenin (LS, 6.0 ± 0.8; LT, 7.3 ± 0.4; $p < 0.01$) and raised expression on CD44 V5 (LS, 35.6 ± 1.4; LT, 12.8 ± 0.7; $p < 0.01$) in the tumour tissue in the LS group. With reference to proliferation marker Ki-67 and expression of MMP2, no significant differences were observed. *Conclusion:* Both the weaker expression on alpha-catenin as well as the raised expression on CD 44 V5 may be the representation of increased metastasis. The expression pattern of proteins associated with tumour progression together with the macroscopically determined increase in metastasis in the SCID mouse model point to the increased risk associated with laparoscopy in the case of colon carcinoma.

Einleitung

Die Rolle der Laparoskopie in der Chirurgie des Kolonkarzinoms ist insbesondere aus onkologischer Sicht ungeklärt. In der vorliegenden Studie werden die Auswirkungen des CO_2-Pneumoperitoneums auf das Wachstum des menschlichen Kolonkarzinoms unabhängig vom Einfluß des Immunsystems untersucht. Neben dem makroskopischen Tumorwachstum war die Expression tumorprogressionsassoziierter Proteine von besonderem Interresse.

Methodik

Immundefiziente SCID-Mäuse (25–30 g, n = 8) wurden in drei Gruppen randomisiert. Unter Rompun (15 mg/kg)/Ketamin (75 mg/kg)-Narkose wurden die Tiere jeweils für 20 min. entweder median laparotomiert (LT) oder laparoskopiert (LS) (CO_2-Pneumoperitoneum, 5 mmHg). 1×10^7 Zellen des humanen Kolonkarzinoms, Zellinie Typ HCT 116 in 50 µl PBS, wurden zu Beginn der Operation unter Sicht in den linken Oberbauch appliziert. Die Kontrollgruppe (K) blieb nach Zellinjektion ohne chirurgische Intervention. Am 14. postoperativen Tag (POD) wurden die Tiere autopsiert. Gemessen wurde der Körpergewichtsverlust (%), das Gewicht des Tumors am parietalen Peritoneum (g), das Gesamttumorvolumen der Metastasen (mm^3) sowie die Anzahl der metastatisch befallenen Organe (n).

Darüber hinaus wurde der Tumor hinsichtlich des Proliferationsmarkers Ki-67, der Zell-Zell-Adhäsionsmoleküle alpha- und beta-Catenin sowie der Zell-Extrazellularmatrix-Adhäsionsmoleküle CD44 V5 und V6 immunhistochemisch gefärbt und interaktiv bildanalytisch quantifiziert (Flächenanteile in %). Schließlich wurde die Expression der Matrix-Metalloproteinase (MMP2) im Tumorgewebe mittels quantitativer kompetitiver RT-PCR über einen genspezifischen externen Standard gemessen. Statistik: Multivarianzanalyse (ANOVA), Tukey's-Test.

Ergebnisse

Am POD 14 zeigte sich ein signifikant höherer Gewichtsverlust in der LS-Gruppe gegenüber der K-Gruppe (LS: 12,41 ± 1,94; K: 6,19 ± 1,65; $p < 0,05$), zwischen der LS-Gruppe und der LT Gruppe gab es keine signifikanten Unterschiede. Das Gesamttumorvolumen der Metastasen war in der LS-Gruppe signifikant höher im Vergleich zur LT-Gruppe (LS: 668,8 ± 250,7; LT: 439,3 ± 186,1; p < 0,05). Gleichzeitig zeigten die LS-Gruppe und die LT-Gruppe im Vergleich zur K-Gruppe eine höhere Anzahl befallener Organe (LS: 13,1. ± 2,1, LT: 13,3 ± 1,6, K: 11,1 ± 2,0; p < 0,05).

Die immunhistochemische Aufarbeitung ergab eine signifikant geringere Expression an alpha-Catenin (LS: 6,0 ± 0,8; LT: 7,3 ± 0,4; p < 0,01) und eine höhere Expression an CD 44 V5 (LS: 35,6 ± 1,4, LT: 12,8 ± 0,7; p < 0,01) im Tumorgewebe in der LS-Gruppe. Hinsichtlich des Proliferationsmarkers Ki-67 sowie der Expression von MMP2 wurden keine signifikanten Unterschiede gesehen.

Diskussion

Eine verminderte Expression von alpha-Catenin auf der Basis von homozygoten Deletionen bzw. Mutationen konnte für verschiedene Carcinome nachgewiesen werden. Die schwächere Expression an alpha-Catenin als Bestandteil des E-Catherin/Catenin-Komplexes sowie die stärkere Expression an CD 44 V5 können Ausdruck einer gesteigerten Metastasierung sein [1, 2]. Das hier gefundene Expressionsmuster tumorprogressionsassoziierter Proteine deutet zusammen mit der makroskopisch gefundenen verstärkten Metastasierung im SCID-Maus Modell auf das erhöhte Risiko der Laparoskopie beim Kolonkarzinom hin.

Literatur

1. Biechmeier W, Behrens J (1994) Cadherin expression in carcinomas: role in the formation of cell junctions and the prevention of invasiveness. Biochim Biophys Acta 1198: 11
2. Heider KH, Hoffmann M, Hors E, van den Berg F (1993) A human homologue of the raat metatasis-associated variant of CD44 is expressed in colorectal carcinomas and adenomatous polyps. J Cell Biol 120: 227

Korrespondenzadresse: Dr. med. P. Schüler, Abteilung für Allgemeinchirurgie, Georg-August-Universität, 37075 Göttingen

Der Einfluss verschiedener laparoskopischer Insufflationsdrücke auf das Wachstum kolorektaler Lebermetastasen

Influence of different insufflation pressures on the growth of liver metastases

C. N. Gutt, Zun-Gon Kim, M. Lorenz und A. Encke

Klinik für Allgemein- und Gefäßchirurgie, Johann Wolfgang Goethe-Universität, Frankfurt/Main

Abstract

Recent experimental studies have demonstrated increased tumor spread from the portal system to the liver during laparoscopy with CO_2 pneumoperitoneum. Elevated intraabdominal pressure (IAP) and circulatory changes in the liver are believed to impair hepatic function and local resistance against tumor take. Whether reduced IAP might have beneficial effects on hepatic resistance against tumor cell growth has not been investigated yet. In total, 38 male WAG rats were randomized into three operative groups to obtain laparoscopy with different IAPs: 0-mmHg *"gasless"* laparoscopy ($n=11$), 4-mmHg CO_2 laparoscopy ($n=13$) and 10-mmHg CO_2 laparoscopy ($n=14$). To induct liver metastases 50 000 CC531 tumor cells were injected laparoscopically into the portal vein. Total operating time was 90 min. At 28 days following surgery hepatic tumor growth and total tumor take were evaluated. Hepatic tumor growth and total tumor load were significantly reduced after 0-mmHg *"gasless"* laparoscopy and 4-mmHg CO_2 laparoscopy as compared to 10-mmHg CO_2 laparoscopy ($p < 0.05$). No significant difference was found comparing 0-mmHg "gasless" laparoscopy and 4-mmHg CO_2 laparoscopy ($p > 0.05$). Elevated IAP may increase metastatic tumor spread to the liver. Reduced IAP has beneficial effects on the growth of liver metastases from colorectal carcinoma.

Einleitung

Das Auftreten kolorektaler Lebermetastasen ist von entscheidender Bedeutung für die weitere Prognose der an Dickdarmkrebs leidenden Patienten. In diesem Zusammenhang wird die Rolle der laparoskopischen Operationsverfahren weiterhin kontrovers diskutiert.

Experimentelle Untersuchungen konnten zeigen, daß die Verwendung eines Pneumoperitoneums unabhängig von dem verwendeten Insufflationsgas zu einem vermehrten Wachstum kolorektaler Lebermetastasen führt [5]. Weiterhin konnte nachgewiesen werden, daß die Anlage eines Pneumoperitoneums in Abhängigkeit des intraabdominellen Drucks zu einer Verminderung des portalvenösen Blutflusses führt [3]. Möglicherweise sind eine kompromittierte Makro- und Mikrozirkulation und eine reduzierte Phagozytoseaktivität in der Leber während der Anlage eines Pneumoperitoneums hierfür verantwortlich [1].

In der vorliegenden Studie wurde das Wachstum kolorektaler Lebermetastasen nach laparoskopischer, portalvenöser Implantation von Tumorzellen während verschiedener intraabdomineller Insufflationsdrücken untersucht. Hierzu wurde ein bereits etabliertes Kleintiermodell verwendet [2].

Methodik

Tiere: 38 männliche WAG/Rij Ratten mit einem Gewicht von 200 g bis 250 g wurden unter standardisierten Laborbedingungen bei 25 °C Raumtemperatur, einem Tag/Nachtrhythmus von jeweils 12 h, einer relativen Luftfeuchtigkeit von 55% und freiem Zugang zu Standard-Laborfutter und Wasser ad libitum gehalten.

Tumor: Es wurden Kolonkarzinomzellen der Zellinie CC531 verwendet, die transplantabel in syngenetische WAG/Rij Ratten sind. Die Zellen wurden in RPMI 1640 Medium, unter Zusatz von 5% Kälberserum, 2% Hepes-Lösung, 1% Penicillin/Streptomycin bei einer Temperatur von 37 °C in einer 5%igen CO_2-Atmosphäre kultiviert. Für die Versuche wurde ein Tumorzellkonzentration von 50 000 Zellen verwendet.

Versuchsgruppen: Die Tiere wurden in 3 Operationsgruppen randomisiert: „gaslose" Laparoskopie (n=11), 4 mmHg Laparoskopie mit CO_2-Pneumoperitoneum (n=13) und 10 mmHg Laparoskopie CO_2-Pneumoperitoneum (n=14).

Versuche: Die Versuche wurden unter standardisierten, den Tierschutzgesetzen entsprechenden Bedingungen durchgeführt. Die Tiere erhielten eine Narkose mit Ketamin (10 mg/100 mg KG) und Rompun (1 mg/100 mg KG). In randomisierter Reihenfolge wurden eine „gaslose" Laparoskopie, eine Laparoskopie mit 4 mmHg CO_2-Pneumoperitoneum und eine Laparoskopie mit 10 mmHg CO_2-Pneumoperitoneum durchgeführt. Die Gesamtoperationsdauer betrug 90 min pro Tier. Die Tumorzellinjektion erfolgte 45 min nach Operationsbeginn.

Verlauf: Die Tiere wurden in der ersten postoperativen Woche täglich, anschließend wöchentlich im Hinblick auf Gewichtsverlauf und Wundheilung kontrolliert.

Auswertung: Die Auswertung der Tiere erfolgte am 28. postoperativen Tag. Per sectionem wurden die Anzahl, der Durchmesser und der semiquantitative „cancer index" der Tumorknötchen bestimmt. Hierzu wurden Leber, Subkutis, parietales Peritoneum, Mesenterium, Niere, Milz, skrotales Fett und Lunge untersucht. Die statistische Auswertung erfolgte mit Hilfe der Kruskal-Wallis-, Dunn- und Holm-Tests.

Ergebnisse

Tumorinzidenz: 31 der 38 der Tiere entwickelten Tumorwachstum (80%). Nach „gasloser" Laparoskopie entwickelte sich in 72%, nach 4 mmHg Laparoskopie in 69% und nach 10 mmHg Laparoskopie in 100% Tumorwachstum.

Anzahl der Tumorknötchen: In den Lebern nach „gasloser" Laparoskopie zeigte sich durchschnittlich 3,0, nach 4 mmHg Laparoskopie 2,6 und nach 10 mmHg Laparoskopie 10,8 Tumorknötchen.

Durchmesser der Tumorknötchen: In den Lebern nach „gasloser" Laparoskopie zeigte sich ein mittlerer Durchmesser der Tumorknötchen von 2,24 mm, nach 4 mmHg Laparoskopie von 1,76 mm und nach 10 mmHg Laparoskopie von 3,6 mm.

„Cancer index" der Tumorknötchen: In den Lebern nach „gasloser" Laparoskopie zeigte sich ein mittlerer „cancer index" von 0,54, nach 4 mmHg Laparoskopie von 0,6 und nach 10 mmHg Laparoskopie von 1,2.

Statistik: Es zeigte sich eine signifikant höhere Anzahl von Tumorknötchen nach 10 mmHg Laparoskopie im Vergleich zu der „gaslosen" Laparoskopie (p = 0,004) und im Vergleich zu der 4 mmHg Laparoskopie (p = 0,003). Kein signifikanter Unterschied bei der „gasloser" Laparoskopie und der 4 mmHg Laparoskopie (0,97) festgestellt werden. Der Durchmesser der Tumorknötchen war signifikant größer nach 10 mmHg Laparoskopie im Vergleich zu der „gasloser" Laparoskopie (p = 0,01). Im Vergleich zu der 4 mmHg Laparoskopie zeigte sich kein signifikanter Unterschied (p = 0,06). Kein signifikanter Unterschied zeigte sich bei der „gaslosen" Laparoskopie und der 4 mmHg Laparoskopie (0,56). Der „cancer index" war signifikant größer nach 10 mmHg Laparoskopie im Vergleich zu der „gaslosen" Laparoskopie (p = 0,02) und im Vergleich zu der 4 mmHg Laparoskopie (p = 0,02). Kein signifikanter Unterschied zeigte sich bei der „gaslosen" Laparoskopie und der 4 mmHg Laparoskopie (0,94).

Diskussion

Die Anlage eines Pneumoperitoneums führt in Abhängigkeit des verwendeten intraabdominellen Druck zu einer Reduktion des portalvenösen Blutfluß [3]. Im Rahmen einer kompromittierten Makro- und Mikrozirkulation der Leber kann es zu einer Beeinträchtigung des mononukleären Phagozytosesystems kommen, das zu > 90% in der Leber lokalisiert ist. Hierdurch könnte das Anwachsen maligner Zellen in der Leber begünstigt werden und zu einer vermehrten Lebermetastasierung führen.

Vorangegangene Untersuchungen konnten ein vermehrtes Wachstum kolorektaler Lebermetastasen nach Anlage eines Pneumoperitoneums nachweisen. Gleichzeitig wurde gezeigt, daß die Verwendung alternativer Insufflationsgase keinen Vorteil in Bezug auf das intrahepatische Tumorwachstum besitzt [5].

In der aktuellen Untersuchung konnte erstmals nachgewiesen werden, daß die Höhe des intraabdominellen Druck mit dem Wachstum kolorektaler Lebermetastasen korreliert. Die Höhe des verwendeten intraabdominellen Drucks scheint daher von entscheidender onkologischer Bedeutung für das intrahepatische Tumorzellwachstum zu sein. Die Verwendung niedriger Insufflationsdrücke vereint demgegenüber die onkologischen Vorteile der „gaslosen" Laparoskopie und die günstigeren Operationsbedingungen des Pneumoperitoneums.

Literatur

1. Gutt CN, Heinz P, Kaps W, Paolucci V (1997) The phagocytosis activity during conventional and laparoscopic operations in the rat. Surg Endosc 11: 899–901.
2. Gutt CN, Riemer V, Brier C, Berguer R, Paolucci V (1998) Standardized technique of laparoscopic surgery in the rat. Dig Surg 15: 135–139

3. Gutt CN, Schmandra TC (1999) Portal venous flow during CO_2-pneumoperitoneum in the rat. Surg Endosc 13: 902–905.
4. Gutt CN, Kim ZG, Schmandra TC, Paolucci V, Lorenz M (2000) Carbon dioxide pneumoperitoneum is associated with increased liver metastases in a laparoscopic rat model. Surgery 127 (5): 566–570
5. Gutt CN, Gessmann T, Kim ZG, Encke A (2000) Untersuchung der Lebermetastasierung nach Anlage eines Pneumoperitoneums: CO_2 versus Helium. Chir Forum Band 29, 677–680

Korrespondenzadresse: Dr. med. C. Gutt, Abteilung für Allgemeinchirurgie, Universitätsklinik, Theodor-Stern-Kai 7, 60590 Frankfurt/M., Tel.: 069-6301-7669, Fax: 069-6301-7452, e-mail: Gutt@em.uni-frankfurt.de

Der Einfluss eines experimentellen CO_2-Pneumoperitoneums auf die Expression verschiedener tumor-assoziierter Moleküle

Impact of CO_2 pneumoperitoneum on the expression of tumor-associated adhesion molecules of cultured tumor cells

Zun-Gon Kim, C. N. Gutt, M. Lorenz und A. Encke

Abteilung für Allgemein- und Gefäßchirurgie, Johann Wolfgang Goethe-Universität, Frankfurt/Main

Abstract

Recent clinical and experimental data propose laparoscopic CO_2 insufflation to enhance proliferation and metastatic potential of different gastrointestinal cell lines. But the pathophysiological mechanisms for these findings are still unknown. E-cadherin, ICAM-1, ICAM-2 and CD44 are cell surface molecules which are involved in the metastatic process, metastatic invasiveness and tumor behaviour of different tumor cell lines. Therefore, the aim of the current study was to analyze the influence of CO_2 exposure on the expression of tumor-associated cell adhesion molecules of different cultured tumor cells. Two colon cancer cell lines, CX-2 (human colon carcinoma) and CC-531 (rat colon carcinoma) were exposed for 60 min to a CO_2 environment at 12 mmHg. Control groups were exposed for 60 min to room air. The expression of E-cadherin, ICAM-1, ICAM-2 and CD44 was measured directly 12 h, 24 h, 48 h and 72 h after CO_2 exposure by flow cytometry. Data were analyzed using the Wilcoxon-Mann-Whitney U-test. Expression of E-cadherin significantly decreased, while expression of ICAM-1 and CD44 significantly increased after exposure to CO_2 insufflation, when compared to room air controls ($p < 0.05$). The current study demonstrates CO_2 exposure to alter the expression of tumor-associated molecules in cultured colorectal cancer cells. Whether decreased E-cadherin expression and increased ICAM-1, ICAM-2 and CD44 expression due to CO_2 insufflation might promote the metastatic potential of colorectal malignancies in vivo needs further investigations.

Einleitung

Seitdem sich Berichte über Wundmetastasen, lokale Frührezidive und eine vermehrte intraabdominelle Tumorzellaussaat im Rahmen laparoskopischer Tumorresektionen häuften, wurden zunehmend Zweifel an der onkologischen Sicherheit laparoskopischer Verfahren geäußert. In diesem Zusammenhang scheint das CO_2-Pneumoperitoneum eine entscheidende Rolle zu spielen. So konnten vorrangegangene Studien eine Stimulierung des Wachstums kultivierter Tumorzellen durch ein CO_2 Pneumoperitoneum nachweisen [1, 3, 5]. Ähnliche Ergebnisse ließen sich tierexperimentell *in-vivo* bestätigen [3]. Die pathogenetischen Ursachen hierfür sind jedoch noch weitgehend ungeklärt.

Verschiedene Zelladhäsionsmoleküle, wie z. B. E-Cadherin, ICAM-1, ICAM-2 und CD44 spielen eine wichtige Rolle im Rahmen des Metastasierungsprozesses maligner Tumoren. So konnte gezeigt werden, daß eine verminderte Expression von E-Cadherin mit einer erhöhten Metastasierungsrate, einem infiltrativeren Wachstum und einer Entdifferenzierung einhergeht [2, 4]. Desweiteren wurde nachgewiesen, daß eine erhöhte Expression von CD44 mit einer schlechteren Prognose und einer erhöhten Metastasierungsrate korreliert [2, 4].

In der vorliegenden Studie wurde der Einfluß eines CO2-Pneumoperitoneums auf die Expression der tumor-assoziierten Zelladhäsionsmoleküle E-Cadherin, ICAM-1, ICAM-2 und CD44 untersucht, um die onkologischen Auswirkungen des CO_2-Pneumoperitoneums zu untersuchen.

Methodik

Tumorzellen: Humane Kolonkarzinomzellen der Zellinie CX-2 und Kolonkarzinomzellen der Zellinie CC531, syngenetisch mit der WAG/Rij-Ratte, wurden in RPMI 1640 Medium unter Zusatz von 10% FCS, 5% HEPES-Puffer und 1% Penicillin/Streptomycin bei 37 °C, 5% CO_2 und 95% Luftfeuchtigkeit kultiviert. Nach Trypsinierung der Tumorzellen erfolgte die Stimulierung mit 500 U ml^{-1} γ-Interferon. *Antikörper:* Die Adhäsionsmoleküle der CX-2 Zellinie wurden mit anti-ICAM-1 FITC (Clone RR1/1), anti-ICAM-2 FITC (Clone CBR-IC2/2), anti-CD44v6 FITC (Clone VFF-18) und anti-E-Cadherin (unkonjugiert) markiert. Die Adhäsionsmoleküle der CC531 Zellinie wurden mit anti-ICAM-1 (Clone M-19), Anti-CD44std (Clone Pgp-1) und Anti-E-Cadherin (unkonjugiert) markiert.

CO_2-Pneumoperitoneum: Mit Hilfe eines elektronischen Insufflators erfolgte die 60 min Anlage eines CO_2-Pneumoperitoneums bei 12 mmHg.

Versuchsgruppen: Die zwei Zellinien CX-2 und CC531 wurden zu den Meßzeitpunkten 0 h, 12 h, 24 h, 48 h und 72 h (n = 220) nach Anlage eines CO_2-Pneumoperitoneums im Hinblick auf die Expression der Adhäsionsmoleküle E-Cadherin, ICAM-1, ICAM-2 und CD44std untersucht. Gleichzeitig erfolgte die Messung einer Kontrollgruppe ohne Anlage eines CO_2-Pneumoperitoneums (n = 220).

Messung: Die Messungen wurden in einem FACScan Durchfluss-Zytometer mittels einem Argon-Ionen-Laser bei 488 nm Wellenlänge und 15 mW Leistung durchgeführt. Die Messungen erfolgten in den Zellpassagen 11–20.

Statistische Auswertung: Die statistische Analyse der Meßdaten erfolgte mit Hilfe des Wilcoxon-Mann-Whitney-U-Test.

Ergebnisse

CX-2 Zellinie: Es zeigte sich 0 h nach Anlage eines CO_2-Pneumoperitoneums zunächst eine signifikant erhöhte E-Cadherin-Expression im Vergleich zu der Kontrollgruppe (p < 0,05). 24 h und 72 h nach Anlage eines CO_2-Pneumoperitoneums konnte jedoch eine signifikant erniedrigte E-Cadherin-Expression festgestellt werden (p < 0,05). 48 h nach Anlage eines CO_2-Pneumoperitoneums zeigte sich eine signifikant erhöhte ICAM-1-Expression im Vergleich zu der Kontrollgruppe (p < 0,05). Die Expression der Adhäsionsmoleküle ICAM-2 und CD44std zeigte keine signifikanten Unterschiede im Vergleich zu der Kontrollgruppe (p > 0,05).

CC531 Zellinie: Es zeigte sich 0 h nach Anlage eines CO_2-Pneumoperitoneums eine signifikante Erhöhung der E-Cadherin-Expression ($p < 0,05$). 48h nach Anlage eines CO_2-Pneumoperitoneums zeigt sich ein Abfall der E-Cadherin-Expression und eine im Vergleich mit der Kontrollgruppe signifikant erniedrigte E-Cadherin-Expression ($p < 0,05$). 0 h und 12 h nach Anlage eines CO_2-Pneumoperitoneums zeigt sich eine signifikant vermehrte ICAM-1-Expression ($p < 0,05$), die im weiteren Verlauf abnahm, so daß sich 48 h nach Anlage eines CO_2-Pneumoperitoneums eine signifikant verminderte ICAM-1-Expression feststellen ließ ($p < 0,05$). 12 h, 48 h und 72 h nach Anlage eines CO_2-Pneumoperitoneums zeigt sich eine signifikant erniedrigte CD44std-Expression im Vergleich zu der Kontrollgruppe ($p < 0,05$). Die ICAM-2-Expression zeigte keine signifikanten Unterschiede im Vergleich zu der Kontrollgruppe ($p > 0,05$).

Diskussion

Verschiedene experimentelle Untersuchungen konnten ein vermehrtes Tumorwachstum nach Anlage eines CO_2-Pneumoperitoneums *in-vitro* und *in-vivo* demonstrieren [1, 3, 5]. Es wird vermutet, daß das CO_2-Pneumoperitoneum zu einer Stimulierung der Proliferation und Metastasierung maligner Zellen führt. Die pathogenetischen Mechanismen und Hintergründe hierfür sind jedoch bisher noch größtenteils unbekannt.

Die tumor-assoziierten Zelladhäsionsmoleküle E-Cadherin, ICAM-1, ICAM-2 und CD44 könnten in diesem Zusammenhang eine entscheidende Rolle spielen. Zelladhäsionsmoleküle sind in eine Vielzahl von Schritten innerhalb der komplexen Metastasierungskaskade maligner Tumoren involviert. So führen bestimmte Veränderungen der Expression von E-Cadherin, ICAM-1, ICAM-2 und CD44 zu einer Zunahme der Tumorprogression, des invasiven Wachstums und des Metastasierungspotentials einiger gastrointestinaler Malignome [2, 4].

Die Ergebnisse der vorliegenden Studie zeigen eine signifikante Veränderung der Expression von E-Cadherin, ICAM-1 und CD44 durch kultivierte Kolonkarzinomzellen nach Anlage eines experimentellen CO_2-Pneumoperitoneums. Hierdurch läßt sich möglicherweise die Stimulierung des malignen Zellwachstums in Zusammenhang mit laparoskopischen Verfahren erklären. Ob das verwendete Insufflationsgas, die resultierende Azidose oder der erhöhte Insufflationsdruck zu Veränderungen der Expression tumor-assoziierter Moleküle führt, bedarf jedoch noch weiterer Untersuchungen.

Literatur

1. Gutt CN, Kim ZG, Hollander D, Bruttel T, Lorenz M (2000) CO_2 environment influences the growth of cultured human cancer cells dependant on the insufflation pressure. Surg Endosc (in press)
2. Haier J, Nasralla M, Nicolson GL (2000) Cell surface molecules and their prognostic values in assessing colorectal carcinomas. Ann Surg 231: 11 – 24
3. Jacobi CA, Wenger F, Sabat R, Volk T, Ordemann J, Muller JM (1998) The impact of laparoscopy with carbon dioxide versus helium on immunologic function and tumor growth in a rat model. Dig Surg 15: 110 – 116
4. Jiang WG (1998) Cell adhesion molecules in the formation of liver metastasis. J Hepatobiliary Surg 5: 375 – 382
5. Neuhaus SJ, Ellis TS, Barrett MW, Rofe AM, Jamieson GG, Watson DI (1999) In vitro inhibition of tumour growth in a helium rich environment: implications for laparoscopic surgery. Aust N Z J Surg 69:52 – 55

Korrespondenzadresse: Dr. med. C. Gutt, Abteilung für Allgemeinchirurgie, Universitätsklinik, Theodor-Stern-Kai 7, 60590 Frankfurt/M., Tel.: 0 69-63 01-76 69, Fax: 0 69-63 01-74 52, e-mail: zgkim@hotmail.com

Mikrozirkulation und Exkretionsfunktion der Leber unter den Bedingungen des Pneumoperitoneums

Microcirculation and excretory function of the liver under the conditions of pneumoperitoneum

I. Leister [1], P. Schüler [1], T. Stojanovic [1], L. Füzesi [2], H. Becker [1] und P. M. Markus [1]

[1] Abteilung für Allgemeinchirurgie
[2] Zentrum Pathologie, Georg-August-Universität Göttingen

Abstract

Backround: The distribution pattern of microcirculation disorders in the liver under the conditions of CO_2 pneumoperitoneum, as well as the effects on biliary excretion, are unknown to date. This study examines the pathophysiological effects of CO_2 pneumoperitoneum on the microcirculation and excretory function of the liver in a rat model. *Method:* Under anaesthesia (pentobarbital: 50 mg/kg), Wistar rats ($n=8$) underwent laparotomy with continuous haemodynamic monitoring. The bile duct was cannulated and the left hepatic lobe was exteriorised for examination by intravital microscopy. A tracheotomy was carried out, the rat being ventilated with regular monitoring in the form of blood gas analyses. Preparation was performed in a transparent chamber with a lid which seals the chamber airtight and which has a built-in glass port for intravital microscopy. During intravital microscopy a positive CO_2 pressure was generated using a laparoflator. The control group was prepared in the same manner but without the positive pressure of CO_2. The sinusoidal perfusion rate was measured for the periportal-, midzonal- and pericentral regions of the acinus, respectively, as well as the continuous biliary excretion and microvascular leukocyte adherence in the sinusoids and postsinusoidal venules. *Results:* The establishment of a CO_2 pneumoperitoneum of 4 or 8 mmHg causes a significant reduction in the sinusoidal perfusion rate (%) in the liver. Biliary excretion (µl/min) was considerably reduced under a pressure of 8 mmHg [$p < 0.05$, following multivariance analysis (ANOVA), Tukey's test]. The number of leukocytes adhering to the sinusoidal wall was significantly increased both in the sinusoids of the hepatic lobule (control, 28 ± 5; 4 mmHg, 77 ± 10; 8 mmHg, 113 ± 12) as well as in the postsinusoidal venules (control, 123 ± 13; 4 mmHg, 455 ± 18; 8 mmHg, 643 ± 25) ($p < 0.05$). *Conclusion:* A CO_2 pneumoperitoneum of 4 or 8 mmHg, respectively, results in significant alterations in microvascular perfusion, an increase in leukocyte-endothelial interactions and a decrease in excretory function of the liver in our rat model. These alterations must be taken into consideration in any kind of laparoscopic surgery and may be of clinical relevance particularly in patients with a history of liver damage.

Einleitung

Das Verteilungsmuster der Mikrozirkulationsstörungen in der Leber unter den Bedingungen des CO_2-Pneumoperitoneums sowie die Auswirkungen auf den Gallefluß sind bisher nicht bekannt. In der vorliegenden Studie sollen die pathophysiologischen Auswirkungen des CO_2-Pneumoperitoneums auf die Mikrozirkulation und die Exkretionsfunktion der Leber am Rattenmodell untersucht werden.

Methodik

Unter Pentobarbitalnarkose (50 mg/kg) wurden Wistar Ratten (n=8) unter kontinuierlichem hämodynamischem Monitoring laparotomiert. Der Ductus choledochus wurde kanüliert und der linke Leberlappen zur intravitalmikroskopischen Untersuchung ausgelagert. Die Ratte wurde tracheotomiert und unter regelmäßigen BGA-Kontrollen kontrolliert beatmet. Die Präparation erfolgte in einer transparenten Kammer, welche durch einen Deckel mit eingebautem Deckgläschen zur Intravitalmikroskopie der Leber luftdicht abzuschließen war. Mittels Laparoflator war es möglich in der Kammer während der Intravitalmikroskopie einen CO_2-Druck aufzubauen. Die Kontrollgruppe wurde in gleicher Weise jedoch ohne Anlage eines CO_2-Überdrucks präpariert. Gemessen wurde die sinusoidale Perfusionsrate, getrennt für die *periportale*, die *midzonale* und die *perizentrale* Region des Azinus, der kontinuierliche Gallefluß sowie die mikrovaskuläre Leukozyten-Adhärenz in den Sinusoiden und postsinusoidalen Venolen.

Ergebnisse

Die Anlage eines CO_2-Pneumoperitoneums von 4 bzw. 8 mmHg bewirkt eine sinifikante Reduktion der sinusoidalen Perfusionsrate (%) in der Leber. Der Gallefluß (µl/min) war bei einem Druck von 8 mmHg signifikant erniedrigt. ($p < 0,05$, nach Multivarianzanalyse (ANOVA), Tukey's-Test) (Tabelle 1).

Die Anzahl Endothel-adhärenter Leukozyten war sowohl in den Sinusoiden des Leberläppchens (Kontrolle: 28 $\pm$ 5; 4 mmHg, 77 $\pm$ 10; 8 mmHg, 113 $\pm$ 12) als auch in den postsinusoidalen Venolen (Kontrolle: 123 $\pm$ 13; 4 mmHg, 455 $\pm$ 18; 8 mmHg, 643 $\pm$ 25) signifikant erhöht ($p < 0,05$).

Tabelle 1. Sinusoidale Perfusionsrate (%) und Gallefluß (ul/min)

Sinusoidale Perfusionsrate (%) MW $\pm$ SEM:				Gallefluß (µl/min) MW $\pm$ SEM:	
	periportal:	midzonal:	perizentral:		
Kontrolle:	97,2 $\pm$ 0,6	98,3 $\pm$ 0,5	98,6 $\pm$ 0,6	Kontrolle:	15,2 $\pm$ 0,7
4 mmHg:	77,4 $\pm$ 0,8*	80,9 $\pm$ 0,7*	85,1 $\pm$ 0,8*	4 mmHg:	14,5 $\pm$ 0,5
8 mmHg:	67,3 $\pm$ 0,7*	70,9 $\pm$ 0,8*	75,6 $\pm$ 0,6*	8 mmHg:	12,1 $\pm$ 0,6*

MW = Mittelwert, *SEM* = standard error of the mean, * signifikant vs. Kontrolle

Diskussion

Die Leberdurchblutung spielt hinsichtlich der Leberfunktion sowie der zellvermittelten lokalen Immunantwort eine bedeutende Rolle. Verschiedene Autoren beschreiben eine Verminderung makrozirkulatorischer Parameter viszeraler Gefäße im Rahmen der CO2-Laparoskopie [1, 2, 3]. Gleichzeitig gibt es Hinweise auf eine verstärkte Lebermetastasierung bei der CO2-Laparoskopie im Vergleich zur gaslosen Laparoskopie und zur Laparotomie im Rattenmodell [4, 5].

Ein CO_2-Pneumoperitoneum von 4 bzw 8 mmHg führte in unserer intravitalmikroskopischen Studie zu signifikanten Alterationen der mikrovaskulären Perfusion, einer Zunahme der Leukozyten-Endothel-Interaktionen sowie einer Abnahme der Exkretionsfunktion der Leber. Diese Veränderungen müssen bei allen laparoskopischen chirurgischen Interventionen berücksichtigt werden und könnten insbesondere beim lebervorgeschädigten Patienten und in der laparoskopischen Chirurgie beim Malignom von klinischer Relevanz sein.

Literatur

1. Gutt CN, Schmandra TC (1999) Portal venous flow during CO_2 pneumoperitoneum in the rat. Surg Endosc 13: 902–905
2. Tunon MJ, Gonzalez P, Jorquera F, Llorente A; Gonzalo-Orden M, Gonzalez-Gallego J (1999) Liver blood flow changes during laparoscopic surgery in pigs. A study of hepatic indocyanine green removal. Surg Endosc 13: 668–672
3. Sala-Blanch X, Fontanals J, Martinez-Palli G, Taura P, Delgado S, Bosch J, Lacy AM, Visa J (1998) Effects of carbon dioxide vs helium pneumoperitoneum on hepatic blood flow. Surg Endosc 12: 1121–1125
4. Ishida H, Murata N, Yamada H, Nakada H, Takeuchi I, Shimomura K, Fujioka M, Idezuki Y, (2000) Pneumoperitoneum with carbon dioxide enhances liver metastases of cancer cells implanted into the portal vein in rabbits. Surg Endosc 14: 239–242
5. Gutt CN, Kim ZG, Schmandra T, Paolucci V, Lorenz M (2000) Carbon dioxide pneumoperitoneum is associated with increased liver metastases in a rat model. Surgery 127: 566–570

Korrespondenzadresse: Dr. med. I. Leister, Abteilung für Allgemeinchirurgie, Georg-August-Universität, Robert-Koch-Str. 40, 37075 Göttingen

Die Alteration des Stress- und Immunsystems bei laparoskopischen Operationen wird entscheidend von der Art des Eingriffes beeinflusst

Alteration in the stress and immune system after laparoscopic procedures depends on the type of operation

Chr. Kuntz, P. Schwalbach, M. Schmeding und Ch. Herfarth

Chirurgische Universitätsklinik Heidelberg

Abstract

We present two experiments to compare laparoscopic to conventional oncological surgery regarding short-term aspects (stress and immune alteration). *Material and Methods:* We established two syngenec tumor bearing small animal models for colon resection (BSp73 ASML, BDX rats) and liver resection (Morris hepatoma 3924A, ACI rats). The following parameters of the stress and immune system were measured: corticosterone, neopterine, IL-1β, IL-6 and the body weight as a parameter of postoperative recovery. *Results:* After colon resection the analysis of variance (ANOVA) showed significant differences in all short-term parameters, including body weight after laparoscopic versus conventional colon resection ($p < 0.05$). In the case of liver resection only IL-6 showed significant differences ($p < 0.05$). *Conclusion:* These results suggest that the type of intraabdominal operation (colon or liver) may influence the trauma of an operation more than the type of technique (laparoscopic or open).

Einleitung

Seit Einführung der Laparoskopie in die Viszeralchirurgie dient die These: „Laparoskopische Operationen verursachen durch kleinere Schnitte eine geringere Kompromittierung des Stress- und Immunsystems und führen daher zu weniger Schmerzen" als Promotor der laparoskopischen Technik [4]. In zahlreichen Studien konnte der Beweis nur punktuell erbracht werden [1, 5]. In dieser Untersuchung wird der Vorteil des laparoskopischen Zugangs für zwei größere viszeralchirurgische Operationen (Kolonresektion und Leberresektion) hinsichtlich des geringeren Operationstraumas mit Hilfe der Stress- und Immunreaktion in einem objektiven Kleintiermodell prospektiv randomisiert untersucht.

Methodik

Im Kleintierexperiment (Ratte, männlich, 250–300 g) wurde die laparoskopische mit der konventionellen Colon- [3] und Leberresektion [2] in Allgemeinanästhesie (Ketanest/ Nembutal) verglichen. Zielkriterien des Stress- und Immunsystems sind Corticosteron,

Neopterin, IL-1β und IL-6 (rattenspezifische Parameterbestimmungen). Das klinische Zielkriterium der Rekonvaleszenz ist der postoperative Gewichtsverlauf. Alle Blutentnahmen erfolgten aus dem retrobulbären Venenplexus vor und nach der Operation sowie am 1., 7. und 21. postoperativen Tag.

Die laparoskopische Colonresektion wurde mit miniaturisierten Instrumenten laparoskopisch assistiert durchgeführt [3]. Die Leberteilresektion erfolgte nach Präparation der Leber mit einer Polypektomieschlinge. Dies ist an der deutlich gelappten Leber der Ratte leicht möglich. Der resezierte Leberlappen ließ sich nach geringer Erweiterung eines Trocarzuganges leicht bergen [2].

Die statistische Aufarbeitung erfogte mit einer Varianzanalyse (ANOVA) und dem Student's-t-Test.

Ergebnisse

Nach laparoskopischer versus konventioneller Colonteilresektion zeigen sich in der ANOVA signifikante Unterschiede bezüglich der Parameter Corticosteron (p=0,001), Neopterin (p=0,041) und IL-1β (p<0,041). Im t-Test sind direkt postoperativ in allen Parametern signifikante Unterschiede (stets p<0,01) nachweisbar. Der postoperative Gewichtsverlauf als Parameter der klinischen Rekonvaleszenz ist in der ANOVA signifikant unterschiedlich (p<0,01).

Nach laparoskopisch versus konventioneller Leberresektion mit den selben Operateuren und der selben Narkoseführung lassen sich keine Unterschiede in der ANOVA bezüglich Neopterin (p>0,05), IL-1β (p>0,05) und Corticosteron (p<0,05) feststellen. Lediglich IL-6 (p=0,045) weist einen Unterschied zwischen laparoskopischer und konventioneller Leberresektion auf. Es zeigen sich keine Unterschiede im postoperativen Gewichtsverlauf als klinisches Maß der Rekonvaleszenz.

Die Operationsdauer zeigt in dem statistischen Vergleich keinen signifikanten Unterschied zwischen laparoskopischer und konventioneller Technik oder zwischen Kolon- und Leberresektion.

Diskussion

In der Literatur werden Unterschiede der Stress- und Immunreaktion nach laparoskopischer versus konventioneller Cholecystektomie am Menschen zwar beschrieben, sind jedoch nicht unumstritten. Vergleichbare Studien zur Kolonresektion sind seltener und zeigen widersprüchliche Ergebnisse. Jedem Tierexperiment haftet zwar der Makel der geringen Übertragbarkeit der Ergebnisse, insbesondere von Stress- und Immunreaktionen an. Deshalb soll in dieser Studie auch nicht der deutliche Unterschied zwischen laparoskopischer und konventioneller Kolonresektion (Corticosteron, Neopterin, IL-1β) (3) oder der fehlende Unterschied nach laparoskopischer versus konventioneller Leberresektion herausgestellt werden. Viel entscheidender ist der deutliche Unterschied in der Stress- und Immunreaktion nach Kolon- versus Leberresektion. Diese Ergebnisse werden durch den entsprechenden klinischen Verlaufsparameter, die postoperative Gewichtszunahme, bestätigt.

Dieses Ergebnis wird durch die Unabhängigkeit von subjektiven Einflußgrößen, das gleiche Tiermodell, die gleichen Operateure und die vergleichbare Operationsdauer manifestiert. Mit diesem Erfahrungen lassen sich die unterschiedlichen Ergebnisse in der Literatur [1, 5], die oft durch inhomogene Gruppen, unterschiedliche Indikationen, fehlende Randomisierung oder unterschiedliche Operateure bedingt sind, leicht erklären.

Schlussfolgerung

Die Art der intraabdominellen Operation (Colon- oder Leberresektion) beeinträchtigt das Operationstrauma wesentlich stärker als die Technik (laparoskopisch versus konventionell). Die Länge der Inzision bedingt nicht allein das Ausmaß des chirurgischen Traumas.

Die These, dass laparoskopische Operationen per se zu einer Verminderung des Operationstraumas führen, gilt nicht für jede größere abdominalchirurgische Operation.

Literatur

1. Baigrie RJ, Lamont PM, Kwiatkowski D, Dallman MJ, Morris PJ (1992) Systemic cytokine response after major surgery. Br J Surg 79: 757–60
2. Kuntz C, Reinshagen S, Bay F, Schmeding M, Schwalbach P (2000) Laparoscopic liver surgery in the rat Surg Endosc, in press
3. Kuntz C, Wunsch A, Rosch R, Autschbach F, Windeler J, Herfarth C (2000) Short and longterm results after laparoscopic versus conventional colon resection in a tumor bearing small animal model. Surg Endosc 14: 561–567
4. Sietses C, Beelen RH, Meijer S, Cuesta MA (1999) Immunological consequences of laparoscopic surgery, speculations on the cause and clinical implications. Langenbecks Arch Surg 384: 250–258
5. Zieren J, Jacobi CA, Wenger FA, Volk HD, Muller JM (2000) Fundoplication: a model for immunologic aspects of laparoscopic and conventional surgery. J Laparoendosc Adv Surg Tech A 10: 35–40

Korrespondenzadresse: Dr. C. Kuntz, Chirurgische Universitätsklinik, Universität Heidelberg, INF 110, 69120 Heidelberg, Fax: 0 62 21/56 46 37, e-mail: ChristianKuntz@gmx.de

Einfluß der Operationstechnik auf das fibrinolytische Potential des Peritoneums und der Peritonealflüssigkeit bei laparoskopischen und konventionellen kolorektalen Resektionen – Eine prospektiv randomisierte Studie

Influence of the operation technique on the fibrinolytic activity of peritoneum and peritoneal fluid in laparoscopic and conventional colorectal resection – a prospective randomized trial

J. Neudecker[1], T. Junghans[1], H. Ziemer[2] und W. Schwenk[1]

[1] Universitätsklinik für Allgemein-, Viszeral-, Gefäß- und Thoraxchirurgie
[2] Institut für Laboratoriumsmedizin und Pathobiochemie, Medizinische Fakultät der Humboldt-Universität zu Berlin, Charité Campus Mitte

Abstract

The aim of this prospective randomized clinical trial was to determine whether laparoscopic ($n=14$) or conventional ($n=16$) surgery have differing influence on peritoneal fibrinolytic activity during colorectal resection. Peritoneal biopsies were taken intraoperatively and peritoneal fluid samples were taken postoperatively by drainage. There was no difference in concentration and activity of t-PA and PAI-1 in peritoneum and peritoneal fluid samples as a response to laparoscopic or conventional colorectal resection. The findings suggest that the pneumoperitoneum or CO_2 insufflation has no influence on fibrinolytic activity.

Einleitung

Bei konventionellen abdominalchirurgischen Eingriffen wird eine reduzierte peritoneale Fibrinolyseaktivität als pathophysiologische Ursache für die Entstehung von postoperativen Adhäsionen angesehen [1]. In tierexperimentellen und klinischen Untersuchungen war die Ausbildung von Adhäsionen bei laparoskopischen gegenüber konventionellen Eingriffen geringer [6]. Daher sollte die Frage beantwortet werden, ob die minimal-invasive Technik zu einer Veränderung der Fibrinolyseaktivität im mechanisch nicht alterierten Peritoneum und in der Peritonealflüssigkeit führt.

Methodik

Prospektiv-randomisierte Studie an Patienten mit elektiven laparoskopischen (LAP=14) und konventionellen (KON=16) kolorektalen Resektionen. Die Ho-Hypothese lautete, dass zwischen beiden Gruppen keine Unterschiede hinsichtlich der peritonealen fibrinolytischen Aktivität bestehen. Hauptzielkriterium war die t-PA Aktivität in der peritonealen Biopsie am Ende der Operation. Nebenzielkriterien waren die t-PA und PAI-1 Aktivitäten bzw. Konzentrationen des Peritoneums (bezogen auf das Naßgewicht der jeweiligen Probe) und der Peritonealflüssigkeit. Um zwischen beiden Gruppen einen Unterschied von 30% hinsichtlich des Abfalls der peritonealen t-PA Aktivität nachweisen zu können, waren bei einem $\alpha = 0{,}05$ und einem $\beta = 0{,}2$ 30 Patienten notwendig. Zu Beginn und am Ende der Operation wurden in standardisierter Technik Peritonealbiopsien entnommen. Die Entnahmestellen lagen ausschließlich in Regionen des Unterbauches, die zuvor nicht durch Retraktoren mechanisch alteriert worden waren. Postoperativ wurde nach 2, 8 und 24 Stunden das Peritonealsekret aus einer im kleinen Becken plazierten Drainage gewonnen. Von allen Proben wurden Doppelbestimmungen mit ELISA-Kits durchgeführt. Die Angabe von kontinuierlichen Daten erfolgt als Median (Range). Die Gruppen wurden mit dem Mann-Whitney-U-Test miteinander verglichen.

Ergebnisse

Die Alters- und Geschlechtsverteilung sowie die Verteilung der Tumorstadien und -lokalisationen zeigte keine Unterschiede zwischen beiden Gruppen. Die Operationszeit war erwartungsgemäß in der laparoskopischen gegenüber der konventionellen Gruppe im Median etwa eine Stunde länger ($p < 0{,}05$). Zu beiden Entnahmezeitpunkten bestanden zwischen beiden Gruppen keine Unterschiede in der peritonealen t-PA Aktivität, t-PA Konzentration, Aktivität und Konzentration von PAI-1 sowie der Konzentration von t-PA/PAI-1-Komplex (Tabelle 1). In der Peritonealflüssigkeit waren die Fibrinolyseparameter t-PA Konzentration, Aktivität und Konzentration von PAI-1 sowie die Konzentration von t-PA/PAI-1-Komplex zwischen beiden Gruppen ebenfalls nicht unterschiedlich (Tabelle 2).

Tabelle 1. Postoperative Aktivität und Konzentration von t-PA, PAI-1 und t-PA/PAI-1-Komplex im Peritoneum bei laparoskopischen (LAP) und konventionellen (KON) kolorektalen Resektionen, Daten angegeben als Median (Range)

	LAP	KON	p-Wert
t-PA Aktivität (U/mg)			
OP-Beginn	0,28 (0,15 – 0,62)	0,32 (0,01 – 0,67)	1,0
OP-Ende	0,11 (0 – 0,52)	0,08 (0 – 0,62)	0,8
t-PA Konzentration (ng/mg)			
OP-Beginn	0,16 (0 – 0,71)	0,08 (0 – 0,34)	0,2
OP-Ende	0,3 (0 – 0,46)	0,05 (0 – 0,33)	0,6
PAI-1 Aktivität (U/mg)			
OP-Beginn	0,03 (0,01 – 0,04)	0,03 (0,01 – 0,07)	0,3
OP-Ende	0,03 (0 – 0,1)	0,03 (0,02 – 0,09)	0,9
PAI-1 Konzentration (ng/mg)			
OP-Beginn	0,02 (0 – 0,07)	0,02 (0 – 0,08)	0,8
OP-Ende	0,03 (0 – 0,14)	0,02 (0 – 0,07)	0,9
t-PA/PAI-1-Komplex (ng/mg)			
OP-Beginn	0,03 (0,02 – 0,06)	0,02 (0 – 0,06)	0,4
OP-Ende	0,04 (0,01 – 0,16)	0,03 (0 – 0,07)	0,4

Tabelle 2. Postoperative Aktivität und Konzentration von t-PA, PAI-1 und t-PA/PAI-1-Komplex im Peritonealsekret bei laparoskopischen (LAP) und konventionellen (KON) kolorektalen Resektionen, Daten angegeben als Median (Range)

	LAP	KON	p-Wert
t-PA Aktivität (U/ml)			
2 h	8,89 (0,74 – 13,71)	11,38 (0 – 33,78)	0,2
8 h	0,18 (0 – 8,21)	0,28 (0 – 22,82)	0,6
24 h	0 (0 – 0,2)	0 (0-3,69)	0,7
t-PA Konzentration (ng/ml)			
2 h	21,51 (3,39 – 52,85)	22,52 (0 – 53,20)	0,5
8 h	25,55 (0 – 58,48)	31,05 (0 – 97,59)	0,1
24 h	52,40 (10,43 – 115,0)	30,38 (12,96 – 92,89)	0,3
PAI-1 Aktivität (U/ml)			
2 h	8,70 (3,17 – 20,42)	8,21 (4,80 – 11,53)	0,4
8 h	16,53 (5,69 – 60,60)	16,19 (7,14 – 59,56)	0,9
24 h	26,25 (7,04 – 37,55)	23,00 (7,90 – 101,08)	0,7
PAI-1 Konzentration (ng/ml)			
2 h	53 (8,5 – 131)	53 (7 – 128)	0,5
8 h	119 (36 – 366)	120 (9 – 513)	1,0
24 h	498 (94 – 1165)	1180 (88 – 2000)	0,1
t-PA/PAI-1-Komplex (ng/ml)			
2 h	13,32 (6,04 – 42,84)	14,30 (5,22 – 50,36)	0,9
8 h	17,75 (3,55 – 38,34)	19,89 (4,93 – 58,60)	0,3
24 h	30,56 (12,36 – 64,24)	19,69 (5,96 – 44,11)	0,1

Diskussion

Die peritoneale Wundheilung nach chirurgischen Eingriffen führt entweder zur vollständigen Wiederherstellung der Mesothelzellschicht oder zur Ausbildung von bindegewebigen Adhäsionen. Als erster Schritt in der Entstehung einer Adhäsion gilt eine reduzierte peritoneale Fibrinolyseaktivität mit einem daraus resultierenden Fibrinrest, welcher dann zu einem bindegewebigen Verwachsungsstrang konsolidiert. Im Zentrum des fibrinolytischen Systems steht das Enzym Plasmin, welches vernetztes Fibrin in seine Spaltprodukte auflöst. Plasmin entsteht aus Plasminogen unter der stimulierenden Wirkung von t-PA. t-PA wiederum wird durch Plasminogen-Aktivator Inhibitor (PAI-1) gehemmt. In tierexperimentellen Untersuchungen konnte gezeigt werden, dass eine verminderte peritoneale Fibrinolyseaktivität mit einer vermehrten Bildung von Adhäsionen einhergeht [4]. Holmdahl et al. stellten in zwei klinischen Studien die Hypothese auf, dass die peritoneale Fibrinolyseaktivität im entzündetem gegenüber nicht-entzündetem Peritoneum reduziert ist und dass eine lokal verminderte peritoneale Fibrinolyseaktivität bei konventionellen abdominalchirurgischen Eingriffen als eine lokale Antwort auf das chirurgische Trauma zu werten sei [1, 2]. Ob das Risiko, Adhäsionen auszubilden, bei laparoskopischen Operationen vermindert oder gar erhöht ist, war Gegenstand weiterer Untersuchungen. Tierexperimentelle Studien liessen vermuten, dass die Mesothelzellschicht bei laparoskopischen Eingriffen durch den erhöhten intraperitonealen Druck geschädigt wird [5] und die peritoneale Plasminogen Aktivator Aktivität durch die CO_2-Insufflation reduziert wird [3] . Bei einem Vergleich von laparoskopischen und konventionellen abdominalchirurgischen Eingriffen konnte im Hundemodell dagegen eine geringere Bildung von Adhäsionen in der laparoskopischen Gruppe festgestellt werden [6]. Klinische Untersuchungen mit Messung der peritonealen Fibrinolysekapazität bei laparoskopischen Eingriffen liegen bislang nicht vor. In dieser prospektiv randomisierten Studie an 30 Patienten zeigt die im Peritoneum und in der Peritonealflüssigkeit gemessene fibrinolytische Kapazität bei laparoskopischen und konventionellen kolorektalen Resektionen keine Unterschiede zwischen beiden Gruppen. Da die Peritonealbiopsien in dieser Studie ausschließlich aus mechanisch nicht alteriertem Peritoneum entnommen wurden, ist unwahrscheinlich, dass das Kapnoperitoneum bei laparoskopischen Eingriffen zu einer generalisierten Veränderung der peritonealen Fibrinolysekapazität führt. Die vorliegende Studie zeigt, dass das Peritoneum auf eine Laparoskopie nicht grundsätzlich anders reagiert als auf eine Laparotomie. Wahrscheinlich ist die höhere Inzidenz von Verwachsungen nach konventionellen im Vergleich zu laparoskopischen Operationen auf die größere Fläche des alterierten Peritoneums (Inzision, Hakendruck, Austrocknung, mechanische Alteration durch Tücher, etc.) zurückzuführen.

Gefördert durch die Deutsche Forschungsgemeinschaft (JU 364/1-1)

Literatur

1. Holmdahl L (1997) The role of fibrinolysis in adhesion formation. Eur J Surg Suppl. 557: 24–31
2. Holmdahl L, Eriksson E, Al-Jabreen M, Risberg B (1996) Fibrinolysis in human peritoneum during operation. Surgery 119: 701–705
3. Nagelschmidt M, Holthausen U, Minor T, Gerbecks D (1998) Einfluss des Pneumoperitoneums auf die Plasminogen Aktivator-Aktivitaet im Abdomen. Langenbecks Arch Chir I; Forumband 557–560
4. Raftery AT (1981) Effect of peritoneal trauma on peritoneal fibrinolytic activity and intraperitoneal adhesion formation. Eur Surg Res 13: 397–401
5. Schaeff B, Paolucci V, Henze A, Schlote W, Encke A (1998) Electron microscopical study on mesothelial cells after laparoscopic operations. Langenbecks Arch Chir; Forumband: 571–573
6. Tittel A, Schippers E, Treutner K, Anuroff M (1994) Laparoskopie versus Laparotomie – eine tierexperimentelle Studie zum Vergleich der Adhäsionsbildung im Hund. Langenbecks Arch Chir 379

Korrespondenzadresse: Dr. med. J. Neudecker, Universitätsklinik für Allgemein-, Viszeral-, Gefäss- und Thoraxchirurgie, Medizinische Fakultät der Humboldt-Universität zu Berlin, Charité, Campus Mitte, Schumannstrasse 20/21, 10117 Berlin, Tel.: +4 93 02 80 25 048, Fax: +49 30 28 02 11 75,

CMRT (Clinic Modelling Randomised Trial) an Ratten zur Frage des Nutzens der Abdominallavage bei postoperativer Peritonitis: Entscheidungsfindung für eine G-CSF Prophylaxe in einer randomisierten klinischen Studie

CMRT (clinic modelling randomised trial) in rats for the determination of the effectiveness of abdominal lavage in postoperative peritonitis: decision making for a randomized G-CSF prophylaxis trial

A. Bauhofer[1], B. Stinner[2], F. Kohlert[1], I. Celik[1], U. Plaul[2], A. Torossian[3] und W. Lorenz[1]

[1] Institut für Theoretische Chirurgie
[2] Klinik für Allgemeinchirurgie
[3] Klinik für Anästhesie und Intensivtherapie, Philipps-Universität Marburg

Abstract

Background: For the development of a guideline for the treatment of anastomotic leakage in a clinical trial with a G-CSF prophylaxis in patients with colorectal cancer, an evaluation of the evidence levels was performed. For abdominal lavage evidence was only obtained from non-experimental trials and animal trials. Most animal trials do not include clinical complexity. The aim of the present trial was the analysis of the interaction of abdominal lavage with various clinical interventions and especially with the study drug G-CSF. *Material and Methods:* In a CMRT (clinic modelling randomized trial) the complexity of the clinic was modelled including anaesthesia, i.v. antibiotics, laparotomy, inoculation of human stool bacteria, volume substitution and postoperative analgesia. Abdominal lavage was performed 24 h after contamination including macroscopic elimination of pus and faecal particles with swabs and rinsing all parts of the abdomen with 2×20 ml NaCl solution. Animals were randomized into three groups: (A) no lavage, (B) lavage, (C) lavage plus G-CSF prophylaxis. The primary endpoint was the 120-h mortality rate. Secondary endpoints were the phagocytic activity of granulocytes and cytokine concentrations (IL-6 and TNF-α) in the peritoneal fluid and serum. *Results:* The survival rate of 33% in group A was reduced to 17% in group B by abdominal lavage. In group C the survival was increased to 61 % ($p < 0.05$ in χ^2-test). The rate of phagocytosis-positive granulocytes was increased by the G-CSF prophylaxis ($p < 0.05$ in the Kruskal–Wallis test), while the concentration of IL-6 and TNF ($p < 0.01$ and $p < 0.05$) was reduced in the peritoneal fluid and IL-6 also in the serum ($p < 0.05$). *Conclusion:* Abdominal lavage alone neither increased the survival rate nor modified the phagocytic activity and cytokine levels positively. In contrast, all endpoints were positively altered by the addition of G-CSF. In the clinical trial the lavage can be performed, because there is no negative interaction with G-CSF. However, lavage is not recommended since there was no benefit obtained in parallel to results from clinical trials.

Einleitung

Zur Entwicklung einer Leitlinie für die Behandlung der Anastomoseninsuffizienz in einer Studie mit G-CSF (Granulozyten Kolonie Stimulierender Faktor) zur Verbesserung des postoperativen Outcome bei Patienten mit kolorektalem Karzinom wurde eine Erhebung zum Grad der Evidenz der einzelnen Behandlungsschritte durchgeführt. Für die Abdominallavage war nur Evidenz auf Ebene von Beobachtungsstudien [1] und Tierversuchen auffindbar. Diese Tierversuche berücksichtigen meist nicht die Interaktion mit anderen klinischen Interventionen. Eine anerkannte Prophylaxe und Therapie der Peritonitis ist beispielsweise der Einsatz von systemischen Antibiotika. Diese werden in vielen Versuchen gar nicht verwendet [2] oder nur kurz vor der Operation intramuskulär appliziert [3] und nicht mindestens eine Stunde vor der Operation i.v. verabreicht, um eine optimale Wirkung zu gewährleisten.

Ziel dieser Studie war es, die Bedeutung der Abdominallavage in ihrer komplexen Interaktion mit anderen Behandlungen und insbesondere die Interaktion mit der Studienmedikation G-CSF in einem CMRT (Clinic Modelling Randomised Trial) [4] zu untersuchen und daraus Konsequenzen für die Studienleitlinie zu ziehen [5].

Methodik

In einem CMRT wurde die klinische Situation der abdominellen Sepsis mit folgenden Elementen modelliert: Anästhesie mit Fentanyl/Droperidol, i.v. Antibiotikaprophylaxe mit Co-amoxiclav (10 mg/kg KG), Laparotomie, Inokulation einer standardisierten, humanen Stuhlprobe, Volumensubstitution (Ringerlösung) und postoperative Analgesie (Tramadol). Die Bedingungen einer klinischen Studie wurden modelliert durch Randomisierung, Verblindung, Stichprobenberechnung, Einhaltung der "intent to treat rule" und einer adäquaten statistischen Analyse [4]. Die Ratten wurden 24 Stunden nach der Infektion erneut narkotisiert, die Fäden entfernt, Eiter und Stuhlpartikel mit einem feuchten Tupfer abgewischt und eine Spülung aller Bereiche des Abdomens mit 2×20 ml 37°C warmer NaCl-Lösung vollzogen. Die Studie wurde durchgeführt mit 54 Ratten randomisiert in drei gleich großen Gruppen zu 18 Tieren. Gruppe A: keine Lavage, Gruppe B: Lavage und Gruppe C: Lavage plus G-CSF (12 h vor, 12 h und 36 h nach Infektion mit 20 µg/kg KG). Der primäre Endpunkt war die 120 Stunden Mortalität. Als sekundäre Endpunkte wurden die Phagozytoseaktivität der Granulozyten mittels Flowcytometrie und Zytokinspiegel von IL-6 und TNF-α im Plasma und der Peritonealflüssigkeit mittels ELISA, 24 h nach Infektion bestimmt.

Ergebnisse

Die Überlebensrate von 33% in Gruppe A verringerte sich auf 17% in Gruppe B. Durch Kombination mit G-CSF (Gruppe C) konnte der negative Effekt der durch die Lavage bedingt war kompensiert werden und eine Überlebensrate von 61% erreicht werden (p < 0,05 im χ^2 Test). Die antimikrobielle Aktivität der Granulozyten wurde durch Kombination mit G-CSF stimuliert, so daß der Anteil der Phagozytose positiven Zellen von 31 auf 42% erhöht wurde (p < 0,05 im Kruskal-Wallis Test). Die pro-inflammatorischen Zytokine IL-6 und TNF-α wurden in der Peritonealflüssigkeit von 1200 auf 420 pg/ml (p < 0,01) bzw. von 190 auf 107 pg/ml (p < 0,05) reduziert. Im Plasma war kein signifikanter Unterschied bei TNF-α zu finden, jedoch war bei IL-6 eine Reduktion von 130 auf 30 pg/ml durch die G-CSF Prophylaxe erzielbar (p < 0,05).

Schlussfolgerung

Die Abdominallavage alleine erbrachte keinen Vorteil, weder durch eine Verbesserung der Überlebensrate noch der Funktionalität der Granulozyten oder der Zytokinspiegel. Durch Kombination mit G-CSF konnte jedoch die Überlebensrate, die Phagozytoseaktivität und die Zytokinspiegel positiv verändert werden. Die Abdominallavage kann in der klinischen Studie verwendet werden, da sie nicht negativ mit G-CSF interagiert. Sie kann jedoch nicht empfohlen werden, da auch in diesem CMRT wie in nahezu allen publizierten klinischen Studien kein Vorteil durch die Lavage nachgewiesen werden konnte.

Literatur

1. Schein M, Saadia R, Decker G (1988) Intraoperative peritoneal lavage. Surg Gynecol Obstet 166:187–195
2. Edmiston CE, Goheen MP, Kornhall S, Jones FE, Condon RE (1990) Faecal peritonitis: microbial adherence to serosal mesothelium and resistance to peritoneal lavage. World J Surg 14: 176–183
3. Baker CC, Caudry IH, Gaines HO, Baue AE (1983) Evaluation of factors affecting mortality rate after sepsis in a murine cecal ligation and puncture model. Surgery 94: 331–335
4. Bauhofer A, Lorenz W, Celik I, Stinner B, Solovera J, Lorijn R (1998) Haematopoetic cytokines, G-CSF and abdominal surgery. In: Schein M, Wise L (eds) Cytokines and the abdominal surgeon. Landes Bioscience, Austin, Texas, pp. 117–141
5. Stinner B, Bauhofer A, Lorenz W, Rothmund M and the Lucerne Group for Consensus-assisted Development of the Study Protocol on Prevention of Abdominal Sepsis: Example G-CSF (2001) Granulocyte-colony stimulating factor in the prevention of postoperative infectious complications and a non-optimum recovery from surgery in patients with colorectal cancer and increased preoperative risk (ASA 3 and 4). Protocol of a controlled clinical trial developed by consensus of an international study group. Part three: individual patient, complication algorithm and quality management. Inflamm Res (in press)

Korrespondenzadresse: Dr. A. Bauhofer, Universität Marburg, Institut für Theoretische Chirurgie, Baldingerstraße, 35033 Marburg, Fax: 06 42 12 86 89 26, e-mail: bauhofer@mailer.uni-marburg.de

Prognoserelevanz disseminierter Tumorzellen im Knochenmark: Prospektive Studie an 1045 Mammakarzinom – Patientinnen im Stadium I – III

Prognostic relevance of disseminated tumor cells in bone marrow: prospective study in 1045 breast cancer patients in stages I – III

I. Funke[1], W. Schraut[1], M. Untch[2], G. Schlimok[3], K. W. Jauch[4] und F. W. Schildberg[1]

[1] Chirurgische Klinik und Poliklinik
[2] Gynäkologische Klinik, Klinikum Großhadern der LMU-München
[3] II. Medizinische Klinik, Krankenhauszweckverband Augsburg
[4] Chirurgische Klinik und Poliklinik, Universität Regensburg

Abstract

The present prospective study evaluates the impact of disseminated tumor cells in bone marrow of breast cancer patients on overall survival. In the whole patient cohort consisting of 1045 stage I – III patients the lymph node status was demonstrated to be the strongest independent prognostic factor, whilst no relevant impact of the bone marrow status could be demonstrated. Evaluating the node-negative ($n=596$) and the node-positive patient ($n=439$) cohorts separately revealed that the bone marrow status is an independent predictor for poor survival in node-positive patients (RR 1.59; CI 1.07 – 2.37; median follow up of 53 months).

Einleitung

Der immunzytochemische oder molekularbiologische Nachweis disseminierter epithelialer Zellen im Knochenmark von Patienten mit soliden Tumoren hat als optionaler Parameter Eingang in die TNM-Klassifikation gefunden und wird vielfach bereits als gesicherter neuer Prognosefaktor angesehen. Tatsächlich kommen die bislang nur vereinzelt vorliegenden Studien mit aussagefähigen Patientenzahlen, Erkrankungsstadien und Nachbeobachtungszeiten sowie multivariatem Analyseverfahren jedoch zu einer divergierenden Beurteilung der prognostischen Wertigkeit des Knochenmark (KM) – Status (1). Ziel der vorliegenden prospektiven Studie war es daher, diese an einem repräsentativen Kollektiv von Patientinnen mit primärem Mammakarzinom zu evaluieren.

Methodik

In die Studie gingen in dem Rekrutierungszeitraum von 1990 – 1999 ausschließlich Patientinnen mit einem Mammakarzinom der UICC-Stadien I – III und R0-Resektion ein ($n=1045$). Nach intraoperativer KM-Aspiration wurden 1×10^6 Zellen pro Patientin immunzytochemisch analysiert (mab CK2/APAAP-Färbung). Die Auswertung erfolgte lichtmikroskopisch durch zwei unabhängige Auswerter. Die Nachsorgedaten der Patientinnen wurden regelmäßig entsprechend der Empfehlungen des Tumorzentrums München erhoben. Die mediane Nachbeobachtungszeit liegt derzeit bei 53 Monaten (8 – 120 Monate). Die statistische Auswertung erfolgte univariat mit dem Kaplan-Meier Test. Die Faktoren mit signifikantem Einfluss ($p < 0.05$) auf das Gesamtüberleben in der univariaten Analyse gingen zur Bewertung ihrer *unabhängigen* prognostischen Relevanz in das multivariate Cox-Regressionsmodell ein.

Ergebnisse

Eine statistische signifikante Korrelation zwischen dem KM-Status und den im weiteren genannten klinisch-pathologischen Parameter bestand nicht ($p > 0.05$; chi square). In der univariaten Analyse waren ein fortgeschrittenes pT-Stadium (≤ 2 cm vs. > 2 cm; $p = 0.001$), der Lymphknotenstatus (pN_0 vs. pN_{1-2}; $p=0.001$), das Grading (G1,2 vs. 3; $p = 0.001$); die Tumormarker CEA und CA 15-3 (Referenzbereich vs. erhoeht; $p = 0.005$ bzw. $p = 0.001$), der Hormonrezeptorstatus (negativ vs. positiv; $p = 0.0001$), der PAI-1 Status (Referenzbereich vs. erhoeht; $p = 0.009$), das OP-Verfahren (BET vs. MRM; $p = 0.001$) sowie der Knochenmarkstatus (positiv vs. negativ; $p = 0.002$) prognostisch relevant.

Im stärksten Modell in der multivariaten Analyse erwiesen sich der Lymphknotenstatus (RR 3.52; 95% CI 2.36 – 5.25), der Hormonrezeptorstatus (RR 2.27; 95% CI 1.62 – 3.18) und das pT-Stadium (RR 1.75; 95% CI 1.19 – 2.57) als unabhängige Parameter für eine ungünstige Gesamtüberlebenszeit im Gesamtkollektiv, während der KM-Status hier nicht relevant war.

Bei getrennter Auswertung des nodalnegativen (n = 596) und des nodalpositiven Patientenkollektives (n = 439) erwies sich der KM-Status in der Gruppe der nodalnegativen Patientinnen von denen bislang erst 37 tumorabhängig verstorben sind, ebenfalls nicht als unabhängiger Prognosefaktor. Im Gegesatz dazu stellt der KM-Stauts bei den nodalpositiven Patientinnen einen unabhängigen Prognosefaktor dar (RR 1.59; CI 1.07 – 2.37).

Diskussion

Ein „Schwarz-Weiss-Bild", bei dem der KM-Status als stärkster unabhängiger Prognosefaktor im Gesamtkollektiv sogar dem Lymphknotenstatus überlegen ist, ergibt sich in den hier untersuchten 1045 Patientinnen nicht (2, 3) Vielmehr wird die weitergehende Auswertung klären, in welchen definierten Patientensubgruppen der KM-Status das bestehende Tumorstaging verbessert – und nicht nur erweitert - und inwieweit sich daraus neue Aspekte für risikoadaptierte Therapieansätze und gegebenenfalls auch für das Monitoring eines Therapieeffektes ergeben können.

Literatur

Funke I, Schraut W (1998) Meta-analyses of studies on bone marow micrometastases: an independent prognostic impact remains to be substantiated. J Clin Oncol 16: 557 – 566

Braun S, Pantel K, Müller P, Janni W, Hepp F, Kentenich C, Gastroph S, Wischnik A, Thomas D, Kindermann G, Riethmüller G, Schlimok G (2000) Cytokeratin-positive cells in bone marrow and survival of patients with stage I, II or III breat cancer. N Engl J Med 342: 525–533
Funke I, Schraut W (2000) Bone marrow metastases in breast cancer. N Engl J Med 343: discussion 578

Korrespondenzadresse: Dr. I. Funke, Chirurgische Klinik und Poliklinik, Klinikum Groß-hadern der LMU-München, Marchioninistraße 15, 81377 München, Tel.: 0 89/70 95 34 33, Fax: 0 89/7 00 44 18, e-mail: funke@gch.med.uni-muenchen.de

Cervikale Barrett-Metaplasie im residuellen Ösophagus nach subtotaler Ösophagektomie und Magenhochzug

Barrett's metaplasia arising in the esophageal remnant after gastric pull-up to the neck

C. Gutschow[1,2], R. Romagnoli[1], A. H. Hölscher[2] und J.-M. Collard[1]

[1] Upper G-I Surgery Unit, St.Luc Academic Hospital, Universität Leuven, Brüssel, Belgien
[2] Chirurgische Klinik und Poliklinik der Universität zu Köln

Abstract

Objective: The aim of this study was to determine whether the denervated stomach as an esophageal substitute recovers acid secretion with time, so as to predispose to the development of esophagitis and Barrett's metaplasia in the esophageal remnant. *Methods*: Intraluminal gastric pH was monitored over a 24-h period 1–195 months after transthoracic elevation of the stomach as esophageal replacement in 91 patients. In total, 89 upper gastrointestinal endoscopies were performed in 83 patients. Patients were divided into three groups depending on length of follow-up, i.e. group 1, < 1 year; group 2, 1–3 years; and group 3, >3 years. *Results*: The percentage of time gastric pH < 2 increased from group 1 (27.3%) to group 2 (56.1%) and group 3 (70.5%) ($p < 0.001$) parallel to an increase in the prevalence of cervical heartburn (i.e. 6.5, 22.2, and 35.7%, respectively; $p = 0.013$) and of esophagitis (i.e. 4.2, 15.4, and 38.5%, respectively; $p = 0.004$). Six patients had Barrett's metaplasia, intestinal ($n = 2$) or gastric ($n = 4$) in type in their esophageal remnant. *Conclusions*: After vagotomy, the stomach recovers a normal intraluminal pH profile with time. The potential for the long-term development of Barrett's metaplasia in the esophageal remnant questions the use of the stomach as an esophageal substitute in benign and early neoplastic diseases.

Einleitung

Die trunkuläre Vagotomie war für lange Zeit Therapie der ersten Wahl der gastroduodenalen Ulkuserkrankung. In Verbindung mit einer subtotalen Ösophagektomie kommt es nach Vagotomie zu einer Reduktion der gastralen Säuresekretion [1]. Dennoch sind Refluxsymptome nach subtotaler Ösophagektomie häufig und es gibt Anhaltspunkte für ein Wiedererlangen der Fähigkeit zur gastralen Säuresekretion im postoperativen Verlauf. In einer japanischen Studie war der Kongorot-Test nach einem Follow-Up >5 Jahre häufiger positiv als bei Patienten, die zu einem früheren Zeitpunkt untersucht wurden [2]. Andere Autoren fanden im zeitlichen Verlauf eine zunehmende Prävalenz von Ösophagitis und pathologischer Säureexposition im residuellen Ösophagus [1, 3].

In diesem Zusammenhang führten wir vorliegende klinische Studie an einer größeren Population subtotal ösophagektomierter Patienten mit z. T. langem postoperativem Fol-

552

low-Up durch. Ziel der Arbeit war die Beantwortung folgender Fragestellung: Regeneriert der intrathorakale Magen als Ersatzorgan nach subtotaler Ösophagektomie seine Fähigkeit zur Säuresekretion und prädisponiert somit zu Ösophagitis und Barrett-Metaplasie im residuellen cervikalen Ösophagus?

Methodik

Einundneunzig Patienten (71 Männer und 20 Frauen) nach subtotaler Ösophagektomie und Magenhochzug wurden untersucht. Das Alter lag zwischen 33 und 82 Jahren, das Follow-up betrug im Mittel 44,5 Monate (1-195 Monate). Dreiundachtzig Patienten willigten in eine Ösophagogastroskopie ein, bei 6 Patienten wurde die Endoskopie nach einem Zeitraum von 3 Jahren wiederholt. Alle 91 Patienten wurden in einem detaillierten Interview bezüglich des Vorliegens einer Refluxsymptomatik befragt. Intragastrale 24h-pH- und Bilirubinmessungen wurden an jeweils 91 und 76 Patienten durchgeführt. Neun Patienten akzeptierten die Wiederholung der intragastralen pH-Metrie nach einem Zeitraum von 3 Jahren. Die Fraktionszeit $pH < 2$ und Bilirubinabsorption > 0.25 wurde mit den Referenzwerten gesunder Probanden verglichen. Die Patienten wurden je nach FU in 3 Gruppen unterteilt: *Gruppe 1:* $FU < 1$ Jahr, *Gruppe 2:* FU 1-3 Jahre, *Gruppe 3:* $FU > 3$ Jahre. Die statistische Auswertung erfolgte unter Anwendung des Wilcoxon-, Mann-Whitney-, Kruskal-Wallis- und χ^2-Tests. Die Schwelle der Signifikanz wurde für $p<0.05$ festgelegt.

Ergebnisse

Die Prävalenz eines normalen intragastralen pH-Profils war 32.2% in Gruppe 1, 81.5% in Gruppe 2 und 97.6% in Gruppe 3 ($p < 0.001$). Die Fraktionszeit des intragastralen $pH < 2$ stieg von 27.3% (Gruppe 1) auf 56.1% (Gruppe 2) und auf 70.5% (Gruppe 3) ($p < 0.001$) parallel zu einem Anstieg der Prävalenz von Refluxsymptomen (i.e. 6.5%, 22.2% und 35.7%; $p=0.013$) und der einer makroskopischen Ösophagitis (i.e. 4.2%, 15.4% und 38.5%; $p=0.004$). Bei den 9 nach einem Zeitraum von drei Jahren erneut gemessenen Patienten kam es zu einem Anstieg der Fraktionszeit des intragastralen $pH < 2$ von 28.7% auf 81.2% ($p=0.008$). Die Fraktionszeit der intragastralen Bilirubinexposition > 0.25 war 12.8% bei Patienten mit einem alkalischen gastralen pH-Profil und 19.3% in Patienten mit gastraler Normazidität ($p=0.059$). Sechs Patienten hatten einen Barrett-Ösophagus, die histologi-

Tabelle 1. Charakteristika der Patienten mit Schleimhautmetaplasie im residuellen Ösophagus

	FU (Monate)	Histologie der Metaplasie	Refluxsymptomatik
Patient 1	26	gastral	++
Patient 2	83	gastral	+
Patient 3	110	intestinal	+
Patient 4	133	junktionell	+++
Patient 5	139	gastral	++
Patient 6	166	intestinal	+++

sche Untersuchung der Biopsien zeigte in zwei Fällen eine intestinale, in einem Fall eine junktionelle und in 3 Fällen eine gastrale Metaplasie (Tabelle 1).

Schlussfolgerung

Nach bilateraler trunkulärer Vagotomie ist das intragastrale Milieu bei 2/3 der Patienten alkalisiert, im weiteren Verlauf kommt es jedoch zu einer spontanen Regeneration des pH-Profils, die einer echten Erholung der Säuresekretion entspricht. Die Ausbildung einer Ösophagitis bzw. einer Barrett-Metaplasie stellt die Verwendung des Magens als Ösophagusersatz für benigne Fälle oder Frühkarzinome in Frage.

Literatur

1. Hölscher AH, Voit H, Buttermann G, Siewert JR (1988) Function of the intrathoracic stomach as esophageal replacement. World J Surg 12: 835–844
2. Okada N, Sakurai T, Tsuchihashi S, Nishimura O, Juhri M (1986) Gastric functions in patients with the intrathoracic stomach after esophageal surgery. Ann Surg 204: 114–121
3. Bonavina L, Anselmino M, Ruol A, Bardini R, Borsato N, Perracchia A (1992) Functional evaluation of the intrathoracic stomach as an esophageal substitute. Br J Surg 79: 529–532

Korrespondenzadresse: Dr. med. Ch. A. Gutschow, Klinik und Poliklinik für Visceral- und Gefäßchirurgie der Universität zu Köln, Joseph-Stelzmann-Straße 9, 50931 Köln (Lindenthal), Tel.: 00 49-2 21-4 78-48 03, Fax: 00 49-2 21-4 78-62 58

Helicobacter pylori – ein neuer unabhängiger Prognosefaktor nach kurativer Resektion beim Magenkarzinom

Helicobacter pylori – a new independent prognosis factor following curative resection for gastric carcinoma

R. A. Hatz[1], G. Meimarakis[1], M. F. Kaps[1], M. Stolte[2], N. Lehn[3], G. Enders[4] und F. W. Schildberg[1]

[1] Chirurgische Klinik und Poliklinik, Klinikum Großhadern
[2] Institut für Pathologie, Klinikum Bayreuth
[3] Institut für Med. Mikrobiologie und Hygiene, Universität Regensburg
[4] Institut für Chirurgische Forschung, Klinikum Großhadern, München

Abstract

Background: So far, the influence of *Helicobacter pylori* (H.p.) status on survival after curative resection for gastric adenocarcinoma is unknown. We report prospective follow-up data of H.p.-positive and -negative gastric cancer patients who underwent curative resection for gastric adenocarcinoma between 1992 and 1999. *Methods*: Preoperative H.p. status of 167 patients was examined by means of bacterial culture, histology (H&E and Warthin-Starry stain) and serology. We investigated associations with various prognostic factors as well as the effect of H.p. status on relapse-free and overall survival. *Results*: At median follow-up of 25.2 months, overall survival was 53.3% in H.p.-positive patients, and 22.1% in H.p.-negative patients ($p = 0.003$). For multivariate analysis of various clinicopathologic features, the effect of H.p. status emerged as a new independent prognostic factor (hazard ratio 0.58, 95% CI 0.34–0.98). Other established prognostic factors (depth of invasion, lymph node metastasis and preoperatively elevated levels of carcinoembryonic antigen) were also significantly linked with survival in our study. *Discussion*: H.p.-positive patients' status is a new independent prognostic factor for better survival after curative resection for gastric adenocarcinoma. Our findings should lead to a more careful follow-up of H.p.-negative patients due to their dismal prognosis. If the mechanisms that lead to the reported differences in survival are elucidated, our findings could contribute to new strategies in the treatment of gastric cancer.

Einleitung

Als wichtiger Risikofaktor für das Magenkarzinom ist Helicobacter pylori (H.p.) als Karzinogen der Klasse 1 (WHO) definiert. Trotz einer hohen Prävalenz der H.p.-Infektion bei Patienten mit einem Adenokarzinom des Magens (bis zu 85%), gibt es eine echte H.p.-negative Patientengruppe (1). Bisher ist der Einfluss des H.p.-Status auf das Überleben nach operativer Behandlung des Magenkarzinoms unbekannt. Nur wenige klinisch-pathologische Parameter sind als unabhängige Prognosefaktoren beim Magenkarzinom etabliert. Ziel unserer prospektiven Studie war es, den Einfluss des H.p.- Status auf das Überleben nach kurativer Operation des Magenkarzinoms zu untersuchen.

556

Methodik

Eine konsekutive Serie von 167 kurativ operierten Magenkarzinompatienten wurde prospektiv untersucht, Studienbeginn war Januar 1992. Der präoperative H.p.-Status wurde mit Warthin-Starry- und H&E-Färbung, bakterieller Kultur und Serologie (Cobas Core® ELISA) ermittelt. 42 Patienten waren H.p.-negativ, 125 H.p.-positiv. Die mittlere Nachbeobachtungszeit betrug 30,6 Monate (range 4–85 Monate). Die statistische Analyse erfolgte durch Kaplan-Meier (log rank) und multivariate Cox-Analyse.

Ergebnisse

Die Kaplan-Meier-Analyse (log rank Statistik) ergab eine signifikante Assoziation zwischen H.p.-positivem Patientenstatus und längerem Gesamtüberleben nach kurativer Operation (Abb. 1). Das 2-Jahres Überleben der H.p.-positiven Patientengruppe war signifikant besser als das der H.p.-negativen Patienten (69% versus 49%, p = 0,003). Nach

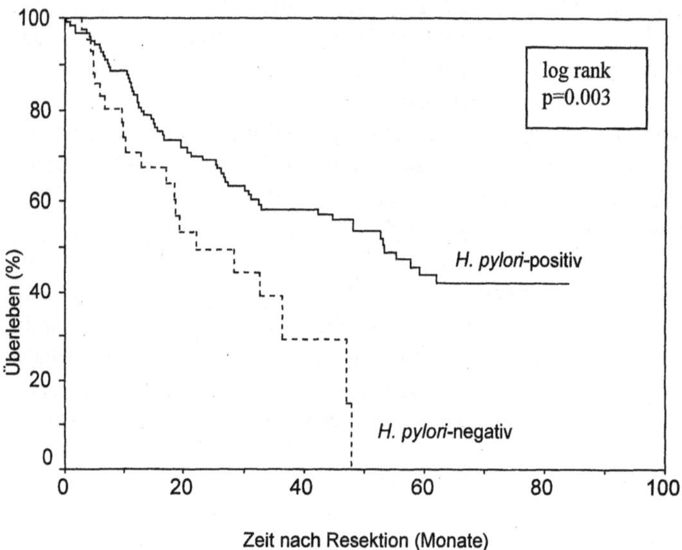

Abb. 1

Tabelle 1. Multivariate Analyse

Prognose Faktor	Rel. Risiko (95% KI)	p-Wert
H. pylori-Status	0,58 (0,34–0,98)	0,040
Tumor-Infiltration (pT)	2,04 (1,28–3,24)	0,003
Lymphknotenbefall (pN)	1,94 (1,16–3,26)	0,012
Carcinoembryonic antigen (CEA)	1,73 (1,03–2,89)	0,037

KI: Konfidenzintervall; *Rel. Risiko:* relatives Risiko

fünf Jahren lebten noch 44% der H.p.-positiven Patienten im Gegensatz zur H.p.-negativen Patientengruppe, in der kein Patient länger als 48 Monate überlebte. Die Multivariate Analyse einer Reihe von klinisch-pathologischen Faktoren identifizierte den H.p.-Status der Patienten als neuen unabhängigen Prognosefaktor ($p = 0,04$, relatives Risiko 0,58, 95% Konfidenzintervall 0,34–0,98). Andere etablierte unabhängige Prognosefaktoren (pT,pN,CEA) für das Magenkarzinom waren in unserer Studie ebenfalls signifikant mit dem Überleben korreliert (Tabelle 1).

Diskussion

Die vorliegende Studie zeigt erstmals, daß eine frühere oder bestehende H.p.- Infektion einen signifikant günstigen Einfluss auf das Überleben nach kurativer Operation des Magenkarzinoms ausübt und stellt einen bisher unbekannten neuen unabhängigen Prognosefaktor für diese Erkrankung dar. Die Bestimmung des *Helicobacter pylori*-Status eines Patienten kann sehr einfach, schnell und kostengünstig präoperativ durchgeführt werden. Der Unterschied im Überleben könnte ein unterschiedliches tumorbiologisches Verhalten zwischen der mit H.p.-assoziierten Adenokarzinomen und den nicht H.p.-assoziierten Tumoren widerspiegeln. Diese Diskrepanz ist z.Zt Gegenstand weiterführender Untersuchungen.

Gefördert durch ein Forschungsstipendium der Chiles Foundation, Portland Orgeon USA

Literatur

1. Hatz RA, Lehn N, Leyh S, Kaps MF, Bayerdörffer E, Stolte M, Schildberg F-W (1996) Die Prävalenz der Helicobacter pylori-Infektion beim Magencarcinom. Chirurg 67: 403–408

Korrespondenzadresse: Priv. Doz. Dr. med. R. A. Hatz, Klinikum Großhadern, Chirurgische Klinik und Poliklinik, Marchioninistraße 15, 81377 München, Fax: 0 89/70 95-35 08, e-mail: Hatz@gch.med.uni-muenchen.de

Organerhaltende Chirurgie bei chronischer Pankreatitis – Langzeitresultate einer prospektiv randomisierten Studie zum Vergleich der subtotalen Resektion (SR) mit der erweiterten Drainage (ED)

Organ preserving surgery for chronic pancreatitis – long-term results of a randomized controlled study comparing resection (SR) vs. extended drainage (ED)

C. Bloechle[1], T. Strate[1], C. Schneider[1], C. Gonzalez[1], T. Kuechler[3], T. v. Schrenck[2], W. T. Knoefel[1] und J. R. Izbicki[1]

[1] Abteilung für Allgemeinchirurgie
[2] Med. Klinik des Universitätskrankenhauses Eppendorf–Hamburg
[3] Zentrum für Lebensqualität der Universitätsklinik Kiel

Abstract

Background: Resection and drainage are the two basic surgical principles of surgery for chronic pancreatitis (CP). Organ preserving procedures are claimed to offer advantages regarding exocrine and endocrine function. Duodenum preserving subtotal pancreatic head resection (SR) and limited pancreatic head excision combined with longitudinal pancreatico-jejunostomy (ED) have been evaluated in a randomized trial. SR displayed higher hospital morbidity (32% vs. 22%), but short term results did not reveal significant differences between SR and ED. Long-term results, however, are still pending. The aim of this study was to compare SR vs. ED regarding their long-term outcome. *Patients and Methods:* In total, 74 patients suffering from chronic pancreatitis were randomly divided into SR ($n=38$) and ED ($n=36$). Before and after the operation, the following parameters were assessed: mortality, morbidity, pain (validated established pain score), quality of life (QL), exo- and endocrine function, working and social rehabilitation. *Results:* Median follow-up was 6 years (4 – 7.5). There was no significant difference in pancreatitis-associated late mortality (16% vs. 14%) or morbidity (8% vs. 5%). The pain score was significantly higher in SR (25 vs. 5; $p=0.009$), but no significant difference was found regarding QL (global QL 66.7 vs. 62.5), exocrine (80% vs. 64%) or endocrine insufficiency (58% vs. 40%), and working/social rehabilitation (100%). Continued alcohol intake was not correlated to recurrent pain ($r-0.67$). *Conclusion:* Lower postoperative morbidity and better results regarding long-term pain control favour ED over SR for CP.

Einleitung

Drainage und Resektion sind die Grundprinzipien in der chirurgischen Behandlung der chronischen Pankreatitis. Die duodenumerhaltende Pankreaskopfresektion nach Beger (SR) beinhaltet die subtotale Resektion des Pankreaskopfes [1], während die erweiterte

Drainage nach Frey (ED) die limitierte lokale Exzision des Pankreaskopfes mit einer longitudinalen Pankreatikojejunostomie verbindet [2], jeweils bei beiden Verfahren unter Erhalt des gastroduodenalen Passage und der Gallengangskontinuität. Die für die ED propagierten Vorteile sind eine geringere Inzidenz an exokrine und endokriner Organinsuffizienz, während für die SR eine längerfristige Schmerzfreiheit postuliert wird. In einer randomisierten Studie war die perioperative Morbidität nach ED signifikant geringer als nach SR (22% vs. 32%) bei gleicher Effektivität in Bezug auf Schmerzfreiheit und Lebensqualität während einer intermediären Nachbeobachtungszeit [3]. Ziel dieser Studie war es, die Langzeitergebnisse nach der organerhaltenden subtotalen Resektion und der organerhaltenden erweiterten Drainage bei Patienten mit chronischer Pankreatitis zu vergleichen.

Methodik

74 Patienten mit chronischer Pankreatitis waren nach Randomisierung entweder der subtotalen Resektion (n=38) oder der erweiterten Drainage (n=36) zugeführt worden. Vor und nach dem operativen Eingriff wurden die nachfolgenden Parameter erfasst: Letalität, Morbidität, Schmerz anhand eines validierten etablierten Schmerzscores [4], Lebensqualität (EORTC-Fragebogen zur LQ), exokrine und endokrine Pankreasfunktionstests, sowie berufliche und soziale Rehabilitation.

Ergebnisse

Die mediane Nachbeobachtungszeit betrug 6 Jahre (4–7,5 Jahre). Es gab keine signifikanten Unterschiede hinsichtlich der chronischen Pankreatitis assoziierten Spätletalität (SR: 16% und ED: 14%) und Spätmorbidität (SR: 8% und ED: 5%). Die Schmerzintensität war nach SR signifikant höher als nach ED (25 Pkt. vs. 5 Pkt.; $p < 0.009$), wobei keine signifikanten Unterschiede in Bezug auf die Lebensqualität zu beobachten waren (globale LQ 66.7 nach SR vs. 62.5 nach ED). Auch für die langfristige exokrine und endokrine Pankreasfunktion, sowie die berufliche und soziale Rehabilitation waren keine signifikanten Unterschiede zwischen SR und ED zu verzeichnen. Ausserdem bestand keine Korrelation zwischen fortgesetztem Alkoholkonsum und Schmerzintensität (Spearman Rang Correlation $r = 0,67$; $p > 0.05$).

Schlussfolgerung

Bei vergleichbaren Ergebnissen hinsichtlich der Pankreasfunktion und der Lebensqualität, sowie der Spätletalität und -Morbidität bietet die erweiterte Drainage langfristig effektivere Schmerzfreiheit im Vergleich zur subtotalen Resektion.

Literatur

1. Beger HG, Krautzberger W, Bittner R, Buechler M, Limmer J (1985) Duodenum preserving resection of the head of the pancreas in patients with severe chronic pancreatitis. Surgery 97: 467–473

2. Frey CF, Amikura K (1994) Local resection of the head of the pancreas combined with longitudinal pancreaticojejunostomy in the management of patients with chronic pancreatitis. Ann Surg 220: 492 – 507
3. Izbicki JR, Bloechle C, Knoefel WT, Kuechler T, Binmoeller KF, Broelsch CE (1995) Duodenum preserving resections of the head of the pancreas in chronic pancreatitis - A prospective randomized trial. Ann Surg 221: 350 – 358
4. Bloechle C, Izbicki JR, Knoefel WT, Kuechler T, Broelsch CE (1995) Quality of life in chronic pancreatitis - Results after duodenum-preserving resection of the head of the pancreas. Pancreas 11: 77 – 85

Korrespondenzadresse: Priv. Doz. Dr. med. C. Bloechle, Abteilung für Allgemeinchirurgie, Universitätskrankenhaus Eppendorf, Martinistrasse 52, 20246 Hamburg, Fax: 0 40-4 28 03-67 56, e-mail: bloechle@uke.uni-hamburg.de

E-PTFE-IPOM versus Polypropylene-Onlay – Ergebnisse einer prospektiv, randomisierten Studie bei Narbenhernien

E-PTFE-IPOM versus polypropylene-Onlay – results of a prospective randomised study in incisional hernias

B. J. Lammers, P. E. Goretzki, M. Witt und H. D. Röher

Klinik für Allgemeine Chirurgie und Unfallchirurgie der Heinrich-Heine-Universität, Düsseldorf

Abstract

Introduction: The use of alloplastic material in the repair of incisional hernias is established nowadays. However, investigations of different procedures and implants are not available. *Material and methods:* The efficiency of three operative procedures and two different alloplastic materials (e-PTFE-intraperitoneal-Onlay-mesh, Mycro-Mesh-plus, and polypropylene-Onlay, Prolene-Mesh) was investigated in a prospective randomised trial. Randomisation was performed when the tension for adapting the fascia margins was less than 70 N. *Results:* Since July 1997 71 patients with 72 incisional hernias could be included. In 28 patients e-PTFE-IPOM and in 31 a polypropylene-Onlay was used. The results of the two randomised groups are given in Table 1.

Table 1. Complications: seroma (S), wound infection (WI), prosthesis infection (PI), prosthesis explantation (EXPL) and recurrence (REC)

	Number	S	WI	PI	Expl	REC
e-PTFE-IPOM	28	2	2	1	1	2 (7%)
PP-Onlay	31	4	1	1	-	3 (10 %)

In 12 cases a replacement of the abdominal wall was necessary because the tension for adapting was >70 N. In the group with abdominal wall replacement we observed four prosthetic infections, a removal of the prosthesis was not necessary. In two cases recurrence occurred. *Conclusion:* Both procedures (e-PTFE-IPOM and PP-Onlay) show good long-term results with recurrence rates of lower than 10%, which was 2/12 in the high-risk group. In only one of six cases with prosthetic infection a removal of the implant was necessary. Thus both procedures are comparably useful in treating reinforcement of abdominal wall hernias.

Einleitung

Zur Reparation von Narbenhernien werden heute generell Fremdmaterialien bevorzugt, da ohne den Einsatz von alloplastischen Grafts Rezidivraten bis zu 62,5 % beobachtet wurden [2]. Vergleichende klinische Untersuchungen unterschiedlicher Materialien und Operationsverfahren liegen nicht vor.

Methodik

Die Effektivität dreier Operationsverfahren (e-PTFE-intraperitonealer-Onlay-Mesh als Bauchwandersatz (e-PTFE-IPOM-BWE), e-PTFE-intraperitonealer-Onlay-Mesh als Bauchwandverstärkung (e-PTFE-IPOM-BWV) und Polypropylen-Onlay als Bauchwandverstärkung (PP-Onlay-BWV) und zwei verschiedener Materialien Mycro-Mesh-Plus® und Prolene-Netz® wurden in einer prospektiv, randomisierten Studie untersucht. Es wurden alle Patienten mit Narben- und Rezidivnarbenhernien, die älter als 18 Jahre waren, in die Studie eingeschlossen. Rezidivpatienten nach Fremdmaterial unterstützter Operation wurden ausgeschlossen. Die Studie wurde von der Ethikkommision genehmigt und nach den Stockholmer Richtlinien für Studien durchgeführt.

Hauptzielkriterium der Studie ist die Ermittlung der Rezidivhäufigkeit, Nebenzielkriterium die der perioperative Morbidität. Alle Patienten werden nach 3, 12 und 24 Monaten nachuntersucht.

Operationsmethoden

Nach Einverständniserklärung zur Teilnahme an der Studie, wird bei der Operation die Wunde in gesamter Länge eröffnet, etwaige Adhäsion nach Herniotomie gelöst und der peritoneale Anteil des Bruchsackes reseziert. Danach wird der stabile Faszienrand dargestellt und eine intraoperative Tensiometrie in der Methode nach Klein [1] unter Vollrelaxierung durchgeführt.

Ist die Faszienadaptationsspannung im Maximum unter 70 Newton, erfolgt eine Randomisierung in eine Bauchwandverstärkung mittels e-PTFE-IPOM-BWV oder Polypropylen-Onlay-BWV. Ist die Spannung größer als 70 Newton oder gar keine Faszienadaptation möglich, wird ein e-PTFE-IPOM als Bauchwandersatz durchgeführt. Allen Methoden gemeinsam ist ein Überlappen des Faszienrandes durch das Implantat von mindestens 5 cm (sog. Overlap-technique). Dies bedeutet bei Randomisierung, daß das Implantat lediglich 10 cm breit ist und die Faszie entweder zuvor bei Polypropylene-Onlay oder nach Implantation bei e-PTFE-IPOM mittels fortlaufender Naht mit Polypropylen der Stärke 0 (Prolene 0) verschlossen wird. Bei Bauchwandersatz mit e-PTFE wird in der Niedrigspannungszone ebenfalls die Faszie mit nichtresorbierbarer Naht über dem Implantat verschlossen.

Ergebnisse

Insgesamt wurden seit Juli 1997 72 Narbenhernien bei 71 Patienten dokumentiert. 28 Patienten wurden in die e-PTFE-IPOM-BWV-Gruppe, 31 Patienten in der Polypropylen-Onlay-BWV-Gruppe randomisiert. Bei 12 Patienten erfolgte eine Bauchwandersatzplastik mit e-PTFE-IPOM aufgrund der hohen Faszienadaptationsspannung.

In der e-PTFE-IPOM-Gruppe waren 12/28 Rezidivhernien. Die durchschnittliche Operationszeit betrug 101 min. Bei 2/28 Patienten kam es zu einer Wundinfektion. Durch sonographische Kontrolle am 7. postoperativen Tag konnte in 2/28 Fällen ein Serom beobachtet werden. Eine Punktion dieser Serome war nicht notwendig. In 1/28 Fällen war ein Prothesenspätinfekt zu verzeichnen, der eine Explantation des Implantates erforderlich machte.

Tabelle 2. Angabe von Alter, Body-Mass-Index (BMI), Fasziendefekt (FD), Faszienadaptationsspannung (T), Operationszeit (OP-D) und erstem postoperativem Stuhlgang der Studiengruppen mit e-PTFE-intraperitonealem Onlay als Bauchwandverstärkung (e-PTFE-IPOM-BWV), Polypropylen-Onlay-Bauchwandverstärkung (PP-Onlay-BWV) und e-PTFE-IPOM-Bauchwandersatz (e-PTFE-IPOM-BWE)

	A (Jahre)	BMI (kg/m^2)	FD (cm^2)	T (N)	OP-D (min)	ST (d)
e-PTFE-IPOM-BWV						
Mittelwert	61	28,3	104	37	106	3
Standardabweichung	11,9	12,6	1,1	13,8	1,2	1
Range	44–89	22–38	15–300	14–70	47–230	1–6
Median	63	27	100	40	95	3
PP-Onlay-BWV						
Mittelwert	59	27,6	56	31	107	3
Standardabweichung	14,8	13,4	46	16,4	37,9	1,6
Range	29–78	22–37	15–156	10–70	40–180	1–7
Median	62	26	70	23	107	3,5
e-PTFE-IPOM-BWE						
Mittelwert	66	27,8	354	>70	131	3
Standardabweichung	6,5	3,9	329	–	23	2
Range	51–75	24–37	100–1200	–	100–180	2–9
Median	66	26	312	–	127	3

2/28 Patienten entwickelten ein Narbenhernienrezidiv, davon wurde eines reoperiert und ein zusätzliches Implantat eingesetzt. Bei dem zweiten Patienten handelte es sich um ein kleines asymptomatisches Rezidiv, das bei Größenkonstanz keiner Revision bedurfte.

In der Gruppe der PP-Onlay-BWV war die mittlere Größe des größten Fasziendefektes 56 cm^2. In 8/31 Fällen handelte es sich um Rezidivnarbenhernien. Die mittlere Operationszeit betrug 107 min. Bei 4/31 Patienten wurde ein Serom und bei 1/31 eine Wundinfektion dokumentiert. In einem Fall kam es 6 Monate nach Operation zu einer Spätinfektion des Implantats, die durch offene Wundbehandlung therapiert wurde. In 3/31 Fällen trat ein Rezidiv auf. Ein Patient wurde aufgrund von Beschwerden erneut durch ein zusätzliches PP-Onlay behandelt.

In der Gruppe mit e-PTFE-IPOM als Bauchwandersatz (n=12) handelte es sich in 4/12 Fällen um Rezidivnarbenhernien. Der mittlere BMI betrug 27,8 bei einer Durchschnittsgröße von 173 cm. Die durchschnittliche Größe des Fasziendefektes wurde mit 354 cm^2 bestimmt. In 4/12 Fällen war es zu einer Protheseninfektion gekommen, kein Implantat wurde entfernt, da alle mittels Antibiotikatherapie und offener Wundbehandlung und konsekutiver Sekundärnaht ausheilten. In zwei Fällen kam es zu einem Rezidiv, wovon eines der Reoperation bedurfte. Ursächlich für beide Rezidive war ein primär zu klein gewähltes Implantat.

Diskussion

Die Bauchwandverstärkung mit e-PTFE-IPOM-BWV und PP-Onlay-BWV zeigen vergleichbare Früh- und Langzeitresultate mit Rezidivraten unter 10%. Selbst in der Hochrisikogruppe zeigen sich gute Langzeitergebnisse bei Bauchwandersatz mit e-PTFE vergleichbar denen mit Sublay oder Stoppa-Repair mit 12–15% (4,5). Entgegen der vielfältigen Annahme ist bei Infektionen des Implantats nur selten (1/6) die Entfernung notwendig. Beide vorgestellten Operationsverfahren eignen sich zur Versorgung von Narbenhernien. Die intraperioneale Plazierung von e-PTFE führt nicht zur Bildung von enterischen Fisteln, wie etwa bei Polypropylen-Netzen beschrieben worden ist [3].

Literatur

1. Klein P, G Konzen G, Schmidt O, Hohenberger W (1996) Die Rekonstuktion von Narbenhernien - Intraoperative Tensiometrie zur Objektiverung der Verfahrenswahl. Chirurg 67: 1020 – 1027
2. Lammers BJ, Simon D, Goretzki PE, Röher HD (1998) Ist Narbenhernienchirurgie ohne den Einsatz von Fremdmaterial noch indiziert? Zentrbl Chir 123: 1103
3. Leber GE, Garb JL, Albert A, et al. (1998) Long-term complications associated with prosthetic repair of incisional hernias. Arch Surg 133: 378 – 382
4. Schumpelick V, Conze J, Klinge U (1996) Die präperitoneale Netzplastik in der Reparation der Narbenhernie. Chirurg 67: 1028 – 1035
5. Stoppa RE (1989) The treatment of complicated groin and incisional hernias. World J Surg 13: 545 – 554

Korrespondenzadresse: Dr. med. B. J. Lammers, Klinik für Allgemeine und Unfallchirurgie der, Heinrich-Heine-Universitätsklinik, Moorenstraße 5, 40225 Düsseldorf, Tel.: 0 21 18 11 73 50, Fax: 0 21 18 11 73 59, e-mail: Blammers2@excite.de

Evidenzbasierte Therapie der postoperativen Anastomoseninsuffizienz nach kolorektalen Resektionen: „There is no evidence but my evidence"

Evidence based treatment of postoperative anastomotic leakage following colorectal resections: "There is no evidence but my evidence"

B. Stinner[1], A. Bauhofer[2], U. Plaul[1], I. Celik[2], A. Torrossian[3], H. Sitter[2], M. Rothmund[1] und W. Lorenz[2]

[1] Zentrum für Operative Medizin I, Klinik für Allgemeinchirurgie
[2] Institut für Theoretische Chirurgie
[3] Institut für Anaesthesiologie und Intensivmedizin, Universitätsklinikum Marburg

Abstract

Treatment of anastomotic leakage after colorectal resection is usually claimed to be straightforward and there are lots of paradigmatical statements of surgical opinion leaders on how to do it properly. However, in preparation for a prospective randomized trial, a consensus process including a nominal group process failed to create a common treatment algorithm for the 22 participating centers. At least decision nodes were identified and further processed applying evidence based medicine methods. Following an extensive literature search, 41 relevant contributions were identified and ranked for level of evidence: three were level I, seven were level II-2, 15 were level II-3 and 16 were level III. Treatment alternatives for anastomotic leakage in colorectal surgery are poorly supported by good data. However, identification of the level of uncertainty for the most relevant decisions is useful and has been the basis for the development of an applicable treatment algorithm.

Einleitung

Für die Therapie der postoperativen Anastomoseninsuffizienz fehlt es nicht an persönlichen Paradigmen, wie im Einzelfall verfahren werden muss. Vor diesem Hintergrund schien es zunächst leicht, in einem Konsensusprozess eine einheitliche Strategie für mehrere Kliniken zu ermitteln, die dazu dienen sollte, im Rahmen einer multizentrischen randomisierten Studie zur Anwendung eines prophylaktischen Immunmodifikators bei Patienten mit Operationen wegen eines linksseitigen kolorektalen Karzinoms, die Behandlungsregeln im Falle der Komplikationen festzulegen. Trotz eines aufwendigen Verfahrens mit Vorbereitung eines fallbasierten Algorithmus aus 16 Kliniken aus 7 Ländern und eines angeschlossenen formalisierten nominalen Gruppenprozesses [1], konnte ein gemeinsamer zustimmungsfähiger Behandlungsalgorithmus nicht zustandegebracht werden. Um überhaupt eine strukturierte Handlungsweise zumindest für einige beteiligte Kliniken zu erreichen, sollten im nächsten Schritt die ermittelten Entscheidungsknoten einer Prüfung mit den Methoden der evidenzbasierten Medizin unterzogen werden.

Methodik

Die Aufarbeitung der Einzelaussagen des nominalen Gruppenprozesses erfolgte durch ein Gremium aus Kliniker (chirurgischer Oberarzt), Theoretischem Chirurgen und Mathematiker. Es wurde so ein Behandlungsalgorithmus konstruiert, dessen einzelne Entscheidungsknoten auf ihre „evidence" überprüft wurden. Hierzu wurden die relevanten Entscheidungsalternativen explizit ausformuliert und Suchbegriffe definiert. (z. B.: "Is dismanteling of anastomosis mandatory following anastomotic leakage and generalized peritonitis?" Suchbegriffe: anastomotic leakage, generalized peritonitis, treatment, therapy, colonic perforation, local repair, Hartmann procedure).

Diese wurden einer medline-Suche unterzogen und unter Nutzung der Cochrane Library recherchiert. Die Suche wurde ergänzt durch ein "hand search" in den gefundenen Literaturlisten. Zur Vorbereitung einer Protokollpublikation [2] wurden die Ergebnisse einer Gruppe von 12 Experten mit der Frage nach nicht erfassten neueren Arbeiten zugänglich gemacht. Abschließend wurden die gefundenen Beiträge nach den Regeln der U. S. Preventive Task Force Rating of Qualitiy of Evidence (Tabelle 1) [3] bewertet und den Entscheidungsknoten zugeordnet.

Ergebnisse

Es wurden sechs Entscheidungsgruppen mit jeweils mehreren Handlungsteilen identifiziert. a) Indikation zur Relaparatomie, b) Rolle bildgebender Verfahren, c) Intensiv- und Antibiotikatherapie, d) chirurgische Behandlungsalternativen, e) intraoperative Lavage, f) geplante Relaparotomie und endgültiger Bauchdeckenverschluss. Hierzu wurden insgesamt 15 Alternativfragen formuliert. Abhängig vom Ausmaß der Rechercheeinschrän-

Tabelle 1. Gliederung des „level of evidence" entsprechend der U.S. Preventive Service Task Force [3]. Im Gegensatz zu früheren Einteilungen des Evidenzgrades werden Fallberichte und wichtige Einzelergebnisse als Level II-3 definiert

I	Evidence aus wenigstens einer korrekten prospektiven randomisierten Studie
II-1	Evidence aus gut geplanten kontrollierten Studien ohne Randomisierung
II-2	Evidence aus gut geplanten Kohorten- oder Fall-Kontroll-Studien, vorzugsweise aus mehr als einem Zentrum
II-3	Evidence aus multiplen Zeit Serien mit oder ohne Intervention. Dramatische Ergebnisse aus unkontrollierten Experimenten (so wie z. B. die Ergebnisse nach Einführung des Penicillins in den 40er Jahren).
III	Autoritätenmeinung, basierend auf klinischer Erfahrung; beschreibende Studien und Fallberichte; Berichte von Expertenrunden

kung und Verknüpfung von Suchbegriffen wurden zwischen 0 und > 500 Zitate pro Entscheidungsknoten ermittelt. Endgültig wurden 41 Beiträge mit dem jeweils höchsten Evidenzgrad in die Bewertung der Entscheidungsalternativen einbezogen: 3 x Evidenzgrad I, 7 × Evidenzgrad II-2, 15 × Grad II-3 und 16 × Grad III. Mit dieser Entscheidungsunterstützung wurde ein kliniksgültiger Behandlungsalgorithmus festgelegt, dessen einzelne Behandlungsalternativen auf der am besten zur Verfügung stehenden Evidenz beruhen soll. Dieser Algorithmus zur Behandlung von Anastomoseninsuffizienzen nach kolorektalen Resektionen ist in Gebrauch und findet durch die Datenunterstützung der Behandlungsalternativen auch weitgehende Akzeptanz.

Diskussion

Die paradigmatischen Behandlungsoptionen nach Anastomoseninsuffizienzen sind fest gefügt. Trotzdem halten sie einer systematischen Hinterfragung nach einer Datenlage auf hohem Evidenzgrad kaum Stand. Für den gesamten Entscheidungs- und Behandlungsprozess konnten für die Detailfragen nur 2 prospektive randomisierte Studien identifiziert werden. Eine Lehre aus der evidenzbasierten Medizin ist es aber auch, dass nicht jede Frage auf einem Level I zu beantworten ist. Dennoch ist es wichtig, für die hier untersuchten Fragen den Evidenzgrad auch als Maß für die relative Unsicherheit, mit der dann die Therapieentscheidungen getroffen werden, zu kennen. Dadurch werden die Behandlungsoptionen begründbar und die Abläufe nachvollziehbar, ohne im Einzelfall alternative Therapiestrategien unmöglich zu machen. Die Aufarbeitung der Entscheidungsknoten hat in diesem Falle zu Erstellung eines anwendbaren Behandlungsalgorithmus geführt, nicht mit dem paradigmatischen Anspruch der einzig richtigen Option, aber mit dem Anspruch der gut recherchierten und begründeten möglichen Behandlungsempfehlung.

Literatur

1. Delbecq AL, Van de Ven AH, Gustafson DH (1975) Group techniques for program planning: A guide to nominal group and Delphi processes. Glenview IL, Scott Forestman: 1–233
2. Stinner B, Bauhofer A, Lorenz W, Rothmund M, Plaul U, Torrossian A, Celik I, Sitter H, Koller M, Black A, Enke A, Greger B, van Goor H, Hanisch E, Klose KJ, Lacaine F, Lorijn RHW, Magolis C, Neugebauer E, Nyström PO, Reemst PHM, Schein M, Solovera J, and Lucerne Group for Consensus-assisted Development of the Study Protocol on Prevention of Abdominal Sepsis: Example G-CSF. Granulocyte-colony stimulating factor in the prevention of postoperative infectious complications and sub-optimal recovery from operation in patients with colorectal cancer and increased preoperative risk (ASA 3 and 4) Part three: individual patient, complication algorithm and quality managment. Inflammation research, in press
3. US Preventive Service Task Force. Guide to clinical preventive services. In: Margolis C and Cretin S (eds) (1998) Implementing clinical practice guidelines. Chicago: AHA Press: 1–223

Korrespondenzadresse: PD Dr. med. B. Stinner, Klinik für Allgemeinchirurgie, Philipps Universität, Baldingerstraße, 35043 Marburg

Konsensusunterstützte Protokollerstellung einer prospektiven randomisierten Studie zum perioperativen Risiko: Die spezifische Rolle einer Pilotstudie

Consensus assisted development of a study protocol of a randomised study for perioperative risk: specific role of a pilot trial

U. Plaul[1], B. Stinner[1], A. Bauhofer[2], I. Celik[2], A. Torrosian[3], M. Rothmund[1] und W. Lorenz[2]

[1] Klinik für Allgemeinchirurgie
[2] Institut für Theoretische Chirurgie
[3] Klinik für Anästhesiologie und Intensivmedizin

Abstract

Introduction: We present a consensus supported protocol of a randomised study. The study evaluates the effectiveness of the immune modifier G-CSF (Filgrastim) in patients with increased perioperative risk (ASA 3 and 4) and with colorectal cancer. Five novel study elements are characterising this prototype-study: strong selection of a clinically relevant study population, global quality of life as the true study endpoint, expectations of patients and surgeons, definition of trial conditions in agreement with results of animal trials of more than 20 CMRTs (clinic modelling randomised trials), development of an evidence based medical clinical practice guideline (algorithm) for therapy of anastomotic leakage. The pilot study was performed to find out if the design of the study is sufficient to run the study in clinical practice. *Methods:* Consensus of the protocol was obtained over a period of 4 years including two rounds of a nominal group process (international study group: 25 experts from six countries). The protocol was tested in a randomised pilot study, the two groups (G-CSF versus placebo) included three patients in both arms. Five patients were completely evaluated (one withdrawal). Feasibility and evaluation were supervised by an external study monitor. Due to the observation period of 6 months, the pilot study was completed within 9 months.

Results:

What is possible?	Where are problems?
– Patient's and doctor's expectation	– Unblinding if ampoules are shakes
– Position 1 in the operation time schedule	– Low patient recruitment due to incorrect ASA classification
– Extended questionnaire on quality of life	
– Continuous monitoring of anaesthesia and operation	– Problems in elderly patients with questionnaire
– Time schedule of patients	– Documentation of postoperative complications

Conclusion: The novel elements of the study protocol can be transferred to clinical practice, but show substantial problems. Even a very detailed protocol cannot detect all problems of clinical practicability. The problem of unblinding was solved by including the nurse at the normal ward in study drug application. A correct ASA classification was now guaranteed by hierarchical evaluation (study doctor, assistant medical director, monitor). A supportive design for elderly patients useful for solving problems in quality-of-life questionnaires was developed. Documentation of postoperative complications was improved.

Einleitung

Es soll die konsensusgestützte Entwicklung eines Studienprotokolls einer randomisierten Studie zur Effektivität des Immunmodulators G-CSF (Filgrastim) bei Risikopatienten (ASA 3 und 4) mit kolorektalem Karzinom präsentiert werden. Fünf Schlüsselelemente charakterisieren diese Prototyp-Studie: Enge Selektion einer klinisch relevanten Studienpopulation, globale Lebensqualität als primärer Studienendpunkt, Erfassung der Erwartungshaltung von Patient und Operateur, Definition der Studienbedingungen aufgrund Ergebnissen von 20 CMRT's (Clinic Modelling Randomised Trials) im Tierversuch, Erstellung eines evidenzbasierten, kliniksbezogenen Algorithmus zur Therapie der Anastomoseninsuffizienz. Die Pilotstudie sollte prüfen, ob die Vorbereitungen für die Studie ausreichten, um ein unproblematische Durchführung zu gewährleisten.

Methodik

Konsensus über das Studienprotokoll wurde über 4 Jahre unter Durchführung von zwei Runden eines nominalen Gruppenprozeß (Delphi Technik) bei 25 Experten aus 6 Ländern erzielt. Das Protokoll wurde in einer randomisierten Pilotstudie getestet. In zwei Gruppen (G-CSF oder Plazebo) wurden jeweils 3 Patienten eingeschlossen. Fünf Patienten wurden vollständig ausgewertet (1 withdrawal). Die Durchführung und Auswertung wurden durch einen unabhängigen Studienmonitor überwacht. Aufgrund der Nachbeobachtungszeit der Patienten von 6 Monaten, erstreckte sich die Pilotstudie über 9 Monate.

Ergebnisse

Folgende Abläufe waren unproblematisch möglich: Erfassung der Erwartungshaltung von Operateur und Patient, Sicherstellung der Stelle 1 auf dem OP-Programm, Praktikabilität des umfangreichen Lebensqualitätsbogens, Kontinuierliches OP-Monitoring, Zeitplan am einzelnen Patienten. Als problematisch fand sich folgendes: Aufhebung der Verblindung durch Aufschütteln der Ampullen, eine zu geringe Patientenrekrutierung aufgrund inkorrekter ASA-Klassifikation, die Erhebung der Lebensqualitätsdaten von älteren Patienten war teilweise nur durch zusätzliche Hilfe möglich. Die Dokumentation der postoperativen Komplikationen war zu wenig explizit.

Schlussfolgerung

Die Pilotstudie demonstrierte die Umsetzbarkeit der neuen Elemente des Studienprotokolls im klinischen Alltag, identifizierte aber auch wesentliche Probleme. Deshalb kann eine noch so lange und vielseitige Protokollerstellung nicht alle Probleme der Durchführung evaluieren und lösen. Das Problem der Entblindung wurde durch Einbeziehung der Stationsschwester gelöst. Eine korrekte ASA-Klassifikation wird durch einen hierarchischen Entscheidungsprozeß (Studienarzt, Oberarzt, Monitor) sichergestellt. Für die Erfassung der Lebensqualität als Endpunkt der Studie (EORTC-QLQ 30) wurde für zerebral insuffiziente Patienten eine methodisch zulässige Hilfestellung entwickelt. Die Definition postoperativer Komplikationen wurde präzisiert. Jetzt läuft die Hauptstudie ohne spezielle Probleme im zweiten Viertel.

Literatur

Stinner B, Bauhofer A, Lorenz W, Rothmund M, Celik I, Fingerhut A, et al. Granulocyte colony-stimulating factor in the prevention of postoperative infection and sub-optimal recovery from operation in patients with colorectal cancer and increased preoperative risk (ASA 3 and 4). Protocol of a controlled clinical trial developed by consensus of an international study group.
Part one: rationale and hypothesis. Inflamm Res 2000; (in press)
Part two: design of the study. Inflamm Res 2000; (in press)
Part three: individual patient, complication algorithm and quality managment. Inflamm Res 2000; (in press)

Korrespondenzadresse: Dr. med. U. Plaul, Klinik für Allgemeinchirurgie der Philipps-Universität Marburg, Baldingerstraße, 35033 Marburg, Tel.: 06 4 21/2 86 64 43, Fax: 06421/2 86 89 95, e-mail: plaul@mailer.uni-marburg.de

Klinische Relevanz von Studienendpunkten randomisierter klinischer Studien: Metaanalyse und qualitative Analyse am Beispiel des Vergleichs von laparoskopischer vs. konventioneller Cholezystektomie

Clinical relevance of outcomes in randomized clinical trials: meta-analysis and qualitative analysis in the example of comparing laparoscopic and conventional cholecystectomy

C. Nies[1], I. Celik.[2], W. Lorenz[2], U. Plaul[1], M. Koller[2] und H. Sitter[2]

1 Klinik für Allgemeinchirurgie
[2] Institut für Theoretische Chirurgie, Philipps-Universität Marburg

Abstract

Introduction: To choose one or more appropriate study endpoints is one of the most important steps in planning randomized clinical trials. The choice is made by physicians and statisticians for various reasons, one being feasibility. The evaluation by the patients themselves is rarely and only indirectly taken into consideration. Therefore, the clinical relevance of many study endpoints must be considered as questionable. Using the example of the comparison of laparoscopic and conventional cholecystectomy, the degree of importance attached to the different goals of medical treatment by patients and physicians was systematically evaluated. *Methods:* In total, 18 randomized trials comparing laparoscopic and conventional cholecystectomy were identified in a meta-analysis. The study endpoints of these trials were quantitatively ascertained and used in a subsequent qualitative analysis (Dey 1993). On the day prior to elective cholecystectomy ten patients and five surgeons performing the operations were asked in a standardized interview about the relevance which they attached to these endpoints: initially as single variables using a Likert scale, and then in a competitive sequence (rank list with cards). *Results:* The classical mechanistic outcomes such as mortality, complication rate and length of in-hospital stay were almost exclusively identified in the meta-analysis. Hermeneutic endpoints (reported by the patient from his subjective experience) were rarely used except for postoperative pain, the latter often with invalid methods. Quality-of-life scores were only used as two of a total of 72 endpoints (<3%), an integrated concept of outcome (patient and physician) was missing completely. Rating the different outcomes (qualitative analysis) surgeons as well as patients considered death and intra- and postoperative complications as most important. Return to full physical fitness was the most important hermeneutic endpoint for the patients, while this endpoint was much less important for the surgeons. Most patients considered postoperative pain as much less important than physicians. Length of hospital stay was often given the lowest rank. *Conclusion:* An integrated outcome concept is recommended which includes the rating of study endpoints by patients and physicians. Analysis of the clinical relevance of outcome variables needs to be one of the first and not the last steps in surgical technology assessment. It should not originate exclusively from the intuition of the doctor, but needs to be done with new scientifically accepted methods (e.g. qualitative analysis).

Einleitung

Obwohl die Interaktion zwischen Arzt und Patient von einem enormen Wissens- und Informationsvorsprung des Arztes gekennzeichnet ist, bemüht man sich zunehmend darum, Patienten in Therapieentscheidungen einzubeziehen (shared decision making). Ärzte und Patienten haben unterschiedliche Erwartungen hinsichtlich des Therapieergebnisses, wobei die Erwartungen der Patienten häufig viel reichhaltiger als die der Ärzte sind. Auch wenn sie oft unrealistisch sind, haben diese Erwartungen einen wesentlichen Einfluss auf das Therapieergebnis [2]. Bei der Planung von Therapiestudien sollten daher die Patientenerwartungen berücksichtigt werden. Dies geschieht bisher jedoch nur unzureichend. Die Auswahl der Outcome-Parameter wird in aller Regel von Ärzten und Biometrikern vorgenommen. Ein Aspekt ist hierbei der Aufwand, der mit der Untersuchung eines Endpunktes verbunden ist, so daß nicht selten Parameter untersucht werden, deren klinische Relevanz zumindest zweifelhaft ist. In dieser Studie wurde am Beispiel des Vergleichs von laparoskopischer und konventioneller Cholezystektomie systematisch untersucht, welche Bedeutung den verschiedenen Studienendpunkten von Ärzten und Patienten beigemessen wird.

Methodik

Mit einer quantitativen Metaanalyse wurden 18 randomisierte Studien zum Vergleich von laparoskopischer und konventioneller Cholezystektomie identifiziert. Dabei wurden nur Studien am Menschen berücksichtigt, in denen zumindest die Ergebnisse des laparoskopischen Verfahrens prospektiv dokumentiert wurden und in denen mindestens ein klinischer Endpunkt verwendet wurde. Es wurde ermittelt, wie häufig die einzelnen Endpunkte in den verschiedenen Studien untersucht wurden.

In einer qualitativen Analyse wurden 10 Patienten (3 Männer, 7 Frauen, Alter 48 (19–70) Jahre) am Abend vor einer elektiven Cholezystektomie ebenso wie 5 in der minimal-invasiven Chirurgie erfahrene Chirurgen (Leiter der Klinik und 4 Oberärzte) in einem standardisierten Interview nach der Relevanz befragt, die sie den verschiedenen Studienendpunkten beimaßen. Diese mussten sie zunächst einzeln beurteilen, wobei 4 Antwortmöglichkeiten in Form einer verbalen Skalierung nach Likert [3] vorgegeben waren. Anschließend wurden die Endpunkte hinsichtlich ihrer Wichtigkeit vergleichend beurteilt, indem sie in eine entsprechende Reihenfolge (Rangliste mit Karten) gebracht wurden.

Ergebnisse

Die klinischen Endpunkte, die in den 18 Studien untersucht wurden, sind in Tabelle 1 aufgelistet. Hierbei fällt auf, dass ganz überwiegend die klassischen mechanistischen Outcomes wie Mortalitätsrate, Komplikationsrate und Krankenhausverweildauer verwendet wurden. Hermeneutische (vom Patienten aus dem subjektiven Erleben berichtete) End-

Tabelle 1. Auflistung der Studienendpunkte, die in randomisierten klinischen Studien zum Vergleich von laparoskopischer und konventioneller Cholezystektomie verwendet wurden. Die Zahlen geben die Häufigkeit an, mit der ein Gesundheitsziel Endpunkt war

Mechanistische Endpunkte		Hermeneutische Endpunkte	
Mortalitätsrate	5	Lebensqualität	2
Komplikationsrate	11	gestörte Befindlichkeit	2
Krankenhausverweildauer	14	Schmerzscore	7
Entzündungsreaktion	3	Schmerzmittelverbrauch	11
Lungenfunktion	4	kosmetisches Ergebnis	1
Dauer der Darmatonie	1	Dauer der Rekonvaleszenz	3
Dauer des Kostaufbaus	3	Dauer der Arbeitsunfähigkeit	5

Tabelle 2. Vergleichende Bewertung einzelner Gesundheitsziele durch Patienten hinsichtlich ihrer klinischen Relevanz. Die Zahlen geben die Rangsumme an, die sich durch Addition der Rangplätze (10 Patienten, 9 Endpunkte) ergab (niedrigste Punktzahl = höchste Bewertung der klinischen Relevanz)

Endpunkt	Rangsumme
intraoperative Komplikationen	26
Mortalität	27
postoperative Komplikationen	36
Wiederherstellung der vollen physischen Belastbarkeit	45
postoperativer Schmerz	48
Krankenhausverweildauer	58
Kosmetisches Ergebnis	63
Postoperative Müdigkeit und Mattigkeit	73
Wiederaufnahme der normalen Ernährung	74

punkte wurden mit Ausnahme des postoperativen Schmerzempfindens kaum eingesetzt. Zudem wurden die hermeneutischen Variablen vielfach mit invalider Methodik untersucht. Nur 2 der insgesamt 72 verwendeten Endpunkte (< 3 %) waren Lebensqualitätsscores. Ein integratives Outcomekonzept mit der Beurteilung des Endpunktes durch Patient und Arzt wurde in keiner der Studien gefunden.

Bei der Bewertung der Outcomes im Rahmen der qualitativen Analyse fiel eine große Übereinstimmung unter den Ärzten und eine erhebliche Varianz unter den Patienten auf. Das Ergebnis der Patientenbefragung zeigt Tabelle 2. Sowohl die Patienten wie die Ärzte maßen der Vermeidung von Tod und intra- bzw. postoperativen Komplikationen die größte Bedeutung zu. Während die Ärzte den postoperativen Schmerz nahezu übereinstimmend als den nächst wichtigen Endpunkt und damit als das wichtigste hermeneutische Outcome ansahen, war für die Patienten die möglichst rasche Wiederherstellung ihrer vollen physischen Leistungsfähigkeit wichtiger. Die so häufig untersuchte Krankenhausverweildauer wurde von beiden Gruppen als relativ unwichtig eingestuft.

Diskussion

Das Verhältnis zwischen Arzt und Patient ist von dem Vertrauen des Patienten geprägt, dass der Arzt weiß, was für den Patienten wichtig ist [1]. Dies führt dazu, dass der Arzt auch festlegt, welche Endpunkte im Rahmen von klinischen Studien untersucht werden.

Gesundheitsziele können jedoch von Patienten und Ärzten sehr unterschiedlich beurteilt werden [5], wie auch unsere Ergebnisse zeigen. Gerade bei der Bewertung der minimal-invasiven Chirurgie, die den Anspruch erhebt, schonender und komfortabler für den Patienten zu sein, kann auf die Beurteilung durch den Patienten nicht verzichtet werden. Ein integratives Outcome-Konzept, welches eine gemeinsame Beurteilung durch Patient und Arzt beinhaltet [4], erscheint daher am sinnvollsten. Es ist ratsam, die Analyse der klinischen Relevanz an den Anfang und nicht an das Ende von Studien zu stellen. Nur so können Studien geplant werden, die für den klinischen Alltag Bedeutung haben.

Diese Studie wurde von der Deutschen Forschungsgemeinschaft (Sonderforschungsbereich 297, Projekt A8) unterstützt.

Literatur

1. Koller M, Lorenz W (1997) Vertrauen zwischen Arzt und Patient: Analyse und Überwindung von Kommunikationsdefiziten. In: Schweer M (Hrsg) Vertrauen und soziales Handeln – Facetten eines alltäglichen Problems. Luchterhand, Neuwied, Kriftel, Berlin, S. 164–176.
2. Koller M, Lorenz W, Wagner K, Keil A, Trott D, Engenhart-Cabillic R, Nies C (2000) Expectations and quality of life of cancer patients undergoing radiotherapy. J Roy Soc Med 93:621–628.
3. Likert R (1932) A technique for measurement of attitudes. Arch Psychol Nr. 140: 44–53
4. Lorenz W, Troidl H, Solomkin JS, Nies C, Sitter H, Koller M, Krack W, Roizen M (1999) Second Step: Testing – Outcome Measurements. World J Surg 23:768–780.
5. Troidl H, Wechsler AS, McKneally MF (1998) How to choose a relevant endpoint. In: Troidl H, McKneally AF, Mulder DS, Wechsler AS, McPeek B, Spitzer WO (Hrsg) Surgical Research – Basic Principles and Clinical Practice. Springer, New York, Berlin Heidelberg, S. 303–319

Korrespondenzadresse: Priv. Doz. Dr. C. Nies, Klinik für Allgemeinchirurgie, Klinikum der Philipps-Universität, Baldingerstraße, 35033 Marburg, Tel.: (0 64 21) 2 86 64 42, Fax: (0 64 21) 2 86 89 95, e-mail: nies@mailer.uni-marburg.de

Sinn und Unsinn der Schockraum-Sonografie beim stumpfen Bauchtrauma – Ergebnisse einer Bayes-Meta-Analyse

Sense and nonsense of emergency ultrasound for blunt abdominal trauma – a Bayesian meta-analysis

D. Stengel[1, 4], K. Bauwens[1, 4], J. Sehouli[2, 4], F. Porzsolt[3, 4] und A. Ekkernkamp[1]

[1] Klinik für Unfall- und Wiederherstellungschirurgie, Ernst-Moritz-Arndt-Universität Greifswald
[2] Universitäts-Frauenklinik, Charité, Campus Virchow-Klinikum der Humboldt-Universität zu Berlin
[3] Zentrum für Evidence-Based Health Care der Ludwig-Maximilians-Universität München
[4] Interdisziplinäre Arbeitsgruppe Evidence-Based Medicine und EBM Methodik Berlin-Ulm-München

Abstract

Background: How precise and reliable is ultrasonography as a primary tool for injury scaling after blunt abdominal trauma? *Material and Methods:* Prospective clinical trials on ultrasound for blunt abdominal trauma were included in a meta-analysis. Authors and experts in the field were contacted to gain unpublished and original data. Statistical analysis focused separately on the detection of free intraabdominal fluid and the recognition of organ lesions. Pooled likelihood ratios (LR) with related 95% confidence intervals were calculated using fixed-effects and random-effects models where appropriate. *Results:* Twenty investigations providing a II b and III b level of evidence on a total of 6627 patients could be included. Targeting organ lesions, ultrasound provides a positive LR of 22.65 (95% CI 15.01 – 34.18) and a negative LR of 0.23 (95% CI 0.17 – 0.30). This means that the probability of revealing an organ injury will be 23 times higher than to miss it. Vice versa, the probability to definitely exclude the presence of a visceral lesion is only four times higher than for false-positive findings. For the detection of free intraabdominal fluid, a positive LR of 56.61 (95% CI 41.53 – 77.15) and a negative LR of 0.21 (95% CI 0.17 – 0.26) was calculated. By means of multilevel LRs, no relevant differences were seen comparing the capability of ultrasound for imaging of lacerations of solid and hollow viscera. *Conclusions:* Despite its high specificity, ultrasound shows remarkably low sensitivity for the detection of free fluid and organ lesions. In clinically suspected abdominal trauma, reference work-up (i.e. helical computed tomography) has to be advocated in case of both negative and positive sonograms.

Einleitung

Im deutschsprachigen Raum stellt der Ultraschall (US) eine wesentliche diagnostische Primärmaßnahme beim stumpfen Bauchtrauma dar. Unklarheit besteht jedoch weiterhin über die Wertigkeit des Surrogat-Markers „freie Flüssigkeit" als Indikator für intraabdominelle Verletzungen, insbesondere aber über die Präzision des Ultraschalls zum Ausschluß einer Organpathologie.

Systematische Übersichtsarbeiten zu diesem Themenkomplex als Quelle für beste externe Evidence existierten bisher nicht.

Methodik

In einem ersten Suchschritt wurden in Anlehnung an die Empfehlungen des British Medical Journal [1] aus den Datenbanken PubMed MEDLINE, EMBASE und der Cochrane Database of Systematic Reviews alle bis zum Jahr 2000 in englischer, deutscher und französischer Sprache publizierten Originalartikel zur Ultraschalluntersuchung bei stumpfem Bauchtrauma und relevanten Grenzgebieten gewonnen. In weiteren Phasen wurden die Literaturangaben dieser Artikel auf weitere Publikationen hin untersucht und die entsprechenden Originalarbeiten herangezogen. Internationale Autoren und Experten wurden angeschrieben und um Unterstützung durch die Übermittlung ihrer Originaldaten sowie um ihre Kenntnis zu evtl. laufenden und nicht-publizierten Studien gebeten.

Beginnend mit dem Methoden- und Tabellenteil wurden die Publikationen nach den vom Centre for Evidence-Based Medicine, Oxford, vorgeschlagenen Evidence-Graden [2] klassifiziert und nach folgenden Kriterien bewertet:

1. Wurde die Studie prospektiv durchgeführt bzw. erfolgte ein konsekutiver Einschluß von Studienpatienten?
2. Erfolgte in jedem Fall der vom Ergebnis der Ultraschalluntersuchung unabhängige Vergleich mit einer Referenzmethode (CT, Operation, Peritoneal-Lavage, klinische Beobachtung)?
3. War das untersuchte Patientengut repräsentativ?

Als Maß für die Wertigkeit zur Erkennung und dem Ausschluß einer Organpathologie wurden Likelihood ratios für positives (LR+) und negatives (LR–) Testergebnis kalkuliert. Die Likelihood ratio ist die einfachste Form des Bayes-Faktors und gibt das Verhältnis zwischen Nachtest- und Vortest-Chance (post-test- bzw. pre-test odds) an. Zur Ermittlung der Nachtest-Wahrscheinlichkeit für eine individuelle Prävalenz wurden LR-Nomogramme konstruiert.

Für die Berechnung des Meta-Analyse-Schätzers $\hat{\Theta}_{MH}$ für Likelihood ratios mit 95% Konfidenzintervall (KI) entwickelten wir ein modifiziertes Fixed-Effects-Modell in Anlehnung an die Mantel-Haenszel-Methode [3]. Bei signifikanter Heterogenität wurde ein Random-Effects-Modell nach DerSimonian und Laird berechnet [4]. Die biostatistischen Modelle wurden in Anlehnung an die von Deeks für die Statistical Methods Working Group der Cochrane-Gesellschaft vorgeschlagenen Methoden in Excel 8.0 für Windows und STATA 6.0 programmiert [5].

Ergebnisse

Insgesamt konnten mit der genannten Suchstrategie 66 relevante Originalpublikationen gefunden werden. Hiervon wurden 24 Arbeiten in die engere Auswahl gezogen. Bei den primär ausgeschlossenen Studien handelte es sich um retrospektive Untersuchungen, Einzelfall-, Fallserien- oder Erfahrungsberichte. Erst bei subtiler Betrachtung der Gesamtveröffentlichung erwiesen sich drei wesentliche Publikationen als retrospektiv und wurden im weiteren nicht berücksichtigt. Ein Manuskript, bei dem eine Mehrfach-Publikation identischer Daten nicht auszuschließen war, wurde ebenfalls ausgeschlossen. Eine Auflistung aller gefundenen Publikationen ist von den Autoren auf Anfrage erhältlich.

A. Organläsionen

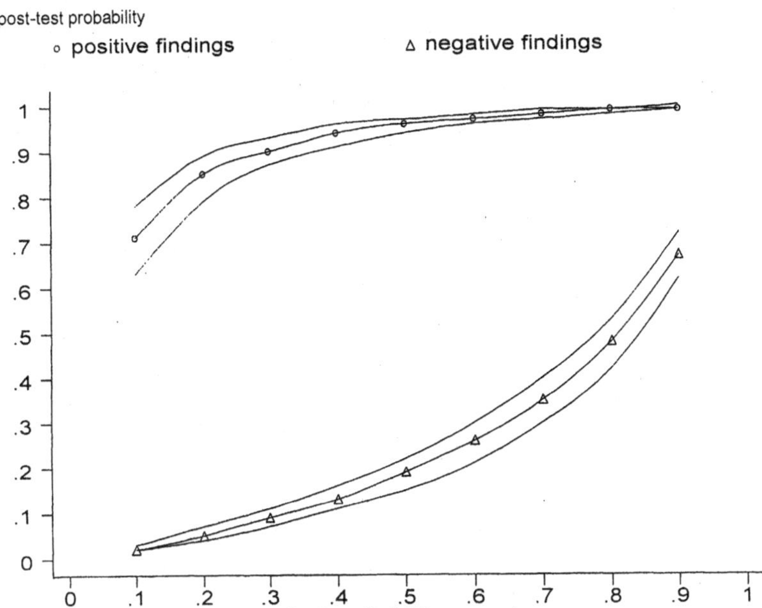

B. Freie Flüssigkeit

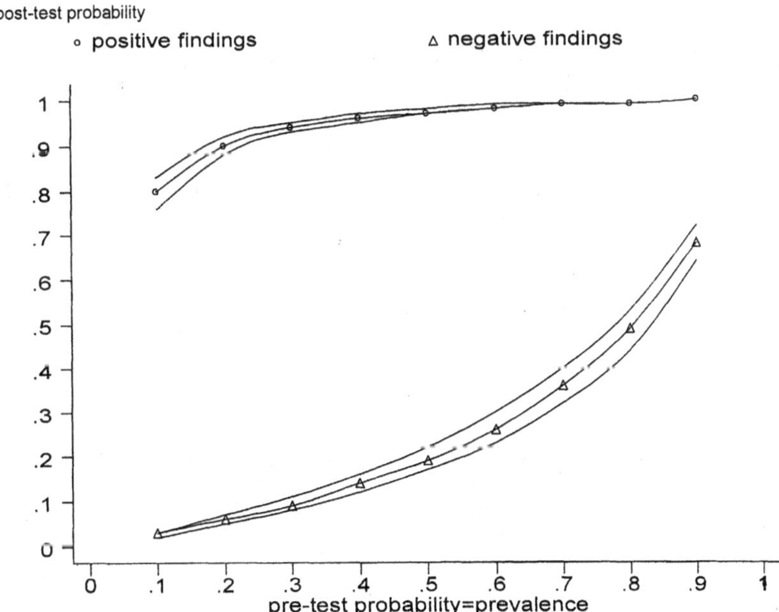

Abb. 1. Likelihood-ratio Nomogramme. Für individuelle Vortest-Wahrscheinlichkeiten lassen sich auf der Basis der gepoolten LRs die entsprechenden Nachtest-Wahrscheinlichkeiten ermitteln

Aus den publizierten Daten von 1853 Patienten (fünf Level III b, vier Level II b Studien) ließen sich Aussagen über die Wertigkeit der Ultraschalluntersuchung bei der Erkennung von Organläsionen im Rahmen der Erstdiagnostik treffen. Eine Differenzierung zwischen Verletzungsmustern (parenchymatöse und Hohlorgane) war eingeschränkt für einzelne Studien möglich, Untergruppenanalysen mit gepoolten Likelihood-ratios ließen sich jedoch aus den vorliegenden Daten nicht durchführen. Die Heterogenität zwischen den Studien war statistisch hoch signifikant (Q=45,05 für positive LR und Q=49,36 für negative LR, p<0,001), so daß der Meta-Analyse-Schätzer im Random-effects-Modell berechnet wurde. Die gepoolte positive Likelihood ratio aller eingeschlossenen Studien liegt bei 22,65 (95% KI 15,01 bis 34,18), die negative LR bei 0,23 (95% KI 0,17 bis 0,30).

Dies bedeutet, daß die Wahrscheinlichkeit, eine Organverletzung sonografisch zu erkennen, 23 mal höher ist als sie zu übersehen. Die Wahrscheinlichkeit, daß die Sonografie beim Gesunden auch tatsächlich negativ ist, ist hingegen nur viermal so hoch wie für einen falsch-positiven Ultraschallbefund. Nachtestwahrscheinlichkeiten lassen sich aus den Nomogrammen in Abb. 1 ermitteln.

Aus den ausgewerteten elf Publikationen zum Zielkriterium freie Flüssigkeit (neun Level II b, zwei Level III b Studien) unter Einschluß von 4774 Patienten ergibt sich im Random-Effects-Modell für die sonografische Diagnose eines Hämoperitoneums eine positive Likelihood ratio von 56,61 (95% KI 41,53 bis 77,15) und eine negative LR von 0,21 (95 % KI 0,17 bis 0,26).

Bei einer ähnlichen Erhöhung der Vortest-Wahrscheinlichkeit für Organverletzungen und freie Flüssigkeit eignet sich die Ultraschalluntersuchung daher etwas besser zum Ausschluß des letztgenannten Surrogat-Markers.

Diskussion

Für die Bedeutung der FAST-Untersuchung in der Schockraumsituation läßt sich als typische klinische Frage formulieren: „Wie sicher kann ich mit der FAST-Untersuchung bei einem 18jährigen kreislaufstabilen Mehrfachverletzten nach Motorradunfall und sofort versorgungspflichtigem epiduralen Hämatom intraabdominelle Verletzungen ausschließen ?"

Die vorliegende Meta-Analyse bietet für die Beantwortung dieser Frage den z. Z. höchsten Evidence-Grad (Level II a). Die oberen Konfidenzgrenzen der gepoolten negativen Likelihood ratios liegen nahe bei 0,3 und suggerieren, dass die Sonografie damit nur als klinisch gerade einmal akzeptables Verfahren beurteilt werden kann. Hierbei bestätigten sich die initial vermuteten Unterschiede zwischen Verletzungen von Leber, Milz, Niere oder Hohlorganen nach Kalkulation von Multilevel-LRs nicht.

Aufgrund der unerwartet niedrigen Sensitivität der Sonografie sowohl für die Diagnose freier Flüssigkeit als auch von Organläsionen besteht daher bei klinischem Verdacht auf Abdominalverletzungen bei negativem Ultraschallbefund grundsätzlich die Notwendigkeit zur Durchführung einer Referenzdiagnostik. Da die hohe Spezifität der Sonografie bei isoliertem Nachweis freier Flüssigkeit die Diagnose einer Organschädigung sichert, muß auch im positiven Fall eine Diagnose erzwungen werden.

Auf der Basis der vorliegenden Meta-Analyse muß die Antwort auf die gestellte Frage lauten: „Die Ultraschalluntersuchung ist zum *Ausschluß* von intraabdominellen Verletzungen ungeeignet." Ihr zukünftiger Stellenwert im Rahmen von Trauma-Algorithmen sollte kritisch diskutiert werden. Die vorliegenden Daten unterstützen eindrucksvoll die Notwendigkeit einer initialen Referenzdiagnostik wie der Spiral-CT zur Evaluierung des Verletzungsmusters nach stumpfem Bauch- und Polytrauma.

Literatur

1. Dickersin K, Scherer R, Lefebvre C (1994) Identifying relevant studies for systematic reviews. BMJ 309: 1286–1291
2. Sackett DL, Straus SE, Richardson WS, Rosenberg W, Haynes RB (2000) Evidence-Based Medicine. How to Practice and Teach EBM. Churchill-Livingstone, Edinburgh
3. Mantel N, Haenszel W (1959) Statistical aspects of the analysis of data from retrospective studies of disease. J Nat Canc Inst 22: 719–748
4. DerSimonian R, Laird N (1986) Meta-analysis in clinical trials. Control Clin Trial 7: 177–188
5. Deeks J (1999) on Behalf of the Statistical Methods Working Group of the Cochrane Collaboration. Statistical Methods Programmed in Meta View Version 4. http://www.cochrane.org

Korrespondenzadresse: Dr. D. Stengel, Klinik für Unfall- und Wiederherstellungschirurgie, Unfallkrankenhaus Berlin, Warener Straße 7, 12683 Berlin, Tel.: 0 30 56 81-0/0 17 17 95 26 06, Fax: 0 30 56 81-30 03, e-mail: dirk.stengel@ukb.de/dsteukberl@aol.com

Systematische Entwicklung eines Meßinstrumentes zur Erfassung der gesundheitsbezogenen Lebensqualität beim polytraumatisierten Patienten: die Polytrauma Outcome (POLO-Chart)

A systematically developed instrument for the assessment of health-related quality of life in multiple injury patients: the Polytrauma Outcome (POLO Chart)

N. Pirente[1], B. Bouillon[2], B. Schäfer[1], M. Raum[2], H.-J. Helling[3], E. Neugebauer[1]
und die AG „Polytrauma" der DGU

[1] Biochemische und Experimentelle Abteilung
[2] Chirurgische Klinik, II. Chirurgischer Lehrstuhl
[3] Klinik und Poliklinik für Unfall-, Hand- und Wiederherstellungschirurgie, Universität zu Köln

Abstract

Even years after having sustained multiple injuries patients often suffer from their sequelae. These comprise restrictions in physical function, but also pain, social and psychological impairments. We describe the systematic development of a modular instrument for the assessment of health-related quality of life (QoL). Within three phases (phase I, generation of items; phase II, item reduction; phase III, pre-testing in 70 multiple injury and control patients) a questionnaire of 59 items was developed, which covers all relevant trauma-related aspects of QoL after acute hospital care. Together with the Glascow Outcome Scale (GOS), the EUROQOL and the SF-36, the newly developed instrument builds the Polytrauma Outcome Chart (POLO-Chart) which will be used as "Sheet E" for outcome assessment within the "Trauma registry" of the German Society for Trauma Surgery. In phase IV, the POLO Chart will finally be validated in five trauma centres (Celle, Essen, Hanover, Cologne und Munich).

Einleitung

Polytraumatisierte Patienten leiden häufig noch Jahre nach dem Trauma unter dessen Spätfolgen. Diese bestehen – wie zahlreiche Studien belegen – nicht nur aus körperlichen Funktionseinschränkungen, sondern auch aus Schmerzen, sozialen und psychischen Beeinträchtigungen [1; 5]. Obwohl mit der Meran-Konsensuskonferenz (1990) eine Operationalisierung des Konstruktes Lebensqualität in der Chirurgie erarbeitet wurde [2], existiert bis heute noch kein Meßinstrument, das alle relevanten Komponenten der gesundheitsbezogenen Lebensqualität zur Bewertung des Outcomes polytraumatisierter Patienten ausreichend valide erfassen kann. Gegenstand der vorliegenden Arbeit ist die Darstellung der systematischen Entwicklung eines einheitlichen, modular aufgebauten Meßinstrumentes zur Erfassung der gesundheitsbezogenen Lebensqualität polytraumatisierter Patienten, die Polytrauma-Outcome-Chart (POLO-Chart). Basierend auf den Empfehlungen der internationalen BMBF-Lebensqualitätskonferenz des letzten Jahres sollte die Beurteilung im wesentlichen durch den Patienten selbst erfolgen [3]. Zunächst wird allgemein nach dem Outcome des Patienten mit der Glasgow Outcome Scale (GOS) gefragt. Mit dem EuroQol (ökonomische Fragen) und mit dem SF-36 (short form survey) wird die allgemeine, krankheitsunspezifische LQ des Patienten erfasst. Alle diese genannten Meßinstrumente sind bereits validiert und liegen auch in mehreren Sprachen vor. Der traumaspezifische Teil der POLO-Chart ist das Trauma Outcome Profile (TOP). Es ist ein Instrument, daß in allen vier Komponenten der LQ die spezifischen Probleme polytraumatisierter Patienten erfasst.

Methodik

Die Erstellung eines Meßinstrumentes umfaßte verschiedene Phasen [4]: *Phase I: Entwicklung eines Itempools:* Für alle vier Komponenten der Lebensqualität wurden Items (Fragen) entwickelt. Bei der Sammlung der Items wurden u. a. Literatur (körperlichen Beeinträchtigung, Lebensqualität), Fragebögen zur Erfassung der Lebensqualität sowie Befragungen schwerverletzter Patienten herangezogen. *Phase II: Reduktion der Items:* Mittels verschiedener Verfahren wurde eine Itemreduktion vorgenommen: statistische Auswertung (Faktorenanalyse), Einschätzung der Ärzte sowie Angaben der Patienten. *Phase III: Vortest:* Nach Auswertung der II. Phase wurde ein Vortest an 70 Polytraumapatienten des Traumaregisters sowie an 70 Personen (Kontrollgruppe) mit einem leichten Trauma (z. B. einfache Fraktur) an den fünf Kernkliniken des Traumaregisters (Celle, Essen, Hannover, Köln, München) durchgeführt.

Tabelle 1. Polytrauma Outcome Chart (POLO-Chart)

GOS	Die Glasgow Outcome Scale erfaßt in 5 Kategorien (1-5) das Outcome von völliger Wiederherstellung über Behinderungen und Bewußtseinsstörungen bis zum Tod.
Allgemeine Befindlichkeitsfrage	Die Allgemeine Befindlichkeitsfrage sollte als Eingangsfrage dienen und dem Patienten vom Arzt gestellt werden.
PRE Status	PRE erhebt den Status des Patienten vor dem Unfall in Bezug auf die persönliche Situation, Schmerzen und die Körperliche Funktion.
Euroquol	Euroquol erfaßt die Lebensqualität der Überlebenden an Hand von 4 Fragen zu Mobilität, Aktivität des täglichen Lebens, Schmerz und Angst sowie der subjektiven Einschätzung der eigenen Gesundheit auf einer visuellen Analogskala durch den Patienten.
SF 36	SF 36 ist ein allgemeiner Lebensqualitätsindex, der diese in 9 Kategorien beschreibt: Körperliche Funktionsfähigkeit; Körperliche Rollenfunktion; Körperliche Schmerzen; Allgemeine Gesundheit; Vitalität; Soziale Funktionsfähigkeit; Emotionale Rollenfunktion; Psychisches Wohlbefinden; Gesundheitswahrnehmung.
Modul TOP	Das Trauma Outcome Profile (TOP) ist ein traumaspezifischer Lebensqualitätsindex und berücksichtigt die besonderen Probleme schwerverletzter Patienten.
POST Status	POST erhebt den Status des Patienten nach dem Unfall in Bezug auf die persönliche Situation, Schmerzen und die körperliche Funktion.

Ergebnisse

In der zweiten Phase konnte der Itempool von 175 auf 57 Items reduziert werden. Nach der Vortestphase (Phase III) wurden die Items in der Formulierung verschärft und zwei Items wurden hinzugefügt, so daß das endgültige trauma-spezifische Lebensqualitätsmodul aus 59 Items besteht. Zusammen mit der GOS, dem EUROQOL und dem SF-36 bildet das so entwickelte TOP die POLO-Chart (Tabelle 1).

Schlussfolgerung

Die POLO-CHART soll in einer abschließenden Studie (Phase IV: Überprüfung der Testgütekriterien, Normierung) an fünf verschiedenen unfallchirurgischen Kliniken (Celle, Essen, Hannover, Köln und München) validiert werden.

Literatur

1. Bouillon B, Neugebauer E (1998) Outcome after polytrauma. Langenbeck's Arch Surg 383: 228 – 234
2. Neugebauer E, Troidl H, Wood-Dauphinee S, Eypasch E, Bullinger M (1991) Quality of life assessment in surgery: Results of the Meran Consensus Development Conference. Theor Surg 6: 123 – 137
3. Neugebauer E, Bouillon B, Bullinger M (2001) Recommendations of an international conference "Quality of Life After Multiple Trauma" Rest Neurol Neurosci (submitted)
4. Paul A, Bouillon B (1998) Developing a Measuring Instrument. In: Troidl H, McKneally MF, Mulder DS, Wechsler AS., McPeek B, Spitzer WO (Eds.). Surgical Research, 293 – 301
5. Pirente N, Gregor A, Bouillon B, Neugebauer E (im Druck) Lebensqualität schwerstverletzter Patienten ein Jahr nach Trauma – eine matched pair Studie im Vergleich zu einer gesunden Kontrollgruppe –. Unfallchirurg

Korrespondenzadresse: N. Pirente, Biochemische & Experimentelle Abteilung, II. Chirurgischer Lehrstuhl der Universität zu Köln, Ostmerheimer Straße 200, 51109 Köln, Tel.: 02 21/9 89 57 13, Fax: 02 21/9 89 57 30, e-mail: n.pirente@uni-koeln.de

Primäre chirurgische Therapie des Rektumkarzinoms: Eine Gesundheitsforschungsstudie zur Erfassung der realen Versorgungsqualität in einer ländlichen Region

Primary surgical treatment of rectal carcinoma: a population-based field study for the evaluation of the real state of care in a rural region

I. Kopp[1], M. Koller[1], B.Stinner[2], S. Hainbach[1], M. Rothmund[3] und W. Lorenz[1]

[1] Institut für Theoretische Chirurgie, Klinikum der Philipps-Universität Marburg
[2] Elbe-Klinikum Stade
[3] Klinik für Allgemeinchirurgie, Klinikum der Philipps-Universität Marburg

Abstract

In times of economic pressure, patient participation in decision-making, as well as evidence-based medicine, quality management of medical processes in daily routine becomes more and more important. The aim of this population-based field study was to prove and improve the real state of care and quality of life of patients with rectal carcinoma [1]. Within a 2-year recruitment period, all patients with newly diagnosed rectal carcinoma in the county of Marburg-Biedenkopf were included in the study ($n=146$). The analysis of quality-indicators revealed excellent results in some domains (histologically negative resection margins in curative-intent surgery, sphincter-saving surgery of tumors located in the upper/middle third of the rectum), but critical results in others (preoperative rigid rectoscopy, complication rates). The evaluation of the status quo and the establishment of an organisational basis for interdisciplinary communication and collaboration are the principal constituents of quality management. They represent the first steps in the implementation and reevaluation of clinical practice guidelines and quality indicators and can be realised in a regional setting.

Einleitung

In Zeiten ökonomischen Drucks im Gesundheitswesen, zunehmender Patientenmitbestimmung und evidenzbasierter Medizin wird das Qualitätsmanagement von Behandlungabläufen in der realen, strukturell vorgegebenen Patientenversorgung immer bedeutsamer. Ziel dieser epidemiologischen Feldstudie war die Verbesserung der regionalen Versorgungsstruktur im Rahmen des Qualitätsmanagements auf der Basis einer vollständigen, unverzerrten Erfassung und Abbildung der realen Versorgungsqualität von Rektumkarzinompatienten unter Einschluß der Lebensqualität [1]. Endpunkte der vorliegenden Auswertung waren der Grad der Implementierung derzeit veröffentlichter Leitlinien [2] und die Analyse akzeptierter Qualitätsindikatoren (ISTO) für die primäre chirurgische Therapie.

Methodik

Prospektive Kohortenstudie im Landkreis Marburg-Biedenkopf (252 975 Einwohner, 3 Krankenhäuser) mit einer Erhebungsphase von 2 Jahren (01. 1997 – 12. 1998) und einer Nachbeobachtungsphase von 5 Jahren (entsprechend dem Nachsorgeintervall bei kolorektalem Karzinom). Eingeschlossen wurden alle in der Erhebungsphase neuerkrankten Patienten mit der Diagnose Rektumkarzinom (n = 146). Die Erstdokumentation umfaßte Epidemiologie, Tumorklassifizierung, präoperative Diagnostik, operative Therapie, Resektionsergebnis, Komplikationsraten sowie Krankenhausverweildauer. Sie erfolgte mit einem 82 Variablen umfassenden Dokumentationsbogen. Die Daten wurden mit dem Datenbanksystem MS Access® verwaltet und sowohl intern (Plausibilität) als auch extern validiert (Abgleich mit den Originaldokumentationen, Krankenakten, Krankenhaus-EDV, Operationsberichten und histologischen Befunden aus dem gesamten Landkreis). Die konzeptionelle, soziale und organisatorische Basis der Studie ist ein Qualitätszirkel. Hier kommen zu regelmäßigen Sitzungen Vertreter aller an der Versorgung von Rektumkarzinompatienten im Landkreis Beteiligten (Chirurgen, Internisten, Onkologen, Rehabilitations- und Allgemeinmediziner, Psycho-, Schmerz- und Physiotherapeuten) sowie der Patienten selbst (ILCO, Leben mit Krebs) unter Leitung des Studienkoordinators (Theoretische Chirurgie) entsprechend methodischer Vorgaben [3] zusammen.

Ergebnisse

Aufgrund der guten Organisationsstruktur kann eine vollständige Erfassung der neuerkrankten Patienten mit der Tracerdiagnose Rektumkarzinom angenommen werden. Die Teilnahmefrequenz am Qualitätszirkel war bei 17 Sitzungen innerhalb der ersten drei Studienjahre erfreulich hoch (65 – 100% der Mitglieder).

Ergebnisse der Evaluation der Diagnostik und Therapie des Rektumkarzinoms:

Fehlen diagnostischer Maßnahmen vor Tumorresektion (Leitliniendishärenz)		Analyse von Qualitätsindikatoren	
Starre Rektoskopie:	6,6%	Komplikationsrate	
		– Anteriore Resektion:	31,6%
		– Abdominoperineale Exstirpation:	46,9%
Restkolonabklärung:	16,9%	Kontinenzerhalt	
		– Tumorsitz im oberen/mittleren Drittel:	63,0%
		– oberes/mittleres Drittel, pT1 – pT3:	94,8%
Angabe zur Fernmetastasierung:	1,5%	R0-Resektion	
		– bei kurativer Behandlungsintention:	100%
Prätherapeutischer CEA-Wert:	5,4%	Lokalrezidivrate nach R0-Resektion	
		– median 24 Monate postop.:	11,2%

Diskussion und Schlussfolgerung

Gemessen an Leitlinien und Qualitätsindikatoren zeigt unsere Analyse exzellente Ergebnisse in einigen Bereichen (präoperative Angabe zum Fernmetastasierungsstatus nach Sonographie des Abdomens und Röntgen-Thorax, histolgisch tumorfreie Resektionskanten bei Operation in kurativer Intention); sie deckt jedoch auch kritische Bereiche auf (starre Rektoskopie, Restkolonabklärung). Kritische Ergebnisse bedürfen einer Einzelfallanalyse, die nur bei genauer Kenntnis der Detaildaten möglich ist. So erklärt sich die relativ hohe postoperative Komplikationsrate durch die hier erfolgte strenge Definition des Begriffs „Komplikation" (Erfassung auch passagerer Blasenentleerungsstörungen, Einschluß auch kleiner, asymptomatischer, konservativ therapierbarer Anastomoseninsuffizienzen und Wundinfekte). Die vollständige Erfassung des Ist-Zustandes der Versorgung in der Realität sowie die Schaffung einer organisatorischen Basis für eine erfolgreiche interdisziplinäre Intervention haben sich als entscheidende Voraussetzungen von Qualitätsmanagement erwiesen. Sie stellen die ersten Schritte zur Implementierung und Reevaluation von Leitlinien und Qualitätsindikatoren dar, die auf regionaler Ebene erfolgreich umsetzbar sind. Auf regionaler Basis gelingt nach unseren Erfahrungen ebenfalls die Umsetzung weiterführender Schritte wie die Barrierenanalyse (Erfassung hinderlicher und förderlicher Faktoren der Leitlinienimplementierung) sowie die kontinuierliche ärztliche Weiterbildung (4) und Disseminierung einer umfassenden Kenntnis der verfügbaren und für den Patienten praktisch erreichbaren Versorgungsleistungen.

Diese Studie wird gefördert durch das Bundesministerium für Gesundheit (BMG): FB 2-43332-70/6

Literatur

1. Kopp I, Koller M, Rothmund M, Lorenz W (2000) Evaluation der Therapie von Patienten mit Rektumkarzinom: Ziele des Heilens (Outcomes) und Implementierung des Konzepts Lebensqualität in die medizinische Gesamtversorgung. Zentralbl Chir 125: 940–946
2. Deutsche Krebsgesellschaft e.v. (1999) Leitlinie: Diagnostik und Therapie des Rektumkarzinoms. In: Junginger T, Hossfeld DK, Müller RP (Hrsg.) Leitlinien zur Diagnostik und Therapie von Tumoren des Gastrointestinaltrakts und der Schilddrüse. Demeter, Stuttgart, S. 161–168
3. Bahrs O, Gerlach FM, Szecsenyi J (1995) Ärztliche Qualitätszirkel. Deutscher Ärzteverlag, Köln
4. Cretin S (1999) Putting clinical guidelines into practice. In: Margolis C, Cretin S (Hrsg.) Implementing Clinical Practice Guidelines. AHA Press (Health infoSource, an American Hospital Association company), Chicago, S. 99–138

Korrespondenzadresse: Dr. I. B. Kopp, Klinikum der Philipps-Universität Marburg, Institut für Theoretische Chirurgie, Baldinger Straße, 35033 Marburg, Tel.: 0 64 21/2 86 67 59, Fax: 0 64 21/2 86 89 26, e-mail: kopp@mailer.uni-marburg.de

Sachverzeichnis

Chirurgisches Forum 2002

Berlin, 119. Kongreß 07. 05. – 11. 05. 2002

Vortragsanmeldungen

Die Sitzungen des FORUMs für experimentelle und klinische Forschung sind ein fester Bestandteil im Gesamtkongreßprogramm. Sie bestehen aus 8-Minuten-Vorträgen mit 5-minütiger Diskussionszeit über Ergebnisse aus der experimentellen und klinischen Forschung. Zur Beteiligung sind bevorzugt der chirurgische Nachwuchs, aber auch junge Forscher aus anderen medizinischen Fachgebieten zur Pflege interdisziplinärer Kontakte aufgefordert. Verhandlungssprachen sind Deutsch und Englisch.

Als Leitthema der einzelnen Sitzungen sind vorgesehen: Wundheilung, Viszeralchirurgie (Oesophagus/Magen/Darm und Leber/Galle/Pankreas); Laparoskopische Chirurgie; Onkologie und onkologische Molekularbiologie; Sepsis, Schock; perioperative Pathophysiologie; Organtransplantation; Endokrinologie; klinische Studien; Traumatologie; Herzchirurgie; Thorax- und Gefäßchirurgie; Plastische Chirurgie; Kinderchirurgie.

Die Auswahl der Sitzungstitel für das endgültige Programm richtet sich nach dem zahlenmäßigen Überwiegen der eingereichten Beiträge zu den verschiedenen Themenkreisen auf der Basis der Qualitätsbewertung.

Bedingungen für die Anmeldungen

1. Für die Anmeldung von Beiträgen zum CHIRURGISCHEN FORUM ist eine Kurzfassung in **einfacher Ausfertigung** bis spätestens **30. September 2001** einzusenden:

   Sekretariat „Chirurgisches FORUM"
   Chirurgische Universitätsklinik, Institut für Klinisch-Experimentelle Chirurgie
   Universitätsklinikum des Saarlandes

   66421 Homburg/Saar

   Bereits veröffentlichte Arbeiten dürfen nicht eingesandt werden, dies entspricht den Richtlinien der s. g. „Ingelfinger rule". Konkret beinhaltet dies Arbeiten, die über eine ISBN-Nummer abrufbar sind.

   (Angelik, M., J. P. Kassirer: The Ingelfinger rule revisited. New Engl. J. Med. 325 (1991), 1371).

   Eine FORUM-Anmeldung schließt eine gleichzeitige Anmeldung zu einem deutsch/englischsprachigen internationalen Fachkongreß **nicht** aus.

2. Der Erstautor bestätigt durch seine Unterschrift, daß die gesetzlichen Bestimmungen des Tierschutzes bei tierexperimentellen Untersuchungen eingehalten worden sind.

3. Grundsätzlich ist die Anmeldung mehrerer verschiedener Beiträge möglich. Die Nennung als **Erstautor** ist nur **einmal** möglich!

4. Die Anmeldung eines Beitrages zum FORUM schließt die Anmeldung eines Vortrages mit dem gleichen Grundthema für eine andere Kongreßsitzung im Chirurgenkongreß aus.

Kurzfassung

5. Die Kurzfassung soll in klarer Gliederung ausschließlich objektive Fakten über die Zahl der Untersuchungen oder Experimente, die angewandten Methoden und endgültigen Ergebnisse enthalten. Ausführliche Einleitungen, historische Daten und Literaturübersichten sind zu vermeiden. Nur Mitteilungen von wesentlichem Informationswert ermöglichen eine sachliche Beurteilung durch die Mitglieder des wissenschaftlichen Beirates.

6. In der Internet-Anmeldung bzw. auf dem Formblatt (Beilage in den MITTEILUNGEN, ansonsten über die Deutsche Gesellschaft für Chirurgie oder Sekretariat „Chirurgisches FORUM" erhältlich) sind die Namen der Autoren, beginnend mit dem Vortragenden, Anschrift der Klinik oder des Institutes und der Arbeitstitel einzutragen. Die Anmeldungen sollten bevorzugt im Internet

und nur noch in Ausnahmefällen auf dem Formblatt erfolgen. **Bitte beachten Sie, daß Ihr Abstract im Falle der Annahme im Internet veröffentlicht wird und sich daher nicht von Ihrem Manuskript unterscheiden darf (Autoren, Titel, Daten).**

7. Da sich die Deutsche Gesellschaft für Chirurgie einer „Empfehlung über die Begrenzung der Autorenzahl" angeschlossen hat (siehe MITTEILUNGEN Heft 4/1975, Seite 140), können einschließlich des Vortragenden nur 4 Autoren genannt werden. Lediglich bei interdisziplinären Arbeiten aus 2 Instituten sind insgesamt 6 Autorennamen möglich, bei Arbeiten aus 3 oder mehr Instituten ist die Nennung von max. 8 Autoren möglich. Die Richtlinien zur Koautorenschaft beinhalten, daß nur der Koautor sein kann, der einen substantiellen Beitrag zu Konzeption, Design, Analyse oder Interpretation der Untersuchung geleistet und das Manuskript miterarbeitet bzw. kritisch durchgesehen und gebilligt hat (Anderson, C.: Writer's cramp. Nature (Lond.) **355** (1992), 101). Seniorautoren sollten nur als Autoren erscheinen, wenn sie die Entstehung des Manuskriptes von der Erarbeitung der Daten bis zur Abfassung kennen und es auch gelesen haben (M. Rothmund: Qualitätssicherung bei Publikationen. Dtsch. Med. Wschr. 117 (1992), 1854–1858).

8. Dem Text der Kurzfassung wird nur der Arbeitstitel ohne Autorennamen vorausgestellt, damit eine anonyme Weiterbearbeitung gesichert ist. Der Umfang darf das angegebene Feld nicht überschreiten. Die eigene Klinik (Institut) darf im Text nicht erwähnt oder zitiert werden. Der Erstautor (bitte korrekte Anschrift!) erhält vom Forumssekretariat eine Bestätigung des Eingangs der Kurzfassung.

9. Jeder Beitrag soll vom Autor durch Ankreuzen für eines der oben angegebenen Leitthemen vorgeschlagen werden.

10. Bitte schicken Sie mit Ihrer Kurzfassung eine Diskette, die die Kurzfassung enthält, falls Sie **nicht** über das Internet anmelden.

Anonyme Bearbeitung

11. Vor der Sitzung des FORUM-Ausschusses werden die Beiträge anonym (ohne Nennung der Autoren und der Herkunft) zur Beurteilung an die Mitglieder des wissenschaftlichen Beirats und die externen Fachgutachter versandt (Bestimmung für den FORUM-Ausschuß, siehe MITTEILUNGEN, Heft 5/1990, Seite 24).

12. Die Autoren der Beiträge werden bis Mitte November des Vorjahres vor dem Kongreß verständigt, ob ihr Beitrag angenommen wurde. **Bei Annahme muß ein Manuskript erstellt werden (s. u.); ansonsten muß der Vortrag aus dem Kongreßprogramm gestrichen werden.**

Manuskript

13. Das Manuskript ist in doppelter Ausfertigung mit folgender Gliederung einzureichen:
    - deutscher und englischer Titel
    - sämtliche Autoren
    - beteiligte Institutionen und Kliniken
    - Abstract in Englisch
    - Einleitung, Methodik, Ergebnisse, Diskussion in Deutsch
    - Literaturangaben (max. 5)
    - vollständige Korrespondenzadresse des Erstautors mit Fax und e-mail.

    Zusätzlich muß eine Diskette (MS Word 6.0 für Windows oder Mac) dem Manuskript beiliegen. Ein identischer Ausdruck in doppelter Ausfertigung ist ebenfalls mitzusenden.

    Wenn keine Bilder oder Tabellen eingereicht werden, darf das gesamte Manuskript im Ausdruck **maximal $3\frac{1}{2}$ Seiten** (bei 4 cm Rand allseitig, maximal 35 Zeilen pro Seite bei $1\frac{1}{2}$-zeiligem Abstand, pitch 11) umfassen.

    Jede Schwarzweiß-Abbildung (schematische Strichabbildung) oder Tabelle verkürzt den zulässigen Schreibmaschinentext mindestens um $\frac{1}{2}$ Textseite. Es werden Positivabzüge (tiefschwarz) in Endgröße erbeten. Abbildungen und Tabellen sind arabisch zu numerieren, die Abbildungen sind mit einer Überschrift zu versehen. Für jede Abbildung oder Tabelle ist eine prägnante Legende auf gesondertem Blatt erforderlich, dabei müssen die Autoren darauf achten, daß sämtliche in den Abbildungen oder Tabellen vorkommenden Abkürzungen in der Legende erklärt werden. Halbtonbilder oder Röntgenbilder werden nicht angenommen. Strichabbildungen, die mit einem PC erstellt werden, müssen über Laserdrucker ausgegeben werden (kein Nadeldrucker).

Das Literaturverzeichnis darf 5 Zitate nicht überschreiten. Es sind 1. sämtliche Autorennamen mit den Initialen der Vornamen (grundsätzlich nachgestellt); 2. Jahreszahl in Klammer; 3. vollständiger Titel der zitierten Arbeit; 4. abgekürzter Titel der Zeitschrift (nach Index medicus); 5. Bandzahl (arabische Ziffern); und 6. Anfangs- und Endseitenzahl der Arbeit anzugeben, z.B.:

Sawasti P, Watsnabe M, Weronawitti T (1979) Gallensteine in Asien. Chirurg 50:57–64.

Bei Büchern sind 1. sämtliche Autorennamen mit den Initialen der Vornamen (grundsätzlich nachgestellt); 2. Erscheinungsjahr in Klammer; 3. Titel des Kapitels; 4. Namen der Herausgeber (Initialen des Vornamens nach den Herausgebern gestellt); 5. vollständiger, nicht abgekürzter Buchtitel; 6. Verlag; 7. Verlagsort; und 8. Anfangs- und Endseitenzahl des zitierten Kapitels anzugeben, z.B.:

Encke, A., Hanisch E (1990) Management inklusive intensivmedizinischer Überwachung und Therapie bei gastrointestinaler Blutung. In: Häring R (Hrsg.) Gastrointestinale Blutung. Blackwell Überreuter, Berlin, S. 39–43.

14. Die redaktionellen Vorschriften sind sorgfältig zu beachten. Gelegentlich trotzdem erforderlich werdende redaktionelle Änderungen im Rahmen der gegebenen Vorschriften behält sich die Schriftleitung vor.

15. Das Manuskript wird nach Korrektur der Druckfahnen mit Unterschrift vom Erstautor zum Druck freigegeben.

16. Das Manuskript wird im FORUM-Band, der als Periodikum fortlaufend numeriert geführt wird, jedoch nicht in Medline etc. gelistet ist, vor dem nächsten Kongreß gedruckt vorliegen; das Abstract wird zusätzlich im Internet unter der Kongreßadresse veröffentlicht.

Einsendeschluß

17. Manuskripte, die nicht termingerecht eingehen, können im FORUM-Band nicht berücksichtigt werden und **schließen eine Aufnahme in das endgültige Kongreßprogramm aus.**

18. Die Prüfung der Druckfahnen erfolgt durch den Erstautor, ein nachträglicher Wechsel in der Autorenfolge ist nicht zulässig.

19. Lieferung von Sonderdrucken nur bei sofortiger Bestellung nach Aufforderung durch den Verlag und gegen Berechnung.

Wissenschaftlicher Beirat im FORUM-Ausschuß der Deutschen Gesellschaft für Chirurgie

M. D. Menger, Homburg/Saar
Vorsitzender des Beirates

B. Bersal und M. Laschke
für das FORUM-Sekretariat